普通高等教育"十一五"国家级规划教材

医科高等数学

Yike Gaodeng Shuxue

第四版

主　编　张选群

副主编　王茂发

编　者　（以姓氏笔画为序）

王　颖（吉林大学）

王茂发（武汉大学）

孙小强（中山大学）

刘春扬（福建医科大学）

何穗智（广州新华学院）

张　力（武汉大学）

张加劲（四川大学）

张选群（武汉大学）

张喜红（长治医学院）

罗万春（陆军军医大学）

中国教育出版传媒集团

高等教育出版社·北京

内容提要

本书主要内容包括：一元函数微积分、多元函数微积分、微分方程基础、概率论基础、线性代数基础。全书大量运用新颖浅显的医学数学模型启发学生的抽象思维能力，在兼顾我国医学教育的现实条件下系统地、科学地向学生传授高等数学的基本理论与解决医学问题的基本技能，对医学各专业学生进行必要的理科素质教育。本书适用于 90 学时的教学安排，如果将书中的重积分、线性代数基础等部分仅作为学习参考内容而不在课堂上讲授，则只需 54~72 学时。

本书可供高等学校基础医学、临床医学、公共卫生、药学、护理、口腔医学等专业的本科生及本硕连读生使用。

图书在版编目(CIP)数据

医科高等数学/张选群主编；王茂发副主编. --4 版. --北京：高等教育出版社，2023.8

ISBN 978-7-04-060687-4

Ⅰ. ①医… Ⅱ. ①张… ②王… Ⅲ. ①医用数学-高等数学-高等学校-教材 Ⅳ. ①R311②O13

中国国家版本馆 CIP 数据核字(2023)第 106632 号

策划编辑 李 茜　　责任编辑 李 茜　　封面设计 李小璐　　版式设计 杜微言
责任绘图 邓 超　　责任校对 刘娟娟　　责任印制 朱 琦

出版发行	高等教育出版社	网　址	http://www.hep.edu.cn
社　址	北京市西城区德外大街 4 号		http://www.hep.com.cn
邮政编码	100120	网上订购	http://www.hepmall.com.cn
印　刷	唐山市润丰印务有限公司		http://www.hepmall.com
开　本	850mm×1168mm 1/16		http://www.hepmall.cn
印　张	18	版　次	2005 年 6 月第 1 版
字　数	450 千字		2023 年 8 月第 4 版
购书热线	010-58581118	印　次	2023 年 8 月第 1 次印刷
咨询电话	400-810-0598	定　价	39.80 元

物 料 号　60687-00

第四版前言

医科高等数学是专门为我国现代医学教育开设的数学基础课程,本教材可供高等学校基础医学、临床医学、公共卫生、药学、护理、口腔医学等专业教学使用。

本教材第四版是在《医科高等数学》第三版的基础上修订而成的,进一步体现我国医学教育的特点,更适合对医学各专业学生讲授。前三章是医科数学的初级内容,后四章可作为长学制医学院校的教学内容和学生以后科研工作的工具书。因此,各医学院校可以根据自己的培养方向制定 54 至 90 学时的教学安排。

高等教育出版社有配合本教材的教学辅导书《医科高等数学学习辅导》,解释各章节的知识要点、难点与基本要求,除了指导学生更好地学习医科高等数学外,还附有本教材全部习题的详细解答。同时,我们还配备了与本教材相应的电子教案,欢迎使用本教材的教师登录 http://abook.hep.com.cn/1249773 获取。

这次修订工作有代表我国东西南北中各地区各类医学院校深具教学经验的教师参加,期望教材在开拓医学生的思路、启迪医学生的抽象思维、培养医学生的科研能力上发挥作用。

对教材最权威的评价来自使用本教材的教师和学生。我们真诚地欢迎使用本教材的师生们多提宝贵建议。

编　者

2023 年 3 月 23 日

第三版前言

医科高等数学课程是专门为高校医学、药学类专业开设的数学基础课程，旨在适应现代医学的发展，培养医（药）学学生的抽象思维能力与计量分析技能，提高医（药）学类专业的科研分析与数据处理水平。

本书自投入教学实践以来，一直深受广大师生的关注与支持。这一次对本书进行修订，增加了大连医科大学的张福良、第三军医大学的雷玉洁、温州医科大学的吕丹、武汉大学的张力等四位专家学者的参与；补充了释疑解难、拓展阅读等内容，扩充了一些更具科学性、适用性的例题，强化了现代化的教学手段。

本书适用于54~90学时的教学安排，教师在使用教材时可以根据所在学校的具体情况灵活取舍。

希望广大师生继续关注、支持本书，欢迎广大专家、同行和读者对这次修订多提宝贵意见。

编　者

2015年4月

第二版前言

医科高等数学课程是专门为高校医学、药学类专业开设的数学基础课程，旨在适应现代医学的发展，培养医（药）学学生的抽象思维能力与计量分析技能，提高医（药）学类专业的科研分析与数据处理水平。

本书第二版是在第一版的基础上修订而成的。除保留第一版的整体框架、专业特色与专业适用性外，对数学理论的阐述、图表的配合略作改动，目的是进一步适应我国医（药）学专业教育的特点。教材中的医（药）学数学模型新颖而浅显，既便于学生学习高等数学理论，又能够使其了解其中的数学思维方法在未来专业上的应用前景。

为方便教师教学，我们还专门研制了与本书配套的电子教案。

本教材适用于54~90学时的教学安排，教师在使用教材时可以根据所在学校的具体情况灵活取舍。

新版中存在的问题，欢迎广大专家、同行和读者批评指正。

编　者

2009年3月

第一版前言

本书是自教育部《关于加强高等学校本科教学工作提高教学质量的若干意见》发布以来，经过全国范围内的问卷调查，组织各地区专家研究讨论，历时两年精心编写的一部供我国医学、药学类专业教学使用的“医科高等数学”统编教材。

本书的编写严格按照高等学校非数学类专业数学基础课程教学指导委员会制定的医科数学教学基本要求，对医学、药学类专业学生强化理科素质教育，培养他们的抽象思维能力与计量分析技能，不仅能提高医学、药学类专业的科研分析与数据处理的水平，也会进一步推动我国医学教育体系的改革与完善。本书在内容上采用了许多新颖而浅显的医学数学模型，在医学与数学的交缘上、数学的基本理论在医学科研与临床实践的应用上都有较大的改进与突破。

我国的医学教育，其基础课程教学正处在一个两难的境地：一方面，我国医学的发展要求提高学生数理化方面的基础素质；另一方面，繁重的医学专业教学使学校无法拓展医科数理化课程的教学时数。本书结合我国医学教育的特点，适当地将医科数学的教学时数定位在90学时，这既考虑到时代背景与医学教育现代化的需要，又与我国目前的医学教育状况相去不远，是推陈出新的结合点。书中一元函数微积分、多元函数微积分等内容约占40学时左右；讲授微分方程需要8~12学时；讲授概率论基础需要24学时；介绍线性代数基础可用16学时。各校在使用本教材时，还可根据自身情况灵活取舍。例如：将多元函数微积分中的重积分部分、线性代数的全部章节作为学生的学习参考内容而不在课堂上讲授，教学时数则可安排为54~72学时。

医科数学在讲授同样的数学概念、原理以及公式的推导过程中，会采用不同于理、工科数学的模式与方法，例如：在介绍极限理论、可积性、微分方程等内容时，简洁而不失严谨。本书实际上是结合我国医学教育的特点展现医科数学的系统性与科学性。

我们真诚地希望使用本教材的单位与师生加强与我们的合作与联系，帮助我们提高编写水平，共同为本书的后续内容——辅导教材、电子教案献策献力，一齐为建设医科高等数学精品课程而努力！

编　者

2005年4月

目　录

第一章 函数、极限和连续

函数是事物变量之间相互联系、相互制约规律的数学抽象，是表达变量间复杂关系的基本数学形式.极限则动态地刻画了变量的运动和演进的变化趋势，是深入地研究函数的重要方法.本章所介绍的函数、极限、连续等内容是一元函数的基础理论，是学习微积分的重要基础.

第一节 函 数

一、函数的概念

事物的发展和变化，本质上是量的演变.如果在所考虑的问题或过程中，一个量始终保持同一数值，例如圆周率 π，这样的量就称为**常量**(**constant**).如果在研究范围内，一个量可以有不同的取值，这样的量就称为**变量**(**variable**).如儿童服药的剂量决定于儿童的体重，如果治疗时间较短，该儿童体重可视为常量；若此疗程长达数年，其体重就是一个变量.因此，一般可以把常量看作特殊的变量.

例 1-1 设 d 是某药物的成人剂量，c 是该药物的未成年人剂量，a 是未成年人的年龄，则有下面两个计算公式：

杨氏法则(Young's rule) $$c=\frac{ad}{a+12},$$

柯氏法则(Cowling's rule) $$c=\frac{(a+1)d}{24}.$$

两个公式分别适用于不同的场合.对给定的药物和不同年龄的未成年人，d 是常量，a 和 c 是变量，并且 c 是随 a 的不同而取不同值的变量.

定义 1-1 设 x 和 y 是同一过程中的两个变量. 如果对于变量 x 的每一允许的取值，变量 y 按照一定的规律，总有一个确定值与之对应，则称变量 y 是变量 x 的**函数**(**function**).变量 x 称为**自变量**(**independent variable**)，变量 y 称为**因变量**(**dependent variable**)，记为

$$y=f(x), \quad x\in D.$$

D 是自变量 x 的所有允许值的集合，称为函数的**定义域**(**domain**).而因变量 y 的所有对应值的集合则称为函数的**值域**(**range**)，记为 R.

此定义中，变量 x 和 y 都可以不是数量，而是其他非数量的元素.例如，在很多非处方药的使用说明中，只是把所有人简单地分为幼儿、少儿和成人几个年龄组，每个年龄组有一个固定的剂量.因此，可以选择三个不同的字母或数字，比如用 1、2、3 来表示这三个年龄组.此时，数字 1、2、3 并不是数量，它们只是三个年龄组的代名词而已.本章基本上不涉及这类情形，总是假定函数的自变量和因变量都是数量，函数的定义域和值域都是数集.

知识拓展 1-1

例 1-2 临床处置中常常要考虑病人的身体表面积 A，而体表面积一般不易测量，通过身高 H 和体重 W 来估计体表面积 A 的一个经验式（**DuBois formula**）如下：

$$A = cH^b W^a,$$

其中 a,b,c 皆为正的常数.为计算简便计，文献中有取 $A=0.1H^{\frac{1}{4}}W^{\frac{3}{4}}$ 的.在这里，作为自变量的 H，W 的一组值可以看作 $H-W$ 平面上某一区域内的点.这样，这个函数实际上是一个有两个自变量 (H,W) 的二元函数.多个自变量的函数将在第四章里讨论，这一章只讨论一个自变量的函数.因此，如果只用体重 W 来估计体表面积 A，根据费尔德曼（Feldman）和克拉克（Clark）关于幼儿所收集到的实测数据可有经验式（**Clark formula**）：

$$A = 0.102\,6W^{0.688} \quad (A \text{ 的单位为 m}^2, W \text{ 的单位为 kg}).$$

一元函数的定义域通常用区间（或开或闭）来表示.如果 $x_0 \in D$，函数 $f(x)$ 在 x_0 有定义，与 x_0 对应的因变量值 y_0 称为函数值，记为 $y_0=f(x_0)$ 或 $y\big|_{x=x_0}$，即 $y_0=y\big|_{x=x_0}=f(x_0)$.这几种记号常根据需要选用.

在函数定义中，变量间的对应关系用符号 f 表示.同时，f 还可以表示因变量 y 或者因变量的一个特定值.在科学文献里，通过上下文可以了解作者的具体含义.两个函数相等的充分必要条件是：两个函数的定义域相同且变量对应法则相同.此时，两个函数的值域也必然是相同的.在实际问题里，函数的定义域由该问题的实际意义确定.

函数的表达方式通常有公式法、图像法和表格法，甚至可以用一段文字来表述.

例 1-3 新型冠状病毒感染流行时，感染人数随时间而变化的规律通过实际观测的数据表示，我们用 2021 年连续几天公布的全国疫情报告中的数据来反映新增病例数 N 与时间 t 的关系，见表 1-1.

表 1-1 2021 年全国疫情报告中部分数据

报告日期（月.日）	2.6	2.7	2.8	2.9	2.10	2.11	2.12	2.13	2.14	2.15	2.16	2.17	2.18	2.19
标示时间（t_i）	4	5	6	7	8	9	10	11	12	13	14	15	16	17
新增例数（N_i）	696	558	509	444	381	377	312	267	221	166	115	79	56	45

如果将表 1-1 中的数据 (t_i,N_i) 以散点的形式标记在 $t-N$ 坐标平面上，然后用光滑的曲线联结这些点，则此曲线 $N=N(t)$ 也表示这个时间段全国新增病例数 N 与时间 t 的关系，见图 1-1.当然，还可以用解析式来表示 $N=N(t)$.由于影响新增病例数 N 的因素很多，绝非一个时间自变量 t 所能完全决定的，故 $N=N(t)$ 这类解析式只能近似地模拟全国新增病例数 N 与时间 t 的关系.例如用下式

$$N(t)=\alpha+\beta t^{\gamma}$$

来拟合这一函数关系，式中 α,β,γ 均为常数，并在流行病学研究中具有参数意义.当 $\alpha=870$，$\beta=-192.850\,4$，$\gamma=0.558\,5$ 时，上述模型对这一时间段新增病例数 N 与时间 t 的关系拟合精度较高，即模型的计算值与实际观测值误差较小.

我们通过例 1-3，将函数的三种表示方法都一一演示了，这三种表示方式各有特点，且可相互转化.

知识拓展 1-2

一些函数对其定义域内的不同值，不能用一个统一的解析式表示，而是需要两个或多个不同的解析表达式，这类函数就称为**分段函数**（**piecewise function**）.历

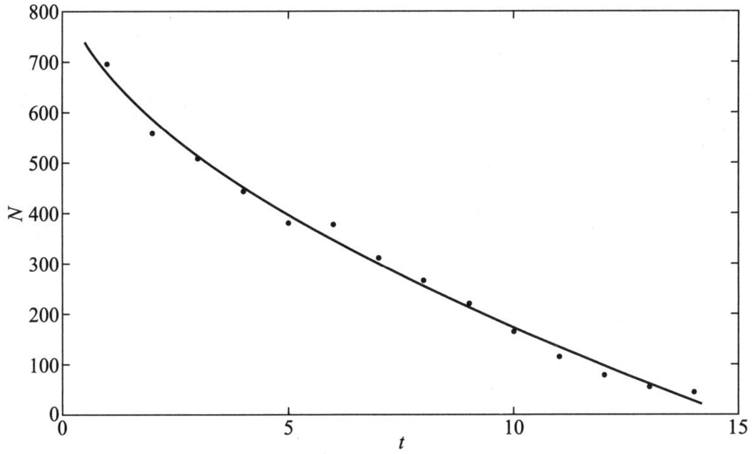

图 1-1

史上最著名的**狄利克雷(Dirichlet)函数**就是一个分段函数：

$$f(x)=\begin{cases}0, & x\text{ 是无理数};\\ 1, & x\text{ 是有理数}.\end{cases}$$

例 1-4　未成年人服药剂量的柯氏法则为 $c=\dfrac{(a+1)d}{24}$.根据此公式,到多大年龄时,该剂量达到成人剂量?

显然,令 $c=d$ 可解出 $a=23$.故柯氏法则实际为

$$f(a)=\begin{cases}\dfrac{(a+1)d}{24}, & a<23;\\ d, & a\geqslant 23.\end{cases}$$

这是一个分段函数,见图 1-2.

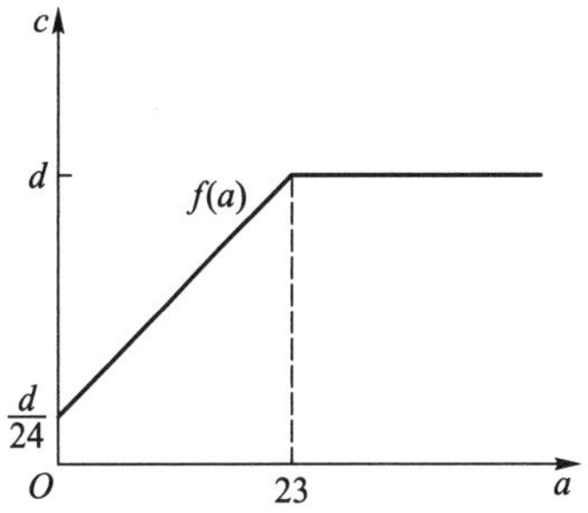

图 1-2

例 1-5　设 $f(x)$ 定义为:当 $x\neq 0$ 时 $f(x)=\dfrac{|x|}{x}$,$x=0$ 时 $f(0)=0$,则

$$f(x)=\begin{cases}1, & x>0;\\ 0, & x=0;\\ -1, & x<0.\end{cases}$$

二、复合函数

例 1-6　设一种阔叶乔木成材后的侧枝数目 B 是此树高度 h 的函数:$B(h)=4h-8$,其中 h 以英尺①为单位.而平均每一树枝上的树叶数量 L 又是树枝数目 B 的函数:$L=B^2-B$.由此可知,平均一棵乔木的树叶数总量 s 即是 B 的函数,通过 B 也是此树高度 h 的函数,即

$$s=BL=B(B^2-B)=16(4h^3-25h^2+52h-36).$$

定义 1-2　设在定义域 U 上变量 y 是变量 u 的函数:$y=f(u)$.在定义域 D 上变量 u 是变量 x 的函数:$u=\varphi(x)$.如果对变量 x 的某些值,对应的变量 u 的值恰在 U 中,因而能够确定变量 y 的

① 1 英尺 = 0.304 8 米

值,则称 y 是 x 的**复合函数**(**compound function**),记为

$$y=f[\varphi(x)].$$

变量 u 称为复合函数的中间变量.复合函数的概念可以推广到多个函数的情形,此时复合函数是通过多个中间变量的传递而构成的.

例 1-7 设 $y=\sqrt{u}$,$u=\arctan v$,$v=\lg(x-1)$,求 y 关于 x 的复合函数.

解:这里,变量传递顺序是规定好了的,u 是 y 的中间变量,v 是 u 的中间变量,故依次代入可得 $y=\sqrt{\arctan\lg(x-1)}$,其定义域为 $x\in[2,+\infty)$.

例 1-8 设 $f(x)=x^2$,$g(x)=\sin x$,试求:$f[g(x)]$,$f[f(x)]$,$g[f(x)]$,$g[g(x)]$.

解:$f[g(x)]=\sin^2x$,$f[f(x)]=(x^2)^2=x^4$,$g[f(x)]=\sin x^2$,$g[g(x)]=\sin(\sin x)$.

可见,复合顺序是关键.若经过变量代入后,复合函数的定义域为空集,则此复合函数无意义,或说它们不能复合.例如,$y=\arcsin u$,$u=1+\sqrt{1+x^2}$,则 $y=\arcsin(1+\sqrt{1+x^2})$.因 $1+\sqrt{1+x^2}>1$,$y=\arcsin(1+\sqrt{1+x^2})$的定义域为空集,故此复合函数无意义.但是,若 $y=1+\sqrt{1+u^2}$,$u=\arcsin x$,则复合函数 $y=1+\sqrt{1+(\arcsin x)^2}$有意义.

例 1-9 试把复合函数 $y=\sqrt{\arctan\lg(x-1)}$分解为简单函数.

解:令 $$y=\sqrt{u},\quad u=\arctan\lg(x-1);$$

或者令 $$y=\sqrt{\arctan u},\quad u=\lg(x-1);$$

也可以令 $$y=\sqrt{u},\quad u=\arctan v,\quad v=\lg(x-1).$$

根据需要,分解步骤可粗可细,但顺序是不能任意改变的.函数的复合运算与四则运算可能是混合进行的,分解时,要区别对待.

例 1-10 将复合函数 $y=(2x+1)^{\frac{2}{3}}+\sqrt{\arctan x^2+\dfrac{\sin(x-3)}{x-3}}$分解为简单函数.

解:先分解为和的形式 $y=u^{\frac{2}{3}}+\sqrt{v}$,$u=(2x+1)$;$v$ 再分解为两项(其中一项还是商的形式)之和,即 $v=\arctan w+\dfrac{r}{s}$,这里:$w=x^2$,$r=\sin(x-3)$,$s=x-3$.当然,$r=\sin(x-3)$仍是复合函数,如果需要还可进一步分解.

复合函数的分解运算还有两种较抽象的形式,即:已知 $f[\varphi(x)]$和 $\varphi(x)$求 $f(x)$,或者已知 $f[\varphi(x)]$和 $f(x)$求 $\varphi(x)$.求解这类问题可能要进行一些代数变换运算.

例 1-11 设 $f\left(\dfrac{1}{x}\right)=4x-\sqrt{1+x^2}$,$x\neq0$.求 $f(x)$的表达式.

解:令 $u=\varphi(x)=\dfrac{1}{x}$,则 $x=\dfrac{1}{u}$,代入 $f[\varphi(x)]$有 $f(u)=\dfrac{4}{u}-\sqrt{1+\dfrac{1}{u^2}}$.由此可知

$$f(x)=\frac{4}{x}-\sqrt{1+\frac{1}{x^2}}\quad(x\neq0).$$

例 1-12 已知 $f(x)=\lg(1+x)$且 $f[\varphi(x)]=x$,求中间变量 $\varphi(x)$.

解:把 $\varphi(x)$代入 $f(x)$,则得 $f[\varphi(x)]=\lg[1+\varphi(x)]=x$,所以 $1+\varphi(x)=10^x$.于是可得

$$\varphi(x)=10^x-1.$$

基本初等函数有以下六类:

(1) 常数函数　$y=c$(c 是常数);

(2) 幂函数　$y=x^a$(a 为任意实数);

(3) 指数函数　$y=a^x(a>0,a\neq 1)$;

(4) 对数函数　$y=\log_a x(a>0,a\neq 1)$;

(5) 三角函数　$y=\sin x,y=\cos x,y=\tan x,y=\cot x,y=\sec x,y=\csc x$,其中 $\sec x=\dfrac{1}{\cos x}$,$\csc x=\dfrac{1}{\sin x}$,$\sec^2 x=\tan^2 x+1$,$\csc^2 x=\cot^2 x+1$.

(6) 反三角函数　$y=\arcsin x,y=\arccos x,y=\arctan x,y=\operatorname{arccot} x$ 等.

由**基本初等函数**(**basic elementary function**)经过有限次四则运算或函数复合运算所得到的能用一个解析式表达的函数,称为**初等函数**(**elementary function**).按照这个定义,分段函数不是初等函数,但在不同段内的表达式,通常由初等函数表示.

三、函数的几种简单性质

1. 函数的有界性

设 $f(x)$ 在区间 (a,b) 内有定义.若存在正数 M,对于所有的 $x\in(a,b)$,恒有 $|f(x)|\leqslant M$,则称函数 $f(x)$ 在 (a,b) 内**有界**(**bounded**).如果不存在这样的正数 M,则称函数 $f(x)$ 在 (a,b) 内**无界**(**unbounded**).

例如,函数 $y=\sin x$ 在 $\mathbf{R}$ 上有界.而函数 $y=\dfrac{1}{x}$ 在 $(0,2)$ 内无界,在 $[1,+\infty)$ 上有界.

2. 函数的单调性

对区间 (a,b) 内任意两点 x_1 和 x_2,当 $x_1<x_2$ 时,如果总有 $f(x_1)<f(x_2)$,则称函数 $f(x)$ 在 (a,b) 内是单调递增的;当 $x_1<x_2$ 时,总有 $f(x_1)>f(x_2)$,则称函数 $f(x)$ 在 (a,b) 内是单调递减的.单调递增和单调递减的函数统称为**单调函数**(**monotone function**).单调递增函数的图形是沿 x 轴正方向逐渐上升的曲线;单调递减函数的图形是沿 x 轴正方向逐渐下降的曲线.

$y=2^x$ 在 $(-\infty,+\infty)$ 内单调递增; $y=x^2$ 在 $(-\infty,0)$ 内单调递减,在 $(0,+\infty)$ 内单调递增.

3. 函数的奇偶性

如果函数 $y=f(x)$ 对其定义域内的每一个 x,都有 $f(-x)=f(x)$ 成立,则称 $f(x)$ 为**偶函数**(**even function**);如果函数 $y=f(x)$ 对其定义域内的每一个 x,都有 $f(-x)=-f(x)$ 成立,则称 $f(x)$ 为**奇函数**(**odd function**).奇函数的图像关于原点对称,偶函数的图像关于 y 轴对称.

偶次幂的幂函数,包括常数函数,都是偶函数;奇次幂的幂函数则是奇函数.x^3 是奇函数,$\sin x$ 也是奇函数,其乘积 $y=x^3\sin x$ 是偶函数.而函数

$$f(x)=\begin{cases}x-1, & x<0;\\ x+1, & x>0\end{cases}\quad 和\quad g(x)=\begin{cases}1-x, & x<0;\\ x+1, & x>0\end{cases}$$

则分别是奇函数(图 1-3)和偶函数(图 1-4).

4. 函数的周期性

对于函数 $f(x)$,若存在一个正的常数 T,使得在定义域内恒成立 $f(x)=f(x\pm T)$,则称 $f(x)$ 为**周期函数**(**periodic function**);正数 T 称为这个函数的周期.满足此关系的最小正数称为这个函数的最小正周期.注意,不是所有的周期函数都有最小正周期.三角函数 $\sin x$ 和 $\cos x$ 以 2π 为周

期.许多生物节律近似地以 12 小时或 24 小时为周期.心电图曲线也可以看作周期函数.

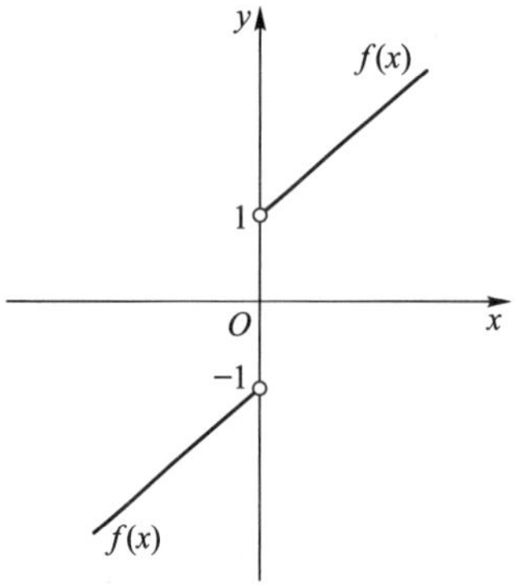

图 1-3

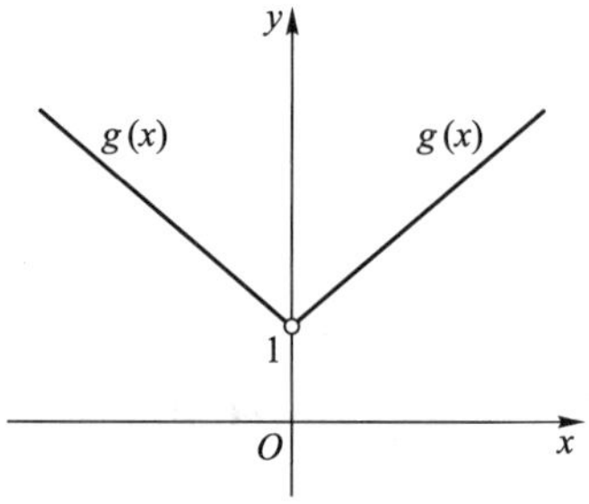

图 1-4

例 1-13 对于任意一个实数 x,取不超过 x 的最大整数值,称为对 x 取整,记作 $[x]$.例如:$[0.36]=0$,$[\sqrt{2}]=1$,$[-\pi]=-4$ 等.函数 $y=[x]$ 称为取整函数.而函数 $y=x-[x]$ 定义在 $(-\infty,+\infty)$ 内,是 x 的非负小数部分,这个函数以 $[0,1)$ 为值域,以 $T=1$ 为周期.

思考与讨论

1. 常数 1 与函数 $y=1$ 有何区别与联系?常数函数 $y=c$ 的图像是否为坐标平面上确定的一个点或一条水平直线?函数的图像可否为一条闭曲线?
2. 两个函数相等的条件是什么?若两个函数是相同的,是否必有相同的解析表达式?
3. 是否任意两个函数 $u=f(x)$ 和 $v=h(x)$,都能构成复合函数?
4. 是否每一个函数都具备函数的四个特性(单调性、有界性、奇偶性和周期性)?

第二节 极 限

设 $y=f(x)$,按定义,自变量 x 在其定义域内取定一个值时,因变量 y 也取定一个值与之对应,这是两个变量间的静态关系.另一方面,当自变量 x 从一个值变化到另一个值时,自变量 x 经历一个不断变化的过程.而在此过程中,因变量 y 相应的变化趋势和终极状态则反映了两个变量间的动态关联,而这正是**极限(limit)**概念所要描述和解决的问题.

一、极限的概念

对于函数 $y=f(x)$,自变量 x 的变化方式有两种:一种是自变量 x 的绝对值无限制地增大(记为 $x\to\infty$);另一种是自变量 x 的值无限地趋近于某一定值 x_0(记为 $x\to x_0$,或 $|x-x_0|\to 0$).换一种叙述方式,一个变量 x 无限趋近于一个定值 x_0,无非是说,两者之差 $|x-x_0|$ 迟早可以小于任何一个无论多么小但预先给定了的正数.

1. $x\to\infty$ 时函数的极限

定义 1-3 当自变量 x 的绝对值无限地增大时,若函数 $f(x)$ 无限地趋近于一个常数 A,则称:当 x 趋于无穷大时,函数 $f(x)$ 以 A 为极限,记为

$$\lim_{x\to\infty} f(x)=A \quad 或者 \quad f(x)\to A(x\to\infty).$$

例 1-14 设$f(x)=\dfrac{1}{x^2}$,则 x 的绝对值越大,函数$f(x)$之值就越接近于零.所以

$$\lim_{x\to\infty} f(x)=\lim_{x\to\infty}\frac{1}{x^2}=0.$$

如果当$|x|\to\infty$时,函数$f(x)$不趋近于任何一个常数,则称 $x\to\infty$ 时,$f(x)$的极限不存在.例如,函数 $y=\sin x$ 和 $y=x^2$ 当 $x\to\infty$ 时,极限都不存在.对于 $y=\sin x$,在 $x\to\infty$ 的过程中,函数值始终在-1 和$+1$ 间来回波动,并不趋于任何定值.而在 $x\to\infty$ 的过程中,函数 $y=x^2$ 之值是无限增加的,不会永远处于任何定值的附近.不过,"函数值趋于无穷大"是一种可以预期其发展态势的过程,故在形式上还是可以记为

$$\lim_{x\to\infty} f(x)=\lim_{x\to\infty} x^2=+\infty.$$

例 1-15 设$f(x)=\arctan x$,则 $x\to-\infty$ 时,$f(x)\to-\dfrac{\pi}{2}$,$x\to+\infty$ 时,$f(x)\to\dfrac{\pi}{2}$,故

$$\lim_{x\to-\infty}\arctan x=-\frac{\pi}{2} \quad 且 \quad \lim_{x\to+\infty}\arctan x=\frac{\pi}{2}.$$

类似地可记

$$\lim_{x\to-\infty} x^3=-\infty \quad 和 \quad \lim_{x\to+\infty} x^3=+\infty.$$

2. $x\to x_0$ 时函数的极限

定义 1-4(极限的描述性定义) 设函数$f(x)$在点 x_0 附近有定义(在点 x_0 处可以没有定义),当自变量 x 以任意方式无限地趋近于定点 x_0 时,函数$f(x)$无限地趋近于一个常数 A,则称:当 x 趋于 x_0 时,函数$f(x)$以 A 为极限,记为

$$\lim_{x\to x_0} f(x)=A \quad 或者 \quad f(x)\to A(x\to x_0).$$

例 1-16 设$f(x)=\dfrac{x^2-x-6}{x-3}$,$x\neq3$.欲判断$\lim\limits_{x\to3}f(x)$存在与否,则先在定点 $x_0=3$ 附近进行一些计算,结果列于表 1-2 中.由此可以看出,$x\to3$ 时 $f(x)\to5$,$\lim\limits_{x\to3}f(x)$存在且等于 5,即

$$\lim_{x\to3} f(x)=\lim_{x\to3}\frac{x^2-x-6}{x-3}=5.$$

表 1-2 当 $x\to3$ 时 $f(x)$的变化趋势

自变量 x	分子 x^2-x-6	分母 $x-3$	分式 $\dfrac{x^2-x-6}{x-3}$
3.100 000 000 0	0.510 000 000 0	0.100 000 000 0	5.100 000 000 0
3.010 000 000 0	0.050 100 000 0	0.010 000 000 0	5.010 000 000 0
3.001 000 000 0	0.005 001 000 0	0.001 000 000 0	5.001 000 000 0
3.000 100 000 0	0.000 500 010 0	0.000 100 000 0	5.000 100 000 0
3.000 010 000 0	0.000 050 001 0	0.000 010 000 0	5.000 010 000 0

续表

自变量 x	分子 x^2-x-6	分母 $x-3$	分式 $\frac{x^2-x-6}{x-3}$
2.000 000 000	-4.000 000 000	-1.000 000 000	4.000 000 000
2.900 000 000	-0.490 000 000	-0.100 000 000	4.900 000 000
2.990 000 000	-0.049 900 000	-0.010 000 000	4.990 000 000
2.999 000 000	-0.004 999 000	-0.001 000 000	4.999 000 000
2.999 900 000	-0.000 499 990	-0.000 100 000	4.999 900 000
2.999 990 000	-0.000 049 999	-0.000 010 000	4.999 990 000

定义 1-5(极限的分析性定义) 设函数 $f(x)$ 在点 x_0 附近有定义(在点 x_0 处可以没有定义).如果对于预先任意给定的无论多么小的正数 $\varepsilon>0$,总存在一个正数 $\delta>0$,对满足不等式 $0<|x-x_0|<\delta$ 的一切 x,函数 $f(x)$ 的值都满足不等式

$$|f(x)-A|<\varepsilon,$$

则称:当 $x\to x_0$ 时函数 $f(x)$ 以常数 A 为极限,记作

$$\lim_{x\to x_0} f(x)=A \quad 或者 \quad f(x)\to A(x\to x_0).$$

例 1-17 设 $f(x)=\dfrac{x^2-x-6}{x-3}$,$x\neq 3$.试证明:$\lim\limits_{x\to 3} f(x)=\lim\limits_{x\to 3}\dfrac{x^2-x-6}{x-3}=5$.

证:对应于定义 1-5,这里有:$x_0=3$ 和 $A=5$.函数 $f(x)$ 在点 $x_0=3$ 处无定义,但在其附近是有定义的.设 $\varepsilon>0$ 是任意取定的充分小的正数,不妨取 $0<\delta<\varepsilon$,则当 $0<|x-x_0|=|x-3|<\delta$ 时,

$$|f(x)-A|=\left|\frac{x^2-x-6}{x-3}-5\right|=\left|\frac{(x-3)^2}{x-3}\right|=|x-3|<\delta<\varepsilon.$$

所以
$$\lim_{x\to 3} f(x)=\lim_{x\to 3}\frac{x^2-x-6}{x-3}=5.$$

对于极限的描述性定义和分析性定义,根据教育部高等学校大学数学课程教学指导委员会制定的医科类本科数学基础课程教学基本要求,本书采用描述性定义.

如果当 $x\to x_0$ 时,函数 $f(x)$ 不趋近于任何一个常数,则称 $x\to x_0$ 时,$f(x)$ 的极限不存在.例如,函数 $y=\sin\dfrac{1}{x}$ 在 $x\to 0$ 的过程中,函数值在 -1 和 1 间无限次地波动,并不趋于任何定值,故 $\lim\limits_{x\to 0}\sin\dfrac{1}{x}$ 不存在.在 $x\to 0$ 的过程中,函数 $y=\dfrac{1}{x}$ 之绝对值是无限增加的,故 $\lim\limits_{x\to 0}\dfrac{1}{x}$ 也不存在.但形式上还是记为 $\lim\limits_{x\to 0} f(x)=\lim\limits_{x\to 0}\dfrac{1}{x}=\infty$.如果更细致地分析则可以看到,若自变量 x 从大于零的地方趋近于零,$y=\dfrac{1}{x}$ 将趋于正无穷大;若自变量 x 从小于零的地方趋近于零,$y=\dfrac{1}{x}$ 将以负无穷大为其极限.故有

$$\lim_{x\to 0^-}\frac{1}{x}=-\infty \quad 和 \quad \lim_{x\to 0^+}\frac{1}{x}=+\infty.$$

符号 $x \to x_0^-$ 表示自变量 x 从小于 x_0 的方向趋近于 x_0；$x \to x_0^+$ 表示自变量 x 从大于 x_0 的方向趋近于 x_0.如果在这样的极限过程中,函数的极限存在,就称其为**单侧极限**(**左极限**或**右极限**),记为

$$\lim_{x \to x_0^-} f(x) = f(x_0^-) = A \quad 或者 \quad \lim_{x \to x_0^+} f(x) = f(x_0^+) = A.$$

故当 $x \to x_0$ 时,$f(x)$的**极限存在的充分必要条件是函数在 x_0 处的左、右极限皆存在且相等**.若至少有一个单侧极限不存在或两个单侧极限不相等,则在此处函数的极限不存在.

例 1-18 设 $f(x)=\begin{cases} x-1, & x<0; \\ x+1, & x>0, \end{cases}$ $g(x)=\begin{cases} 1-x, & x<0; \\ x+1, & x>0. \end{cases}$ 判断当 $x \to 0$ 时 $f(x)$ 和 $g(x)$ 的极限是否存在.

解:若 x 从大于零的方向趋近于零,则函数 $f(x)$ 的表达式为 $f(x)=x+1$;反之,$f(x)=x-1$.

$$f(0^-) = \lim_{x \to 0^-} f(x) = \lim_{x \to 0}(x-1) = -1 \quad 且 \quad f(0^+) = \lim_{x \to 0^+} f(x) = \lim_{x \to 0}(x+1) = 1.$$

故 $\lim\limits_{x \to 0} f(x)$ 不存在.然而,对于函数 $g(x)=\begin{cases} 1-x, & x<0; \\ x+1, & x>0, \end{cases}$ 由

$$g(0^-) = \lim_{x \to 0^-} g(x) = \lim_{x \to 0^-}(1-x) = 1 \quad 且 \quad g(0^+) = \lim_{x \to 0^+} g(x) = \lim_{x \to 0^+}(x+1) = 1,$$

知 $\lim\limits_{x \to 0} g(x)$ 存在且等于 1.实际上,$g(x)=|f(x)|$.

例 1-19 判断函数 $f(x)=2^{\frac{1}{x}}$ 当 $x \to 0$ 时的极限存在与否.

解:因为 $x \to 0$ 包括 $x \to 0^-$ 和 $x \to 0^+$ 两种方式,故应分别计算 $x \to 0$ 时的左、右极限.

当 $x \to 0^-$ 时,$\frac{1}{x} \to -\infty$,则 $2^{\frac{1}{x}} \to 0$;当 $x \to 0^+$ 时,$\frac{1}{x} \to +\infty$,则 $2^{\frac{1}{x}} \to +\infty$.由此知:$x \to 0$ 时,$f(x)=2^{\frac{1}{x}}$ 的极限不存在.

3. 数列的极限

若函数 $f(n)$ 的定义域是正整数集,当 n 从小到大取值,全体对应函数值的排列

$$f(1), f(2), \cdots, f(n), \cdots$$

称为**数列**(**sequence of numbers**).通常用 a_n 表示 $f(n)$,且称 a_n 为数列的第 n 项,亦称**通项**(**general term**),并用 $\{a_n\}$ 记此数列.

例 1-20 假设一对成年兔子一生中有两个生育周期,每个生育周期里可生出一对小兔子.新出生的小兔生长一个生育周期后,也开始每个生育周期生一对小兔子,并且也是生育两个周期后死亡,如此繁殖下去.如果以 $f(n)$ 表示此兔群的数量(以对为计数单位),则有 $f(0)=1$, $f(1)=2$, $f(2)=3$, $f(3)=5$, $f(4)=8$, $\cdots$,通项间有关系 $f(n+1)=f(n)+f(n-1)$.这个数列以意大利数学家**斐波那契**(**Fibonacci**)的名字命名.

当 $n \to \infty$ 时,数列 $\{a_n\}$ 的极限可类比函数 $f(x)$ 当自变量 $x \to +\infty$ 时的情形.由此,对数列 $\{a_n\}$,当 $n \to \infty$ 时,若 a_n 无限地趋近于一个常数 A,则称:n 趋于无穷大时,$\{a_n\}$ 以 A 为极限,记为 $\lim\limits_{n \to \infty} a_n = A$ 或 $a_n \to A(n \to \infty)$.否则,称 $\lim\limits_{n \to \infty} a_n$ 不存在.

知识拓展 1-3

例 1-21 判断 $a_n=\frac{(-1)^n}{n}$, $b_n=\frac{n}{n+1}$, $c_n=\frac{1+(-1)^n}{2}$ 的极限是否存在.

解:$\lim\limits_{n \to \infty} a_n = \lim\limits_{n \to \infty} \frac{(-1)^n}{n} = 0$, $\quad \lim\limits_{n \to \infty} b_n = \lim\limits_{n \to \infty} \frac{n}{n+1} = \lim\limits_{n \to \infty}\left(1-\frac{1}{n+1}\right) = 1$.

由于$\{c_n\}=\{0,1,0,1,\cdots\}$，可知$c_n$的极限不存在.至于前述斐波那契数列，容易看出$f(n)$是趋于无穷大的.

4. 极限存在性判别准则

准则 1（夹逼准则） 若在同一极限过程中，三个函数$f_1(x)$，$f(x)$，$f_2(x)$之间有关系

$$f_1(x)\leqslant f(x)\leqslant f_2(x),$$

且$\lim f_1(x)=A=\lim f_2(x)$，则$\lim f(x)=A$.

例 1-22 用夹逼准则求$\lim\limits_{x\to\infty}\dfrac{x+\sin^2 x^2}{x^2}$.

解：由 $0\xleftarrow{x\to\infty}\dfrac{1}{x}\leqslant\dfrac{x+\sin^2 x^2}{x^2}<\dfrac{x+|x|}{x^2}\leqslant\dfrac{2}{|x|}\xrightarrow{x\to\infty}0$，知$\lim\limits_{x\to\infty}\dfrac{x+\sin^2 x^2}{x^2}=0$.

准则 2（单调有界准则） 单调有界数列一定有极限.

即对数列$\{a_n\}$，若有$a_1\geqslant a_2\geqslant\cdots\geqslant a_n\geqslant\cdots$（递减）或$a_1\leqslant a_2\leqslant\cdots\leqslant a_n\leqslant\cdots$（递增），且对一切$n$都有$|a_n|\leqslant M$（有界），则$\{a_n\}$的极限必存在.

对函数极限，准则 2 也是有效的.例如，$|\arctan x|\leqslant\dfrac{\pi}{2}$且当$x\to\pm\infty$时，$\arctan x$是单调的.所以$x\to\pm\infty$时，$\arctan x$的极限存在，$\lim\limits_{x\to\pm\infty}\arctan x=\pm\dfrac{\pi}{2}$.

二、无穷小量及其性质

1. 无穷小量和无穷大量

定义 1-6 如果$x\to x_0$（或$x\to\infty$）时，函数$f(x)$的极限为零，则称$x\to x_0$（或$x\to\infty$）时$f(x)$为**无穷小量（infinitesimal）**，简称为无穷小.

定义 1-7 如果$x\to x_0$（或$x\to\infty$）时，函数$f(x)\to\infty$，则称$x\to x_0$（或$x\to\infty$）时$f(x)$为**无穷大量（infinity）**，简称为无穷大.

无论是无穷大量还是无穷小量，并非直接等于无穷大或零.相反地，无穷大量和无穷小量都是变量，都是与自变量x特定的极限过程联系的.例如，$\dfrac{1}{x}$当$x\to\infty$时是无穷小，当$x\to 0$时是无穷大；而当$x\to 1$时，$\dfrac{1}{x}\to 1$，$\dfrac{1}{x}$既非无穷大亦非无穷小.此外，任何很小的常数（零除外）或任何很大的常数，都不是无穷小量或无穷大量.常数的极限总是等于自己，故**零是唯一的可作为无穷小的常数**.

2. 无穷小定理及其性质

本节讨论的极限性质和运算法则对$x\to x_0$或$x\to\infty$都是成立的，所以对于同一极限过程，极限记号“lim”的下面不标明x的变化过程.对于自变量x的同一极限过程，当函数$f(x)$为无穷大时，$\dfrac{1}{f(x)}$为无穷小；反之，若函数$f(x)$为无穷小且$f(x)\neq 0$时，$\dfrac{1}{f(x)}$为无穷大.

定理 1-1 $\lim f(x)=A\Leftrightarrow\lim[f(x)-A]=0$.

即：函数$f(x)$以A为极限的充分必要条件为：$f(x)-A$是无穷小.因此，可把$\lim f(x)=A$表示为

$$f(x)=A+\alpha\quad[\text{其中}\lim\alpha(x)=0].$$

例 1-23　已知$\lim\limits_{x\to3}f(x)=\lim\limits_{x\to3}\dfrac{x^2-x-6}{x-3}=5$,验证$f(x)=5+\alpha$,且$\lim\limits_{x\to3}\alpha=0$.

解:极限过程为$x\to3$,$A=5$.如果取$\alpha(x)=\dfrac{x^2-6x+9}{x-3}$,易见$\lim\limits_{x\to3}\alpha(x)=0$.则

$$f(x)=\frac{x^2-x-6}{x-3}=5+\frac{x^2-6x+9}{x-3}=A+\alpha(x).$$

性质 1　有限多个无穷小的代数和或乘积还是无穷小.

即:若$\lim\alpha_i=0(i=1,2,\cdots,n)$,则$\lim\sum\limits_{i=1}^{n}\alpha_i=0$,$\lim\prod\limits_{i=1}^{n}\alpha_i=0$.

性质 2　有界变量或常数与无穷小的乘积是无穷小.

即:若$|f(x)|\leqslant M$,$\lim\alpha(x)=0$,则$\lim\alpha(x)f(x)=0$.

例 1-24　说明当$x\to1$时,$\dfrac{x+1}{x}\to2$.

解:因$\left(\dfrac{x+1}{x}\right)-2=\dfrac{1-x}{x}=\left(\dfrac{1}{x}-1\right)\to0$(当$x\to1$时),由定理 1-1 有$\lim\limits_{x\to1}\dfrac{x+1}{x}=2$.

例 1-25　欲求$\lim\limits_{x\to1}\dfrac{1}{x-1}$,先得$\lim\limits_{x\to1}(x-1)=0$,由无穷大与无穷小的关系,$\lim\limits_{x\to1}\dfrac{1}{x-1}=\infty$.

例 1-26　当$x\to\infty$时,$\dfrac{1}{x}\to0$是无穷小,$|\sin x|\leqslant1$是有界变量,则$\dfrac{\sin x}{x}$是有界变量与无穷小之积.由性质 2,当$x\to\infty$时,$\dfrac{\sin x}{x}\to0$,即$\lim\limits_{x\to\infty}\dfrac{\sin x}{x}=0$.

例 1-27　证明:$\lim\limits_{x\to0}\sin x=0$,$\lim\limits_{x\to0}\cos x=1$.

证:对开区间$\left(-\dfrac{\pi}{2},\dfrac{\pi}{2}\right)$内的任何实数$x$都有$0\leqslant|\sin x|\leqslant|x|$,由夹逼准则知$\lim\limits_{x\to0}\sin x=0$.

又因为

$$0\leqslant|\cos x-1|=\left|2\sin^2\frac{x}{2}\right|\leqslant2\left|\frac{x}{2}\right|^2=\frac{x^2}{2}\xrightarrow{x\to0}0,$$

由夹逼准则及定理 1-1 知$\lim\limits_{x\to0}\cos x=1$.

3. 无穷小量的比较与阶

在自变量x的同一变化过程中,两个无穷小趋于零的快慢可能会有所不同.于是,两个无穷小的商是否有极限,完全取决于两个无穷小趋向于零的速率.反过来,两个无穷小的商是否有极限,以及有什么样的极限,可以揭示两个无穷小的差异.例如,当$x\to0$时,

$$\frac{x^2}{x},\quad\frac{2x}{x},\quad\frac{x}{x^{\frac{4}{3}}},\quad\frac{x\sin\frac{1}{x}}{x}$$

都是两个无穷小之比,这些比的极限分别为 0、2、∞、不存在(但有界).

定义 1-8　设$\alpha=\alpha(x)$,$\beta=\beta(x)$是同一极限过程中的无穷小,且$\beta(x)\neq0$,则

(1) 若$\lim\dfrac{\alpha}{\beta}=0$,则称$\alpha$是较$\beta$**高阶**的无穷小,记作$\alpha=o(\beta)$;

(2) 若 $\lim \dfrac{\alpha}{\beta}=\infty$,则称 α 是较 β **低阶**的无穷小,或 β 是较 α 高阶的无穷小;

(3) 若 $\lim \dfrac{\alpha}{\beta}=c\neq 0$,则称 α 与 β 是**同阶**无穷小;特别地,当 $c=1$ 时,称 α 与 β 是**等价**无穷小,记作 $\alpha\sim\beta$;

(4) 若 $\lim \dfrac{\alpha}{\beta^k}=c\neq 0,k>0$,则称 α 是关于 β 的 k 阶无穷小.因此,若 x 本身是一个无穷小,而无穷小量 $f(x)$ 与 $x^k(k>0)$ 同阶,则称 $f(x)$ 是相对于 x 的 k 阶无穷小.

若 $\alpha\sim\bar{\alpha},\beta\sim\bar{\beta}$ 且 $\lim \dfrac{\bar{\alpha}}{\bar{\beta}}$ 存在,则 $\lim \dfrac{\alpha}{\beta}$ 也存在,并且 $\lim \dfrac{\alpha}{\beta}=\lim \dfrac{\bar{\alpha}}{\bar{\beta}}$.这是因为,$\alpha\sim\bar{\alpha}\Leftrightarrow\lim \dfrac{\bar{\alpha}}{\alpha}=1$,$\beta\sim\bar{\beta}\Leftrightarrow\lim \dfrac{\bar{\beta}}{\beta}=1$,故

$$\lim \frac{\alpha}{\beta}=\lim\left(\frac{\alpha}{\bar{\alpha}}\cdot\frac{\bar{\alpha}}{\bar{\beta}}\cdot\frac{\bar{\beta}}{\beta}\right)=\lim \frac{\alpha}{\bar{\alpha}}\cdot\lim \frac{\bar{\alpha}}{\bar{\beta}}\cdot\lim \frac{\bar{\beta}}{\beta}=\lim \frac{\bar{\alpha}}{\bar{\beta}}.$$

这个性质表明,在求两个无穷小之比的极限时,分子及分母都可以用各自的等价无穷小代换.只要代换的无穷小选择适当,就可以简化计算.

三、极限的四则运算

定理 1-2 若 $\lim f(x)=A,\lim g(x)=B$,则有

(1) $\lim[f(x)\pm g(x)]=\lim f(x)\pm\lim g(x)=A\pm B$;

(2) $\lim[f(x)\cdot g(x)]=\lim f(x)\cdot\lim g(x)=AB$;

特别地,当 c 为常数时,有 $\lim[c\cdot f(x)]=c\cdot\lim f(x)$;

(3) $\lim \dfrac{f(x)}{g(x)}=\dfrac{\lim f(x)}{\lim g(x)}=\dfrac{A}{B}\quad(B\neq 0)$.

证:仅以(2)为例.已知 $\lim f(x)=A,\lim g(x)=B$,由定理 1-1,可设

$$f(x)=A+\alpha(x)\quad 和\quad g(x)=B+\beta(x),$$

其中 $\alpha(x),\beta(x)$ 均为无穷小.则

$$f(x)g(x)-AB=[A+\alpha(x)][B+\beta(x)]-AB=A\beta(x)+B\alpha(x)+\alpha(x)\beta(x).$$

由于 $\alpha(x),\beta(x)$ 均为无穷小,A,B 都是常数,故上式右端仍为无穷小,所以

$$\lim[f(x)\cdot g(x)]=AB.$$

对数列的极限,定理 1-2 也是成立的.(1)(2)两个结论,可以推广到有限多个函数的情况.因此,当 n 为正整数时,$\lim\limits_{x\to x_0}x^n=(\lim\limits_{x\to x_0}x)^n=x_0^n$.

例 1-28 $\lim\limits_{x\to 2}\dfrac{x-1}{x^2-1}=\dfrac{\lim\limits_{x\to 2}(x-1)}{\lim\limits_{x\to 2}(x^2-1)}=\dfrac{1}{3}$.

例 1-29 求 $\lim\limits_{x\to 1}\dfrac{x-1}{x^2-1}$.

解:$x\to 1$ 时分母之极限为零,不能应用商的极限法则.因 $x\to 1,x\neq 1$,所以

$$\lim_{x\to1}\frac{x-1}{x^2-1}=\lim_{x\to1}\frac{x-1}{(x-1)(x+1)}=\lim_{x\to1}\frac{1}{x+1}=\frac{1}{2}.$$

例 1-30 求$\lim\limits_{x\to\infty}\frac{x-1}{x^2-1}$.

解：当 $x\to\infty$ 时，分子、分母都无极限. 但由无穷大和无穷小的关系，还是有

$$\lim_{x\to\infty}\frac{x-1}{x^2-1}=\lim_{x\to\infty}\frac{\frac{1}{x}-\frac{1}{x^2}}{1-\frac{1}{x^2}}=\frac{\lim\limits_{x\to\infty}\frac{1}{x}-\lim\limits_{x\to\infty}\frac{1}{x^2}}{1-\lim\limits_{x\to\infty}\frac{1}{x^2}}=\frac{0}{1}=0.$$

例 1-31 求$\lim\limits_{x\to3}\frac{\sqrt{x+1}-2}{x-3}$.

解：当 $x\to3$ 时，分子、分母都是无穷小. 由于分母之极限为零，先实施分子的有理化来消去分子分母里的等价无穷小因子：

$$\lim_{x\to3}\frac{\sqrt{x+1}-2}{x-3}=\lim_{x\to3}\frac{(\sqrt{x+1}-2)(\sqrt{x+1}+2)}{(x-3)(\sqrt{x+1}+2)}=\lim_{x\to3}\frac{x-3}{(x-3)(\sqrt{x+1}+2)}=\frac{1}{4}.$$

例 1-32 求$\lim\limits_{x\to+\infty}x\left(\sqrt{x^2+2}-x\right)$.

解：当 $x\to+\infty$ 时，因子 x 是无穷大，而因子$\sqrt{x^2+2}-x$ 尚待判别是有界的或是无穷大、无穷小，因此，先通过有理化变形，以便把极限转换为可求的类型：

$$\lim_{x\to+\infty}x(\sqrt{x^2+2}-x)=\lim_{x\to+\infty}\frac{x(\sqrt{x^2+2}-x)(\sqrt{x^2+2}+x)}{\sqrt{x^2+2}+x}$$

$$=\lim_{x\to+\infty}\frac{2x}{\sqrt{x^2+2}+x}=\lim_{x\to+\infty}\frac{2}{\sqrt{1+\frac{2}{x^2}}+1}=1.$$

四、两个重要极限

1. $\lim\limits_{x\to0}\frac{\sin x}{x}=1$

由于变量 x 出现在三角函数里，取变量 x 为弧度，函数$\frac{\sin x}{x}$对于一切 $x\neq0$ 都有定义.

作单位圆，使圆心角 $\angle AOB=x$（x 是弧度），过 A 作圆的切线 AD 与 OB 的延长线 OD 交于 D，并过 B 作 OA 的垂线 BC 交于 C（见图 1-5）. 于是有下面的面积关系

$\triangle OAB$ 的面积 $<$ 扇形 OAB 的面积 $<$ $\triangle OAD$ 的面积.

因为 $OA=OB=1$，$BC=\sin x$，$AD=\tan x$，所以上边的面积关系等价于下边的不等式

$$\frac{1}{2}\sin x<\frac{1}{2}x<\frac{1}{2}\tan x.$$

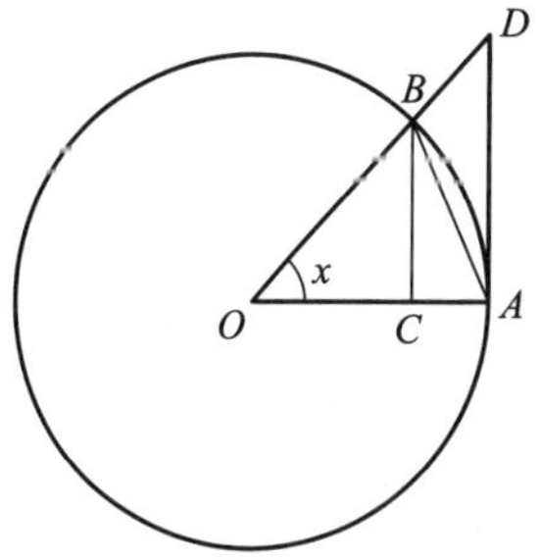

图 1-5

当 $0<x<\frac{\pi}{2}$ 时，$\sin x>0$，上式各项同除以 $\frac{1}{2}\sin x$，得

$$1<\frac{x}{\sin x}<\frac{1}{\cos x} \quad 或 \quad \cos x<\frac{\sin x}{x}<1.$$

当 $x\to0^+$ 时，$\cos x\to1$.由夹逼准则知 $\lim\limits_{x\to0^+}\frac{\sin x}{x}=1$.

当 $x<0$ 时，$-x>0$，则

$$\lim_{x\to0^-}\frac{\sin x}{x}=\lim_{-x\to0^+}\frac{\sin(-x)}{-x}=1.$$

综合两者即得

$$\lim_{x\to0}\frac{\sin x}{x}=1 \quad 或 \quad \lim_{\Delta\to0}\frac{\sin\Delta}{\Delta}=1.$$

在右边极限式里，Δ 表示相同的一个任意形式的无穷小.

例 1-33 求 $\lim\limits_{x\to0}\frac{\sin 2x}{x}$.

解：当 $x\to0$ 时，$2x\to0$，故 $\lim\limits_{x\to0}\frac{\sin 2x}{x}=\lim\limits_{x\to0}\frac{2\sin 2x}{2x}=2\lim\limits_{2x\to0}\frac{\sin 2x}{2x}=2\times1=2$.

例 1-34 求 $\lim\limits_{x\to\infty}x\sin\frac{1}{x}$.

解：令 $t=\frac{1}{x}$，则当 $x\to\infty$ 时，$t\to0$.于是 $\lim\limits_{x\to\infty}x\sin\frac{1}{x}=\lim\limits_{t\to0}\frac{\sin t}{t}=1$.

例 1-35 求 $\lim\limits_{x\to0}\frac{1-\cos x}{x^2}$.

解：$\lim\limits_{x\to0}\frac{1-\cos x}{x^2}=\lim\limits_{x\to0}\frac{2\sin^2\frac{x}{2}}{x^2}=\frac{1}{2}\lim\limits_{x\to0}\frac{\sin^2\frac{x}{2}}{\left(\frac{x}{2}\right)^2}=\frac{1}{2}\left(\lim\limits_{x\to0}\frac{\sin\frac{x}{2}}{\frac{x}{2}}\right)^2=\frac{1}{2}$.

2. $\lim\limits_{x\to\infty}\left(1+\frac{1}{x}\right)^x=e$

设 $f(x)=\left(1+\frac{1}{x}\right)^x$，对正整数 n，应用二项式定理，容易证明 $f(n)$ 单增且有界（证明略）.而单调有界数列必有极限，记此极限为 e，即 $\lim\limits_{n\to\infty}\left(1+\frac{1}{n}\right)^n=e$.能够证明，$f(x)$ 中的变量 x 为实数时，此极限过程的极限仍为 e.因此，有 $\lim\limits_{x\to\infty}\left(1+\frac{1}{x}\right)^x=e$.已知 e=2.718 281 828 459 045…是一个无理数.以 e 为底的对数 $\log_e x$ 称为**自然对数**（**natural logarithm**），记作 $\ln x$.而以 e 为底的指数函数 e^x，科学文献中有时记为 $e^x=\exp x=EXP(x)$ 等.

例 1-36 求 $\lim\limits_{z\to0}(1+z)^{1/z}$.

解：令 $x=\frac{1}{z}$，则当 $z\to0$ 时，$x\to\infty$.故有：$\lim\limits_{z\to0}(1+z)^{1/z}=\lim\limits_{x\to\infty}\left(1+\frac{1}{x}\right)^x=e$.

因此,此重要极限有两个基本形式

$$\lim_{x\to\infty}\left(1+\frac{1}{x}\right)^{x}=\mathrm{e}\quad 和\quad \lim_{x\to 0}(1+x)^{\frac{1}{x}}=\mathrm{e}.$$

两个式子中,尽管 x 的变化过程不同,但有几点是共同的,可作为极限式变形的依据:

(1) 括号内是(1+无穷小);

(2) 括号外的指数是无穷大;

(3) 括号内的无穷小与括号外的无穷大,其表达式互为倒数.

由此,把 x 换为趋于无穷大或无穷小的表达式 Δ,两个极限仍成立.

例 1-37　求 $\lim\limits_{x\to\infty}\left(1-\dfrac{2}{x}\right)^{3x}$.

解:设 $t=-\dfrac{2}{x}$,则当 $x\to\infty$ 时,$t\to 0$.故有

$$\lim_{x\to\infty}\left(1-\frac{2}{x}\right)^{3x}=\lim_{t\to 0}(1+t)^{-\frac{6}{t}}=\lim_{t\to 0}(1+t)^{\frac{1}{t}(-6)}=\mathrm{e}^{-6}.$$

例 1-38　求 $\lim\limits_{x\to+\infty}\left(\dfrac{x+1}{x-1}\right)^{x}$.

解法 1:仿上例通过极限式的变形而求解

$$\lim_{x\to+\infty}\left(\frac{x+1}{x-1}\right)^{x}=\lim_{x\to+\infty}\left(1+\frac{2}{x-1}\right)^{x}=\lim_{x\to+\infty}\left\{\left[\left(1+\frac{2}{x-1}\right)^{\frac{x-1}{2}}\right]^{2}\left(1+\frac{2}{x-1}\right)\right\}$$
$$=\mathrm{e}^{2}\cdot 1=\mathrm{e}^{2}.$$

解法 2:利用极限的四则运算法则来求解

$$\lim_{x\to+\infty}\left(\frac{x+1}{x-1}\right)^{x}=\lim_{x\to+\infty}\frac{\left(1+\frac{1}{x}\right)^{x}}{\left(1-\frac{1}{x}\right)^{x}}=\frac{\lim\limits_{x\to+\infty}\left(1+\frac{1}{x}\right)^{x}}{\lim\limits_{x\to+\infty}\left[\left(1-\frac{1}{x}\right)^{-x}\right]^{-1}}=\frac{\mathrm{e}}{\mathrm{e}^{-1}}=\mathrm{e}^{2}.$$

例 1-39　当阿波罗 13 号(Apollo 13)登月失败返回地球时,空气净化器出了故障.三名宇航员利用身上的衣袜等纤维制品填充一个长 30 cm 的圆柱形容器,抽动空气以吸收 CO_2.假设空气中的 CO_2 浓度为 8%时,在容器内通过了 10 cm 厚度后浓度可降至 2%.

问题:按所给条件,若要求出口处的 CO_2 浓度为 1%,吸收层厚度至少应为多少?

分析:为简化计,假设气流每通过相同的厚度 Δx 便有相等比例的 CO_2 被吸收.于是对厚度 $x(0<x<30)$,分 x 为 n 等份,每一等份上 CO_2 的吸收量与 x/n 成正比,比例系数为 k,待定.那么,若在 $x=0$ 处 CO_2 的量为 C_0,则经过了 n 层后为 $C_0(1-kx/n)^n$.如果让每层的厚度尽可能地小,并趋于零,这相当于 $n\to\infty$,则经过了 x 厚度后 CO_2 的量就为

$$C=C(x)=\lim_{n\to\infty}C_0(1-kx/n)^n=C_0\left[\lim_{n\to\infty}(1-kx/n)^{-n/kx}\right]^{-kx}=C_0\mathrm{e}^{-kx}.$$

讨论:已知 $x=10$ 时 CO_2 浓度从 8%降至 2%,即初始浓度的 1/4.这就是

$$C(10)=C_0\mathrm{e}^{-10k}=C_0/4\Rightarrow -10k=-\ln 4\Rightarrow k=\frac{\ln 2}{5}.$$

故 $C(x)=C_0\exp\left(-\dfrac{x}{5}\ln 2\right)$.令 $C(x)=C_0/8$,可解出 $x=15$.即经过 15 cm 厚度,CO_2 浓度为1%.同

理,取 $x=30$,即容器被纤维制品填满时,舱内空气通过容器后 CO_2 的输出浓度为 $C(30)=0.001\,25$,已经降低至安全水平.

思考与讨论

1. 在 $\lim\limits_{x\to x_0}f(x)=A$ 中,x 能否取为 x_0? $f(x)$能否取值 A?

2. 无穷小量是否是非常非常小的数?无穷小量是否是不断变小的数?无穷小量是否等于 0? 0 是否是无穷小量? 0 和无穷小,哪一个是更高阶的无穷小?

3. 无穷小可以通过它们比值的极限来比较其趋于零的快慢,是否可以用类似的方式来比较无穷大?两个无穷大的和或差是否还是无穷大或是无穷小?

4. 下面的极限运算过程是否正确?

(1) $\lim\limits_{x\to-2}\dfrac{x}{x+2}=\dfrac{\lim\limits_{x\to-2}x}{\lim\limits_{x\to-2}(x+2)}=\infty$;

(2) $\lim\limits_{x\to0}x\sin\dfrac{1}{x}=\lim\limits_{x\to0}x\lim\limits_{x\to0}\sin\dfrac{1}{x}=0$;

(3) $\lim\limits_{x\to1}\dfrac{x+2}{\ln x}=\dfrac{\lim\limits_{x\to1}(x+2)}{\lim\limits_{x\to1}\ln x}=\infty$;

(4) $\lim\limits_{x\to\infty}\left(x+\dfrac{1}{x}\right)=\lim\limits_{x\to\infty}x+\lim\limits_{x\to\infty}\dfrac{1}{x}=\infty$.

5. 当 $x\to\infty$ 时,$f(x)=x^4\cos x$ 是无穷大还是无穷小,是否有界?

6. 若$\lim\limits_{x\to a}f(x)=A$,是否有$\lim\limits_{x\to a}|f(x)|=|A|$?相反的情况是否成立?

第三节 函数的连续性

如同体温的升降、血液的流动、机体的成长等,在生命科学范畴里,很多变量的变化都是连续不断的.函数的连续性正是客观世界中事物连续变化现象的反映.

一、连续函数的概念

1. 函数的增量

自然现象中连续变化的量用函数来描述时,其共同点是:当自变量的变化很小时,相应地函数变量也变化很小.例如,胎儿的体重是孕育时间的函数,在短短的一小段时间里,胎儿体重的变化是微小的.

将变量 u 的终值 u_2 与初值 u_1 之差 u_2-u_1 称为变量 u 的**增量**(**increment**),或称**改变量**(**change**),记为 Δu.当变量 u 增大时,Δu 为正值;变量 u 减少时,Δu 为负值.

对于函数 $y=f(x)$,当自变量 x 由 x_0 变到附近的点 $x=x_0+\Delta x$ 时,$\Delta x=x-x_0$ 称为自变量的增量;相应的函数值从$f(x_0)$变为 $f(x)=f(x_0+\Delta x)$,两者之差为

$$\Delta y=f(x)-f(x_0)=f(x_0+\Delta x)-f(x_0).$$

称 Δy 为函数在 x_0 处对应于自变量增量 Δx 的增量或改变量,简称为函数的增量.函数增量的几何意义见图 1-6.

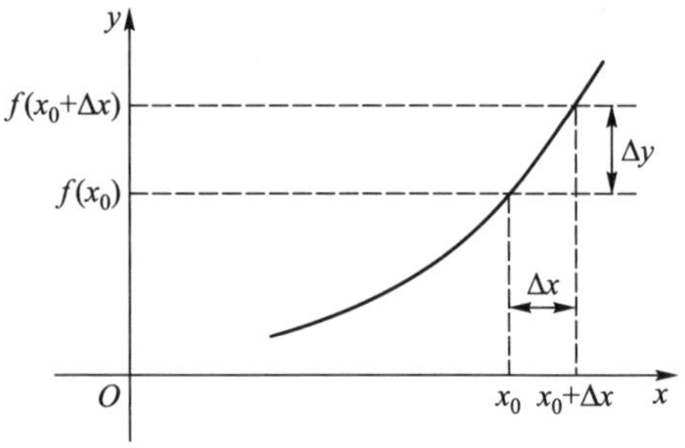

图 1-6

Δx和 Δy 分别反映了自变量和函数变量的改变情况，$\Delta x \to 0$ 表示自变量 x 只有微小的变化.如果当 $\Delta x \to 0$ 时，也有 $\Delta y \to 0$，则函数 $y=f(x)$ 在点 x_0 处是连续的.

2. 函数连续性的定义

定义 1-9 设函数 $y=f(x)$ 在点 x_0 及其附近有定义.如果 $\Delta x \to 0$ 时，也有 $\Delta y \to 0$，即

$$\lim_{\Delta x \to 0} \Delta y = \lim_{\Delta x \to 0} [f(x_0+\Delta x) - f(x_0)] = 0,$$

则称函数 $y=f(x)$ 在点 x_0 处**连续**(**continuous**)，称 x_0 为 $f(x)$ 的**连续点**(**continuous point**).

由 $\Delta x = x - x_0$，则当 $\Delta x \to 0$ 时，$x \to x_0$，$\lim\limits_{\Delta x \to 0} \Delta y = \lim\limits_{x \to x_0} [f(x) - f(x_0)]$.故定义中的极限式等价于：$\lim\limits_{x \to x_0} f(x) = f(x_0)$.于是，函数 $y=f(x)$ 在点 x_0 处连续的充分必要条件是同时满足：

(1) $f(x)$ 在 x_0 处有定义；

(2) $f(x)$ 在 x_0 处的极限存在；

(3) $f(x)$ 在 x_0 处的极限值等于 $f(x)$ 在 x_0 处的定义值.

若函数 $y=f(x)$ 在 x_0 处的左极限存在且 $\lim\limits_{x \to x_0^-} f(x) = f(x_0)$，则称 $f(x)$ 在 x_0 处左连续；若函数 $y=f(x)$ 在点 x_0 处的右极限存在且 $\lim\limits_{x \to x_0^+} f(x) = f(x_0)$，则称 $f(x)$ 在点 x_0 处右连续.显然，函数 **$f(x)$ 在 x_0 处连续的充分必要条件是 $f(x)$ 在 x_0 处既左连续又右连续**，即

$$\lim_{x \to x_0^-} f(x) = f(x_0) = \lim_{x \to x_0^+} f(x).$$

若函数 $y=f(x)$ 在区间 (a,b) 内的每一点都连续，则称 $f(x)$ 在区间 (a,b) 内连续，或称 $f(x)$ 为区间 (a,b) 内的**连续函数**(**continuous function**).如果函数 $y=f(x)$ 在闭区间 $[a,b]$ 上有定义，在开区间 (a,b) 内连续，同时在区间左端点 $x=a$ 右连续，右端点 $x=b$ 左连续，则称 $f(x)$ 在闭区间 $[a,b]$ 上连续，或称 $f(x)$ 为闭区间 $[a,b]$ 上的连续函数.

例 1-40 证明正弦函数 $y=\sin x$ 在其定义域内每一点都连续.

证：正弦函数的定义域为全体实数，任取 $x_0 \in \mathbf{R}$，并记 $x = x_0 + \Delta x$，则

$$\Delta y = \sin(x_0+\Delta x) - \sin x_0 = 2\sin\left(\frac{\Delta x}{2}\right)\cos\left(x_0+\frac{\Delta x}{2}\right).$$

因为
$$\left|\cos\left(x_0+\frac{\Delta x}{2}\right)\right| \leqslant 1 \text{ 及 } \left|\sin\frac{\Delta x}{2}\right| \leqslant \left|\frac{\Delta x}{2}\right|,$$

所以
$$|\Delta y| = \left|2\sin\frac{\Delta x}{2}\cos\left(x_0+\frac{\Delta x}{2}\right)\right| \leqslant 2\left|\frac{\Delta x}{2}\right| = |\Delta x|.$$

于是，$\Delta x \to 0$ 时 $\Delta y \to 0$，所以 $\sin x$ 在 x_0 处连续.因 x_0 是任取的，故 $y=\sin x$ 处处连续.

也可这样来证明，因 $\sin x = \sin(x_0+\Delta x) = \sin x_0 \cdot \cos\Delta x + \cos x_0 \cdot \sin\Delta x$，由于 $\Delta x \to 0$ 时已有 $\sin\Delta x \to 0$ 和 $\cos\Delta x \to 1$(例 1-27)，故由极限四则运算性质有

$$\lim_{x \to x_0} \sin x = \lim_{\Delta x \to 0} (\sin x_0 \cdot \cos\Delta x + \cos x_0 \cdot \sin\Delta x) = \sin x_0.$$

因此，$y=\sin x$ 为连续函数.类似地，可以证明余弦函数 $y=\cos x$ 也是连续函数.

例 1-41 设 $f(x)=\begin{cases} a+bx, & x \leqslant 0; \\ \dfrac{\sin bx}{x}, & x>0 \end{cases}$ 在 $x=0$ 处连续，问 a 和 b 应满足何种关系？

解：在分段点 $x=0$ 处，按定义 $f(0)=a+b \cdot 0 = a$，并且

$$\lim_{x\to0^-}f(x)=\lim_{x\to0^-}(a+bx)=a \quad 和 \quad \lim_{x\to0^+}f(x)=\lim_{x\to0^+}\frac{\sin bx}{x}=\lim_{x\to0^+}b\frac{\sin bx}{bx}=b.$$

由于已知 $f(x)$ 在 $x=0$ 处连续，因此 $f(x)$ 在 $x=0$ 处的左、右极限皆存在且都等于 $f(0)$：

$$\lim_{x\to0^-}f(x)=\lim_{x\to0^+}f(x)=f(0)=a.$$

因此 $a=b$. 反之，当 $a=b$ 时，$f(x)$ 在 $x=0$ 处连续.

直观上，连续函数的图像是一条连绵不断的曲线，称为**连续曲线**(**continuous curve**).

3. 函数的间断点

连续性的否定是不连续.若函数 $y=f(x)$ 在 $x=x_0$ 处不能满足连续性定义的要求，则称 $f(x)$ 在 x_0 处不连续，亦称 x_0 为 $f(x)$ 的**间断点**(**discontinuous point**).由连续性的充分必要条件，函数 $y=f(x)$ 的间断点 x_0 至少满足下列三条之一：

(1) 在点 x_0 处，$f(x)$ 无定义；

(2) 在点 x_0 处，$f(x)$ 的极限不存在；

(3) 在点 x_0 处，$f(x)$ 有定义且 $\lim\limits_{x\to x_0}f(x)$ 存在，但 $\lim\limits_{x\to x_0}f(x)\neq f(x_0)$.

函数 $y=f(x)$ 的间断点分为两类.若在间断点 x_0 处，函数 $y=f(x)$ 的左、右极限同时存在，x_0 称为**第一类间断点**.第一类间断点中如果左、右极限相等，则称为**可去间断点**.除第一类间断点之外的所有间断点统称为**第二类间断点**.

例 1-42 考察函数 $f(x)=\begin{cases}x, & x\leqslant1;\\ 2, & x>1\end{cases}$ 在点 $x=1$ 处的连续性.

解：易知 $\lim\limits_{x\to1^-}f(x)=1$ 且 $\lim\limits_{x\to1^+}f(x)=2$，故在点 $x=1$ 处，$f(x)$ 的左、右极限同时存在但不相等.所以，$x=1$ 是 $f(x)$ 的第一类间断点，但不是可去间断点.由于函数值在这里有个跳跃，$x=1$ 是 $f(x)$ 的跳跃点.

例 1-43 设 $f(x)=\dfrac{x^2-x-6}{x-3}$，$x\neq3$.试判断 $x_0=3$ 的间断点类型.

解：因为 $\lim\limits_{x\to3}f(x)=\lim\limits_{x\to3}\dfrac{x^2-x-6}{x-3}=\lim\limits_{x\to3}\dfrac{(x-3)(x+2)}{x-3}=\lim\limits_{x\to3}(x+2)=5$，故 $x_0=3$ 是第一类间断点，且是可去间断点.

若修改函数的定义，令 $f(x)=\begin{cases}\dfrac{x^2-x-6}{x-3}, & x\neq3;\\ 5, & x=3,\end{cases}$ 则 $\lim\limits_{x\to3}f(x)=f(3)$，$x_0=3$ 成为 $f(x)$ 的连续点.这就是可去间断点的含义.类似地，因为 $\lim\limits_{x\to0}\dfrac{\sin x}{x}=1$，则 $x=0$ 是 $y=\dfrac{\sin x}{x}$ 的可去间断点.因此，若补充定义：$y\big|_{x=0}=1$，即令 $y=\begin{cases}\dfrac{\sin x}{x}, & x\neq0;\\ 1, & x=0,\end{cases}$ 则 y 便成为 $(-\infty,+\infty)$ 上的连续函数.

例 1-18 中 $f(x)$，$g(x)$ 在 $x=0$ 处都无定义，所以 $x=0$ 是它们的间断点.$f(x)$ 在 $x=0$ 的左、右极限都存在，所以 $x=0$ 是 $f(x)$ 的第一类间断点，但不是可去间断点；$g(x)$ 在 $x=0$ 的左、右极限不仅存在并且相等，当我们补充定义 $g(0)=1$，则 $g(x)$ 在点 $x=0$ 处连续，所以 $x=0$ 是 $g(x)$ 的可去间断点.

例 1-44　讨论函数 $f(x)=\dfrac{1}{(x-1)^2}$ 在 $x=1$ 处的连续性.

解：$\lim\limits_{x\to1}f(x)=\lim\limits_{x\to1}\dfrac{1}{(x-1)^2}=\infty$，函数在 $x=1$ 处不存在极限，$x=1$ 是函数的第二类间断点.因函数在这里趋于无穷大(图 1-7)，这种间断点称为**无穷间断点**.

例 1-45　讨论函数 $f(x)=\sin\dfrac{1}{x}$ 在 $x=0$ 处的连续性.

解：不仅函数 $f(x)=\sin\dfrac{1}{x}$ 在 $x=0$ 处无定义，而且当 $x\to0$ 时，$\sin\dfrac{1}{x}$ 在 -1 与 1 之间呈无限振荡状(图 1-8)，因此也不存在极限.$x=0$ 属于第二类间断点，这种间断点称为**振荡间断点**.

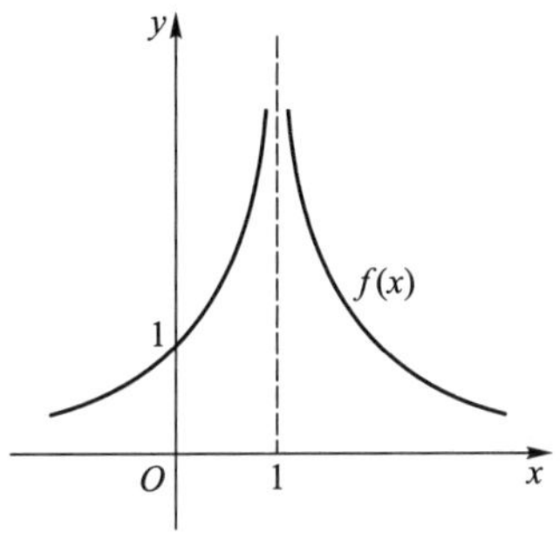

图 1-7

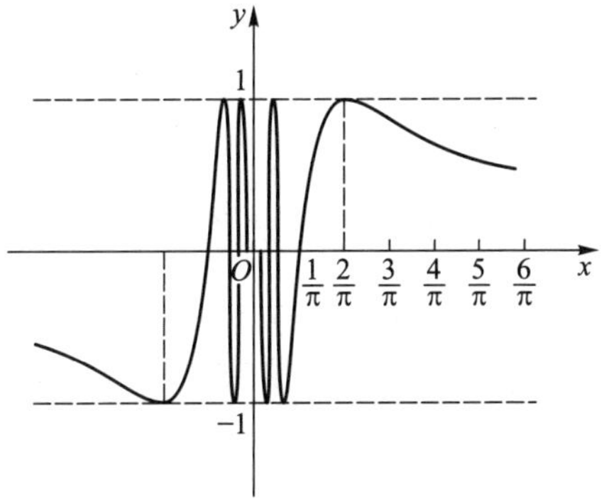

图 1-8

二、初等函数的连续性

性质 1　设 $f(x)$ 和 $g(x)$ 都在 x_0 处连续，则 $f(x)$ 和 $g(x)$ 的下列四则运算

(1) $f(x)\pm g(x)$，　(2) $f(x)\cdot g(x)$，　(3) $f(x)/g(x)$　$[g(x_0)\neq0]$

也在 x_0 处连续.其中(1)(2)两种运算对有限多个连续函数都成立.

性质 2　若函数 $y=f(u)$ 在 $u=u_0$ 处连续，函数 $u=\varphi(x)$ 在 $x=x_0$ 处连续，且 $u_0=\varphi(x_0)$，则复合函数 $y=f[\varphi(x)]$ 在 $x=x_0$ 处连续.

证：由两个函数的连续性知，在 $x=x_0$ 处和 $u=u_0$ 处，

$$\Delta x\to0 \text{ 时 } \Delta u\to0 \quad 且 \quad \Delta u\to0 \text{ 时 } \Delta y\to0.$$

也就是　$\lim\limits_{x\to x_0}\varphi(x)=\varphi(x_0)=u_0$　且　$\lim\limits_{u\to u_0}f(u)=f(u_0)=y_0$.

于是

$$\lim_{x\to x_0}y=\lim_{x\to x_0}f[\varphi(x)]=\lim_{u\to u_0}f(u)=f(u_0)=f[\varphi(x_0)]=y_0.$$

故复合函数 $y=f[\varphi(x)]$ 在 $x=x_0$ 处连续.于是，函数运算和极限运算可交换运算顺序：

$$\lim_{x\to x_0}f[\varphi(x)]=f[\lim_{x\to x_0}\varphi(x)]=f(u_0).$$

所有基本初等函数在其定义域内都是连续的(证明略).由连续函数的性质，所有初等函数在其定义区间内都是连续的.故对初等函数，求极限就是求这一点的函数值.

例 1-46　$\lim\limits_{x\to1}\dfrac{\arctan x}{\sqrt{8+x^2}}=\dfrac{\arctan 1}{\sqrt{8+1}}=\dfrac{\pi}{12}$.

例 1-47 求$\lim\limits_{x\to0} e^{\frac{\sin x}{x}}$.

解:因为$\lim\limits_{x\to0}\frac{\sin x}{x}=1$,而函数 $y=e^u$ 在 $u=1$ 处连续,所以

$$\lim_{x\to0} e^{\frac{\sin x}{x}}=e^{\lim\limits_{x\to0}\frac{\sin x}{x}}=e^1=e.$$

例 1-48 求$\lim\limits_{x\to0}\frac{e^x-1}{x}$.

解:令 $e^x-1=u$,则 $x=\ln(u+1)$,且 $x\to0$ 时 $u\to0$.交换极限和函数运算顺序:

$$\lim_{x\to0}\frac{e^x-1}{x}=\lim_{u\to0}\frac{u}{\ln(u+1)}=\lim_{u\to0}\frac{1}{\ln(u+1)^{\frac{1}{u}}}$$
$$=\frac{1}{\ln\left[\lim\limits_{u\to0}(u+1)^{\frac{1}{u}}\right]}=\frac{1}{\ln e}=1.$$

三、闭区间上连续函数的性质

闭区间上的连续函数有以下重要性质,本章只作简要说明.

定理 1-3(最值定理) 若函数 $y=f(x)$ 在闭区间 $[a,b]$ 上连续,则函数 $y=f(x)$ 在闭区间 $[a,b]$ 上必有最大值 M 与最小值 m.

推论(有界定理) 若函数 $y=f(x)$ 在闭区间 $[a,b]$ 上连续,则函数 $y=f(x)$ 在闭区间 $[a,b]$ 上必有界.

定理 1-4(介值定理) 若函数 $y=f(x)$ 在闭区间 $[a,b]$ 上连续,则对介于 $f(a)$ 和 $f(b)$ 之间的任何数 μ,至少存在一个 $\xi\in(a,b)$,使得

$$f(\xi)=\mu.$$

推论 1 在闭区间上的连续函数必取得介于最大值与最小值之间的任何值.

推论 2(零点定理) 若函数 $y=f(x)$ 在闭区间 $[a,b]$ 上连续,且 $f(a)$ 与 $f(b)$ 异号(即 $f(a)\cdot f(b)<0$),则至少存在一个 $\xi\in(a,b)$,使得

$$f(\xi)=0.$$

因此,称 ξ 为函数 $f(x)$ 的零点,它就是方程 $f(x)=0$ 的根.

例 1-49 证明在区间$\left(0,\frac{\pi}{2}\right)$内至少有一点满足 $f(\theta)=\sin\theta-(1+\theta)\cos\theta=0$.

证:$f(\theta)=\sin\theta-(1+\theta)\cos\theta$ 是 θ 的初等函数,其定义域为 $(-\infty,+\infty)$,则 $f(\theta)$ 当然也在闭区间$\left[0,\frac{\pi}{2}\right]$上连续.易验证在此闭区间的端点处有

$$f(0)=\sin0-(1+0)\cos0=-1 \quad 和 \quad f\left(\frac{\pi}{2}\right)=\sin\frac{\pi}{2}-\left(1+\frac{\pi}{2}\right)\cos\frac{\pi}{2}=1.$$

由零点定理知,在区间$\left(0,\frac{\pi}{2}\right)$内至少有一点 θ_0,使 $f(\theta_0)=\sin\theta_0-(1+\theta_0)\cos\theta_0=0$.

零点定理只是一个定性的定理,首先,它保证了根的存在性,但不排除在区间 (a,b) 内还有其他的点 x_0,也使 $f(x_0)=0$ 成立;其次,它没有告诉这些零点的具体位置.

思考与讨论

1. 若函数 $f(x)$ 在 x_0 点间断，能否断定 $\lim\limits_{x\to x_0} f(x)$ 不存在？

2. 分段函数的分段点一定是间断点吗？

3. 若 $f(x)$ 在 x_0 点连续，函数 $g(x)$ 在 x_0 点间断，能否断言：

(1) $f(x)+g(x)$ 在 x_0 处间断；　　(2) $f(x)\cdot g(x)$ 在 x_0 处间断；

(3) $f[g(x)]$ 在 x_0 处间断；　　(4) $g[f(x)]$ 在 x_0 处间断.

4. 若函数 $y=f(u)$ 在 u_0 处连续，$\lim\limits_{x\to x_0}\varphi(x)=u_0$，对复合函数 $y=f(u)=f[\varphi(x)]$，是否仍然有 $\lim\limits_{x\to x_0} f[\varphi(x)]=f[\lim\limits_{x\to x_0}\varphi(x)]=f(u_0)$？

5. 在开区间内连续的函数是否必有最大、最小值？又是否必定没有最大、最小值？

6. 设 $f(x)$ 在 $[a,b]$ 上有定义，在 (a,b) 内连续，那么，$f(a)\cdot f(b)<0$ 能否保证方程 $f(x)=0$ 在区间 (a,b) 内必有实根？

习题一

1. 确定例 1-3 中函数的定义域，并在直角坐标系中用图像法表示累积新增例数 $n_i\left(n_i=\sum\limits_{k=1}^{i}N_k\right)$ 与时间 t_i 的函数关系.

2. 在温度计上，0 ℃对应于 32 ℉，100 ℃对应于 212 ℉，求摄氏温标℃与华氏温标℉间的函数关系.如果不慎掉进冰窟里，体温会迅速下降.当体温降至 77 ℉时，人就会失去知觉.这个温度以摄氏温标表示为多少？

3. 已知风凉系数(wind-chill coefficient) Q_H 可以表示为 $Q_H=(33-T)\sqrt{1+u}\exp[0.01(33-T)\sqrt{u/(1+u)}]$，其中 $T\leqslant 33$ 是气温(℃)，$0\leqslant u\leqslant 48$ 是风速(m/s). Q_H 值一样，人们的冷热感觉就一样.若某一天的气温是 −15 ℃，风速是 15 m/s，则 Q_H 大约为 306.那么，在一个气温为 −8 ℃的日子里，风速达到多少，人们会感到一样冷？

4. 求下列函数的定义域：

(1) $y=\lg\dfrac{x-1}{x+1}$；　　(2) $f(x)=\dfrac{1}{\sqrt{x-2}}+\arccos\left(1-\dfrac{x}{2}\right)$；

(3) $y=\dfrac{x^3(1-x)}{x-\sin x}$；　　(4) $y=\ln\left(\dfrac{\pi}{4}-\arctan x\right)+e^{\sqrt{x-\frac{1}{2}}}$.

5. 已知 $f(x)$ 的定义域是 $[1,2]$，求 $f\left(\dfrac{1}{x+1}\right)$ 的定义域.

6. 设 $f(x)$ 与 $g(x)$ 互为反函数，求 $f[(1-2x)/3]$ 的反函数.

7. 设 $f(x)$ 与 $g(x)$ 互为反函数，$\varphi(x)$ 与 $\psi(x)$ 互为反函数，求 $f[\varphi(x)]$ 的反函数.

8. 判断下列函数的奇偶性：

(1) $y=\ln(x+\sqrt{1+x^2})$；　　(2) $f(x)=\left(\dfrac{1}{2}\right)^{|x|}$；

(3) $y=\dfrac{a^x-a^{-x}}{2}\quad(a<1)$；　　(4) $f(x)=x^2\ln\dfrac{1-x}{1+x}$.

9. 试通过 $y=f(u)$，$u=\varphi(x)$，求出 y 关于 x 的复合函数：

(1) $y=\ln u$，$u=\arctan x$；　　(2) $y=\sin u$，$u=x\sqrt{1+2e^{-x}}$；

(3) $y=\sqrt[3]{u}$，$u=x-\lg x$；　　(4) $y=e^u$，$u=v+\sin v$，$v=1-2x$；

(5) $y=\cos u$，$u=2x-1$；　　(6) $y=u^3$，$u=1-\sqrt{v}$，$v=1+(1-x)^2$；

(7) $y=a^u, u=\sin x$;　　(8) $y=\sqrt{u}, u=\sin v, v=e^w, w=-\dfrac{1}{x}$.

10. 小麦叶片质量 W 随时间 t 变化的规律为 $W_l(t)=\dfrac{n}{1+le^{-mt}}$，其中 t 从该叶片抽芽算起；$n=e^{7.64-4.4m}$，$m=1/(0.758+0.117l)$．至于 l，是从根部算起，该片叶子是第几片．试写出当 $l=2$ 时 W 关于 t 的函数表达式．

11. 已知 $R(a)=\begin{cases}\dfrac{3a}{a+2}, & 0\leqslant a\leqslant 1;\\ 0, & a>1\end{cases}$ 和 $U_g=\begin{cases}0, & B_g<0.8;\\ 2B_g, & B_g\geqslant 0.8.\end{cases}$

(1) 神经脉冲信号的电压为 $v(10^{-3}\text{ V})$，神经元在结点处释放的离子数量为 a，$a=v^n$，$n>1$，脉冲信号引起肌纤维的收缩运动幅度为 $R(a)$，求 R 关于 v 的函数式；

(2) 血糖水平 $B_g=-I+6$ 是体内胰岛素水平 I 的函数，而尿糖水平 U_g 又是血糖水平的函数．求 U_g 关于 I 的函数式．

12. 对野外生存的动物，热量散失量 H 与风速 u 有关系：$H=(0.115+0.099u^5)^{-1}$．对动物求热量散失量 H 与风凉系数 Q_H 的关系[提示：参考第 3 题所给公式]．

13. 已知 $y=e^u, u=\sin x$，试求以 y 为自变量的函数 $x=\varphi(y)$ 的解析表达式．

14. 写出下列函数由哪些基本初等函数复合而成：

(1) $y=\sqrt{\sin^3(x-1)}$;　　(2) $y=\arctan\sqrt{\ln(e^x-\sin e^{-x})^3}$;

(3) $y=\ln^3\sin\left(2^{\sqrt{x}}-\dfrac{\pi}{4}\right)$;　　(4) $y=\arccos\left(1+\dfrac{x}{2}\right)^{-2}$.

15. 已知 $f(e^x+1)=e^{2x}+e^x+1$，求 $f(x)$ 的表达式．

16. 设 $f(x)=\ln(1+x)$ 且知 $f[\varphi(x)]=x$，求 $\varphi(x)$．

17. 设 $f(x)=e^{\sqrt{x}}$ 且知 $f[\varphi(x)]=\dfrac{1+x}{x}$，求 $\varphi(x)$．

18. 已知 $f(x)=|x|=\begin{cases}x, & x\geqslant 0;\\ -x, & x<0,\end{cases}$ $g(x)=\begin{cases}1, & x\geqslant 0;\\ -1, & x<0.\end{cases}$ 求 $f[g(x)]$ 和 $g[f(x)]$．

19. 设 $f(x)=\begin{cases}e^x, & x>1;\\ 2x, & x\leqslant 1,\end{cases}$ $\varphi(x)=\begin{cases}\sin x, & x>0;\\ x^2, & x\leqslant 0,\end{cases}$ 求 $f[\varphi(x)]$．

20. 对量 A 进行 n 次测量，分别得测量值 $x_1, x_2, \cdots, x_n$．取数 x 为 A 的近似值，记 $Q(x)$ 为此近似值 x 与诸测量值 x_i 之差的平方和，求 $Q(x)$ 之表达式．

21. 1~9 月婴儿的体重 W(kg) 与月龄 t 的关系为

$$\ln W-\ln(341.5-W)=k(t-1.66),$$

求 W 关于 t 的显式．

22. 肿瘤体积 V 随时间 t 变化的关系式为 $V=V_0\exp\left[(1-e^{-\alpha t})\dfrac{A}{\alpha}\right]$，亦可化为

$$\alpha t=\ln B-\ln\left(\frac{A}{\alpha}-\ln\frac{V}{V_0}\right),$$

即冈珀茨(Gompertz)函数．求 B 的值．

23. 求下列数列的极限：

(1) $\lim\limits_{n\to\infty}\dfrac{n}{\sqrt{1+n^2}}$;　　(2) $\lim\limits_{n\to\infty}n\left(\sqrt{n^2+1}-\sqrt{n^2-1}\right)$;

(3) $\lim\limits_{n\to\infty}\left[1+\dfrac{(-1)^{n+1}}{\sqrt{n}}\right]$;　　(4) $\lim\limits_{n\to\infty}\left(\dfrac{1}{n^2}+\dfrac{2}{n^2}+\cdots+\dfrac{n-1}{n^2}\right)$.

24. 求下列函数的极限：

(1) $\lim\limits_{b\to3}\dfrac{b-3}{b^2-9}$；

(2) $\lim\limits_{m\to+\infty}m(\sqrt{m^2+3}-\sqrt{m^2-1})$；

(3) $\lim\limits_{x\to1}\dfrac{x^3-1}{x}$；

(4) $\lim\limits_{k\to\infty}\dfrac{2k+3}{k^2+1}$；

(5) $\lim\limits_{x\to4}\dfrac{\sqrt{2x+1}-3}{\sqrt{x}-2}$；

(6) $\lim\limits_{R\to+\infty}(\sqrt{4R^2+1}-2R)$；

(7) $\lim\limits_{x\to1}\dfrac{x^2-1}{\sqrt{3-x}-\sqrt{1+x}}$；

(8) $\lim\limits_{l\to+\infty}\dfrac{\sqrt{l+l^2}-\sqrt{l^2+1}}{\sqrt{4l^2+1}}$；

(9) $\lim\limits_{\zeta\to1}\left(\dfrac{1}{1-\zeta}-\dfrac{3}{1-\zeta^3}\right)$；

(10) $\lim\limits_{x\to-2}\left(\dfrac{1}{x+2}+\dfrac{4}{x^2-4}\right)$.

25. 求下列函数的极限：

(1) $\lim\limits_{x\to0}\dfrac{\sin 2x}{\sin 3x}$；

(2) $\lim\limits_{x\to0}\dfrac{\sin 4x^2}{\sqrt{x^2+1}-1}$；

(3) $\lim\limits_{t\to0}\dfrac{\ln(1-3t)}{\sin 2t}$；

(4) $\lim\limits_{x\to0}\dfrac{(1+x^2)\sin x}{x+2x^3}$；

(5) $\lim\limits_{x\to\infty}x^2\left(1-\cos\dfrac{1}{x}\right)$；

(6) $\lim\limits_{\Delta x\to0}\dfrac{\tan\Delta x-\sin\Delta x}{(\Delta x)^3}$；

(7) $\lim\limits_{u\to+\infty}\left(\dfrac{u}{1+u}\right)^{\sqrt{u}}$；

(8) $\lim\limits_{m\to1}m^{\frac{2}{1-m}}$；

(9) $\lim\limits_{y\to0}\dfrac{\mathrm{e}^y-1}{y}$；

(10) $\lim\limits_{w\to\mathrm{e}}\dfrac{\ln w-1}{w-\mathrm{e}}$；

(11) $\lim\limits_{n\to\infty}n[\ln(n+2)-\ln n]$；

(12) $\lim\limits_{\Delta x\to0}\dfrac{\mathrm{e}^{x+\Delta x}-\mathrm{e}^x}{\Delta x}$；

(13) $\lim\limits_{x\to0}(1+3\sin 2x)^{\cot 2x}$；

(14) $\lim\limits_{\beta\to\frac{\pi}{2}}(1+a\cot^2\beta)^{\tan\beta}$.

26. 已知$\lim\limits_{x\to1}\dfrac{x^2+bx+6}{1-x}=5$，试确定 b 的值.

27. 已知极限 $\lim\limits_{x\to+\infty}(2x-\sqrt{ax^2-x+1})$ 存在，试确定 a 的值，并求出此极限值.

28. 如果$\lim\limits_{x\to a}\dfrac{f(x)-b}{x-a}=A$，求极限$\lim\limits_{x\to a}\dfrac{\sin f(x)-\sin b}{x-a}$.

29. 下列函数在指定的极限过程中，哪个是无穷小？哪个是无穷大？

(1) $f(x)=\dfrac{x}{x-3}$，当 $x\to3$；

(2) $f(x)=2x+1$，当 $x\to\infty$；

(3) $f(x)=\dfrac{x-1}{x+1}$，当 $x\to1$；

(4) $f(x)=\tan x$，当 $x\to0$；

(5) $f(x)=\dfrac{a}{x+1}$，当 $x\to\infty$；

(6) $f(x)=\dfrac{1-\cos x}{x}$，当 $x\to0$.

30. 当 $x\to0$ 时，将下列函数与 x 进行比较，哪些是高阶无穷小，哪些是低阶无穷小，哪些是同阶无穷小，哪些是等价无穷小？

(1) $\ln(1+x)$；

(2) $\sqrt{1+\tan x}-\sqrt{1-\sin x}$；

(3) $\sqrt{1+x^2}-1$；　　(4) $\csc x-\cot x$.

31. 已知当 $x\to 0$ 时，$(\sqrt{1+ax^2}-1)$ 和 $\sin^2 x$ 是等价无穷小，试确定 a 的值.

32. 讨论函数在分段点处的连续性，或确定 a 的值使函数 $f(x)$ 在分段点处连续：

(1) $f(x)=\begin{cases} e^x, & x<0; \\ a+\ln(1+x), & x\geqslant 0; \end{cases}$　　(2) $f(x)=\begin{cases} \dfrac{\ln(1+ax)}{x}, & x\neq 0; \\ 2, & x=0; \end{cases}$

(3) $f(x)=\begin{cases} e^{1/x}, & x<0; \\ 0, & x=0; \\ x^a\sin(1/x), & x>0; \end{cases}$　　(4) $f(x)=\begin{cases} x\arctan\dfrac{1}{|x|}, & x\neq 0; \\ 0, & x=0. \end{cases}$

33. 确定下列函数的间断点类型和连续区间：

(1) $y=\dfrac{\tan 2x}{x}$；　(2) $y=\dfrac{x^2-1}{x^2-3x+2}$；　(3) $f(x)=\lim\limits_{t\to+\infty}\dfrac{1-xe^{tx}}{x+e^{tx}}$；

(4) $y=\dfrac{x}{\ln x}$；　(5) $y=x\left(\cos\dfrac{1}{x}\right)$；　(6) $f(x)=\lim\limits_{n\to+\infty}\dfrac{1}{1+x^n}(x\geqslant 0)$.

34. 设函数 $f(x)$ 在 $[a,b]$ 上连续，且 $f(a)<a$, $f(b)>b$. 证明：方程 $f(x)=x$ 在 (a,b) 内至少有一实根.

35. 设函数 $f(x)$ 在 $[a,b]$ 上连续，且对任意 $x\in[a,b]$ 都有 $f(x)\neq 0$. 证明：$f(x)$ 在 $[a,b]$ 上恒为正或恒为负（闭区间上连续函数性质之一，即**保号定理**）.

36. 设 $f(x)$ 在 $[0,2a]$ 上连续，且 $f(0)=f(2a)$，证明必有 $x_0\in[0,a]$ 使 $f(x_0+a)=f(x_0)$ 成立.

37. 设函数 $f(x)=e^x-x-2$，证明：在区间 $(0,2)$ 内方程 $f(x)=0$ 有一个实根.

38. 设 $f(x)=2^x-x^2$，证明：方程 $f(x)=0$ 在 $(-3,3)$ 内至少有两个实根.

39. 每隔时间 τ 注射一次药物，剂量为 D_0. 第 n 次注射后到第 $n+1$ 次注射前的时间里，体内药量 D_n 与时间 t 的关系为

$$D_n(t)=\frac{1-e^{-nk\tau}}{1-e^{-k\tau}}D_0e^{-kt}\quad(k>0\text{ 为常数}),$$

求 $n\to\infty$ 时的体内药物累积量与时间 t 的关系式：$D_{ss}=\lim\limits_{n\to\infty}D_n(t)$.

40. 球形容器的内径为 r，内盛有溶液. 设液面高度为 h，溶液的体积为 V，试求 V 和 h 间的函数关系式及函数的定义域.

41. 在边长为 a 的正方形铁皮的四个角上，截去边长为 x 的小正方形后，将四面折起做成一个无盖的盒子. 求盒子体积 V 与 x 间的函数关系及其定义域.

42. 已知任意一点处的光照强度 I 正比于光源强度 I_0，反比于该点到光源距离 x 的平方. 现有两处光源相距 100 m，光强分别为 8 个亮度单位和 1 个亮度单位. 求光源之间任意一点处的光照强度 I.

43. 胚胎发育阶段，主血管分出支血管，以向距主血管距离为 a（常数）的一处组织供血. 设此支血管长度为 l，支血管与主血管的夹角为 $\theta\left(\theta\text{ 以血流方向为正向}, 0<\theta<\dfrac{\pi}{2}\right)$，

(1) 试把 l 表示为 θ 的函数；

(2) 如果供血要求的血压 P 不仅与 l 有关，还与 θ 有关，而且设 P 正比于 l 与 $(1+\theta)$ 之积，比例系数为 k. 试把 P 表示为 θ 的函数.

第二章 一元函数微分学

微积分学(calculus)是微分学与积分学的统称,是高等数学的核心内容;导数、微分又构成了微分学的主体.本章从实际问题出发,抽象出导数的概念,归纳其意义,阐述相应的计算方法和理论框架,最后回到微分学的实际应用.

第一节 导数的概念

一、函数的平均变化量

设 $y=f(x)$ 是连续函数.当自变量 x 从 x_0 变到 $x=x_0+\Delta x$ 时,函数值则从 y_0 变到 $y=y_0+\Delta y$,而 $\Delta y=y-y_0=f(x_0+\Delta x)-f(x_0)$.函数形式 $f(x)$ 往往是确定了的,故 Δy 主要由 x_0 和 Δx 决定.因此,研究 $f(x)$ 的变化特性,仅仅观察 Δy 还不够,还须把 Δy 和 Δx 放在一起考量.

例 2-1 设 $y=f(x)=x^2$.对不同的 x_0 和 Δx,计算 Δy,$\dfrac{\Delta y}{\Delta x}$的对应值并列于表 2-1.

表 2-1 函数增量和相对增量的比较

x_0	Δx	$\Delta y=(x_0+\Delta x)^2-x_0^2$	$\dfrac{\Delta y}{\Delta x}=\dfrac{(x_0+\Delta x)^2-x_0^2}{\Delta x}$
$x_0=1$	1.000	3.000 000	3.000
	0.100	0.210 000	2.100
	0.010	0.020 100	2.010
	0.001	0.002 001	2.001
	⋮	⋮	⋮
	10^{-n}	$0.\underbrace{00\cdots0}_{n个0}2\underbrace{00\cdots0}_{n个0}1$	$2.\underbrace{00\cdots0}_{n个0}1$
$x_0=2$	1.000	5.000 000	5.000
	0.100	0.410 000	4.100
	0.010	0.040 100	4.010
	0.001	0.004 001	4.001
	⋮	⋮	⋮
	10^{-n}	$0.\underbrace{00\cdots0}_{n个0}4\underbrace{00\cdots0}_{n个0}1$	$4.\underbrace{00\cdots0}_{n个0}1$

从表中数据显示的趋势可以看出：当 $x_0=1$ 时，

$$\lim_{\Delta x\to 0}\frac{\Delta y}{\Delta x}=\lim_{\Delta x\to 0}\frac{(1+\Delta x)^2-1^2}{\Delta x}=\lim_{\Delta x\to 0}\frac{2\Delta x+(\Delta x)^2}{\Delta x}=\lim_{\Delta x\to 0}(2+\Delta x)=2;$$

而当 $x_0=2$ 时，

$$\lim_{\Delta x\to 0}\frac{\Delta y}{\Delta x}=\lim_{\Delta x\to 0}\frac{(2+\Delta x)^2-2^2}{\Delta x}=\lim_{\Delta x\to 0}\frac{4\Delta x+(\Delta x)^2}{\Delta x}=\lim_{\Delta x\to 0}(4+\Delta x)=4.$$

于是，当 $x_0=x$ 时，

$$\lim_{\Delta x\to 0}\frac{\Delta y}{\Delta x}=\lim_{\Delta x\to 0}\frac{(x+\Delta x)^2-x^2}{\Delta x}=\lim_{\Delta x\to 0}\frac{2x\Delta x+(\Delta x)^2}{\Delta x}=\lim_{\Delta x\to 0}(2x+\Delta x)=2x.$$

二、函数的瞬时变化率

当函数 $y=f(x)$ 的自变量值从 x_0 变到 x 时，函数值从 $y_0=f(x_0)$ 变到 $y=f(x)$，则自变量和函数值的增量分别为 $\Delta x=x-x_0$ 和 $\Delta y=y-y_0$，这两个增量的比值

$$\frac{\Delta y}{\Delta x}=\frac{y-y_0}{x-x_0}=\frac{f(x)-f(x_0)}{x-x_0}=\frac{f(x_0+\Delta x)-f(x_0)}{\Delta x}$$

称为函数 $y=f(x)$ 在 x_0 处关于 Δx 的**差商**(**quotient of differences**)，或**平均变化率**（**average rate of change**）.当 $x\to x_0$ 时，$\Delta x=x-x_0\to 0$，如果平均变化率的极限

$$\lim_{\Delta x\to 0}\frac{\Delta y}{\Delta x}=\lim_{x\to x_0}\frac{y-y_0}{x-x_0}=\lim_{x\to x_0}\frac{f(x)-f(x_0)}{x-x_0}=\lim_{\Delta x\to 0}\frac{f(x_0+\Delta x)-f(x_0)}{\Delta x}$$

存在，则此极限表示函数 $f(x)$ 在 x_0 处的**瞬时变化率**（**instantaneous rate of change**）.

例 2-2 设质点 M 做直线运动，运动规律由函数 $s=s(t)$ 表示，其中 t 是时刻，s 是位置.当时间由 t_0 变为 $t=t_0+\Delta t$ 时，质点的位移量为 $\Delta s=s(t)-s(t_0)$.在时间段 $[t_0,t_0+\Delta t]$ 内的平均速度为

$$\bar{v}=\frac{\Delta s}{\Delta t}=\frac{s(t)-s(t_0)}{t-t_0}.$$

当 Δt 变化时，平均速度 $\bar{v}$ 也随之变化.若质点 M 做匀速运动，平均速度 $\bar{v}$ 是一常量，且为任意时刻的运动速度.若 M 做变速运动，当 $|\Delta t|$ 较小时，平均速度 $\bar{v}$ 是质点 M 在时刻 t_0 的瞬时速度的近似值，而且 $|\Delta t|$ 越小，近似程度越好.当 $\Delta t\to 0$ 时，若 $\bar{v}$ 趋于定值，此极限值就是质点 M 在时刻 t_0 的瞬时速度 v，即

$$v=\lim_{\Delta t\to 0}\bar{v}=\lim_{\Delta t\to 0}\frac{\Delta s}{\Delta t}=\lim_{t\to t_0}\frac{s(t)-s(t_0)}{t-t_0}=\lim_{\Delta t\to 0}\frac{s(t_0+\Delta t)-s(t_0)}{\Delta t}.$$

例 2-3 某病原微生物种群在机体内某个部位繁殖规律为 $x(t)=ce^{kt}$，其中 $x(t)$ 表示 t 时刻病原微生物种群的数量，k 为增殖比例系数，则

$$\frac{\Delta x(t)}{\Delta t}=\frac{ce^{k(t+\Delta t)}-ce^{kt}}{\Delta t}$$

为病原微生物种群在时间段 $[t,t+\Delta t]$ 内的平均繁殖速度，

$$\lim_{\Delta t\to 0}\frac{\Delta x(t)}{\Delta t}=\frac{ce^{k(t+\Delta t)}-ce^{kt}}{\Delta t}$$

为病原微生物种群在 t 时刻的瞬时繁殖速度，

例 2-4　伤口的愈合一般要经历一个过程.设 $A=A(t)$ 是伤口面积,t 是时间,则 ΔA 是时段 Δt 上 A 的变化量.$\Delta A>0$ 表示伤口在溃烂,$\Delta A<0$ 表示伤口在愈合.而 $\Delta A/\Delta t$ 表示这一时段里 A 的平均变化量.若 $\Delta t\to 0$ 时,A 的平均变化量的极限存在,则

$$\lim_{\Delta t\to 0}\frac{\Delta A}{\Delta t}=\lim_{\Delta t\to 0}\frac{A(t+\Delta t)-A(t)}{\Delta t}$$

就是 t 时刻 A 的瞬时变化率.

三、导数的定义

上述变速直线运动、病原微生物种群繁殖和伤口愈合问题,尽管实际意义不同,数学处理的思路却是一致的,都是用相同的数学结构,经相同的三个步骤,把函数的平均变化率转化为函数的瞬时变化率.

(1) 当自变量在给定点 x_0 有一增量 Δx,连续函数 $y=f(x)$ 相应地有一增量 Δy,

$$\Delta y=f(x_0+\Delta x)-f(x_0);$$

(2) 函数的增量 Δy 与自变量的增量 Δx 之比

$$\frac{\Delta y}{\Delta x}=\frac{f(x_0+\Delta x)-f(x_0)}{\Delta x}$$

就是函数在区间 $(x_0,x_0+\Delta x)$ 或 $(x_0+\Delta x,x_0)$ 内的平均变化率;

(3) 当自变量的增量 $\Delta x\to 0$ 时,平均变化率的极限(如果存在)

$$\lim_{\Delta x\to 0}\frac{\Delta y}{\Delta x}=\lim_{\Delta x\to 0}\frac{f(x_0+\Delta x)-f(x_0)}{\Delta x}$$

就是函数 $f(x)$ 在 x_0 处的瞬时变化率,或简称为**变化率(rate of change)**.

定义 2-1　设函数 $y=f(x)$ 在 x_0 及其邻域内有定义,当自变量 x 在 x_0 处有增量 Δx($x_0+\Delta x$ 仍在此邻域内),函数相应地有增量 $\Delta y=f(x_0+\Delta x)-f(x_0)$.如果差商的极限

$$\lim_{\Delta x\to 0}\frac{\Delta y}{\Delta x}=\lim_{\Delta x\to 0}\frac{f(x_0+\Delta x)-f(x_0)}{\Delta x}$$

存在,则称函数 $y=f(x)$ 在 x_0 处**可导(derivable)**,且称此极限值为**函数 $y=f(x)$ 在 x_0 处的关于 x 的导数(derivative)**,简称为 y 的导数.下列符号

$$f'(x_0),\quad y'\big|_{x=x_0},\quad \left.\frac{\mathrm{d}y}{\mathrm{d}x}\right|_{x=x_0},\quad \left.\frac{\mathrm{d}f(x)}{\mathrm{d}x}\right|_{x=x_0}$$

均可表示函数 $y=f(x)$ 在 x_0 处的导数.即

$$y'\big|_{x=x_0}=\left.\frac{\mathrm{d}y}{\mathrm{d}x}\right|_{x=x_0}=\left.\frac{\mathrm{d}f(x)}{\mathrm{d}x}\right|_{x=x_0}=f'(x_0)=\lim_{\Delta x\to 0}\frac{f(x_0+\Delta x)-f(x_0)}{\Delta x}.$$

如果该极限不存在(包括极限为无穷大),就称 $f(x)$ 在 x_0 处不可导.若此极限为无穷大,为方便起见,也称 $f(x)$ 在 x_0 处的导数为无穷大,记为 $f'(x_0)=\infty$.

如果限定自变量 x 在 x_0 处的增量 Δx 从大于 0 或小于 0 的方向趋于 0,若单侧极限

$$\lim_{\Delta x\to 0^+}\frac{\Delta y}{\Delta x}=\lim_{\Delta x\to 0^+}\frac{f(x_0+\Delta x)-f(x_0)}{\Delta x}$$

或

$$\lim_{\Delta x\to 0^-}\frac{\Delta y}{\Delta x}=\lim_{\Delta x\to 0^-}\frac{f(x_0+\Delta x)-f(x_0)}{\Delta x}$$

存在,则称函数 $f(x)$ 在 x_0 处**右侧可导或左侧可导**,其极限分别称为函数 $f(x)$ 在 x_0 处的**右导数**(**right derivative**)和**左导数**(**left derivative**),分别记为 $f'_+(x_0)$ 和 $f'_-(x_0)$.显然,**函数 $f(x)$ 在 x_0 处可导的充分必要条件是 $f(x)$ 在 x_0 处右导数和左导数都存在且相等.**

若 $f(x)$ 在开区间 (a,b) 内的每一点都可导,则称函数 $f(x)$ 在开区间 (a,b) 内可导.这时,对于 (a,b) 内的任意一点 x, $f(x)$ 有导数存在,且此导数与 x 相对应.因此 $f'(x)$ 也为 x 的函数,这个新函数称为原来函数 $f(x)$ 的**导函数**(**derived function**),不引起混淆时,亦简称为导数.故符号

$$f'(x),\quad y',\quad \frac{dy}{dx},\quad \frac{df(x)}{dx}$$

亦可表示函数 $f(x)$ 的导函数.若函数 $f(x)$ 在开区间 (a,b) 内可导,且在端点处 $f'_+(a)$ 和 $f'_-(b)$ 都存在,则称函数 $f(x)$ 在闭区间 $[a,b]$ 上可导. $y=f(x)$ 在 x_0 处的导数 $f'(x_0)$ 就等于导函数 $f'(x)$ 在 x_0 处的函数值.对函数 $y=f(x)=x^2$,例 2-1 给出了验证.

例 2-5 已知函数 $y=f(x)=\sqrt{x}$,求导函数及 $x=9$ 时的导数.

解:先求导函数,按照"**取增量,算比值,求极限**"的三步方式进行运算:

(1) $\Delta y=\sqrt{x+\Delta x}-\sqrt{x}=\dfrac{(\sqrt{x+\Delta x}-\sqrt{x})(\sqrt{x+\Delta x}+\sqrt{x})}{\sqrt{x+\Delta x}+\sqrt{x}}=\dfrac{\Delta x}{\sqrt{x+\Delta x}+\sqrt{x}}$;

(2) $\dfrac{\Delta y}{\Delta x}=\dfrac{1}{\sqrt{x+\Delta x}+\sqrt{x}}$;

(3) $\lim\limits_{\Delta x\to 0}\dfrac{\Delta y}{\Delta x}=\lim\limits_{\Delta x\to 0}\dfrac{1}{\sqrt{x+\Delta x}+\sqrt{x}}=\dfrac{1}{2\sqrt{x}}=f'(x)=y'$.

上面极限过程中,Δx 是变量,而 x 是固定的.如果把其中的 x 换为定值 9,其极限就是 $y'|_{x=9}=f'(9)$,当然也可以把 $x=9$ 直接代入导函数得 $y'|_{x=9}=f'(9)=\dfrac{1}{2\sqrt{9}}=\dfrac{1}{6}$.

例 2-6 设愈合过程中,伤口面积 $A=A(t)$ 是时间的函数.卡雷尔(Carrel)和哈特曼(Hartmann)认为 $A(t)$ 是指数型函数:$A(t)=A_0e^{kt}$,A_0 是最初的伤口面积,k 是由伤口类型和治疗条件决定的参数常数.勒孔特(Lecomte du Noüy)根据一组实测数据(表 2-2),确定出 $A_0=111.252\,2$,$k=-0.051\,058\,33$.若不要求非常精确,则取 $A(t)=A_0e^{kt}=111e^{-0.05t}$.试求 A 的变化率.

表 2-2 伤口愈合过程中不同日期的伤口面积观测记录

时间 t/d	0	4	8	12	16	20	24	28	32	36
面积 A/cm^2	107	88	74.2	61.8	51	41.6	33.6	26.9	21.3	16.8

解:仍然采用三步:

(1) $\Delta A=111e^{-0.05(t+\Delta t)}-111e^{-0.05t}=111e^{-0.05t}(e^{-0.05\Delta t}-1)$;

(2) $\dfrac{\Delta A}{\Delta t}=111e^{-0.05t}\dfrac{e^{-0.05\Delta t}-1}{\Delta t}$;

(3) $\lim\limits_{\Delta t\to 0}\dfrac{\Delta A}{\Delta t}=111e^{-0.05t}\lim\limits_{\Delta t\to 0}\dfrac{e^{-0.05\Delta t}-1}{\Delta t}=111e^{-0.05t}\times(-0.05)$.

求此极限时,可参考第一章例 1-48,只需把那里的 x 换为此处的 $-0.05\Delta t$ 即可.

四、导数的几何意义

如图 2-1,在横坐标上取一点 x_0,让其有增量 Δx,曲线 $y=f(x)$ 上对应的点分别为

$$M_0(x_0,f(x_0)) \text{ 和 } M(x_0+\Delta x,f(x_0+\Delta x)).$$

从而直线 M_0M 为曲线 $y=f(x)$ 的割线,割线的斜率为

$$K_{M_0M}=\tan\beta=\frac{\Delta y}{\Delta x}=\frac{f(x_0+\Delta x)-f(x_0)}{\Delta x}.$$

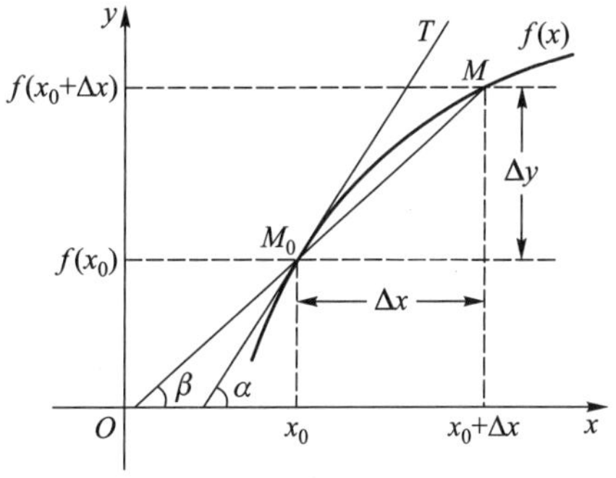

图 2-1

若保持 x_0 固定,让 $\Delta x\to 0$,则 $x=x_0+\Delta x$ 变动.即动点 $M(x_0+\Delta x,f(x_0+\Delta x))$ 沿曲线滑向定点 $M_0(x_0,f(x_0))$.此时,割线 M_0M 以 M_0 为支点,随 M 点的移动而转动着.割线与 x 轴的夹角 β 逐渐地趋于一定角 α,即当 $\Delta x\to 0$ 时,$\beta\to\alpha$.也就是割线趋于一条定直线.此定直线 M_0T 就是这一极限过程中割线的极限位置,我们称其为曲线 $y=f(x)$ 的切线.切线 M_0T 的斜率为

$$k_{M_0T}=\tan\alpha=\lim_{\Delta x\to 0}\frac{\Delta y}{\Delta x}=\lim_{\Delta x\to 0}\frac{f(x_0+\Delta x)-f(x_0)}{\Delta x}=f'(x_0).$$

由此知导数的几何意义:**函数 $y=f(x)$ 在 x_0 处的导数等于曲线 $y=f(x)$ 在点 x_0 处的切线的斜率.**

若 $f'(x_0)$ 存在,由平面解析几何中直线方程的点斜式可写出曲线在 $M_0(x_0,f(x_0))$ 处的

切线方程:

$$y-f(x_0)=f'(x_0)(x-x_0);$$

法线方程:

$$y-f(x_0)=-\frac{1}{f'(x_0)}(x-x_0)\quad (f'(x_0)\neq 0).$$

而当 $f'(x_0)=0$ 时,$M_0(x_0,f(x_0))$ 处的切线方程和法线方程分别为 $y=f(x_0)$ 和 $x=x_0$.

例 2-7 求曲线 $y=x^2$ 在点(3,9)处的切线方程和法线方程.

解:由例 2-1 已有 $y'=2x$,则 $k=f'(3)=6$,所求切线方程为

$$y-9=6(x-3)\quad 即 \quad y-6x+9=0;$$

法线方程为

$$y-9=-\frac{1}{6}(x-3)\quad 即 \quad 6y+x-57=0.$$

五、函数可导与连续的关系

设函数 $y=f(x)$ 在点 x_0 处可导,则

$$\lim_{\Delta x\to 0}\frac{\Delta y}{\Delta x}=f'(x_0).$$

故由极限与无穷小的关系知,

$$\frac{\Delta y}{\Delta x}=f'(x_0)+\alpha, \quad 即 \quad \Delta y=f'(x_0)\Delta x+\alpha\Delta x,$$

其中,α 是当 $\Delta x\to0$ 时的无穷小.由于

$$\lim_{\Delta x\to0}\Delta y=\lim_{\Delta x\to0}[f'(x_0)\Delta x+\alpha\cdot\Delta x]=0,$$

所以函数 $y=f(x)$ 在点 x_0 处连续. 因此,**若函数 $y=f(x)$ 在点 x_0 处可导,则在该点处必连续**.但反之未然,即:函数 $y=f(x)$ 在点 x_0 处连续,$f(x)$ 在点 x_0 处未必可导.

例 2-8 讨论函数 $f(x)=\sqrt{x^2}=|x|$ 在 $x=0$ 处的可导性.

解:$f(x)$ 实际上是分段函数,即 $f(x)=|x|=\begin{cases}x, & x>0;\\0, & x=0;\\-x, & x<0.\end{cases}$

由于有

$$\lim_{x\to0^-}\frac{f(x)-f(0)}{x-0}=\lim_{x\to0^-}\frac{-x}{x}=-1 \quad 和 \quad \lim_{x\to0^+}\frac{f(x)-f(0)}{x-0}=\lim_{x\to0^+}\frac{x}{x}=1,$$

所以 $\lim\limits_{x\to0}\frac{f(x)-f(0)}{x-0}$ 不存在.即函数 $f(x)=\sqrt{x^2}=|x|$ 在 $x=0$ 处不可导.

例 2-9 讨论函数 $f(x)=\begin{cases}x^2\sin\frac{1}{x}, & x\neq0;\\0, & x=0\end{cases}$ 在 $x=0$ 处的连续性和可导性.

解:因为 $\lim\limits_{x\to0}f(x)=\lim\limits_{x\to0}x^2\sin\frac{1}{x}=0=f(0)$,所以 $f(x)$ 在 $x=0$ 处连续.

在讨论 $f(x)$ 在 $x=0$ 处的可导性时有 $\Delta x=x,\Delta y=f(x)-f(0)$,故

$$\lim_{\Delta x\to0}\frac{\Delta y}{\Delta x}=\lim_{x\to0}\frac{f(x)-f(0)}{x}=\lim_{x\to0}x\sin\frac{1}{x}=0.$$

所以 $f(x)$ 在 $x=0$ 处可导.

本例也可以先讨论可导性.由于 $f(x)$ 在 $x=0$ 处可导,所以它在 $x=0$ 处必连续.

从上面两例看到,求分段函数在分段点处的导数,都是按三步的方式来处理的.一般来说,分段函数的导函数如果存在,往往也是分段函数.

思考与讨论

1. 平均变化率 $\frac{\Delta y}{\Delta x}=\frac{f(x+\Delta x)-f(x)}{\Delta x}$ 和瞬时变化率 $\lim\limits_{\Delta x\to0}\frac{f(x+\Delta x)-f(x)}{\Delta x}$ 分别与 x 和 Δx 有关吗?在平均变化率取极限的过程中,x 和 Δx 是常量还是变量?

2. 函数 $f(x)$ 在 x_0 处的导数等于 $[f(x_0)]'$ 吗?$f'(e^{2x})$ 与 $[f(e^{2x})]'$ 有何不同?

3. 设函数 $y=f(x)$ 在点 x_0 处及其邻域内连续,在点 x_0 处可导,即 $f'(x_0)$ 存在.以下极限中,哪些与 $f'(x_0)$ 相等?若不等,与 $f'(x_0)$ 是何关系?

(1) $\lim\limits_{x\to x_0}\frac{f(x)-f(x_0)}{x}$; (2) $\lim\limits_{\Delta x\to0}\frac{f(x_0-\Delta x)-f(x_0)}{\Delta x}$;

(3) $\lim\limits_{h\to0}\frac{f(x_0+3h)-f(x_0)}{h}$; (4) $\lim\limits_{n\to\infty}n\left[f\left(x_0+\frac{1}{n}\right)-f(x_0)\right]$.

4. 分段函数在其分段点处一定不可导吗？函数 $f(x)=\begin{cases}0, & x<0;\\ x^2, & x\geqslant 0\end{cases}$ 在 $x=0$ 处可导否？

5. 设函数 $y=f(x)$ 在点 x_0 处及其邻域内连续，以 A 表示 $f(x)$ 在点 x_0 处可导；以 B 表示 $f(x)$ 在点 x_0 处有切线.下列推理过程，哪些是正确的？

(1) $A\to B$； (2) $B\to A$； (3) A 不成立$\to B$ 不成立； (4) B 不成立$\to A$ 不成立.

第二节 初等函数的导数

一、按定义求导数

1. 常数的导数

设函数 $y=f(x)=c$，c 为常数，则 $f(x+\Delta x)=c$，故 $\Delta y=f(x+\Delta x)-f(x)=c-c=0$，于是

$$\frac{\Delta y}{\Delta x}=\frac{0}{\Delta x}=0,\quad 即\quad \lim_{\Delta x\to 0}\frac{\Delta y}{\Delta x}=\lim_{\Delta x\to 0}0=0,$$

即

$$(c)'=0.$$

2. 幂函数的导数

设函数 $y=f(x)=x^n$（n 为自然数），由二项式定理有

$$\Delta y=(x+\Delta x)^n-x^n=nx^{n-1}\Delta x+\frac{n(n-1)}{2!}x^{n-2}(\Delta x)^2+\cdots+(\Delta x)^n,$$

其中每一项皆以 Δx 为因子，故提出公因子后

$$\lim_{\Delta x\to 0}\frac{\Delta y}{\Delta x}=\lim_{\Delta x\to 0}\left[nx^{n-1}+\frac{n(n-1)}{2!}x^{n-2}\Delta x+\cdots+(\Delta x)^{n-1}\right]=nx^{n-1},$$

即

$$(x^n)'=nx^{n-1}.$$

于是有 $(x^2)'=2x$，$(x^7)'=7x^6$ 等.当 $n=1$ 时，$x'=1$，即 x 对 x 求导，导数为 1.这个结果具有一般性意义：任何变量，自己对自己求导，导数总为 1.

3. 三角函数的导数

设函数 $y=f(x)=\sin x$，则

$$\Delta y=\sin(x+\Delta x)-\sin x=2\cos\left(x+\frac{\Delta x}{2}\right)\sin\frac{\Delta x}{2}.$$

于是

$$\lim_{\Delta x\to 0}\frac{\Delta y}{\Delta x}=\lim_{\Delta x\to 0}\cos\left(x+\frac{\Delta x}{2}\right)\cdot\lim_{\Delta x\to 0}\frac{\sin\frac{\Delta x}{2}}{\frac{\Delta x}{2}}=\cos x,$$

即

$$(\sin x)'=\cos x.$$

同理

$$(\cos x)'=-\sin x.$$

4. 对数函数的导数

设函数 $y=f(x)=\log_a x$（$a>0$ 且 $a\neq 1$），则

$$\Delta y=\log_a(x+\Delta x)-\log_a x=\log_a\frac{x+\Delta x}{x}=\log_a\left(1+\frac{\Delta x}{x}\right).$$

于是

$$\lim_{\Delta x\to 0}\frac{\Delta y}{\Delta x}=\lim_{\Delta x\to 0}\frac{1}{x}\log_a\left(1+\frac{\Delta x}{x}\right)^{\frac{x}{\Delta x}}=\frac{1}{x}\log_a\left[\lim_{\Delta x\to 0}\left(1+\frac{\Delta x}{x}\right)^{\frac{x}{\Delta x}}\right]=\frac{1}{x}\log_a \mathrm{e}=\frac{1}{x\ln a}.$$

即

$$(\log_a x)'=\frac{1}{x\ln a}.$$

特别地,当 $a=\mathrm{e}$ 时,有

$$(\ln x)'=\frac{1}{x}.$$

二、函数四则运算的求导法则

按定义所要求的三步方式可以直接推得函数四则运算的求导法则.这样,我们在遇到比较复杂的函数求导时,便可将这些法则作为公式加以引用,从而简化求导运算过程.在下面的法则中,所涉及的函数

$$u=u(x),\quad v=v(x),\quad u_i=u_i(x)\quad (i=1,2,\cdots,n)$$

都是可导函数,即

$$u'=u'(x),\quad v'=v'(x),\quad u_i'=u_i'(x)\quad (i=1,2,\cdots,n).$$

法则 1 $[u(x)\pm v(x)]'=u'(x)\pm v'(x)$.

即:两个函数代数和的导数,等于每个函数的导数的代数和.

推论 $[u_1(x)\pm u_2(x)\pm\cdots\pm u_n(x)]'=u_1'(x)\pm u_2'(x)\pm\cdots\pm u_n'(x)$.

即:有限个可导函数代数和的导数,等于每个函数的导数的代数和.

例 2-10 求函数 $y=\pi+\log_5 x+\cos x$ 的导数.

解:$y'=(\pi+\log_5 x+\cos x)'=\pi'+(\log_5 x)'+(\cos x)'=\dfrac{1}{x\ln 5}-\sin x$.

法则 2 $[u(x)v(x)]'=u'(x)v(x)+u(x)v'(x)$.

即:两个函数乘积的导数等于两项之和,其中每一项都是一个函数的导数与另一个函数之积.

推论 1 常数因子可移到导数符号外面,即

$$[cu(x)]'=cu'(x).$$

推论 2 n 个函数的乘积的导数等于 n 项之和,其中每一项都是一个函数的导数与其余$n-1$ 个函数的乘积(这样的项共有 n 项),即

$$(u_1u_2\cdots u_n)'=u_1'u_2\cdots u_n+u_1u_2'\cdots u_n+\cdots+u_1u_2\cdots u_n'.$$

例如,当 $n=3$ 时,

$$[u_1(x)u_2(x)u_3(x)]'=u_1'(x)u_2(x)u_3(x)+u_1(x)u_2'(x)u_3(x)+u_1(x)u_2(x)u_3'(x).$$

例 2-11 树枝上树叶能覆盖的面积 A 决定获得阳光的多少. 设树枝同主干的夹角为 θ,则有 $A=A(\theta)=k\theta\cos\theta$,求 A 关于 θ 的变化率.

解:$A'=k(\theta\cos\theta)'=k[\theta'\cos\theta+\theta(\cos\theta)']=k(\cos\theta-\theta\sin\theta)$.

法则 3 $\left[\dfrac{u(x)}{v(x)}\right]'=\dfrac{u'(x)v(x)-u(x)v'(x)}{[v(x)]^2}$.

即:两个函数的商的导数,等于分子的导数与分母的乘积减去分母的导数与分子的乘积后,

再除以分母的平方(分母不能等于 0).

例 2-12 求函数 $y=\tan x$ 和 $y=\cot x$ 的导数.

解:这两个函数皆是商的形式,故

$$(\tan x)'=\left(\frac{\sin x}{\cos x}\right)'=\frac{(\sin x)'\cos x-\sin x(\cos x)'}{\cos^2 x}=\frac{\cos^2 x+\sin^2 x}{\cos^2 x}=\sec^2 x.$$

同理可得
$$(\cot x)'=-\frac{1}{\sin^2 x}=-\csc^2 x.$$

例 2-13 求函数 $y=\sec x$ 和 $y=\csc x$ 的导数 .

解:$(\sec x)'=\left(\frac{1}{\cos x}\right)'=\frac{1'\cos x-1(\cos x)'}{\cos^2 x}=\frac{\sin x}{\cos^2 x}=\sec x\tan x.$

同理可得
$$(\csc x)'=-\csc x\cot x.$$

例 2-14 青蛙水平跳远距离 l 与起跳角 θ 的关系为 $l=l(\theta)=\theta(10-\sec\theta)$,求 l 的变化率.

解:$l'=\theta'(10-\sec\theta)+\theta(10-\sec\theta)'=10-\sec\theta-\theta\sec\theta\tan\theta.$

三、反函数求导法则

定理 2-1 如果函数 $x=\varphi(y)$ 在区间 I_y 上单调、可导,且 $\varphi'(y)\neq 0$,则它的反函数 $y=f(x)$ 在对应区间 $I_x=\{x\mid x=\varphi(y),y\in I_y\}$ 上也可导,且 $f'(x)=\frac{1}{\varphi'(y)}$.

证明从略.

定理表明,反函数的导数等于直接函数的导数的倒数.

例 2-15 求反正弦函数 $y=\arcsin x\ (-1<x<1)$ 的导数.

解:反正弦函数 $y=\arcsin x\ (-1<x<1)$ 的反函数为 $x=\sin y$,是自变量 y 的可导函数,且 $x'=(\sin y)'=\cos y>0$,故 $y=\arcsin x$ 关于自变量 x 的导数就等于

$$y'=(\arcsin x)'=\frac{1}{(\sin y)'}=\frac{1}{\cos y}=\frac{1}{\sqrt{1-\sin^2 y}}=\frac{1}{\sqrt{1-x^2}}.$$

同样可得
$$(\arccos x)'=-\frac{1}{\sqrt{1-x^2}}\quad(-1<x<1);$$

$$(\arctan x)'=\frac{1}{1+x^2}\quad 以及\quad (\operatorname{arccot} x)'=-\frac{1}{1+x^2}.$$

例 2-16 求指数函数 $y=a^x(a>0,a\neq 1)$ 的导数.

解:$y=f(x)=a^x$ 与 $x=\varphi(y)=\log_a y$ 互为反函数,$x=\log_a y$ 在 $I_y=(0,+\infty)$ 内单调、可导,且

$$\varphi'(y)=(\log_a y)'=\frac{1}{y\ln a}\neq 0,$$

则它的反函数 $y=f(x)$ 在对应区间 $I_x=(-\infty,+\infty)$ 上也可导,且

$$f'(x)=\frac{1}{\varphi'(y)}\Rightarrow(a^x)'=\frac{1}{1/(y\ln a)}=y\ln a=a^x\ln a.$$

即
$$(a^x)'=a^x\ln a.$$

特别地,当 $a=\mathrm{e}$ 时,

$$(\mathrm{e}^x)'=\mathrm{e}^x\ln\mathrm{e}=\mathrm{e}^x.$$

例 2-17 正常呼吸时,气流速度 v 是气管半径 r 的函数,即有维瑟(B.F.Visser)公式:

$$v=v(r)=\frac{r^2(r_0-r)}{\pi ak}\quad(a,k,r_0\text{为生理常数}).$$

为了解咳嗽时,气管半径 r 随气流速度 v 的变化而扩张的变化率,需计算 r 关于 v 的导数,并与 v,r 的测量值进行比较.不过,从实验的角度,测量咳嗽时气流的瞬时速度 v 比测量气管瞬时半径 r 要容易得多,故从实际问题的逻辑关系来分析,其实 r 才是 v 的函数.于是,r 关于 v 的导数为

$$\frac{dr}{dv}=\frac{1}{\frac{dv}{dr}}=\frac{1}{\frac{d}{dr}\left[\frac{r^2(r_0-r)}{\pi ak}\right]}=\frac{1}{\frac{2r_0r-3r^2}{\pi ak}}=\frac{\pi ak}{r(2r_0-3r)}.$$

四、复合函数的导数

设伤口面积为 $A=111e^{-0.05t}$.已有面积 A 关于时间 t 的变化率为

$$A'=\frac{dA}{dt}=(111e^{-0.05t})'=111(e^{-0.05t})'=111(e^{-0.05t})(-0.05).$$

如果设 $A=111e^u$,$u=-0.05t$,易得 A 关于 u 的导数和 u 关于 t 的导数分别为

$$\frac{dA}{du}=(111e^u)'=111e^u\quad 及\quad \frac{du}{dt}=(-0.05t)'=-0.05,$$

即有关系

$$\frac{dA}{dt}=\frac{dA}{du}\cdot\frac{du}{dt}.$$

显然,这绝不是偶然的巧合.因为,对于复合函数,函数变量的变化率,既可以是关于中间变量的,也可以是关于自变量的.在后者,中间变量起到传递关系的作用,当然要对函数变量关于自变量的变化率产生影响.

定理 2-2 设函数 $u=\varphi(x)$ 在 x 处可导,函数 $y=f(u)$ 在 x 点对应的 $u(u=\varphi(x))$ 处可导,则复合函数 $y=f[\varphi(x)]$ 在 x 处可导,且其导数为

$$f'_x[\varphi(x)]=f'(u)\varphi'(x)\quad 或\quad \frac{dy}{dx}=\frac{dy}{du}\cdot\frac{du}{dx}.$$

证:设 x 有增量 Δx,则 u 和 y 相应地有增量 Δu 和 Δy.因 $u=\varphi(x)$ 在 x 处可导,故

$$\Delta x\to0\ 时\ \Delta u\to0\quad 且\quad \lim_{\Delta x\to0}\frac{\Delta u}{\Delta x}=\lim_{\Delta x\to0}\frac{\varphi(x+\Delta x)-\varphi(x)}{\Delta x}=\varphi'(x).$$

又因函数 $y=f(u)$ 在 u 处可导,则有

$$\lim_{\Delta u\to0}\frac{\Delta y}{\Delta u}=f'(u).$$

或 $\frac{\Delta y}{\Delta u}=f'(u)+\alpha$,其中 $\lim\limits_{\Delta u\to0}\alpha=0$.当 $\Delta u\neq0$ 时,有 $\Delta y=f'(u)\Delta u+\alpha\Delta u$,则

$$\frac{\Delta y}{\Delta x}=f'(u)\frac{\Delta u}{\Delta x}+\alpha\frac{\Delta u}{\Delta x}\quad(\Delta x\neq0).$$

令 $\Delta x\to0$,则 $\Delta u\to0$ 且 $\alpha\to0$,于是有

$$\lim_{\Delta x\to0}\frac{\Delta y}{\Delta x}=f'(u)\lim_{\Delta x\to0}\frac{\Delta u}{\Delta x}+\lim_{\Delta x\to0}\alpha\cdot\lim_{\Delta x\to0}\frac{\Delta u}{\Delta x}=f'(u)\varphi'(x)+\lim_{\Delta u\to0}\alpha\cdot\varphi'(x)=f'(u)\varphi'(x).$$

当 $\Delta u=0$ 时,规定 $\alpha=0$,这时因 $\Delta y=f(u+\Delta u)-f(u)=0$,等式 $\Delta y=f'(u)\Delta u+\alpha\Delta u$ 仍然成立,上述极限运算结果不变,即

$$f'_x[\varphi(x)]=f'(u)\varphi'(x) \quad 或 \quad \frac{\mathrm{d}y}{\mathrm{d}x}=\frac{\mathrm{d}y}{\mathrm{d}u}\frac{\mathrm{d}u}{\mathrm{d}x}.$$

此定理可推广到任意有限次复合而成的复合函数情形. 例如,设 $y=f(u)$, $u=\varphi(v)$, $v=\psi(x)$,并且都可导,则

$$\frac{\mathrm{d}y}{\mathrm{d}x}=\frac{\mathrm{d}y}{\mathrm{d}u}\frac{\mathrm{d}u}{\mathrm{d}v}\frac{\mathrm{d}v}{\mathrm{d}x} \quad 或者 \quad f'_x[\varphi(\psi(x))]=f'(u)\varphi'(v)\psi'(x).$$

如果将函数变量、中间变量、自变量之间的传递关系比拟为锁链间环环相接,复合函数求导就按变量传递关系一环接一环地运算,因此复合函数的求导法则常被形象地称为**链式法则**(**chain rule**).

例 2-18　已知函数 $y=(3^x-\arctan x)^4$,求 y'.

解:令 $y=u^4$, $u=3^x-\arctan x$,则

$$y'=\frac{\mathrm{d}y}{\mathrm{d}u}\frac{\mathrm{d}u}{\mathrm{d}x}=(u^4)'(3^x-\arctan x)'=4u^3\left(3^x\ln 3-\frac{1}{1+x^2}\right)$$

$$=4(3^x-\arctan x)^3\left(3^x\ln 3-\frac{1}{1+x^2}\right).$$

需注意表示变量的字符应与求导所在环节一致.不然,若将上式第二个等号右边的形式写成

$$[(3^x-\arctan x)^4]'(3^x-\arctan x)',$$

就不是本例所求的 y'.

例 2-19　设 $y=\ln\cos \mathrm{e}^x$,求 y'.

解:令 $y=\ln u$, $u=\cos v$, $v=\mathrm{e}^x$,则

$$y'=\frac{\mathrm{d}y}{\mathrm{d}u}\frac{\mathrm{d}u}{\mathrm{d}v}\frac{\mathrm{d}v}{\mathrm{d}x}=(\ln u)'(\cos v)'(\mathrm{e}^x)'=\frac{1}{u}(-\sin v)\mathrm{e}^x=\frac{-\mathrm{e}^x\sin \mathrm{e}^x}{\cos \mathrm{e}^x}=-\mathrm{e}^x\tan \mathrm{e}^x.$$

对链式法则比较熟悉后,只需把中间变量默记在心而不写出,依次展开就行了.

例 2-20　设 $y=\sin^2\left(\frac{1}{x}+\mathrm{e}^{\arcsin x}\right)$,求 y'.

解:$y'=\left[\sin^2\left(\frac{1}{x}+\mathrm{e}^{\arcsin x}\right)\right]'=2\sin\left(\frac{1}{x}+\mathrm{e}^{\arcsin x}\right)\left[\sin\left(\frac{1}{x}+\mathrm{e}^{\arcsin x}\right)\right]'$

$$=2\sin\left(\frac{1}{x}+\mathrm{e}^{\arcsin x}\right)\cos\left(\frac{1}{x}+\mathrm{e}^{\arcsin x}\right)\left(\frac{1}{x}+\mathrm{e}^{\arcsin x}\right)'$$

$$=2\sin\left(\frac{1}{x}+\mathrm{e}^{\arcsin x}\right)\cos\left(\frac{1}{x}+\mathrm{e}^{\arcsin x}\right)\left(\frac{-1}{x^2}+\mathrm{e}^{\arcsin x}\frac{1}{\sqrt{1-x^2}}\right).$$

实际上,多数初等函数中既有复合关系又有四则运算关系.因此,在每一计算位置上,是什么类型的关系就运用什么求导法则.

例 2-21　证明幂函数求导公式 $(x^a)'=ax^{a-1}$ 对任意的实数指数 a 也成立.

证:将 $y=x^a$ 化为 $y=\mathrm{e}^{a\ln x}$,则

$$y'=(\mathrm{e}^{a\ln x})'=\mathrm{e}^{a\ln x}(a\ln x)'=\mathrm{e}^{a\ln x}\frac{a}{x}=x^a\cdot ax^{-1}=ax^{a-1}.$$

例如，$(\sqrt{x})'=(x^{\frac{1}{2}})'=\frac{1}{2}x^{\frac{1}{2}-1}=\frac{1}{2}x^{-\frac{1}{2}}=\frac{1}{2\sqrt{x}}$，$\left(\frac{1}{x}\right)'=(x^{-1})'=-1x^{-1-1}=-x^{-2}$.

例 2-22 求 $y=x^{\sin x}$的导数.

解：不能简单地把幂指函数 y 只看作幂函数或指数函数.由 $y=x^{\sin x}=e^{\sin x\ln x}$可得

$$y'=(e^{\sin x\ln x})'=e^{\sin x\ln x}(\sin x\ln x)'=x^{\sin x}[(\sin x)'\ln x+\sin x(\ln x)']$$
$$=x^{\sin x}\left(\cos x\ln x+\frac{\sin x}{x}\right).$$

例 2-23 有关血管中血液流动速度 v 的**泊肃叶**(**Poiseuille**)定律由公式

$$v=\frac{\rho}{4\lambda\eta}(R^2-r^2)$$

表出，其中 R 是血管半径，v 是血管横截面上离中轴线距离 r 处的血液流速.ρ,λ,η 皆是生理常数.已知阿司匹林具舒张微细血管的作用.假定患者遵医嘱服用了两片阿司匹林，在随后的一段时间里，动脉血管的半径以速率

$$\frac{dR}{dt}=2\times10^{-4}\ \text{cm/min}$$

扩张.那么，动脉中血流速度 v 关于时间 t 的变化率为多少？

解：由所作假设，v 由 R 决定，而 R 又随时间 t 而变化，故 v 是 t 的复合函数.则

$$\frac{dv}{dt}=\frac{dv}{dR}\frac{dR}{dt}.$$

由泊肃叶定律，

$$\frac{dv}{dR}=\frac{\rho}{4\lambda\eta}2R,$$

代入 dv/dt 就得

$$\frac{dv}{dt}=\frac{dv}{dR}\frac{dR}{dt}=\frac{\rho}{4\lambda\eta}2R\cdot2\times10^{-4}.$$

若某处的血管半径 $R=0.02$ cm，$\rho=4\lambda\eta$，则在该处血液流速的变化率为

$$v'\big|_{R=0.02}=8\times10^{-6}\ \text{cm/min}^2.$$

此值与 r 无关.

五、隐函数的求导法则

例 2-24 联系肌纤维长度 l 和肌纤维收缩速度 v 的关系式为

$$(a+v)(b+l)=c\quad(a>0,b>0,c>0),$$

其中，a,b,c 皆是生理或物理常数.

如果联系两个变量 x 和 y 的函数式是由方程 $F(x,y)=0$ 来确定的，这样的函数称为**隐函数**(**implicit function**).在隐函数中，变量 x 和 y 往往是平等的，相互决定的.如果能够从中解出 $y=f(x)$，则称隐函数化为了**显函数**(**explicit function**)，如例 2-24 中肌纤维长度 l 和肌纤维收缩速度 v 的关系式可化为

$$v=\frac{c}{b+l}-a.$$

但有时,这个过程非常困难,甚至办不到.此时,只能直接从方程 $F(x,y)=0$ 来求一个变量关于另一个变量的导数,这样的求导过程,称为**隐函数求导**.

隐函数求导的法则,关键的有两点:

(1) 确定哪一个变量当作自变量,哪一个为因变量,比如取 x 为自变量,y 为因变量;

(2) $F(x,y)=0$ 中凡是 y 的复杂表达式皆看作 x 的以 y 为中间变量的复合函数.

例 2-25　已知函数 y 是由方程 $\mathrm{e}^y=xy+\mathrm{e}$ 确定的.求 y' 和 $y'\big|_{x=0}$.

解:方程两边分别关于 x 求导,则由复合函数求导法则和四则运算求导法则有

$$\mathrm{e}^y y'=y+xy',$$

解得 $y'=\dfrac{y}{\mathrm{e}^y-x}$.当 $x=0$ 时,从原方程解得 $y=1$.故 $y'\big|_{x=0}=\dfrac{y}{\mathrm{e}^y-x}\bigg|_{x=0,y=1}=\mathrm{e}^{-1}$.

一般情况下,隐函数求导的结果,因变量完全可能直接出现在导数中.例如,

$$(a+v)(b+l)=c \Rightarrow v'(b+l)+(a+v)\cdot 1=0 \Rightarrow v'=-\frac{a+v}{b+l}.$$

$$v=\frac{c}{b+l}-a \Rightarrow v'=\left(\frac{c}{b+l}-a\right)'=-\frac{c}{(b+l)^2}.$$

两个结果虽然形式不同,但很容易验证,两者完全相等,可相互转化.

例 2-26　设生物种群的总数 N 的增长规律 $N=N(t)$ 符合**逻辑斯谛(logistic)**方程

$$N=N_0\frac{1+l}{1+l\mathrm{e}^{-rt}}, \tag{2-1}$$

其中,l,r,N_0 均为常数,且 $l>0$.试求增长率 $N'(t)$.

解:式(2-1)可写成以下等式

$$N+l\mathrm{e}^{-rt}N-N_0(1+l)=0. \tag{2-2}$$

式(2-2)两边关于 t 求导得

$$N'-rl\mathrm{e}^{-rt}N+l\mathrm{e}^{-rt}N'=0 \Rightarrow N'=\frac{rl\mathrm{e}^{-rt}}{1+l\mathrm{e}^{-rt}}N.$$

若再代入 N 的定义式(2-1),则 $N'(t)$ 可化为以下两种形式

$$N'=\frac{N_0 rl(1+l)\mathrm{e}^{-rt}}{(1+l\mathrm{e}^{-rt})^2} \quad 或者 \quad N'=(r-kN)N\left(k=\frac{r}{N_0(1+l)}\right).$$

此例表明:若按显函数形式(2-1)求 $N'(t)$,计算繁杂;而按隐函数形式(2-2)求 $N'(t)$,则要相对容易得多.

六、对数求导法

例 2-27　求函数 $y=\sqrt{\dfrac{x^3(x-1)(x+2)}{(3+x)(4-x)}}$ 的导数.

解:当 $1<x<4$ 时对函数取自然对数,得

$$\ln y=\frac{1}{2}[3\ln x+\ln(x-1)+\ln(x+2)-\ln(3+x)-\ln(4-x)].$$

两边对 x 求导数,得

$$\frac{1}{y}y'_x=\frac{1}{2}\left(\frac{3}{x}+\frac{1}{x-1}+\frac{1}{x+2}-\frac{1}{3+x}+\frac{1}{4-x}\right).$$

$$y'_x=\frac{1}{2}\sqrt{\frac{x^3(x-1)(x+2)}{(3+x)(4-x)}}\left(\frac{3}{x}+\frac{1}{x-1}+\frac{1}{x+2}-\frac{1}{3+x}+\frac{1}{4-x}\right).$$

其他情况也有相同的结论.

例 2-28 设 $y=x^{\sqrt{x}}$,求 y'.

解:两边取自然对数 $\ln y=\sqrt{x}\ln x$,然后关于 x 求导:

$$\frac{y'}{y}=(\sqrt{x})'\ln x+\sqrt{x}(\ln x)'=\frac{\ln x}{2\sqrt{x}}+\frac{\sqrt{x}}{x},$$

故

$$y'=x^{\sqrt{x}}\frac{\ln x+2}{2\sqrt{x}}.$$

七、参数方程的求导公式

设 $t\in I$ 时 $x=\alpha(t)$,$y=\beta(t)$,如果通过 $x=\alpha(t)$ 能够反过来确定 $t=\alpha^{-1}(x)$,则称函数关系 $y=f(x)$ 是由参数方程 $\begin{cases}x=\alpha(t);\\y=\beta(t)\end{cases}$ 表示的.若 $\alpha'(t)$ 和 $\beta'(t)$ 都存在且 $\alpha'(t)\neq 0$,则由复合函数和反函数求导法则,复合函数 $y=\beta(t)=\beta[\alpha^{-1}(x)]=f(x)$ 关于 x 的导数为

$$f'(x)=\frac{\mathrm{d}y}{\mathrm{d}t}\frac{\mathrm{d}t}{\mathrm{d}x}=\beta'(t)\frac{1}{\alpha'(t)}=\frac{\beta'(t)}{\alpha'(t)}=\frac{\mathrm{d}y/\mathrm{d}t}{\mathrm{d}x/\mathrm{d}t}=\frac{\mathrm{d}y}{\mathrm{d}x}.$$

例 2-29 设生物的体积 V 和体表面积 S 随时间 t 变化的规律为

$$V=V_0\frac{t}{1+t}\quad 和\quad S=S_0\frac{t}{1+t}\left(1-\ln\frac{t}{1+t}\right),\quad t\in[0,+\infty).$$

其中,V_0 和 S_0 是 V 和 S 所能达到的最大值(从简计,取 $V_0=1$ 和 $S_0=1$).

由 $V=t/(1+t)$ 知,反函数 $t=V/(1-V)$ 存在且关于 V 可导,则 $S'=f'(V)$ 存在且为

$$f'(V)=\frac{S'(t)}{V'(t)}=-\frac{\ln\frac{t}{1+t}\Big/(1+t)^2}{1/(1+t)^2}=-\ln\frac{t}{1+t}=-\ln V=\frac{S}{V}-1.$$

如果消去 t 而直接从 $S=V(1-\ln V)$ 求导,仍得 $f'(V)=-\ln V$.但是,$f'(V)=-\ln V$ 和 $f'(V)=\ln(1+t)-\ln t$ 的意义还是不完全一样.在后者,能够知道 S 关于 V 的变化率是怎样随时间 t 变化的.

八、初等函数的导数

我们已经导出了所有基本初等函数的导数.由于任何初等函数都是通过基本初等函数的有限次四则运算和复合运算得到的,因此,利用函数四则运算和复合运算的求导法则,就可以计算

出所有初等函数的导数.为便于查阅,将基本初等函数的导数公式汇总,见表 2-3;函数四则运算求导法则及复合函数求导法则见表 2-4.

表 2-3　基本初等函数的导数公式

1. $(c)'=0$　(c 为常数)	9. $(\tan x)'=\sec^2 x$
2. $(x^a)'=ax^{a-1}$　(a 为实数)	10. $(\cot x)'=-\csc^2 x$
3. $(\log_a x)'=\dfrac{1}{x\ln a}$　($a>0$ 且 $a\neq 1$)	11. $(\sec x)'=\sec x\tan x$
4. $(\ln x)'=\dfrac{1}{x}$	12. $(\csc x)'=-\csc x\cot x$
5. $(a^x)'=a^x\ln a$　($a>0$ 且 $a\neq 1$)	13. $(\arcsin x)'=\dfrac{1}{\sqrt{1-x^2}}$
6. $(\mathrm{e}^x)'=\mathrm{e}^x$	14. $(\arccos x)'=-\dfrac{1}{\sqrt{1-x^2}}$
7. $(\sin x)'=\cos x$	15. $(\arctan x)'=\dfrac{1}{1+x^2}$
8. $(\cos x)'=-\sin x$	16. $(\operatorname{arccot} x)'=-\dfrac{1}{1+x^2}$

表 2-4　函数四则运算及复合函数的求导法则

$[u(x)\pm v(x)]'=u'(x)\pm v'(x)$ $[u(x)v(x)]'=u'(x)v(x)+u(x)v'(x)$	$\left[\dfrac{u(x)}{v(x)}\right]'=\dfrac{u'(x)v(x)-u(x)v'(x)}{[v(x)]^2}$
若 $y=f(u)$,$u=\varphi(x)$,$y=f[\varphi(x)]$,则$\dfrac{\mathrm{d}y}{\mathrm{d}x}=\dfrac{\mathrm{d}y}{\mathrm{d}u}\dfrac{\mathrm{d}u}{\mathrm{d}x}$或 $y'_x=y'_u u'_x$	

九、高阶导数

如果函数 $y=f(x)$ 的导函数 $y'=f'(x)$ 还是 x 的连续函数,对于自变量的增量 Δx,导函数也有增量

$$\Delta y'=f'(x+\Delta x)-f'(x),$$

当 $\Delta x\to 0$ 时若这两个增量之比的极限

$$\lim_{\Delta x\to 0}\frac{\Delta y'}{\Delta x}=\lim_{\Delta x\to 0}\frac{f'(x+\Delta x)-f'(x)}{\Delta x}$$

存在,则称函数 $y=f(x)$ 在 x 处**二阶可导**,并称此极限为函数 $y=f(x)$ 的**二阶导数**,可记为 y'',$f''(x)$,$\dfrac{\mathrm{d}^2y}{\mathrm{d}x^2}$ 或 $\dfrac{\mathrm{d}^2f(x)}{\mathrm{d}x^2}$.

故 $y''=f''(x)$ 是 $y'=f'(x)$ 的导数.即:二阶导数是一阶导数的导数,是函数变化率的变化率.类似地,若 $y''=f''(x)$ 的导数存在,则此导数称为函数 $y=f(x)$ 的**三阶导数**,可记为

$$y''',\quad f'''(x),\quad \frac{d^3y}{dx^3}\ 或\ \frac{d^3f(x)}{dx^3}.$$

以此类推，若函数 $y=f(x)$ 的 $n-1$ 阶导数仍可导，就称函数 $y=f(x)$ 是 **n 阶可导**的，并记其 **n 阶导数**为

$$y^{(n)},\quad f^{(n)}(x),\quad \frac{d^{(n)}y}{dx^n}\ 或\ \frac{d^{(n)}f(x)}{dx^n}.$$

根据定义，若函数 $y=f(x)$ 是 n 阶可导的，则在 x 点附近 $f(x)$ 具有一切低于 n 阶的导数. 二阶及二阶以上的导数，统称为**高阶导数**(**derivative of higher order**).

质点运动的瞬时速度 v 是路程函数 $s(t)$ 在时刻 t 的导数，即 $v=s'(t)$. 由于 v 也是 t 的函数，因此 $v(t)$ 在时刻 t 的导数表示速度在时刻 t 的瞬时变化率，称为质点运动在时刻 t 的瞬时加速度，即

$$a=v'(t)=s''(t).$$

所以，质点运动在时刻 t 的瞬时加速度等于路程函数 $s(t)$ 在时刻 t 的二阶导数.

例 2-30 按牛顿定律，物体的运动加速度 a 正比于所受合力 f. 因此，许多实际问题若涉及力的分析，则很可能要用到二阶导数. 例如，低速运动时，空气对运动的阻力正比于运动速度. 设 m 是质量，g 是重力加速度，S 是张伞后的降落路程，则

$$m\frac{d^2S}{dt^2}=mg-k\frac{dS}{dt},\quad 或由\ v=\frac{dS}{dt}\ 得\ \frac{dv}{dt}=g-\frac{k}{m}v=g-qv.$$

由于船舶高速航行时，水的兴波阻力是船速的 6 次方，故运动方程为 $mv'=F-Kv^6$.

例 2-31 物价随时间的增长率叫做通胀系数. 政府往往通过调整银行存贷利息来控制通货膨胀. 调高或调低，要看通胀是在加速还是减速，即决定于物价的二阶导数是大于 0 还是小于 0.

例 2-32 已知某生物种群的生长规律 $N=N(t)$ 合于 $N'=(r-kN)N$. 求 N 的二阶导数.

解：两边关于 t 求导，则

$$N''=[-kN+(r-kN)]N'=(r-2kN)N'.$$

$N=r/2k$ 时，$N''=0$.

例 2-33 药物在体内血液中的浓度称为血药浓度. 血药浓度随时间变化的函数称为药时曲线. 对于不同的药物，不同的给药方式，药时曲线的表达式差异很大. 在二室模型中，药时曲线可概括为

$$C=f(t)=\frac{a}{r-s}(e^{-st}-e^{-rt})=A(e^{-st}-e^{-rt})\quad (a>0, r>s>0\ 皆常数),$$

这是一个双指数(衰减)型函数. 对任意正整数 n，容易得到

$$f^{(n)}(t)=\frac{a}{r-s}\frac{d^n}{dt^n}(e^{-st}-e^{-rt})=(-1)^nA(s^ne^{-st}-r^ne^{-rt}).$$

如果使 $f^{(n)}(t)=0$ 的 t 记为 t_n，则 $t_n=\dfrac{n}{r-s}\ln\dfrac{r}{s}$，并且对 m,n 有

$$f^{(m)}(t_n)=(-1)^mA(s^r/r^s)^{\frac{n}{r-s}}(s^{m-n}-r^{m-n}).$$

特别地，在一阶导数的零点处的二阶导数值 $f''(t_1)=A(s^r/r^s)^{\frac{1}{r-s}}(s-r)<0$.

下面是几个基本初等函数的高阶导数求导公式，其中 n,k 皆为正整数：

(1) $(x^n)^{(k)}=\begin{cases}0, & k>n,\\ \dfrac{n!}{(n-k)!}x^{n-k}, & k\leqslant n;\end{cases}$ (2) $(\ln x)^{(k)}=\dfrac{(-1)^{k-1}(k-1)!}{x^k}$;

(3) $(a^x)^{(k)}=a^x(\ln a)^k$; (4) $(\sin x)^{(k)}=\sin(x+k\pi/2)$;

(5) $(\mathrm{e}^x)^{(k)}=\mathrm{e}^x$; (6) $(\cos x)^{(k)}=\cos(x+k\pi/2)$;

(7) 若 $u(x)$ 和 $v(x)$ 各阶导数存在,则 $[u(x)\pm v(x)]^{(n)}=u^{(n)}(x)\pm v^{(n)}(x)$;

(8) 若 $u(x)$ 和 $v(x)$ 各阶导数存在,则 $[u(x)v(x)]^{(n)}=\sum\limits_{k=0}^{n}\mathrm{C}_n^k u^{(k)}(x)v^{(n-k)}(x)$,约定 $f^{(0)}(x)=f(x)$.

思考与讨论

1. 判断下列命题或运算有无错误,若有错误,错误何在?

(1) $[u(x)v(x)]''=u''(x)v(x)+u(x)v''(x)$;

(2) $[\mathrm{e}^{u(x)}]^{(n)}=\mathrm{e}^{u(x)}[u(x)]^{(n)}$;

(3) 若函数 $y=f(x)$ 是 $x=\varphi(y)$ 的反函数,则 $f'(x)=\dfrac{1}{\varphi'(y)}$.

2. 设在 x_0 点处,函数 $f(x)$ 可导,但函数 $g(x)$ 不可导,以下正确者有:

(1) $f(x)+g(x)$ 在 x_0 点处不可导; (2) $f(x)g(x)$ 在 x_0 点处不可导; (3) $f[g(x)]$ 在 x_0 点处不可导.

3. 设在 x_0 点处,函数 $f(x)$ 和 $g(x)$ 都不可导,则以下不正确者有:

(1) $f(x)+g(x)$ 在 x_0 点处不可导; (2) $f(x)g(x)$ 在 x_0 点处不可导; (3) $f[g(x)]$ 在 x_0 点处不可导.

第三节 微　　分

一、微分的概念

设 $y=f(x)$ 是连续函数,则当 $\Delta x\to0$ 时 $\Delta y\to0$.如果导数 $y'=f'(x)$ 存在,那么,Δy 或与 Δx 是同阶无穷小($y'\neq0$),或是比 Δx 还要高阶的无穷小($y'=0$).对于充分小却不为零的 Δx,如何估量相应的 Δy 则是我们经常遇到的现实问题.如果函数 $y=f(x)$ 的表达式比较复杂的话,往往很难精确地计算

$$\Delta y=f(x+\Delta x)-f(x).$$

这时,人们常常退而求其次,希望知道 Δy 大致为多少,并且能够简便地计算其近似值.这就引出了一些新的概念和方法.

1. 微分的定义

例 2-34 假设某患者皮肤创伤区域近似于正方形,当边长为 x 时,面积为 $A=x^2$.无论因何原因,设边长有了一个增量 Δx,相应地,面积的增量为 ΔA:

$$\Delta A=(x+\Delta x)^2-x^2=2x\Delta x+(\Delta x)^2.$$

式中右边第一项 $2x\Delta x$ 与边长增量 Δx 成正比,比例系数为 $2x$;第二项是 Δx 的高阶无穷小,当 $\Delta x\to0$时,它以更快的速度趋于零.因此,如果 Δx 非常小,则 $(\Delta x)^2$ 就更小,$2x\Delta x$ 就成为 ΔA 的主要部分,称之为微分,记为 $\mathrm{d}A=2x\Delta x$.

若创伤区域近似于圆形,设半径为 r,面积为 $S=\pi r^2$.对于半径 r 的微小的增量 Δr,相应的面积增量 ΔS 为

$$\Delta S=\pi(r+\Delta r)^2-\pi r^2=\pi[2r\Delta r+(\Delta r)^2].$$

显然,$2\pi r\Delta r$ 是 ΔS 主要部分,且与 Δr 成正比,故 $dS=2\pi r\Delta r$.

定义 2-2 设函数 $y=f(x)$ 在区间 I 上有定义,x_0 和 $x_0+\Delta x$ 皆在 I 内.若函数增量

$$\Delta y=f(x+\Delta x)-f(x)$$

可表示为

$$\Delta y=A\Delta x+o(\Delta x),$$

其中,A 是不依赖于 Δx 的常数,$o(\Delta x)$ 是比 Δx 高阶的无穷小,则称函数 $y=f(x)$ 在 x_0 处**可微**(**differentiable**),$A\Delta x$ 为 $f(x)$ 在 x_0 处相应于自变量增量 Δx 的**微分**(**differential**),记为 dy,则

$$dy=A\Delta x.$$

类似地,函数 $y=f(x)$ 在任意点 x 处的微分,称为**函数的微分**,记为 dy 或 $df(x)$.根据定义,函数 $y=f(x)$ 的微分具有以下两个重要性质:

(1) dy 总与 Δx 成正比,是 Δx 的一次函数,故亦称 dy 是 Δy 的**线性部分**.

(2) 当 $\Delta x\to 0$ 时,$\Delta y-dy=o(\Delta x)$ 是高阶无穷小,故 dy 是 Δy 的**主要部分**.

综合两点,称 dy 是 Δy 的**线性主部**.

2. 微分的代数意义

设函数 $y=f(x)$ 在点 x_0 处可微,则 $\Delta y=A\Delta x+o(\Delta x)$,两边同除以 Δx 并取极限

$$\lim_{\Delta x\to 0}\frac{\Delta y}{\Delta x}=A\lim_{\Delta x\to 0}\frac{\Delta x}{\Delta x}+\lim_{\Delta x\to 0}\frac{o(\Delta x)}{\Delta x}=A,$$

则知函数 $y=f(x)$ 在点 x_0 处可导且 $y'|_{x=x_0}=f'(x_0)=A$.反之,若函数 $y=f(x)$ 在点 x_0 处可导且 $y'|_{x=x_0}=f'(x_0)$,则有 $\frac{\Delta y}{\Delta x}=f'(x_0)+\alpha(\Delta x)$,其中 $\lim\limits_{\Delta x\to 0}\alpha(\Delta x)=0$.于是有

$$\Delta y=f'(x_0)\Delta x+\alpha(\Delta x)\Delta x.$$

可以看出 $f'(x_0)\Delta x$ 是 Δx 的线性式,$\alpha(\Delta x)\Delta x=o(\Delta x)$ 是 Δx 的高阶无穷小,故知函数 $y=f(x)$ 在点 x_0 处可微,且 $dy=A\Delta x$ 中的 $A=f'(x_0)$.综合起来,**函数 $y=f(x)$ 在点 x_0 处,可微与可导互为充分必要条件**.并且,微分存在时,必有 $dy=A\Delta x=f'(x_0)\Delta x$.则当自变量有微小改变量 Δx 时,函数的改变量 Δy 近似地是 Δx 的 $A=f'(x_0)$ 倍,故有人比喻导数为函数的伸缩系数或比例系数.

3. 微分的几何意义

如图 2-2.在横坐标上取一点 x_0 及其增量 Δx,记曲线 $y=f(x)$ 上对应的点分别为 $M_0(x_0, f(x_0))$ 和 $M(x_0+\Delta x, f(x_0+\Delta x))$.分别过 M_0 点和 M 点引到 x 轴的垂线,过 M_0 点作平行于 x 轴的线段,并与过 M 点的垂线交于点 N.则 $M_0N=\Delta x$.再过 M_0 点作曲线 $y=f(x)$ 的切线 M_0T,与垂直线 MN 交于点 P.容易看出,

$$\frac{NP}{M_0N}=\tan\alpha=\text{切线 } M_0T \text{ 的斜率}=f'(x_0).$$

或者

$$NP=f'(x_0)M_0N=f'(x_0)\Delta x=dy.$$

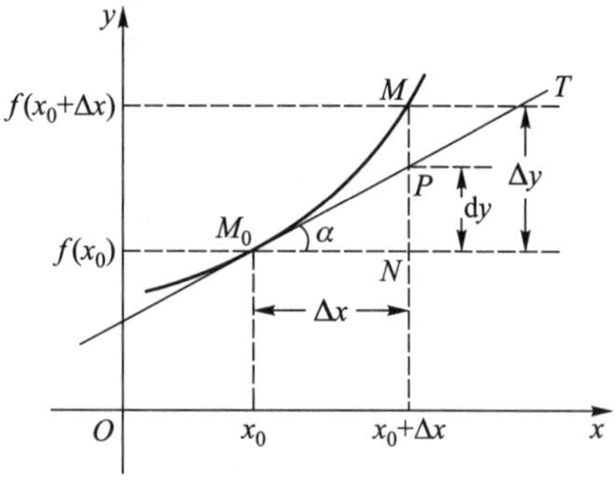

图 2-2

一般地，函数 $y=f(x)$ 的微分等于曲线 $y=f(x)$ 在 x 处的切线上纵坐标的增量. 用函数的微分 dy 来替代函数的增量 Δy，就是用 x 处的切线上纵坐标的增量 NP 来替代函数曲线上纵坐标的增量 NM. 且两者之差为 $PM=NM-NP=\Delta y-dy=o(\Delta x)$. 也可以说，在曲边三角形 M_0MN 中，曲边 M_0M 被直角三角形 M_0PN 的斜边 M_0P 所替代.

考察一个特殊的函数 $y=f(x)=x$，则从左至右有

$$dy=f'(x_0)\Delta x=(x)'\Delta x=dx.$$

由于 $(x)'=1$，所以 $dx=\Delta x$. 即**自变量关于自己的微分就等于自己的改变量**. 这在几何上非常明显，因为 $f(x)=x$ 的图像是过原点且与 x 轴呈 45°交角的直线，其上每一点的切线就是该直线本身，故总有 $\Delta y=\Delta x$. 因此，对任何函数 $y=f(x)$，其微分总是可以表示为

$$dy=f'(x)\Delta x=f'(x)dx,$$

即函数的微分等于函数的导数与自变量的微分之积. 或者

$$\frac{dy}{dx}=f'(x),$$

即函数的导数等于函数的微分与自变量的微分之商，因此导数又称为**微商**，微商是差商的极限. 由此，表达式 dy/dx 不仅只是一个符号，还具有丰富的代数和几何内涵. 前边的基本初等函数导数公式，乘微分 dx，就成为基本初等函数微分公式.

二、基本初等函数的微分公式与函数和、差、积、商微分法则

由微分的概念可知，求函数的微分，只要求出函数导数再乘 dx 即可. 这样，由所有的基本初等函数的导数公式，就可得出基本初等函数的微分公式. 同样，由函数和、差、积、商的求导公式，可得出函数和、差、积、商的微分法则. 所以会求导数就会求微分，我们把微分运算和导数运算统称为微分法. 为了便于查阅，将基本初等函数的微分公式汇总，见表 2-5；函数和、差、积、商的微分法则见表 2-6.

表 2-5　基本初等函数的微分公式

1. $d(c)=0$　（c 为常数）	9. $d(\tan x)=\sec^2 x dx$
2. $d(x^\alpha)=\alpha x^{\alpha-1}dx$　（α 为常数）	10. $d(\cot x)=-\csc^2 x dx$
3. $d(\log_a x)=\frac{1}{x\ln a}dx$　（$a>0$，且 $a\neq 1$）	11. $d(\sec x)=\sec x\tan x dx$
4. $d(\ln x)=\frac{1}{x}dx$	12. $d(\csc x)=-\csc x\cot x dx$
5. $d(a^x)=a^x\ln a dx$　（$a>0$，且 $a\neq 1$）	13. $d(\arcsin x)=\frac{1}{\sqrt{1-x^2}}dx$
6. $d(e^x)=e^x dx$	14. $d(\arccos x)=-\frac{1}{\sqrt{1-x^2}}dx$
7. $d(\sin x)=\cos x dx$	15. $d(\arctan x)=\frac{1}{1+x^2}dx$
8. $d(\cos x)=-\sin x dx$	16. $d(\text{arccot } x)=-\frac{1}{1+x^2}dx$

表 2-6 函数和、差、积、商的微分法则

$d[u(x)\pm v(x)]=du(x)\pm dv(x)$ $d[u(x)v(x)]=v(x)du(x)+u(x)dv(x)$	$d\left[\dfrac{u(x)}{v(x)}\right]=\dfrac{v(x)du(x)-u(x)dv(x)}{v^2(x)}$

三、一阶微分形式不变性

设函数 $y=f(x)$ 有导数 $y'=f'(x)$，那么

(1) 若 x 是自变量，则 $dy=f'(x)dx$；

(2) 若 x 不是自变量，而是自变量 t 的函数 $x=\varphi(t)$，则 y 是自变量 t 的复合函数，由复合函数微分法

$$y'=\frac{dy}{dt}=f'(x)\varphi'(t)\quad 或者\quad dy=f'(x)\varphi'(t)dt.$$

由 x 与 t 的函数关系，上面右式中 $\varphi'(t)dt=dx$，故有

$$dy=f'(x)dx.$$

这样一来，无论 x 是自变量还是中间变量，函数 $y=f(x)$ 的微分形式总是 $dy=f'(x)dx$，这种特点叫做**微分形式不变性**.由于这一性质，基本初等函数的微分公式，其意义可以推广.例如 $d(\sin u)=\cos u du$，$d(e^u)=e^u du$ 等，其中，u 不仅可以是自变量，也可以是一个函数，这一基本性质在后来的积分方法中起到了非常重要的作用.

例 2-35 设 $y=e^{ax+bx^2}$，求 dy.

解：令 $u=ax+bx^2$ 则 $y=e^u$，利用微分形式不变性，

$$dy=(e^u)'du=e^u d(ax+bx^2)=e^{ax+bx^2}(a+2bx)dx.$$

例 2-36 设 $y=\arctan\sqrt{1+\ln x}$，求 dy.

解：可以不把中间变量写出来，只需逐步微分

$$dy=\frac{1}{1+(\sqrt{1+\ln x})^2}d(\sqrt{1+\ln x})=\frac{1}{2+\ln x}\cdot\frac{d(1+\ln x)}{2\sqrt{1+\ln x}}=\frac{dx}{2x(2+\ln x)\sqrt{1+\ln x}}.$$

例 2-37 已知 $dy=-2xe^{-x^2}\sec^2(e^{-x^2})dx$，试尽量简化其形式.

解：
$$\begin{aligned}dy&=-2xe^{-x^2}\sec^2(e^{-x^2})dx=e^{-x^2}\sec^2(e^{-x^2})d(-x^2)\\&=e^v\sec^2(e^v)dv=\sec^2(e^v)d(e^v)=\sec^2u du=d(\tan u).\end{aligned}$$

所以，如果取 $y=\tan u$，$u=e^v$，$v=-x^2$，则 $dy=d(\tan u)=\sec^2u du$.

不过，还是应该注意到，**一阶微分形式不变性，仅仅是指微分的形式不变**.当 x 是自变量时，x 独立地变化，则严格成立 $dx=\Delta x$；但当 x 是中间变量时，x 的变化要决定于 t，故 $dx=\varphi'(t)dt$ 只是 Δx 的线性主部，两者并不相等.因此，场合不同，dx 的意义是不同的.

四、微分的应用

对函数 $y=f(x)$，由函数增量与函数微分的近似关系 $\Delta y\approx dy$，

$$\Delta y=f(x)-f(x_0)=f(x_0+\Delta x)-f(x_0)\approx dy=f'(x_0)\Delta x,$$

则有近似式

$$f(x)=f(x_0+\Delta x)\approx f(x_0)+dy=f(x_0)+f'(x_0)\Delta x.$$

1. 近似计算

例 2-38 在某合成反应中,若加入催化剂 u 单位,则反应生成物 BS 可达 x 单位,同时,反应液的温度还要提高 T 单位.设 $x=u/(1+u)$,$T=10\sqrt{u}/(1+\sqrt{u})$.如果 u 最初为 $u_0=1$ 且使$x_0=0.5$,则再添催化剂 Δu 后,相应的 BS 收获量增加 $\Delta x=0.01$.求对应的 ΔT.

解:从 $x=u/(1+u)$ 解得 $u=x/(1-x)$,从而可把 T 看作是 u 的函数,把 u 看成 x 的函数.由一阶微分形式不变性,

$$\mathrm{d}T=\frac{\mathrm{d}T}{\mathrm{d}u}\mathrm{d}u=\frac{\mathrm{d}T}{\mathrm{d}u}\cdot\frac{\mathrm{d}u}{\mathrm{d}x}\mathrm{d}x=\frac{5}{\sqrt{u}(1+\sqrt{u})^2}\cdot\frac{\mathrm{d}x}{(1-x)^2}.$$

代入 $u_0=1,x_0=0.5$ 以及 $\mathrm{d}x\approx\Delta x=0.01$,则对应此 u_0 有 $\Delta T\approx\mathrm{d}T\approx0.05$.

例 2-39 不用计算器,也不进行开方运算,求 $\sqrt{50}$的近似值.

解:设 $y=f(x)=\sqrt{x}$,$f(x)$在$(0,+\infty)$上连续、可导,故可微,且

$$\mathrm{d}y=f'(x)\mathrm{d}x=f'(x)\Delta x=\frac{\Delta x}{2\sqrt{x}}.$$

取 $x=50$ 和 $x_0=49$,则 $\Delta x=x-x_0=1$.由近似式

$$\sqrt{50}=f(50)=f(49+1)\approx f(49)+f'(49)=\sqrt{49}+\frac{1}{2\sqrt{49}}=7+\frac{1}{14}=7.071\ 429.$$

而 $\sqrt{50}$的精确值为 $\sqrt{50}=7.071\ 067\ 8\cdots$,这里的结果准确到小数点后第三位.

2. 函数的线性近似式

例 2-40 证明:当 $|x|$ 很小时,近似式 $\mathrm{e}^x\approx1+x$ 成立.

证:设 $y=f(x)=\mathrm{e}^x$,取 $x_0=0$,则 $\Delta x=x-x_0=x$.由近似式,有

$$\mathrm{e}^x=f(x)=f(0+x)\approx f(0)+f'(0)x=1+x.$$

类似地,当 $|x|$ 很小时,还有下列近似式成立:

(1) $(1+x)^m\approx1+mx$; (2) $(1+x)^{1/n}\approx1+x/n$;

(3) $\ln(1+x)\approx x$; (4) $\sin x\approx x$ 和 $\tan x\approx x$;

(5) $a_0+a_1x+\cdots+a_rx^r\approx a_0+a_1x$; (6) $\arctan x\approx x$ 和 $\arcsin x\approx x$.

3. 误差分析

设函数 $y=f(x)$的表达式是准确的.对量 x 进行一次测量得测量值 x,则由函数关系得量 y 的间接测量值 $y=f(x)$.若量 x 的真实值为 x_0,则测量误差为 $\Delta x=x-x_0$,间接测量值 y 的误差为 $\Delta y=y-y_0=f(x_0+\Delta x)-f(x_0)$.如果把无菌透明纱布覆盖在伤口上描绘其轮廓,然后计算其面积,误差总是难免的.故从数学的视角看问题,误差分析(包括测量误差和计算误差等偏差)必然涉及函数增量的分析.如果称$|\Delta y|$为量 y 的绝对误差,则称$|\Delta y/y|$为量 y 的相对误差.因此,有

$$|\Delta y|\approx|\mathrm{d}y|=|f'(x)\Delta x| \quad 和 \quad \left|\frac{\Delta y}{y}\right|\approx\left|\frac{\mathrm{d}y}{y}\right|=\left|\frac{f'(x)}{f(x)}\right||\Delta x|.$$

思考与讨论

1. 设函数 $y=f(x)$在 x_0 点处可微,是否一定有 $\Delta y>\mathrm{d}y$?
2. 设 $y=f(u)=f[\varphi(x)]$,则在 $\mathrm{d}y=f'(u)\mathrm{d}u$ 和 $\mathrm{d}y=f'(u)\varphi'(x)\mathrm{d}x$ 中,$f'(u)$有何区别?

3. 设函数 $y=f(x)$ 在 x_0 点处可导，当 $|\Delta x|$ 很小时，为何能够用 dy 近似表示 Δy?

4. 设函数 $y=f(x)$ 在 x_0 点处可微.如果要在 x_0 点附近把函数 $y=f(x)$ 近似表示为一个线性式，即 $f(x)\approx A+Bx$，应该怎样确定其中的 A 和 B?

第四节 导数的应用

一、中值定理

定理 2-3(费马(Fermat)定理) 设函数 $\varphi(x)$ 在点 ξ 及其邻域内连续，且当 $x=\xi+\Delta x$ 在此邻域内时，总有 $\varphi(x)\leqslant\varphi(\xi)$(或总有 $\varphi(x)\geqslant\varphi(\xi)$)，则当 $\varphi'(\xi)$ 存在时，有 $\varphi'(\xi)=0$.

证:设 $\varphi(x)\leqslant\varphi(\xi)$，则对 ξ 附近的任何一点 $x=\xi+\Delta x$ 都有 $\varphi(\xi+\Delta x)-\varphi(\xi)\leqslant 0$.

当 $\Delta x<0$ 时，$\dfrac{\varphi(\xi+\Delta x)-\varphi(\xi)}{\Delta x}\geqslant 0$，则有 $\lim\limits_{\Delta x\to 0^-}\dfrac{\varphi(\xi+\Delta x)-\varphi(\xi)}{\Delta x}\geqslant 0$;

当 $\Delta x>0$ 时，$\dfrac{\varphi(\xi+\Delta x)-\varphi(\xi)}{\Delta x}\leqslant 0$，则有 $\lim\limits_{\Delta x\to 0^+}\dfrac{\varphi(\xi+\Delta x)-\varphi(\xi)}{\Delta x}\leqslant 0$.

所以，若 $\varphi'(\xi)$ 存在，

$$\varphi'(\xi)=\lim_{\Delta x\to 0^-}\frac{\varphi(\xi+\Delta x)-\varphi(\xi)}{\Delta x}=\lim_{\Delta x\to 0^+}\frac{\varphi(\xi+\Delta x)-\varphi(\xi)}{\Delta x},$$

因此只有 $\varphi'(\xi)=0$. $\varphi(x)\geqslant\varphi(\xi)$ 时类似.

定理 2-4(罗尔(Rolle)定理) 设函数 $\varphi(x)$ 在闭区间 $[a,b]$ 上连续，在开区间 (a,b) 内可导，且 $\varphi(a)=\varphi(b)$，则在 (a,b) 内至少存在一点 ξ，$\varphi'(\xi)=0$.

证:若 $\varphi(x)$ 在 $[a,b]$ 上为常数，则 $\varphi'(x)=0(a\leqslant x\leqslant b)$.那么 (a,b) 内的任何一点都可取作 ξ，并且，$\varphi'(\xi)=0$.

设 $\varphi(x)$ 在 $[a,b]$ 上不是常数，由闭区间上连续函数的性质，$\varphi(x)$ 在 $[a,b]$ 上必有最大值 M 和最小值 m，且 M 与 m 中至少有一个不等于 $\varphi(a)$.不妨假设 $M\neq\varphi(a)$，则在 (a,b) 内至少存在一点 ξ，使 $\varphi(\xi)=M$.由于 $\xi\in(a,b)$，故 $\varphi'(\xi)$ 存在，由定理 2-3得知，$\varphi'(\xi)=0$.

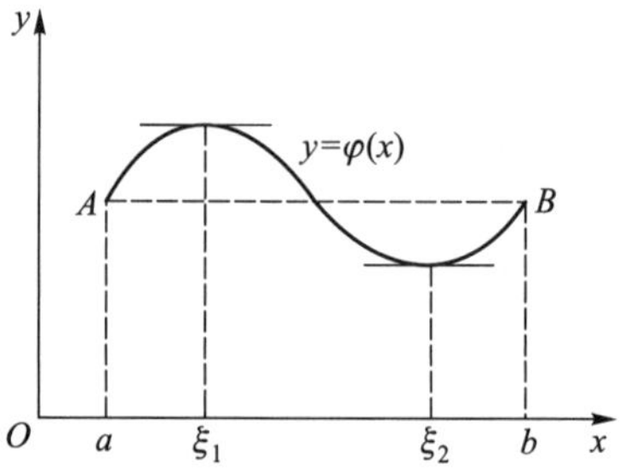

图 2-3

定理 2-4 的几何意义见图 2-3. 若连续曲线 $y=\varphi(x)$ 在区间 $[a,b]$ 上所对应的弧段 AB，除端点外处处具有不垂直于 x 轴的切线，且在弧的两个端点 A,B 处的纵坐标相等，则在弧 AB 上至少有一点 ξ，使曲线 $\varphi(x)$ 在 ξ 点处的切线平行于 x 轴.

例 2-41 已知 $f(x)=(x+1)(x-1)(x-3)$.直接判断方程 $f'(x)=0$ 的实根的个数和范围.

解:由于 $f(-1)=f(1)=f(3)=0$，故在 $[-1,1]$，$[1,3]$ 上满足定理 2-4 的条件.所以分别在 $[-1,1]$，$[1,3]$ 内各至少有一点 x_1 和 x_2，使 $f'(x_i)=0$，$i=1,2$.而 $f'(x)=0$ 为一元二次方程，最多两个实根.故 $f'(x)=0$ 有两个实根，它们分别在 $[-1,1]$ 和 $[1,3]$ 内.

定理 2-5(拉格朗日(Lagrange)中值定理) 如果函数 $f(x)$ 在闭区间 $[a,b]$ 上连续，在开区间 (a,b) 内可导，则在 (a,b) 内至少存在一点 ξ，使

$$f'(\xi)=\frac{f(b)-f(a)}{b-a}.$$

证：构造辅助函数 $\varphi(x)=f(x)-\dfrac{f(b)-f(a)}{b-a}(x-a)$. 由 $f(x)$ 的可导性，得

$$\varphi'(x)=f'(x)-\frac{f(b)-f(a)}{b-a}.$$

易验证 $\varphi(x)$ 满足定理 2-4 的三个条件，故至少存在一点 $\xi(a<\xi<b)$，使 $\varphi'(\xi)=0$. 即

$$\varphi'(\xi)=f'(\xi)-\frac{f(b)-f(a)}{b-a}=0\Rightarrow f'(\xi)=\frac{f(b)-f(a)}{b-a}.$$

定理 2-5 的几何意义见图 2-4. 在图 2-4 中，过曲线 $y=f(x)$ 上两点 $A(a,f(a))$，$B(b,f(b))$ 作割线. 只要在区间 (a,b) 内每一点，曲线 $y=f(x)$ 都有不垂直于 x 轴的切线，则通过平移割线 AB，一定能在曲线 $y=f(x)$ 上至少找到一点 ξ，使过点 ξ 的切线与割线 AB 平行. 即 (a,b) 内至少存在一点 ξ，使 ξ 点处切线的斜率 $=f'(\xi)=\dfrac{f(b)-f(a)}{b-a}=$ 割线 AB 的斜率.

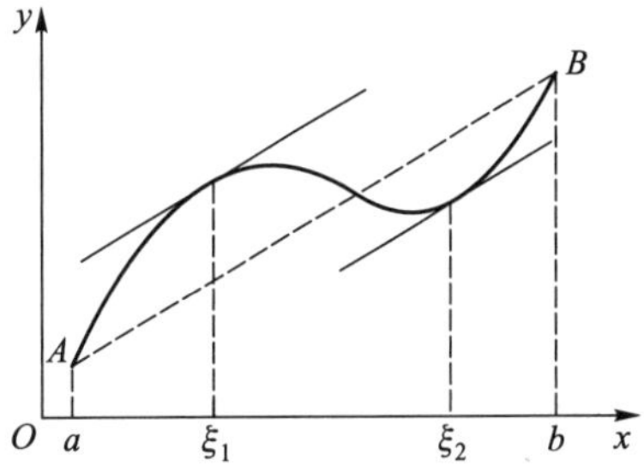

图 2-4

特别地，如果还有 $f(a)=f(b)$，则有 $f'(\xi)=0$，曲线 $y=f(x)$ 在此处的切线与 x 轴平行. 这就是定理 2-4 的情形. 故定理 2-4 是定理 2-5 的特例.

推论 1　若 $x\in(a,b)$ 时 $f'(x)\equiv 0$，则 $f(x)\equiv c$（c 为常数，$a<x<b$）.

推论 2　若 $x\in(a,b)$ 时 $f'(x)\equiv g'(x)$，则 $f(x)=g(x)+c$（c 为常数，$a<x<b$）.

例 2-42　证明：$\arcsin x+\arccos x=\dfrac{\pi}{2}$.

证：设 $f(x)=\arcsin x+\arccos x$，则从

$$f'(x)=(\arcsin x)'+(\arccos x)'=\frac{1}{\sqrt{1-x^2}}+\frac{-1}{\sqrt{1-x^2}}\equiv 0\ (x\neq\pm 1)$$

知 $f(x)\equiv c$. 取 $x=0$，$f(0)=\arcsin 0+\arccos 0=0+\dfrac{\pi}{2}=c$，则 $c=\dfrac{\pi}{2}$.

又 $f(\pm 1)=\dfrac{\pi}{2}$，所以 $\arcsin x+\arccos x=\dfrac{\pi}{2}$.

例 2-43　证明：对任意实数 p 和 q，总有 $|\arctan p-\arctan q|\leqslant|p-q|$.

证：设 $f(x)=\arctan x$，在 $(-\infty,+\infty)$ 上 $f(x)$ 是连续、可导的. 根据定理 2-5 有

$$|f(p)-f(q)|=|f'(\xi)(p-q)|=\left|\frac{1}{1+\xi^2}\right|\cdot|p-q|\leqslant|p-q|.$$

其中 ξ 介于 p 和 q 之间，而对任意 x 总有 $0\leqslant\dfrac{1}{1+x^2}\leqslant 1$.

二、洛必达法则

当 $x\to x_0$（或 $x\to\infty$）时，如果函数 $f(x)$ 与 $g(x)$ 都是无穷小（或无穷大），则 $\lim\dfrac{f(x)}{g(x)}$ 可能等于

常量,也可能是无穷小或无穷大.结果取决于$f(x)$与$g(x)$是否是同阶无穷小(或无穷大).因此,称$\lim \dfrac{f(x)}{g(x)}$为$\dfrac{0}{0}$型$\left(或\dfrac{\infty}{\infty}型\right)$的**不定式(indefinite form)**.不定式还有另外一些类型,分别表示为

$$0\cdot\infty,\quad 1^{\infty},\quad 0^{0},\quad \infty^{0},\quad \infty-\infty.$$

当函数$f(x)$与$g(x)$都可导且$\lim \dfrac{f'(x)}{g'(x)}$存在时,则有可能通过$f(x)$与$g(x)$的导数来计算不定式$\dfrac{0}{0}\left(或\dfrac{\infty}{\infty}\right)$.

定理 2-6(洛必达(L'Hospital)法则) 设函数$f(x)$与$g(x)$满足下列三个条件:

(1) 当$x\to x_0$(或$x\to\infty$)时,函数$f(x)$与$g(x)$都趋于0或都趋于∞;

(2) 当$x\to x_0$(或$x\to\infty$)时,$f'(x)$和$g'(x)$都存在,且$g'(x)\neq 0$;

(3) $\lim \dfrac{f'(x)}{g'(x)}$存在或为无穷大,

则当$x\to x_0$(或$x\to\infty$)时,

$$\lim \frac{f(x)}{g(x)}=\lim \frac{f'(x)}{g'(x)}.$$

定理的证明大致类似于定理 2-5 的证明过程并引用其结论,这里省略.不过要注意,这里的$\dfrac{f'(x)}{g'(x)}$是分子、分母各自求导,并非当成分式(商)来求导.

例 2-44 求$\lim\limits_{x\to 0}\dfrac{x-\sin x}{x^3}$.

解:当$x\to 0$时,分子、分母皆趋于0,故这是$\dfrac{0}{0}$型不定式.为简便计,下面的例题中,不定式的类型就直接写在题目旁,并且省略了不定式是否满足法则三个条件的检验过程.

$$\lim_{x\to 0}\frac{x-\sin x}{x^3}=\lim_{x\to 0}\frac{1-\cos x}{3x^2}=\lim_{x\to 0}\frac{\sin x}{6x}=\frac{1}{6}.$$

在这里,$\lim \dfrac{f'(x)}{g'(x)}$又是$\dfrac{0}{0}$型不定式,仍合乎定理的条件,故可继续引用洛必达法则.

例 2-45 求极限:$\lim\limits_{x\to+\infty}\dfrac{\ln x}{x^2}$. $\left(\dfrac{\infty}{\infty}\right)$

解:$\lim\limits_{x\to+\infty}\dfrac{\ln x}{x^2}=\lim\limits_{x\to+\infty}\dfrac{(\ln x)'}{(x^2)'}=\lim\limits_{x\to+\infty}\dfrac{1/x}{2x}=\lim\limits_{x\to+\infty}\dfrac{1}{2x^2}=0.$

实际上,当$a>0$时,皆有$\lim\limits_{x\to+\infty}\dfrac{\ln x}{x^a}=0.$

例 2-46 求$\lim\limits_{x\to 0^+}x^a\ln x\ (a>0)$. $(0\cdot\infty)$

解:$\lim\limits_{x\to 0^+}x^a\ln x=\lim\limits_{x\to 0^+}\dfrac{\ln x}{x^{-a}}\overset{\text{L}}{=\!=\!=}\lim\limits_{x\to 0^+}\dfrac{1/x}{-ax^{-a-1}}=\lim\limits_{x\to 0^+}-\dfrac{x^a}{a}=0.$

把乘式化为分式,对数式为分子,原不定式就转化为$\dfrac{\infty}{\infty}$型不定式;若对数式为分母,就化为

$\frac{0}{0}$型不定式.计算过程中,随时约去相同的因子,还可进行代数变形以简化运算.等号上加 L,仅是为了提示下一步是按洛必达法则处理的.

例 2-47　计算$\lim\limits_{x\to+\infty}\frac{x^n}{e^{ax}}$($n$ 为正整数,$a>0$).　$\left(\frac{\infty}{\infty}\right)$

解:$\lim\limits_{x\to+\infty}\frac{x^n}{e^{ax}}=\lim\limits_{x\to+\infty}\frac{nx^{n-1}}{ae^{ax}}=\lim\limits_{x\to+\infty}\frac{n(n-1)x^{n-2}}{a^2e^{ax}}=\cdots=\lim\limits_{x\to+\infty}\frac{n!}{a^ne^{ax}}=0$.

综合例 2-45、例 2-46、例 2-47 知:若 $a>0,\lambda>0$,当 $x\to+\infty$ 时,$\ln x,x^a,e^{\lambda x}$中后者是比前者更高阶的无穷大.若 $a>0,\lambda>0$,进一步还有:当 $x\to+\infty$ 时,$\ln x<x^a<e^{\lambda x}<x!$(当 x 为正整数)$<x^x$;当 $x\to 0^+$时,$|\ln x|<x^{-a}$.

例 2-48　求极限$\lim\limits_{x\to1^+}\left(\frac{x}{x-1}-\frac{1}{\ln x}\right)$.　$(\infty-\infty)$

解:$\lim\limits_{x\to1^+}\left(\frac{x}{x-1}-\frac{1}{\ln x}\right)=\lim\limits_{x\to1^+}\frac{x\ln x-(x-1)}{(x-1)\ln x}\overset{L}{=\!=}\lim\limits_{x\to1^+}\frac{\ln x}{\ln x+(x-1)/x}$

$$=\lim_{x\to1^+}\frac{x\ln x}{x\ln x+(x-1)}\overset{L}{=\!=}\lim_{x\to1^+}\frac{\ln x+1}{\ln x+1+1}=\frac{1}{2}.$$

例 2-49　求极限$\lim\limits_{x\to0^+}x^x$.　(0^0)

解:设 $y=x^x$,则 $\ln y=x\ln x$.而

$$\lim_{x\to0^+}(\ln y)=\lim_{x\to0^+}(x\ln x)=\lim_{x\to0^+}\frac{\ln x}{x^{-1}}\overset{L}{=\!=}\lim_{x\to0^+}\frac{x^{-1}}{-x^{-2}}=\lim_{x\to0^+}(-x)=0.$$

由对数函数的连续性有,$\lim\limits_{x\to0^+}(\ln y)=\ln(\lim\limits_{x\to0^+}y)=0$,则$\lim\limits_{x\to0^+}y=e^0=1$,即$\lim\limits_{x\to0^+}x^x=1$.

例 2-50　求 $A=\lim\limits_{x\to0^+}(\cot x)^{\frac{1}{\ln x}}$.　(∞^0)

解:取 $y=(\cot x)^{\frac{1}{\ln x}}$,则

$$\lim_{x\to0^+}\ln y=\lim_{x\to0^+}\frac{\ln\cot x}{\ln x}\overset{L}{=\!=}\lim_{x\to0^+}\frac{-1/(\cos x\sin x)}{1/x}=\lim_{x\to0^+}\frac{-x}{\cos x\sin x}=-1.$$

此即 $\ln A=\ln\lim\limits_{x\to0^+}y=-1$.则得 $A=e^{-1}$.

归纳起来,用洛必达法则处理不定式,大致分四种情形:

(1) 基本类型,包括$\frac{0}{0}$型不定式和$\frac{\infty}{\infty}$型不定式,标准过程;

(2) $0\cdot\infty$ 型不定式,只需把一个因子以负幂形式移到分母位置上,就化为(1)的情形;

(3) $\infty-\infty$ 型不定式,通分整理后,可化为(1)的情形;

(4) 幂指型,包括:$1^\infty,0^0,\infty^0$ 型不定式.先取对数转化为 $0\cdot\infty$ 型不定式,择其简便者把一个因子移到分母上便化为(1)的情形.在求得对数的极限后,对此极限取指数便得到所求.

洛必达法则并非万能.例如$\lim\limits_{x\to\infty}\frac{e^x-e^{-x}}{e^x+e^{-x}}$虽属$\frac{\infty}{\infty}$型不定式,但它始终无法满足洛必达法则的第(3)条,而用第一章分子、分母约去等价无穷大的方法,便可立即求出这个极限.因此,解决不定式

问题,常常要综合运用不同的方法.

三、函数的单调性和极值

1. 函数的单调性

若可导函数 $y=f(x)$ 在区间 (a,b) 内单调增加(单调减少),则知其图形是一条沿 x 轴正向上升(下降)的曲线,见图 2-5(图 2-6),而且曲线上各点的切线斜率 $k=\tan\alpha=f'(x)\geqslant 0$ $(f'(x)\leqslant 0)$. 因此,函数导数的正负性与函数的单调性必然有密切的联系.

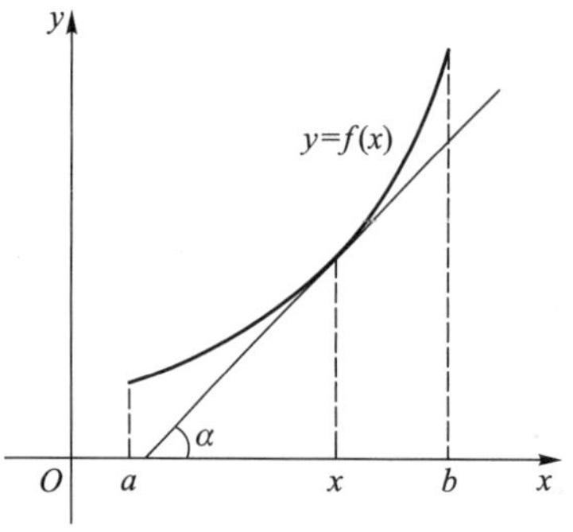

图 2-5

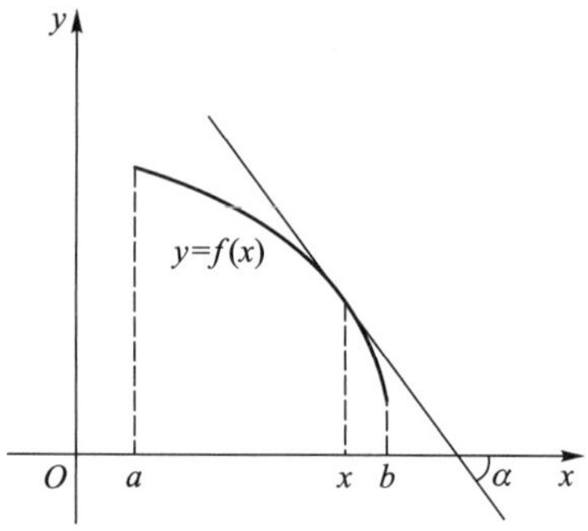

图 2-6

定理 2-7 设 $f(x)$ 在区间 (a,b) 内可导且 $f'(x)>0$(或 $f'(x)<0$),则在区间 (a,b) 内 $f(x)$ 是单调增加(单调减少)的.

证:任取 $a<x_1<x_2<b$,则函数 $f(x)$ 在 $[x_1,x_2]$ 上满足拉格朗日中值定理(定理 2-5)的条件,故

$$f(x_2)-f(x_1)=f'(\xi)(x_2-x_1)\quad (x_1<\xi<x_2).$$

由于 $f'(\xi)>0$ 及 $x_2-x_1>0$,有 $f(x_2)-f(x_1)>0$,即 $f(x_2)>f(x_1)$. 因此,$f(x)$ 在 (a,b) 内单调增加(同理可证:当 $f'(x)<0$ 时,$f(x)$ 单调减少).

如果把定理中的开区间换为其他区间(包括无穷区间),定理仍然成立.由于当 $f'(x)$ 在某个点有水平切线时,$f(x)$ 仍然可以在此单调增加(或单调减少),所以定理 2-7 是函数单调增加或单调减少的充分条件.

例 2-51 研究函数 $f(\theta)=\sin\theta-(1+\theta)\cos\theta$ 在区间 $(0,\pi/2)$ 内的单调性.

解:$f'(\theta)=\cos\theta-\cos\theta+(1+\theta)\sin\theta=(1+\theta)\sin\theta>0$,故 $f(\theta)$ 在区间 $(0,\pi/2)$ 内单调增加.由例 1-49 知 $f(\theta)$ 在区间 $(0,\pi/2)$ 内至少有一点满足 $f(\theta)=0$.由 $f(\theta)$ 是单调增加的,此零点 θ_0 是唯一的.经计算,$\theta_0=1.132\ 268$.

例 2-52 求函数 $f(x)=1-\sqrt[3]{(x-2)^2}$ 的单调区间.

解:易知 $f(x)$ 在 $(-\infty,+\infty)$ 上有定义且连续.

$$f'(x)=-\frac{2}{3\sqrt[3]{x-2}},$$

当 $x=2$ 时,$f'(x)$ 不存在,则 $x=2$ 把定义域分成 $(-\infty,2)$ 和 $(2,+\infty)$. 在 $(-\infty,2)$ 内,$f'(x)>0$,$f(x)$ 在 $(-\infty,2)$ 内单调增加;在 $(2,+\infty)$ 内,$f'(x)<0$,$f(x)$ 单调减少.

例 2-53 证明:当 $x>1$ 时,$\dfrac{\ln(1+x)}{\ln x}>\dfrac{x}{1+x}$.

解:因$\dfrac{\ln(1+x)}{\ln x}>\dfrac{x}{1+x}\Leftrightarrow(1+x)\ln(1+x)>x\ln x$.故设$f(x)=x\ln x, x>1$,则$f'(x)=1+\ln x>0$.函数$f(x)$在$(1,+\infty)$内单调增加.所以,当$x>1$时,$f(x)<f(1+x)$.即$x\ln x<(1+x)\ln(1+x)$.

2. 函数的极值

定义 2-3 设函数$y=f(x)$在x_0处及其邻域内有定义.若在此邻域内总有

$$f(x)<f(x_0)\quad(\text{或} f(x_0)<f(x))\quad(x\neq x_0),$$

则称$f(x_0)$为$f(x)$的一个**极大值**(**local maximum**)(或**极小值**(**local minimum**)),并称x_0为$f(x)$的**极大值点**(**maximum point**)(或**极小值点**(**minimum point**)).极大值和极小值统称为**函数的极值**(**extreme value**),极大值点和极小值点统称为**函数的极值点**(**extreme point**).

根据定义 2-3:若x_k是$y=f(x)$的极值点,则x_k必是$f(x)$定义域中的内点;极值$f(x_k)$是相对于x_k附近的函数值而言的,因而极值是$y=f(x)$的局部性质(见图 2-7).

例 2-54 函数$f(x)=x^3-6x^2+9x+16$的图形在区间$(-\infty,1)$内单调上升,随后在区间$(1,3)$内单调下降,曲线$y=f(x)$在$x=1$这里攀上顶峰,故$f(1)$为函数$f(x)$的极大值,$x=1$为极大值点;$f(x)$在$x=3$处跌至谷底后,在区间$(3,+\infty)$上再次单调增加,故$f(3)$为函数的极小值,$x=3$为极小值点.

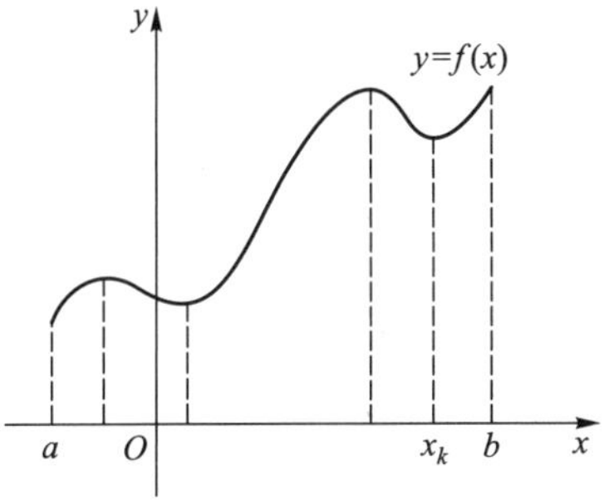

图 2-7

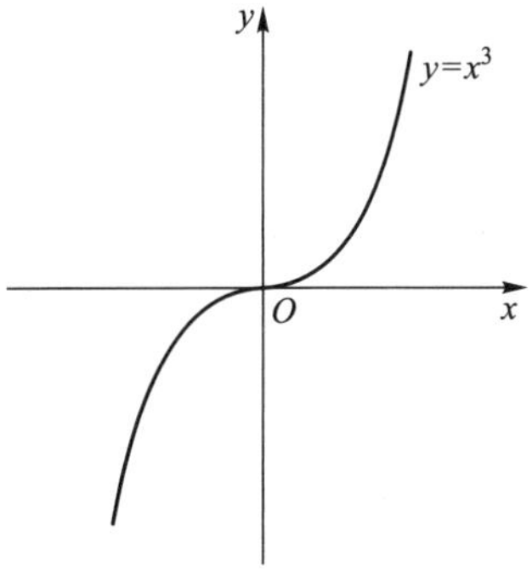

图 2-8

定理 2-8 如果函数$y=f(x)$在点x_0处可导,$f(x_0)$是极值,则$f'(x_0)=0$.

使$f'(x)=0$成立的点,称为$f(x)$的**驻点**(**stationary point**).由定理 2-3,可导函数的极值点必是驻点.但反之则未必.例如$f(x)=x^3$,$f'(0)=0$,故$x_0=0$是其驻点,但是$f(0)=0$并非$f(x)$的极值(图 2-8).因此,一个驻点x_0是否为极值点,需要进一步的分析.

定理 2-9(第一判别法) 设函数$f(x)$在点x_0的邻域内可导,且$f'(x_0)=0$.

(1) 若$x<x_0$时$f'(x)>0$,$x>x_0$时$f'(x)<0$,则$f(x_0)$为$f(x)$的极大值;

(2) 若$x<x_0$时$f'(x)<0$,$x>x_0$时$f'(x)>0$,则$f(x_0)$为$f(x)$的极小值;

(3) 当x在x_0左右两侧时$f'(x)$保持正负号不变,则$f(x_0)$不是$f(x)$的极值.

由函数的单调性与导数正负性的关系,知上述判断皆是正确的,故证明略.由此,可按下述步骤求函数$y=f(x)$的极值点和极值:

(1) 求函数$f(x)$的定义域及导数$f'(x)$;

(2) 求函数$f(x)$在定义域内的全部驻点和导数不存在的点;

(3) 按定理 2-9 的法则逐个判别各个驻点是否为极值点,若是,则计算出极值;

(4) 对于导数不存在的点,按定义 2-3 判断是否为极值点,若是,则计算出极值.

在定义域内,$f'(x)$不存在的点仍有可能是$f(x)$的极值点.例如:$f(x)=|x|$,在 $x=0$ 处,$f(x)$不可导,但$f(0)=0$是极小值.所以,在上述步骤中,驻点和导数不存在的点都要纳入考察的范围.为方便计,把函数的驻点和导数不存在的点合称为函数的**临界点(critical point)**.

例 2-55 求$f(x)=(x-1)\sqrt[3]{x^2}$的极值.

解:函数$f(x)$的定义域为$(-\infty,+\infty)$,并且在$(-\infty,+\infty)$上是连续的.由

$$f'(x)=\sqrt[3]{x^2}+\frac{2(x-1)}{3\sqrt[3]{x}}=\frac{5x-2}{3\sqrt[3]{x}}$$

得到:$x_0=\frac{2}{5}$是驻点,$x_1=0$是导数不存在的点.函数共有两个临界点.

当 $x<0$ 时,$f'(x)>0$;当 $0<x<\frac{2}{5}$时,$f'(x)<0$;当$\frac{2}{5}<x<+\infty$ 时,$f'(x)>0$.根据第一判别法,$x_1=0$是极大值点,$x_0=\frac{2}{5}$是极小值点.即$f(x_1)=f(0)=0$是极大值;而

$$f(x_0)=f\left(\frac{2}{5}\right)=-\frac{3}{5}\sqrt[3]{\frac{4}{25}}=-0.325\ 730$$

是极小值.

由于$f'(x)$在任何两个相邻临界点之间总是保持符号不变,因此导数的表达式应尽量分解因式,以便从每个因子在某个区间内的符号来判别导数在该区间上的符号.或者,在该区间内选出易于计算的一点,则导数在这一点之值,也就显示了导数在这个区间上的符号.

定理 2-10(第二判别法) 设函数$f(x)$在 x_0 点有二阶导数,且$f'(x_0)=0$.

(1) 若$f''(x_0)<0$,则$f(x_0)$是$f(x)$的极大值;

(2) 若$f''(x_0)>0$,则$f(x_0)$是$f(x)$的极小值;

(3) 若$f''(x_0)=0$,无法判定$f(x)$是否在 x_0 处取得极值.

例 2-56 求函数$f(x)=(x^2-1)^3+1$ 的极值.

解:$f'(x)=6x(x^2-1)^2=0$,从而得驻点 $x_1=0,x_2=-1,x_3=1$.而

$$f''(x)=6(x^2-1)(5x^2-1).$$

因为$f''(x_1)=f''(0)=6>0$,则$f(x_1)=f(0)=0$是极小值.但由

$$f''(x_2)=f''(-1)=0=f''(1)=f''(x_3),$$

则$f(x_2)$,$f(x_3)$是否是极值需另行判断.当 $x<-1$ 和$-1<x<0$ 时,$f'(x)<0$,故$f(-1)$不是极值.同理,当 $0<x<1$ 和 $1<x$ 时,$f'(x)>0$,故$f(1)$也不是极值.

例 2-57 求函数 $p(\theta)=(1+\theta)/\sin\theta$ 在区间$(0,\pi/2)$内的极值.

解:函数定义域是给定的,故只需找出函数在区间$(0,\pi/2)$内的临界点.

$$p'(\theta)=\left(\frac{1+\theta}{\sin\theta}\right)'=\frac{\sin\theta-(1+\theta)\cos\theta}{\sin^2\theta}=\frac{f(\theta)}{\sin^2\theta},$$

其中$f(\theta)=\sin\theta-(1+\theta)\cos\theta$.由例 2-51 知 $\theta_0=1.132\ 268$ 是$f(\theta)$在区间$(0,\pi/2)$内唯一的零点,故 $p(\theta)$在区间$(0,\pi/2)$内唯一的极值(极小值)为

$$p(\theta_0)=\frac{1+1.132\ 268}{\sin\ 1.132\ 268}=\frac{2.132\ 268}{0.905\ 377}=2.355\ 116.$$

四、函数的最大值和最小值

在临床实践或基础研究中，随时要解决用药后何时血药浓度达到最大值，如何用药方可使毒副作用最小、疗效最佳等问题.医学、药学研究中的种种变量，若是连续变化的，按闭区间上连续函数的性质，就必有最大值和最小值.因此，最优化问题就可以当作寻找函数的最大值和最小值问题处理.

最大值（**maximum**）和**最小值**（**minimum**）统称**最值**（**global extremes**）.在一个闭区间上，连续函数的最值只可能是极值或端点值：若函数是单调的，最值必为端点值；若函数的极值是唯一的，此极值就是最值.

例 2-58 溪水流速为 v_1，一条小鱼以速度 v 游向上游距离为 s 的目的地.在此过程中，小鱼消耗的总能量 E 正比于水的阻力 f 与所费时间 t 之积.如果阻力 f 正比于游速 v 的 k 次方（比如 $k>2$），小鱼以多大速度巡游，耗能最少？

解：如果游速为 v，当然应有 $v>v_1$，则到达目的地所需时间为 $t=s/(v-v_1)$，且依题意有

$$E=cv^kt=cv^ks/(v-v_1)=csv^k/(v-v_1)\quad (c>0\text{ 为正比例系数},k>2).$$

令 $E'=csv^{k-1}[(k-1)v-kv_1]/(v-v_1)^2=0$，解得 $v_0=kv_1/(k-1)$. 当 $v=v_0$ 时，$E=E_{\min}$.另外，当 $v=v_1$时，E'不存在，且 E 趋于无穷大.

例 2-59 胚胎发育阶段，主血管分出支血管，以向距主血管距离为 l 的组织 A 供血.如果支血管与主血管垂直，则支血管长度 a 为最小.显然，a 较小，则血液从分支点流到 A 处所需平均血压 P 就较小.但是，供血血压 P 不仅与支血管长度 l 有关，还与支血管与主血管的夹角 θ 有关（θ 以血流方向为正向）.从简化问题计，设 P 正比于 l 与$(1+\theta)$之积，比例系数为 k.试以所给条件为依据，说明存在最佳角度 θ，使 P 最小，从而最有利于心血管系统.

解：由直角三角形边角关系，$\sin\theta=a/l$ 或 $l=a/\sin\theta$，则依题意，

$$P=P(\theta)=kl(1+\theta)=k\frac{a}{\sin\theta}(1+\theta)=ka\frac{1+\theta}{\sin\theta}\quad\left(0<\theta<\frac{\pi}{2}\right),$$

$$P'=P'(\theta)=ka\frac{\sin\theta-(1+\theta)\cos\theta}{\sin^2\theta}.$$

由例 2-57 知，当 $\theta=\theta_0\approx1.132\ 268\approx65°$时，$P$ 为极小值.由于这是唯一的极值，故此时 P 亦最小.20 世纪 80 年代曾有报道，在原因不明的猝死婴儿中，尸检发现，脑组织切片里能找到 X 形的血管分叉.这意味着有一个支血管与主血管的夹角大于 90°，因此，研究人员怀疑婴儿猝死与此有关.

五、曲线的凹凸性和拐点

研究函数的特性，并准确地描绘函数的图形，仅仅了解其单调性尚不够.譬如，$f(x)=x^2$ 和 $g(x)=\sqrt{x}$在区间$(0,+\infty)$内都是单调增加的，但是当 $x\to+\infty$ 时，$g(x)=\sqrt{x}$上升得越来越慢，而 $f(x)=x^2$ 就越来越快.从数学分析上判断一个函数是减速增长还是加速增长，就要看一阶导数的变化趋势，于是需要研究导数的导数，即二阶导数.而在几何上，则是要了解其曲线弧段的弯曲方向.

定义 2-4 设函数 $y=f(x)$ 在 $[a,b]$ 上连续．若对 $[a,b]$ 上任意的 x_1 和 x_2，都有

$$f\left(\frac{x_1+x_2}{2}\right)<\frac{f(x_1)+f(x_2)}{2}\quad\left(\text{或}\quad f\left(\frac{x_1+x_2}{2}\right)>\frac{f(x_1)+f(x_2)}{2}\right),$$

则称曲线 $y=f(x)$ 在 $[a,b]$ 上是**凹的(concave)**(或**凸的(convex)**).

当函数 $y=f(x)$ 是线性函数时，其图像是一条直线，那么，上面不等式都不能成立，而由等号代替式中的不等号.在函数关系是非线性的时候，若曲线是凹的，则在切点邻近，曲线位于该点切线的上方；若曲线是凸的，则曲线位于该点切线的下方.这可以当作曲线凹凸性的几何定义，两个定义是等价的.

定理 2-11 设函数 $y=f(x)$ 在 (a,b) 内有二阶导数 $f''(x)$，

(1) 若对任意 $x\in(a,b)$，有 $f''(x)>0$，则曲线 $y=f(x)$ 在 (a,b) 内是凹的；

(2) 若对任意 $x\in(a,b)$，有 $f''(x)<0$，则曲线 $y=f(x)$ 在 (a,b) 内是凸的.

实际上，若 $f''(x)>0$，则 $f'(x)$ 是单调增加的，随着 x 自左向右移动，$f(x)$ 的切线斜率在增加，切点沿曲线按逆时针方向移动，切线按逆时针方向转动，说明切线在曲线下方(图 2-9)，故 $y=f(x)$ 是凹的.那么，如果已经有 $f'(x)>0$，则 $f'(x)$ 会变大，对应地，函数 $y=f(x)$ 就增加得越来越快；如果本来是 $f'(x)<0$，则因 $f'(x)$ 单调增加，$f'(x)$ 虽负但绝对值在减小，对应地，函数 $y=f(x)$ 就下降得越来越慢.至于 $f''(x)<0$ 时，从 $f'(x)$ 是单调减少的，可类似地推知，切线将按顺时针方向转动，说明切线在曲线上方(图 2-10)，故 $y=f(x)$ 是凸的.此时，函数或是加速下降，或是减速上升.

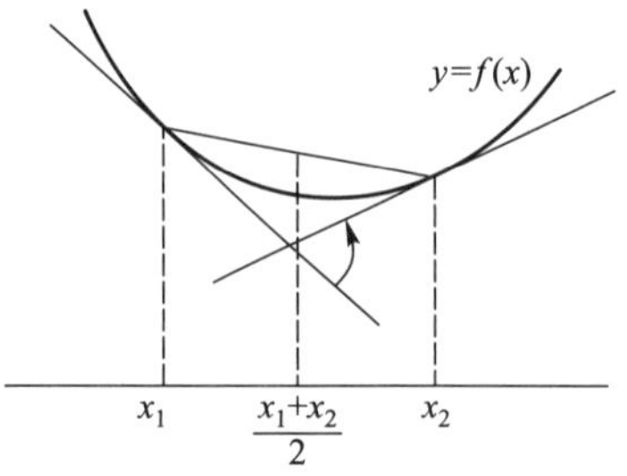

图 2-9

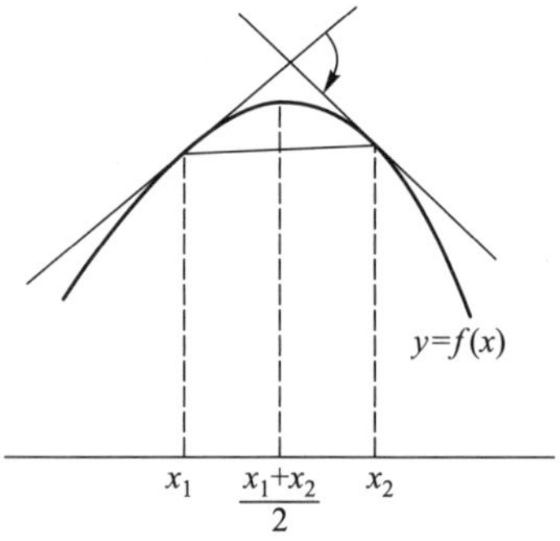

图 2-10

例 2-60 判断曲线 $f(x)=3x-x^3$ 的凹凸性.

解：因 $f'(x)=3-3x^2$，$f''(x)=-6x$，$f''(0)=0$.在 $(-\infty,0)$ 内，$f''(x)>0$，曲线 $f(x)$ 是凹的；在 $(0,+\infty)$ 内，$f''(x)<0$，曲线 $f(x)$ 是凸的.

在曲线 $f(x)=3x-x^3$ 上的 $(0,0)$ 处，曲线的凹凸性发生了变化，这样的点，称为**拐点(inflection point)**.在拐点处，曲线 $f(x)$ 或是由凹变凸，或是由凸变凹，取决于 $f''(x)$ 是由正变负，还是由负变正.但不管是何种情形，曲线的切线都会在拐点处穿越曲线，并改变其旋转方向.由此知，$f(x)$ 在其拐点 $(x_0,f(x_0))$ 处，要么 $f''(x_0)=0$，要么 $f''(x_0)$ 不存在，并且 $f''(x)$ 在 x_0 左右是异号的.于是，可以按下述步骤判别曲线的凹凸性和拐点：

(1) 求 $f''(x)$；

(2) 求 $f''(x)$ 等于零或不存在的点,并用这些点把定义域分成若干个开区间;

(3) 判别 $f''(x)$ 在每个区间内的符号,从而得到在每个区间内 $f(x)$ 的凹凸性,同时可以确定上述各点在曲线上的对应点是否为拐点.

例 2-61 讨论曲线 $f(x)=(x-1)\sqrt[3]{x^2}$(图 2-11)的凹凸性并求拐点.

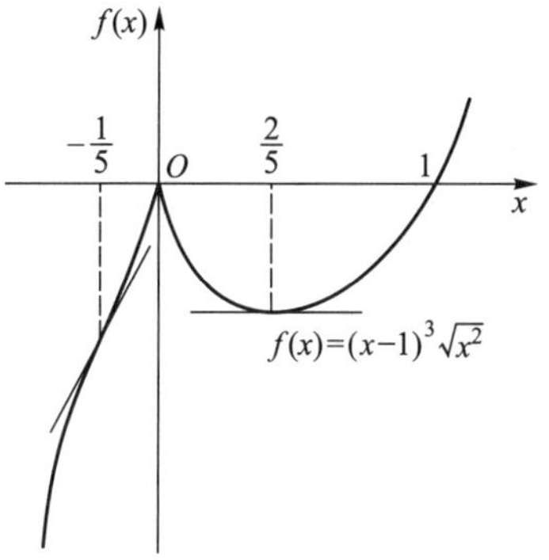

图 2-11

解: $f(x)$ 的定义域为 $(-\infty,+\infty)$,且在 $(-\infty,+\infty)$ 上是连续的.由

$$f'(x)=\frac{5x-2}{3x^{1/3}} \quad 得 \quad f''(x)=\frac{2(5x+1)}{9x^{4/3}}.$$

可知:$x=0$ 时 $f''(x)$ 不存在;$x=-1/5$ 时 $f''(x)=0$.

用 $x=0,-1/5$ 把定义域 $(-\infty,+\infty)$ 分为三个区间,讨论如表 2-7所示.

表 2-7 曲线 $f(x)$ 的凹凸性分析

x	$(-\infty,-1/5)$	$-1/5$	$(-1/5,0)$	0	$(0,+\infty)$
$f''(x)$	−	0	+	不存在	+
$f(x)$	凸	拐点	凹	非拐点	凹

六、函数曲线的渐近线

定义 2-5 当曲线 C 上的动点沿曲线 C 无限远离原点时,若动点与某一条直线 L 的距离趋于零,则称此直线 L 为曲线 C 的**渐近线**(**asymptote**).设曲线 C 为 $y=f(x)$,则依不同情况,分渐近线为三种:

1. 垂直渐近线

若 $\lim\limits_{x\to x_0^+}f(x)=\infty$ 或 $\lim\limits_{x\to x_0^-}f(x)=\infty$,则直线 $x=x_0$ 是曲线 $f(x)$ 的垂直渐近线(垂直于 x 轴).

2. 水平渐近线

若 $\lim\limits_{x\to+\infty}f(x)=A$ 或 $\lim\limits_{x\to-\infty}f(x)=A$,则直线 $y=A$ 是曲线 $f(x)$ 的水平渐近线(平行于 x 轴).

3. 斜渐近线

若 $\lim\limits_{x\to\infty}\frac{f(x)}{x}=a$ 且 $\lim\limits_{x\to\infty}[f(x)-ax]=b$,则直线 $y=ax+b$ 是曲线 $f(x)$ 的斜渐近线.

例 2-62 求 $f(x)=\arctan 2x-x$ 的渐近线.

解: $a=\lim\limits_{x\to\infty}\frac{\arctan 2x-x}{x}=-1$, $\lim\limits_{x\to\infty}[f(x)-ax]=\lim\limits_{x\to\pm\infty}\arctan 2x=\pm\frac{\pi}{2}$.

于是,函数 $y=f(x)$ 有两条斜渐近线 $y=-x\pm\frac{\pi}{2}$.

七、函数作图

函数由代数形式转化为几何形式,能更直观地展示函数的各种性质.中学阶段,利用描点法来描绘函数图形,难免粗糙,函数的单调性和凹凸性、极值点和拐点等重要特征可能被忽略.借助

于导数,能较准确地描绘出函数的图像,基本步骤为

(1) 求函数 $y=f(x)$ 的定义域,以确定描绘范围;

(2) 判断 $f(x)$ 的奇偶性与周期性;

(3) 求 $f(x)$ 的一阶导数 $f'(x)$ 和二阶导数 $f''(x)$,并在定义域内,求出使 $f'(x)$,$f''(x)$ 为零的点和 $f'(x)$,$f''(x)$ 不存在的点.把这些点由小到大排序,从而把定义域分为若干个区间,然后列表;

(4) 在每个区间上,结合 $f'(x)$ 和 $f''(x)$ 的符号,讨论曲线 $f(x)$ 的升降和凹凸,确定出曲线的弯曲形式以及极值点和拐点;

(5) 确定渐近线,并根据需要补充曲线与坐标轴的交点坐标,以及 $f(x)$ 在拐点处的切线斜率等.最后,根据列表内容绘出函数曲线的图像.

例 2-63 描绘函数 $f(x)=\arctan 2x-x$ 的图像.

解:函数 $f(x)$ 的定义域为 $(-\infty,+\infty)$.$f(x)$ 是奇函数,关于原点对称,故必有 $f(0)=0$.在 $(-\infty,+\infty)$ 上 $f(x)$ 是连续的,故 $f(x)$ 无垂直渐近线.又 $\lim\limits_{x\to\pm\infty} f(x)=\pm\infty$,故 $f(x)$ 无水平渐近线.并且知,函数图像在水平和垂直两个方向上,都延伸至无穷远处.

$$f'(x)=\frac{1-4x^2}{1+4x^2},\quad f''(x)=-\frac{16x}{(1+4x^2)^2}.$$

则关注点为:$x=0,\pm1/2$.将这三个点由小到大排序,从而把整个定义域划分为四个区间,然后列表(见表 2-8):

表 2-8 函数 $f(x)$ 的性态分析

x	$\left(-\infty,-\frac{1}{2}\right)$	$-\frac{1}{2}$	$\left(-\frac{1}{2},0\right)$	0	$\left(0,\frac{1}{2}\right)$	$\frac{1}{2}$	$\left(\frac{1}{2},+\infty\right)$
$f'(x)$	-	0	+	+	+	0	-
$f''(x)$	+	+	+	0	-	-	-
$f(x)$	凹	极小值	凹	拐点	凸	极大值	凸

另外,两条斜渐近线为:$y=-x\pm\pi/2$.

根据这些数据,绘制图 2-12.

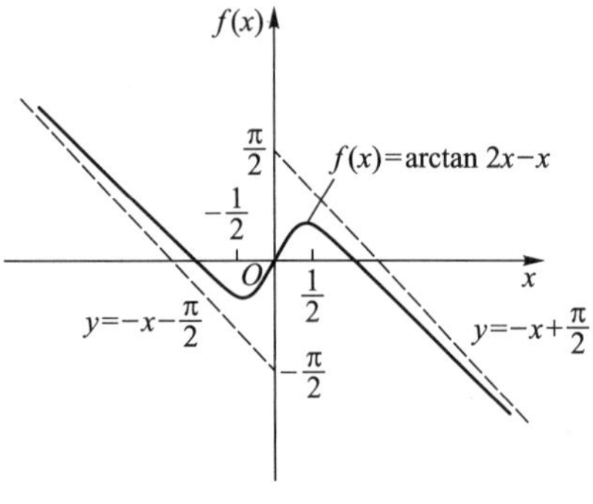

图 2-12

例 2-64 **描绘高斯(Gauss)曲线 $f(x)=e^{-x^2}$.**

解:概率论中,标准正态分布的概率密度函数曲线就是一条高斯曲线.

(1) $f(x)$ 的定义域为 $(-\infty,+\infty)$.$f(x)$ 是偶函数,关于 y 轴对称.

(2) $f'(x)=-2xe^{-x^2}$,令 $f'(x_1)=0$,得 $x_1=0$.

$$f''(x)=2(2x^2-1)e^{-x^2},$$

令 $f''(x_2)=0$,得 $x_2=\pm\frac{\sqrt{2}}{2}$.

由 $f(x)$ 是偶函数,故只列表(表 2-9)讨论 $(0,+\infty)$ 上函数的性态.

表 2-9　函数 $f(x)$ 在 $(0,+\infty)$ 上的性态分析

x	0	$\left(0,\frac{\sqrt{2}}{2}\right)$	$\frac{\sqrt{2}}{2}$	$\left(\frac{\sqrt{2}}{2},+\infty\right)$
$f'(x)$	0	-	-	-
$f''(x)$	-	-	0	+
$f(x)$	极大值	凸	拐点	凹

(3) $\lim\limits_{x\to\infty} f(x)=\lim\limits_{x\to\infty} \mathrm{e}^{-x^2}=0$，$y=0$ 为水平渐近线.

(4) $f(0)=1$，$f\left(\frac{\sqrt{2}}{2}\right)=\mathrm{e}^{-\frac{1}{2}}\approx 0.6$.综合以上信息，便可绘出高斯曲线，见图 2-13.

例 2-65　通过实验室饲养雌性小鼠所获数据，佩奇(Page)得出小鼠的生长函数为

$$W=\frac{36}{1+30\mathrm{e}^{-\frac{2}{3}t}},$$

其中 W 为小鼠的体重，t 为小鼠的生长时间.为了容易看出小鼠的生长发育规律，需绘出函数图像. 显然，根据实际意义，W 的定义域为 $[0,+\infty)$，且

$$\lim_{t\to+\infty} W=\lim_{t\to+\infty}\frac{36}{1+30\mathrm{e}^{-\frac{2}{3}t}}=36,$$

故 $W=36$ 为水平渐近线.关于时间变量 t 求导，有

$$W'=\frac{720\mathrm{e}^{-\frac{2}{3}t}}{\left(1+30\mathrm{e}^{-\frac{2}{3}t}\right)^2} \quad 和 \quad W''=\frac{480\left(30\mathrm{e}^{-\frac{2}{3}t}-1\right)\mathrm{e}^{-\frac{2}{3}t}}{\left(1+30\mathrm{e}^{-\frac{2}{3}t}\right)^3}.$$

显然，$W'(t)>0$.令 $W''(t_1)=0$，解得

$$t_1=\frac{3\ln 30}{2}=5.101\ 8.$$

另外还可计算出

$$W(0)=\frac{36}{31} \quad 和 \quad W(t_1)=W\left(\frac{3\ln 30}{2}\right)=18.$$

根据这些数据，列表(表 2-10)分析并绘出生长曲线(图 2-14).

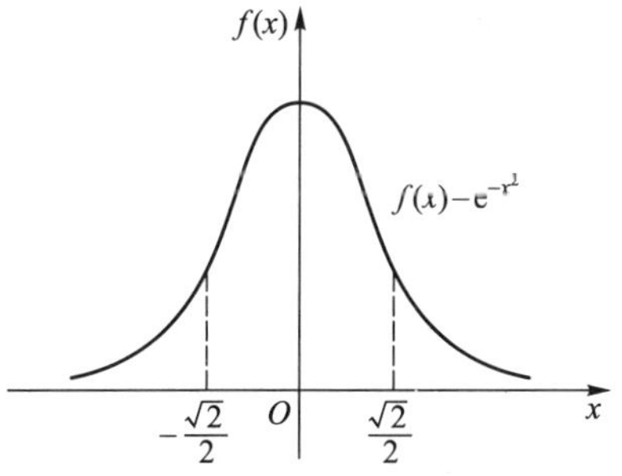

图 2-13

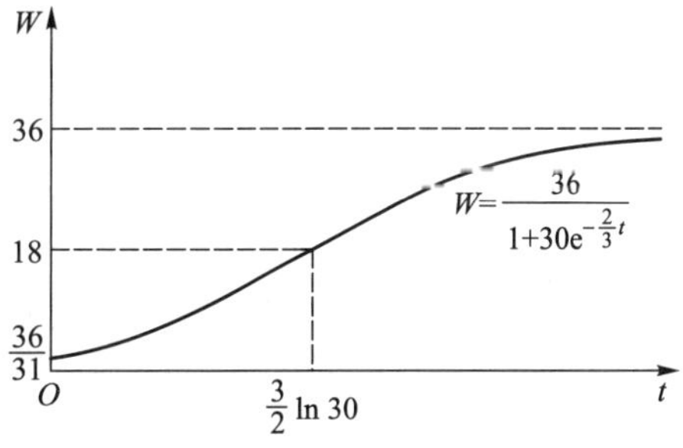

图 2-14

表 2-10 函数 W 的性态分析

t	$\left[0,\frac{3\ln 30}{2}\right)$	$\frac{3\ln 30}{2}$	$\left(\frac{3\ln 30}{2},+\infty\right)$
W'	+	+	+
W''	+	0	−
W	凹	拐点	凸

这条曲线属于**逻辑斯谛**曲线类型.儿童生长发育(身高、体重以及其他许多重要的生理参数)曲线、患肺癌的风险率与吸香烟量对应关系的曲线、投资收益曲线等,也是逻辑斯谛曲线.在第五章第六节中,我们还会进一步接触到逻辑斯谛方程.逻辑斯谛函数在流行病学研究中有广泛的应用.除例 1-3 外,还有

单指数模式 $N(t)=N_0(1+K)^t$,参数 K 在不同阶段取不同值;

双指数模式 $N(t)=N_0(k_1\mathrm{e}^{-\lambda_1 t}-k_2\mathrm{e}^{-\lambda_2 t})$, $k_1,k_2>0,\lambda_2>\lambda_1>0$;

逻辑斯谛模式 $N(t)=\dfrac{B+N_0}{1+k\mathrm{e}^{-r(B+N_0)t}}-N_0=\dfrac{B-kN_0\mathrm{e}^{-r(B+N_0)t}}{1+k\mathrm{e}^{-r(B+N_0)t}}$.

但在刚开始研究时,一般都可能把逻辑斯谛函数作为模拟的首选对象,虽然理论推演与校正后实际采用的模型有很大的差异.可以看出,逻辑斯谛函数的增长速度在拐点处最大, 并且,在拐点前后,函数由快速增长转为慢速增长,然后逐渐逼近其渐近线.所以,当经济学界或医学界的专家们宣称某一事物的发展已临近或越过“拐点”,就是指这样的时刻.

思考与讨论

1. 单调增加(或减少)的函数是否必有 $f'(x)>0$(或 $f'(x)<0$)? 对于连续函数 $f(x)$, $f'(x_0)=0$ 是否为函数 $f(x)$ 在 x_0 处取得极值的充分必要条件?

2. 若 $f(x)$ 单调, $f[\varphi(x)]$ 与 $\varphi(x)$ 有相同极值点吗?

3. 对于区间 $[a,b]$ 上的连续函数 $f(x)$,如果在区间 (a,b) 内只有一个极值,则此极值必为函数 $f(x)$ 在此区间上的最值.为什么?

4. 当函数 $y=f(x)$ 在 x_0 处有拐点时,函数的导数 $f'(x)$ 便在 x_0 处取得极值吗? 为什么?

5. 数列极限可以直接应用洛必达法则吗?

6. 设函数 $f(x)=x+\ln x-2$.已知有 $\lim\limits_{x\to\infty}\dfrac{f(x)}{x}=\lim\limits_{x\to\infty}\dfrac{x+\ln x-2}{x}=1$,函数 $y=f(x)$ 有斜渐近线吗?

习题二

1. 人类眼睛对于光强 S 的可观测反应强度假定为 $R=cS^k$,其中 c,k 皆为参数(parameter).为简便计,取 $c=1$, $k=1/3$.试表示 $S=8$ 到 $S=8+\Delta S$ 之间 R 的平均变化率,并计算当 $\Delta S=0.1$, $\Delta S=0.01$ 时 R 的平均变化率,进而计算 $S=8$ 时 R 关于 S 的变化率.

2. 证明函数 $f(x)=\sqrt[3]{x}$ 处处连续,但在点 $x=0$ 处不可导.

3. 按导数定义计算下列函数在指定点处的导数:

(1) $f(x)=\sin 2x$,在 $x=0$ 点;　(2) $f(x)=1/(1+x)$,在 $x\neq -1$ 处;

(3) $f(u)=\sqrt{1-u}$,在 $u=0$ 点;　(4) $f(u)=2u-u^3$,在 u 点.

4. 设 $f'(x_0)$ 和 $f'(x_0^2)$ 存在,且 $f'(x_0)=a$,计算下列极限:

(1) $\lim\limits_{\Delta x\to 0}\dfrac{f(x_0+3\Delta x)-f(x_0)}{\Delta x}$;　(2) $\lim\limits_{h\to 0}\dfrac{f(x_0+h)-f(x_0-h)}{h}$;

(3) $\lim\limits_{u\to x_0}\dfrac{f(u^2)-f(x_0^2)}{u-x_0}$;　(4) $\lim\limits_{n\to\infty} n\left[f\left(x_0+\dfrac{1}{n}\right)-f(x_0)\right]$.

5. 设 $f'(0)$ 存在,且 $\lim\limits_{x\to 0}[f(x)-f(2x)]/x=3$,求 $f'(0)$.

6. 已知曲线 $y=2x-x^3$.

(1) 求(1,1)点处的切线方程和法线方程;

(2) 设 (x_0,y_0) 点处的切线通过点(0,-2),求 (x_0,y_0) 点及该点处的切线方程和法线方程.

7. 讨论下列函数在分段点处导数的存在性和连续性及 a,b 的值.

(1) $f(x)=\begin{cases} x\arctan\dfrac{1}{|x|}, & x\neq 0;\\ 0, & x=0;\end{cases}$　(2) $f(x)=\begin{cases} ax^2+b, & x\leqslant 1;\\ e^x+a, & x>1.\end{cases}$

8. 若函数 $f(x)$ 在 x_0 点处可导,且 $f(x_0)\neq 0$,试计算极限 $\lim\limits_{n\to\infty}\left[\dfrac{f(x_0+1/n)}{f(x_0)}\right]^n$(提示:把极限式先化为指数型函数,再根据导数定义找等量关系).

9. 设函数 $f(x)$ 在 $x=a$ 处可导且 $f'(a)\neq 0$.求 $\lim\limits_{x\to 0}[f(a+x)/f(a)]^{1/x}$.

10. 一国人口的生育率 $f(t)$ 正比于该人口生育年龄段的女性个体数 $F(t)$,亦正比于这些女性成员对社会和环境的期望水平 $E(t)$.故 $f(t)$ 与两者之积 $F(t)E(t)$ 成正比,即 $f(t)=\lambda F(t)E(t)$,求 f 关于时间 t 的变化率.

11. 设 $M(t)$ 和 $F(t)$ 是某人口育龄段的男性和女性数量,则 $m(t)=M(t)/[M(t)+F(t)]$ 和 $I_s(t)=M(t)/F(t)$ 分别是该年龄段的男性构成比和性指数,求二者的变化率.

12. 求下列函数的导数:

(1) $y=\dfrac{x^3-x+1}{x(x+4)}$;　(2) $y=x^3 3^x\log_3 x$;

(3) $y=\dfrac{x\sin x}{1+\tan x}$;　(4) $y=x\cos x+\dfrac{\sin x}{x}$;

(5) $y=\dfrac{\arccos x-\ln x}{1+x^2}$;　(6) $y=\sqrt{x}\ln x-\dfrac{\arctan x}{x^2}$;

(7) $y=x\tan x-\dfrac{e^x\arcsin x}{\ln x}$;　(8) $y=\dfrac{1-\ln x}{1+\ln x}+\dfrac{\sin x+\cos x}{\sin x-\cos x}$;

(9) $y=(3x^2+1)^5$;　(10) $y=\sin\ln^2 x-\ln\arctan x^2$;

(11) $y=\ln(\cot\pi^x)$;　(12) $y=\dfrac{1}{\sqrt{x}}\sec x(1+e^x)$;

(13) $y=\arctan\sqrt{\dfrac{1}{x}}$;　(14) $y=\dfrac{e^{\sqrt{x}}\cos x^2}{\sqrt{\ln x}}$;

(15) $y=\ln^3(3x)$;　(16) $y=e^{\sin x}\cos^2 x$;

(17) $y=\sqrt{3x^2+1}$;　(18) $y=\sqrt{x+\sqrt{x+\sqrt{x}}}$;

(19) $y=\ln\ln\ln(1-x)$;　(20) $y=\arctan\arctan\dfrac{1}{1+x}$;

(21) $y=\ln\tan\dfrac{x}{2}+\tan\ln(2x)$;　(22) $y=\sqrt[3]{x\sin x\sqrt{e^x\sqrt{1+x^2}}}$;

(23) $y=(3x)^{\sqrt{\sin x}}$；　　(24) $y=\tan e^{-x^2/2}$；

(25) $y=\exp(-e^{x^2})$；　　(26) $y=(x^x)^x+x^{x^x}$；

(27) $y=\left(\dfrac{e^x\cos x}{1+\ln x}\right)^{\frac{e^x\cos x}{1+\ln x}}$；　　(28) $y=\dfrac{1}{2}\ln\dfrac{1+x}{1-x}+\dfrac{1}{4}\sqrt{\dfrac{1+x}{1-x}}-\tan\dfrac{1+x}{1-x}$.

13. 已知函数 $y=f(x)$ 的导数 $f'(x)=-\dfrac{2x+1}{(1+x+x^2)^2}$ 且 $f(-1)=1$，求反函数 $x=\varphi(y)$ 的导数值 $\varphi'(1)$.

14. 求由下列方程确定的隐函数 $y=f(x)$ 的导数：

(1) $e^{x+y}-xy=0$；　　(2) $y=\tan(x+y)$；

(3) $x^3+y^3-9xy=0$；　　(4) $xe^y+ye^x=e^{xy}$.

15. 在研究消化过程中胃蛋白酶浓度的变化规律时测量了不同时刻 x 的胃液导电系数 y.根据所获数据归纳出关系式 $kx=L\ln L-L\ln(L-y)-y$，式中 $k=3.266\ 490$，$L=37.256\ 534$；为方便计，不妨取 $k=3$ 和 $L=36$.证明：y 的变化率满足

$$\frac{dy}{dx}=\frac{k(L-y)}{y}.$$

16. 设 $x=\dfrac{3at}{1+t^3}$，$y=\dfrac{3at^2}{1+t^3}(t\geqslant 0)$，$a>0$ 为常数.计算 $\dfrac{dy}{dx}$.

17. 设 1~6 月婴儿的体重 W 和体表面积 S 随月龄 m 而变的规律为

$$W(m)=3+0.9m \quad 和 \quad S=0.214(1+0.3m)^{0.669\ 3},$$

证明：W 和 S 的相对变化率满足关系 $\dfrac{dS}{dW}=0.669\ 3\ \dfrac{S}{W}$.

18. 假定在生长的一定阶段，某种杆状细菌的半径 r、杆长 l 为

$$r=k(1+e^{-b/t})^{-\alpha/2} \quad 和 \quad l=k(1+e^{-b/t})^{\alpha} \quad (t\ 为时间，t\geqslant t_0>0).$$

(1) 求 r 关于 l 的相对变化率 $\dfrac{dr}{dl}$，其中 $b>0,\alpha>0,k=\sqrt[3]{\dfrac{V_0}{\pi}}$，$V_0>0$ 都是常数；

(2) 求细菌体表面积 $S=2\pi r(r+l)$ 随时间的变化率.

19. 求下列函数的二阶导数：

(1) $y=x\ln x$；　　(2) $y=x^ne^{-x}$；

(3) $y=x^x$；　　(4) $\ln\sqrt{x^2+y^2}=\arctan\dfrac{y}{x}$.

20. 验证函数 $y=e^x\sin x$ 满足关系式 $y''-2y'+2y=0$.

21. 求下列函数的微分：

(1) $y=\dfrac{x}{\sqrt{1+x^2}}$；　　(2) $y=\pi^{\arctan\sqrt{x}}$；

(3) $y=x^32^x$；　　(4) $y=\arctan\dfrac{1-x^2}{1+x^2}$；

(5) $y=\sin(xe^{-x})$ 在 $x=0$ 处；　　(6) $y=\dfrac{x^3-1}{x^3+1}$ 在 $x=0,\Delta x=-0.01$ 时.

22. 在下列括号中填入适当的函数：

(1) $d(\quad)=2xe^{-x^2}dx$；　　(2) $d(\quad)=\sin 2tdt$；

(3) $d(\quad)=\dfrac{dx}{\cos^2 x}$；　　(4) $d(\quad)=\dfrac{dz}{4+z^2}$；

（5）$\mathrm{d}(\quad)=\dfrac{\varphi'(x)}{\varphi(x)}\mathrm{d}x$； （6）$\mathrm{d}(\quad)=4\varphi^3(u)\varphi'(u)\mathrm{d}u$.

23. 见习题一第 3 题，$Q_H=(33-T)\sqrt{1+u}\exp[0.01(33-T)\sqrt{u/(1+u)}]$.

（1）当 Q_H 固定时，T 和 u 互相决定，求 T'_u；

（2）对野外生存的动物，热量散失量 H 与风速 u 有关系 $H=(0.115+0.099u^5)^{-1}$.设某日 $u=15$，$T=-15$，$Q_H\approx 306$.对动物，风速增加 1 m/s，相当于气温 T 降低多少？

24. 在下列函数中，哪一个在闭区间$[-1,1]$上满足罗尔定理的条件？

（1）$y=\dfrac{1}{x}$； （2）$y=|x|$； （3）$y=1-x^2$； （4）$y=x-1$.

25. 试由拉格朗日定理证明下列不等式：

（1）$|\sin a-\sin b|\leqslant|a-b|$； （2）$\left|\sqrt{1+a^2}-\sqrt{1+b^2}\right|\leqslant|a-b|$；

（3）函数 $f(x)$ 可导，且 $f(0)=0$，$|f'(x)|<1$，则当 $x\neq 0$ 时，$|f(x)|<|x|$.

26. 设 $a\geqslant 1$.证明：$\sqrt{a+1}-\sqrt{a}<\sqrt{a}-\sqrt{a-1}$.

27. 利用洛必达法则求下列函数极限：

（1）$\lim\limits_{x\to 0}\dfrac{\mathrm{e}^{2x}-1}{\sin x}$； （2）$\lim\limits_{u\to 3}\dfrac{u^3-27}{\sqrt{u}-\sqrt{3}}$；

（3）$\lim\limits_{y\to+\infty}\dfrac{\mathrm{e}^y}{y^2+\ln y}$； （4）$\lim\limits_{u\to 0}\dfrac{\mathrm{e}^u+\sin u-2u-1}{u\ln(1+u)}$；

（5）$\lim\limits_{x\to 0}(x+\mathrm{e}^x)^{\frac{1}{x}}$； （6）$\lim\limits_{\theta\to 0}\left(\dfrac{1}{\theta}-\dfrac{1}{\sin\theta}\right)$；

（7）$\lim\limits_{\delta\to 1}(2-\delta)^{1/\ln\delta}$； （8）$\lim\limits_{h\to 1^-}\ln h\cdot\ln(1-h)$；

（9）$\lim\limits_{x\to\frac{\pi}{2}}(\tan x)^{2\cos x}$； （10）$\lim\limits_{u\to 1^+}(\ln u)^{\tan(u-1)}$；

（11）$\lim\limits_{x\to 0^+}x^{\frac{1}{\ln(\mathrm{e}^x-1)}}$； （12）$\lim\limits_{R\to+\infty}R^{\frac{1}{\ln(\mathrm{e}^R-1)}}$.

28. 设函数 $f(x)$ 存在二阶导数，且 $f(0)=0$，$f'(0)=1$，$f''(0)=2$.试求极限$\lim\limits_{x\to 0}[f(x)-x]/x^2$.

29. 已知 $x_0=1.146\ 193\ 221$ 使函数 $f(x)=\mathrm{e}^x-x-2$ 为 0.证明 $f(x)$ 只有这一个正根.

30. 求参数 a,b,c,d 之值，使曲线 $y=f(x)$ 满足要求的条件：

（1）$f(x)=a\sin x+(\sin 3x)/3$，在 $x=\pi/3$ 处取得极值；

（2）$f(x)=a\ln x+bx^2+x$，在 $x=1$ 和 $x=2$ 处有极值；

（3）点$(1,\ln 2)$是曲线 $y=\ln(a+bx^2)$ 的拐点；

（4）点$(1,3)$是曲线 $y=ax^3+bx^2$ 的拐点；

（5）$y=ax^3+bx^2+cx+d$ 在点$(1,2)$处有水平切线，且原点为其拐点.

31. 求下列函数的单调区间、凹凸区间、极值点、拐点和渐近线，并绘图.

（1）$f(x)=2x^2-\ln x$； （2）$f(x)=1-(x-2)^{2/3}$；

（3）$y=\dfrac{x}{\ln x}$； （4）$y=x\left(\dfrac{1}{2}\right)^{|x|}$；

（5）$y=\dfrac{4(x+1)}{x^2}-2$； （6）$y=\mathrm{e}^{-2x}-\mathrm{e}^{-3x}$；

（7）$y=x-2\arctan x$； （8）$y=\dfrac{(x+1)^3}{(x-1)^2}$.

32. 植物叶片面积 $A(t)$ 的变化率符合逻辑斯谛函数，叶片光合作用的强度 $P(t)$ 则是双指数型函数：

$$A(t)=\frac{200}{1+e^{-5(t-15)}},\quad \frac{P(t)}{100}=e^{-0.011t}-e^{-0.206t}.$$

验证:当 $A(t)$ 的变化率达到最大值时,$P(t)$ 也达到最大值.

33. 身长为 L 的赛马以速度 v 疾驰时,记 $J=F/s$,其中 F 是四蹄腾空时的跃行距离,s 是足踏实地助推时的移动距离,则跑过一定距离所耗能量为 P,

$$P=L^2[AJL^2/v+Bv^3/(1+J)]\ (A,B\text{ 皆为正的常数}).$$

证明:(1) 速度 v 固定时,最佳步幅比 J_0 符合 $(1+J_0)=\sqrt{B/A}\cdot v^2/L$;

(2) 步幅比 J 固定时,最佳速度 v_0 符合 $3v_0^4=AJL^2(1+J)/B$;

(3) 能耗 P 固定时,求 v 关于 J 的变化率.

34. 已知任意一点处的光照强度 I 正比于光源强度 I_0,反比于该点到光源距离 x 的平方.现有两处光源相距 100 米,光强分别为 8 个亮度单位和 1 个亮度单位.求光源之间一点,在该处总亮度最小(提示:光照强度是可以叠加的).

35. 假定生物体在发育阶段,吸收营养物质的速率 $R=M'(t)=kS/V^{2/3}$,S 为体表面积,V 为体积,$k>0$ 是比例常数.若 V 和 S 随时间 t 变化的规律为

$$V=\frac{t}{1+t}\quad \text{和}\quad S=\frac{t}{1+t}\left(1-\ln\frac{t}{1+t}\right),$$

则 $R=k\sqrt[3]{V}(1-\ln V)$.当 S/V 等于多少时,R 达到最大值?

36. 在代谢过程中,某种杆状细菌(当成圆柱体)吸收并在体内扩散某种物质的速率 M 正比于表面积 S 和体积 V 的比值:$M=aS/V$.假定在生长的一定阶段(例如临近分裂期),体积 V 保持不变,但其半径 r 和柱长 l 则在变化之中.问 r 与 l 成何比例时,M 最小?

37. 如果例 2-59 中血压 P 与夹角 θ 的关系修改为:P 正比于 l 与 θ(或 e^{θ})之积,求最佳角度 θ_0.

38. 树枝上树叶能覆盖的面积 A 决定获得阳光的多少.设树枝同主干的夹角为 θ,则有 $A=A(\theta)=k\theta\cos\theta$.证明:存在一个最佳角度使面积 A 最大.

39. 对量 A 进行 n 次测量,分别得测量值 $x_1,x_2,\cdots,x_n$,取数 x 为 A 的近似值,记 $Q(x)$ 为此近似值 x 与诸测量值 x_i 之差的平方和,求 x 之值使 $Q(x)$ 最小.

第三章 一元函数积分学

积分学是微积分学的重要组成部分.一元函数积分学包括不定积分和定积分(含定积分的推广:反常积分).这两种积分的实际含义虽然各不相同,但它们之间有着十分密切的联系.本章给出这两种积分的基础理论,并介绍定积分在几何、医学上的应用.

第一节 不定积分

已知函数 $f(x)$,求导数 $f'(x)$ 或微分 $\mathrm{d}f(x)=f'(x)\mathrm{d}x$,这是微分学的基本问题,称为微分法;而其反问题:已知函数 $F(x)$ 的导数 $F'(x)=f(x)$ 或微分 $\mathrm{d}F(x)=f(x)\mathrm{d}x$,求 $F(x)$,这是积分学的基本问题之一,称为不定积分法,简称为积分法.由此看出,积分运算是微分运算的逆运算.

一、原函数与不定积分的概念

1. 基本概念

引例 已知某一物体做自由落体运动,t 时刻的瞬时速度 $v=f(t)=gt$,物体的初始位移 s_0,求物体下落的位移 s 与时间 t 的函数关系.

解:设位移 s 与时间 t 的函数关系为 $s=F(t)$.$s'=F'(t)=f(t)=gt$,显然 $s=F(t)=\dfrac{1}{2}gt^2+c$.由 $s|_{t=0}=s_0$,则 $c=s_0$,故所求的位移函数 $s=\dfrac{1}{2}gt^2+s_0$.

抛开引例中的物理意义,抽象出一般的数学问题:已知函数 $f(x)$ 为 $F(x)$ 的导数,求$F(x)$.

定义 3-1 设函数 $f(x)$ 在区间 I 上有定义,若在区间 I 上存在可导函数 $F(x)$,使

$$F'(x)=f(x) \quad 或 \quad \mathrm{d}F(x)=f(x)\mathrm{d}x \quad (x\in I),$$

则称 $F(x)$ 为 $f(x)$ 在区间 I 上的一个**原函数**(**primitive function**).

$\left(\dfrac{1}{2}gt^2\right)'=gt$,一般地,$\left(\dfrac{1}{2}gt^2+c\right)'=gt$,则函数$\dfrac{1}{2}gt^2$ 和$\dfrac{1}{2}gt^2+c$ 均为函数 gt 的原函数.推广到一般情况,若函数 $F(x)$ 为函数 $f(x)$ 的原函数,即 $F'(x)=f(x)$,显然也有

$$(F(x)+c)'=f(x) \quad (c\ 为任意常数),$$

$F(x)+c$ 也是 $f(x)$ 的原函数.由此可见,$f(x)$ 若存在原函数,则有无穷多个原函数.

设函数 $G(x)$ 是 $f(x)$ 在区间 I 上的任意原函数,即 $G'(x)=f(x)$,则

$$(G(x)-F(x))'=G'(x)-F'(x)=f(x)-f(x)=0.$$

由第二章的拉格朗日中值定理的推论可知 $G(x)=F(x)+c$.因此,$f(x)$ 的所有原函数均可由 $F(x)+c$来表示,即 $F(x)+c$ 包含了 $f(x)$ 的所有原函数,称 $F(x)+c$ 为 $f(x)$ 的原函数全体,亦称为 $f(x)$ 的原函数族.

综上所述，若 $f(x)$ 存在原函数 $F(x)$，则 $f(x)$ 有无穷多个原函数 $F(x)+c$（c 为任意常数），且 $F(x)+c$ 包含了 $f(x)$ 所有的原函数.这里应该指出的是，不是所有的函数都存在原函数.可以证明，连续函数一定存在原函数.本节只限于求连续函数的原函数，对于有间断点的函数，只限于在连续区间上讨论.

释疑解难 3-1

定义 3-2 函数 $F(x)$ 为 $f(x)$ 在区间 I 上的一个原函数，则 $f(x)$ 的原函数的全体 $F(x)+c$，称为 $f(x)$ 在区间 I 上的**不定积分**（**indefinite integral**），记作 $\int f(x)\mathrm{d}x$，即

$$\int f(x)\mathrm{d}x = F(x) + c, \tag{3-1}$$

其中 $\int$ 称为**积分号**（**integral sign**），$f(x)$ 称为**被积函数**（**integrand**），$f(x)\mathrm{d}x$ 称为**被积表达式**（**integrand expression**），x 称为**积分变量**（**integral variable**），c 称为**积分常数**（**integral constant**）.

由定义可知，求 $f(x)$ 的不定积分，只需求 $f(x)$ 的一个原函数 $F(x)$ 再加上任意常数 c 即可.例如，$\frac{1}{2}gt^2$ 为 gt 的一个原函数，则 gt 的不定积分为 $\frac{1}{2}gt^2+c$，即 $\int gt\mathrm{d}t = \frac{1}{2}gt^2 + c$. 需要特别注意的是，积分常数 c 不能随意地丢掉.$F(x)$ 表示的只是 $f(x)$ 的一个原函数，$F(x)+c$ 才是 $f(x)$ 的不定积分.

例 3-1 求 $\int \cos x\mathrm{d}x$.

解：因为 $(\sin x)'=\cos x$，所以 $\sin x$ 为 $\cos x$ 的一个原函数，于是

$$\int \cos x\mathrm{d}x = \sin x + c.$$

例 3-2 求 $\int \frac{1}{x}\mathrm{d}x$.

解：因为 $x>0$ 时，$(\ln x)'=\frac{1}{x}$，所以 $\ln x$ 为 $\frac{1}{x}$ 在区间 $(0,+\infty)$ 内的一个原函数；又因为 $x<0$ 时，$[\ln(-x)]'=\frac{1}{-x}(-1)=\frac{1}{x}$，所以 $\ln(-x)$ 为 $\frac{1}{x}$ 在区间 $(-\infty,0)$ 内的一个原函数.

综上，$\ln|x|$ 为 $\frac{1}{x}$ 在其定义域 $(-\infty,0)\cup(0,+\infty)$ 内的一个原函数，于是

$$\int \frac{1}{x}\mathrm{d}x = \ln|x| + c.$$

2. 几何意义

函数 $f(x)$ 的一个原函数 $F(x)$，在几何上表示的是一条曲线，称为**积分曲线**（**integral curve**），其曲线方程为 $y=F(x)$.$f(x)$ 的不定积分 $\int f(x)\mathrm{d}x = F(x) + c$，且 $(F(x) + c)' = f(x)$. 因此，$f(x)$ 的不定积分在几何上表示的是积分曲线 $y=F(x)$ 上、下平移所得到的一簇曲线，称为**积分曲线族**（**family of integral curves**），其方程为 $y=F(x)+c$.积分曲线族上，横坐标相同点处的切线具有相同的斜率 $f(x)$，即这些切线互相平行（见图 3-1）.

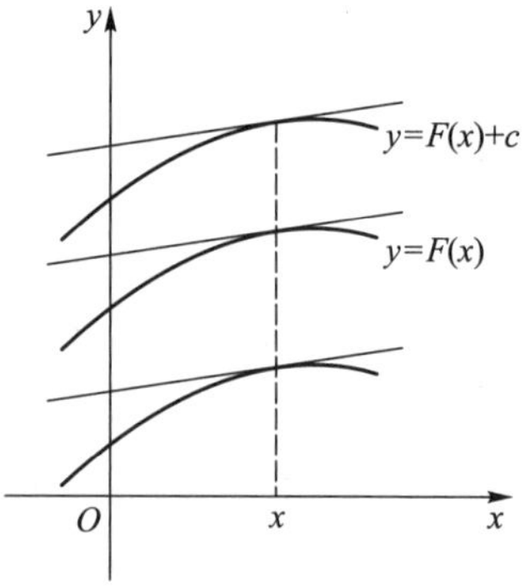

图 3-1

二、不定积分的性质

由不定积分的定义和导数的运算法则，可直接推得不定积分的性质.假设以下性质中，所涉及的导数、不定积分都是存在的.

性质 1　不定积分的导数等于被积函数，不定积分的微分等于被积表达式，即

$$\left(\int f(x)\mathrm{d}x\right)'=f(x),\quad \mathrm{d}\int f(x)\mathrm{d}x=f(x)\mathrm{d}x. \tag{3-2}$$

性质 2　函数的导数或微分的不定积分等于该函数加上一个任意常数，即

$$\int f'(x)\mathrm{d}x=f(x)+c \quad 或 \quad \int \mathrm{d}f(x)=f(x)+c. \tag{3-3}$$

上面两个性质为不定积分的分析性质.它表明微分运算与积分运算是互逆的.若不计常数的话，无论先微分后积分运算，还是先积分后微分运算，这两种运算都正好抵消.

释疑解难 3-2

性质 3　非零的常数因子可以由积分号内提出来，即

$$\int kf(x)\mathrm{d}x=k\int f(x)\mathrm{d}x \quad (k\neq 0). \tag{3-4}$$

性质 4　两个(或有限个)函数的代数和的不定积分等于每个函数不定积分的代数和，即

$$\int[f(x)\pm g(x)]\mathrm{d}x=\int f(x)\mathrm{d}x\pm\int g(x)\mathrm{d}x. \tag{3-5}$$

上面两个性质为不定积分的运算性质，亦称为不定积分的运算法则.

三、基本积分公式

由不定积分的定义和基本初等函数的导数公式，可直接得到基本积分公式，汇总如下：

(1) $\int 0\mathrm{d}x=c$；　(2) $\int x^{\alpha}\mathrm{d}x=\frac{1}{\alpha+1}x^{\alpha+1}+c \quad (\alpha\neq -1)$；

(3) $\int \frac{1}{x}\mathrm{d}x=\ln|x|+c$；　(4) $\int a^{x}\mathrm{d}x=\frac{1}{\ln a}a^{x}+c$；

知识拓展 3-1

(5) $\int \mathrm{e}^{x}\mathrm{d}x=\mathrm{e}^{x}+c$；　(6) $\int \sin x\mathrm{d}x=-\cos x+c$；

(7) $\int \cos x\mathrm{d}x=\sin x+c$；　(8) $\int \sec^2 x\mathrm{d}x=\tan x+c$；

(9) $\int \csc^2 x\mathrm{d}x=-\cot x+c$；　(10) $\int \sec x\tan x\mathrm{d}x=\sec x+c$；

(11) $\int \csc x\cot x\mathrm{d}x=-\csc x+c$；　(12) $\int \frac{1}{1+x^2}\mathrm{d}x=\arctan x+c=-\operatorname{arccot} x+c$；

(13) $\int \frac{1}{\sqrt{1-x^2}}\mathrm{d}x=\arcsin x+c=-\arccos x+c$.

以上 13 个基本积分公式是计算不定积分的基础，必须熟练、准确地掌握.在公式(2)中，特别当 $\alpha=0$ 时，$\int 1\mathrm{d}x=\int \mathrm{d}x=x+c$；$\alpha=-\frac{1}{2}$ 时，$\int \frac{1}{\sqrt{x}}\mathrm{d}x=2\sqrt{x}+c$，这两个特例在今后的运算中经常用到，一并牢记.

利用基本积分公式和不定积分的性质，通过对被积函数作代数恒等变换或三角恒等变换，求一些简单函数的不定积分，这种计算不定积分的方法，称为**直接积分法**(**immediate integration**).

例 3-3 求 $\int(1-\sqrt{x})^2\mathrm{d}x$.

解：$\int(1-\sqrt{x})^2\mathrm{d}x=\int(1-2\sqrt{x}+x)\mathrm{d}x=\int\mathrm{d}x-2\int\sqrt{x}\,\mathrm{d}x+\int x\mathrm{d}x$

$$=x-\frac{4}{3}x^{\frac{3}{2}}+\frac{1}{2}x^2+c.$$

例 3-4 求 $\int 3^x\mathrm{e}^x\mathrm{d}x$.

解：$\int 3^x\mathrm{e}^x\mathrm{d}x=\int(3\mathrm{e})^x\mathrm{d}x=\dfrac{(3\mathrm{e})^x}{\ln(3\mathrm{e})}+c=\dfrac{3^x\mathrm{e}^x}{1+\ln 3}+c.$

例 3-5 求 $\int\dfrac{x^3+x^2+x+3}{x^2+1}\mathrm{d}x$.

解：$\int\dfrac{x^3+x^2+x+3}{x^2+1}\mathrm{d}x=\int\dfrac{x(x^2+1)+(x^2+1)+2}{x^2+1}\mathrm{d}x=\int\left(x+1+\dfrac{2}{1+x^2}\right)\mathrm{d}x$

$$=\int x\mathrm{d}x+\int\mathrm{d}x+2\int\frac{1}{1+x^2}\mathrm{d}x=\frac{1}{2}x^2+x+2\arctan x+c.$$

例 3-6 求 $\int\dfrac{1}{x^2(1+x^2)}\mathrm{d}x$.

解：$\int\dfrac{1}{x^2(1+x^2)}\mathrm{d}x=\int\dfrac{(1+x^2)-x^2}{x^2(1+x^2)}\mathrm{d}x=\int\left(\dfrac{1}{x^2}-\dfrac{1}{1+x^2}\right)\mathrm{d}x$

$$=\int\frac{1}{x^2}\mathrm{d}x-\int\frac{1}{1+x^2}\mathrm{d}x=-\frac{1}{x}-\arctan x+c.$$

例 3-7 求 $\int\cos^2\dfrac{x}{2}\mathrm{d}x$.

解：$\int\cos^2\dfrac{x}{2}\mathrm{d}x=\dfrac{1}{2}\int(1+\cos x)\mathrm{d}x=\dfrac{1}{2}\left(\int\mathrm{d}x+\int\cos x\mathrm{d}x\right)=\dfrac{1}{2}(x+\sin x)+c.$

例 3-8 求 $\int\dfrac{1}{\sin^2x\cos^2x}\mathrm{d}x$.

解：$\int\dfrac{1}{\sin^2x\cos^2x}\mathrm{d}x=\int\dfrac{\sin^2x+\cos^2x}{\sin^2x\cos^2x}\mathrm{d}x=\int\left(\dfrac{1}{\cos^2x}+\dfrac{1}{\sin^2x}\right)\mathrm{d}x$

$$=\tan x-\cot x+c.$$

例 3-9 求 $\int\cot^2x\mathrm{d}x$.

解：$\int\cot^2x\mathrm{d}x=\int(\csc^2x-1)\mathrm{d}x=\int\csc^2x\mathrm{d}x-\int\mathrm{d}x=-\cot x-x+c.$

利用直接积分法可以求一些简单函数的积分，结果正确与否，可用性质 1 来验证.但复杂一些的函数，如 $\int\cos 2x\mathrm{d}x$，$\int x\mathrm{e}^x\mathrm{d}x$ 等，就无法利用直接积分法计算.因此有待于对不定积分的计算方法做进一步的研究.

四、换元积分法

换元积分法(integration by substitution)简称换元法.它是不定积分的基本计算方法之一.它的基本思想是通过适当的变量替换,将所求的不定积分化成能用直接积分法求得的不定积分.求得不定积分后,需将变量再替换回来,这一点一定要切记.这种积分方法,其理论依据是复合函数的微分法则.也可以说,换元法是复合函数微分法则“倒过来”在积分上的应用.换元法根据变换过程的不同,分为两类.

1. 第一类换元积分法(凑(微)分法)

引例 求 $\int\cos 2x\mathrm{d}x$.

解:此积分不能直接用公式 $\int\cos x\mathrm{d}x=\sin x+c$ 求得,应将其做适当的处理.

$$\int\cos 2x\mathrm{d}x=\frac{1}{2}\int\cos 2x\cdot 2\mathrm{d}x=\frac{1}{2}\int\cos 2x\cdot(2x)'\mathrm{d}x=\frac{1}{2}\int\cos 2x\mathrm{d}2x.$$

若将 $2x$ 看成一个变量,利用复合函数设置中间变量,设 $u=2x$,则

$$\int\cos 2x\mathrm{d}x=\frac{1}{2}\int\cos u\mathrm{d}u=\frac{1}{2}\sin u+c=\frac{1}{2}\sin 2x+c.$$

从引例的计算过程中看出,欲求积分 $\int g(x)\mathrm{d}x$,需将其“凑”成如下的形式

$$\int f(\varphi(x))\varphi'(x)\mathrm{d}x=\int f(\varphi(x))\mathrm{d}\varphi(x)=\int f(u)\mathrm{d}u,$$

而积分 $\int f(u)\mathrm{d}u$ 可由直接积分法求得,即

$$\int f(u)\mathrm{d}u=F(u)+c.$$

变量替换 $u=\varphi(x)$ 简称“换元”.换元后有

$$\int g(x)\mathrm{d}x=\int f(\varphi(x))\mathrm{d}\varphi(x)=\int f(u)\mathrm{d}u=F(u)+c,$$

再将 u 换回为 $\varphi(x)$,简称“还原”,最后求得

$$\int g(x)\mathrm{d}x=F(\varphi(x))+c.$$

其过程可表示为

$$\int g(x)\mathrm{d}x\xlongequal{\text{凑成}}\int f(\varphi(x))\varphi'(x)\mathrm{d}x\xlongequal{\text{设 }u=\varphi(x)}\int f(u)\mathrm{d}u=F(u)+c\xlongequal{\text{还原}}F(\varphi(x))+c.$$

利用这种变换求不定积分的方法称为第一类换元积分法.

定理 3 1 设 $f(u)$ 具有原函数 $F(u)$,而 $u=\varphi(x)$ 可导,且 $f(\varphi(x))$ 有定义,则

$$\int f(\varphi(x))\varphi'(x)\mathrm{d}x=\int f(u)\mathrm{d}u\bigg|_{u=\varphi(x)}=F(u)\bigg|_{u=\varphi(x)}+c=F(\varphi(x))+c. \tag{3-6}$$

证:因为 $F(u)$ 为 $f(u)$ 的原函数,则 $F'(u)=f(u)$,由复合函数的求导法则,有

$$\frac{\mathrm{d}}{\mathrm{d}x}F(\varphi(x))=\frac{\mathrm{d}F}{\mathrm{d}u}\cdot\frac{\mathrm{d}u}{\mathrm{d}x}=F'(u)\varphi'(x)=f(u)\varphi'(x)=f(\varphi(x))\varphi'(x).$$

故 $F(\varphi(x))$ 为 $f(\varphi(x))\varphi'(x)$ 的原函数.所以(3-6)式成立.

例 3-10 求 $\int \frac{1}{\sqrt{2x+1}}\mathrm{d}x$.

解: $\int \frac{1}{\sqrt{2x+1}}\mathrm{d}x=\int \frac{1}{2\sqrt{2x+1}}\cdot 2\mathrm{d}x=\frac{1}{2}\int \frac{1}{\sqrt{2x+1}}\cdot(2x+1)'\mathrm{d}x$

$$=\frac{1}{2}\int \frac{1}{\sqrt{2x+1}}\mathrm{d}(2x+1).$$

设 $u=2x+1$,则有

$$\int \frac{1}{\sqrt{2x+1}}\mathrm{d}x=\frac{1}{2}\int \frac{1}{\sqrt{u}}\mathrm{d}u=\frac{1}{2}\cdot 2\sqrt{u}+c=\sqrt{u}+c=\sqrt{2x+1}+c.$$

例 3-11 求 $\int \frac{1}{\sqrt{x}(1+x)}\mathrm{d}x$.

解: $\int \frac{1}{\sqrt{x}(1+x)}\mathrm{d}x=2\int \frac{1}{1+(\sqrt{x})^2}\cdot\frac{1}{2\sqrt{x}}\mathrm{d}x=2\int \frac{1}{1+(\sqrt{x})^2}\cdot(\sqrt{x})'\mathrm{d}x$

$$=2\int \frac{1}{1+(\sqrt{x})^2}\mathrm{d}(\sqrt{x}).$$

设 $u=\sqrt{x}$,则有

$$\int \frac{1}{\sqrt{x}(1+x)}\mathrm{d}x=2\int \frac{1}{1+u^2}\mathrm{d}u=2\arctan u+c=2\arctan\sqrt{x}+c.$$

上面两例积分,用的是第一类换元积分法.这类积分法的关键是通过引入新的变量 $u=\varphi(x)$,使被积函数中出现 $\varphi'(x)$,可将其被积表达式中 $\varphi'(x)\mathrm{d}x$ 凑成函数 $\varphi(x)$ 的微分形式,即 $\varphi'(x)\mathrm{d}x=\mathrm{d}\varphi(x)=\mathrm{d}u$,然后通过积分 $\int f(u)\mathrm{d}u$ 求出积分 $\int g(x)\mathrm{d}x=\int f(\varphi(x))\varphi'(x)\mathrm{d}x$. 因此,第一类换元积分法,又常常被称为凑(微)分法.

在计算比较熟练后,中间变量不必写出来,默记于心中即可.

例 3-12 求 $\int \frac{\ln x}{x}\mathrm{d}x$.

解: $\int \frac{\ln x}{x}\mathrm{d}x=\int \ln x\cdot\frac{1}{x}\mathrm{d}x=\int \ln x\cdot(\ln x)'\mathrm{d}x=\int \ln x\mathrm{d}(\ln x)=\frac{1}{2}(\ln x)^2+c.$

例 3-13 求 $\int \frac{1}{a^2+x^2}\mathrm{d}x\quad(a>0)$.

解: $\int \frac{1}{a^2+x^2}\mathrm{d}x=\frac{1}{a}\int \frac{1}{1+\left(\frac{x}{a}\right)^2}\left(\frac{x}{a}\right)'\mathrm{d}x=\frac{1}{a}\int \frac{1}{1+\left(\frac{x}{a}\right)^2}\mathrm{d}\left(\frac{x}{a}\right)=\frac{1}{a}\arctan\frac{x}{a}+c.$

例 3-14 求 $\int \frac{1}{a^2-x^2}\mathrm{d}x\quad(a>0)$.

解: $\int \frac{1}{a^2-x^2}\mathrm{d}x=\int \frac{1}{(a-x)(a+x)}\mathrm{d}x=\frac{1}{2a}\int\left(\frac{1}{a+x}+\frac{1}{a-x}\right)\mathrm{d}x$

$$=\frac{1}{2a}\left[\int\frac{1}{a+x}\mathrm{d}(a+x)-\int\frac{1}{a-x}\mathrm{d}(a-x)\right]$$

$$=\frac{1}{2a}(\ln|a+x|-\ln|a-x|)+c=\frac{1}{2a}\ln\left|\frac{a+x}{a-x}\right|+c.$$

例 3-15　求 $\int\frac{1}{\sqrt{a^2-x^2}}\mathrm{d}x\quad(a>0)$.

解: $\int\frac{1}{\sqrt{a^2-x^2}}\mathrm{d}x=\int\frac{1}{\sqrt{1-\left(\frac{x}{a}\right)^2}}\cdot\left(\frac{x}{a}\right)'\mathrm{d}x=\int\frac{1}{\sqrt{1-\left(\frac{x}{a}\right)^2}}\mathrm{d}\left(\frac{x}{a}\right)=\arcsin\frac{x}{a}+c.$

例 3-16　求 $\int\cot x\mathrm{d}x$.

解: $\int\cot x\mathrm{d}x=\int\frac{\cos x}{\sin x}\mathrm{d}x=\int\frac{1}{\sin x}(\sin x)'\mathrm{d}x=\int\frac{1}{\sin x}\mathrm{d}(\sin x)=\ln|\sin x|+c.$

同理可得　$\int\tan x\,\mathrm{d}x=-\ln|\cos x|+c.$

例 3-17　求 $\int\sec x\mathrm{d}x$.

解: $\int\sec x\mathrm{d}x=\int\frac{1}{\cos x}\mathrm{d}x=\int\frac{1}{\cos^2x}\cos x\mathrm{d}x=\int\frac{1}{1-\sin^2x}\mathrm{d}(\sin x).$

由例 3-14 的结果可得

$$\int\sec x\mathrm{d}x=\frac{1}{2}\ln\frac{1+\sin x}{1-\sin x}+c.$$

因为

$$\ln\frac{1+\sin x}{1-\sin x}=\ln\frac{(1+\sin x)^2}{1-\sin^2x}=\ln\left(\frac{1+\sin x}{\cos x}\right)^2=2\ln|\sec x+\tan x|,$$

所以

$$\int\sec x\mathrm{d}x=\ln|\sec x+\tan x|+c.$$

同理可得

$$\int\csc x\mathrm{d}x=\ln|\csc x-\cot x|+c.$$

例 3-13 至例 3-17 的结果,可以作为不定积分的公式,尤其例 3-17 的两个结果,以后经常用到,需与基本积分公式一样熟记.

例 3-18　求 $\int\sin^2x\mathrm{d}x$.

解: $\int\sin^2x\mathrm{d}x=\int\frac{1-\cos 2x}{2}\mathrm{d}x=\frac{1}{2}\left[\int\mathrm{d}x-\frac{1}{2}\int\cos 2x\mathrm{d}(2x)\right]=\frac{x}{2}-\frac{\sin 2x}{4}+c.$

例 3-19　求 $\int\cos^3x\mathrm{d}x$.

解: $\int\cos^3x\mathrm{d}x=\int\cos^2x\cos x\mathrm{d}x=\int(1-\sin^2x)\mathrm{d}(\sin x)=\sin x-\frac{1}{3}\sin^3x+c.$

例 3-20　求 $\int\sin^2x\cos^3x\mathrm{d}x$.

解：$\int \sin^2 x\cos^3 x\mathrm{d}x = \int \sin^2 x\cos^2 x\cos x\mathrm{d}x = \int \sin^2 x(1-\sin^2 x)\mathrm{d}(\sin x)$

$$= \int (\sin^2 x - \sin^4 x)\mathrm{d}(\sin x) = \frac{1}{3}\sin^3 x - \frac{1}{5}\sin^5 x + c.$$

例 3-21 求 $\int \sin 3x\cos 2x\mathrm{d}x$.

解：由积化和差公式 $\sin\alpha\cos\beta = \frac{1}{2}[\sin(\alpha+\beta)+\sin(\alpha-\beta)]$

得 $$\sin 3x\cos 2x = \frac{1}{2}(\sin 5x+\sin x),$$

于是 $$\int \sin 3x\cos 2x\mathrm{d}x = \frac{1}{2}\left(\int \sin 5x\mathrm{d}x + \int \sin x\mathrm{d}x\right)$$

$$= \frac{1}{10}\int \sin 5x\mathrm{d}(5x) + \frac{1}{2}\int \sin x\mathrm{d}x = -\frac{1}{10}\cos 5x - \frac{1}{2}\cos x + c.$$

例 3-22 求 $\int \sin x\cos x\mathrm{d}x$.

解法 1：$\int \sin x\cos x\mathrm{d}x = \int \sin x\mathrm{d}(\sin x) = \frac{1}{2}\sin^2 x + c$；

解法 2：$\int \sin x\cos x\mathrm{d}x = -\int \cos x\mathrm{d}(\cos x) = -\frac{1}{2}\cos^2 x + c$；

解法 3：$\int \sin x\cos x\mathrm{d}x = \frac{1}{2}\int \sin 2x\,\mathrm{d}x = \frac{1}{4}\int \sin 2x\,\mathrm{d}(2x) = -\frac{1}{4}\cos 2x + c$.

由此例看出，不定积分可以有几种不同的解法，其结果的形式也可以不同.但这些结果也只是相差一个常数，其实质都是被积函数的某一个原函数加上任意常数.

例 3-18 至例 3-22 的被积函数中含有三角函数.在计算这种积分时，经常用到一些三角恒等变换，需熟记这些恒等式.

例 3-23 放射性碘 I^{131} 被广泛用来研究甲状腺的机能.现将含量 15 mg 的碘 I^{131} 静脉推注于患者的血液中.血液中碘 I^{131} 的含量 $N(t)$ 的瞬时变化率为 $\frac{\mathrm{d}N}{\mathrm{d}t} = -1.299\mathrm{e}^{-0.0866t}$，求碘 I^{131} 的含量 N 与时间 t 的函数关系.

解：已知 $N'(t) = \frac{\mathrm{d}N}{\mathrm{d}t} = -1.299\mathrm{e}^{-0.0866t}$，且满足 $N|_{t=0} = 15$.显然

$$N(t) = \int N'(t)\mathrm{d}t = \int (-1.299\mathrm{e}^{-0.0866t})\mathrm{d}t$$

$$= \frac{1.299}{0.0866}\int \mathrm{e}^{-0.0866t}\mathrm{d}(-0.0866t) = 15\mathrm{e}^{-0.0866t} + c.$$

将 $N|_{t=0} = 15$ 代入 $N(t) = 15\mathrm{e}^{-0.0866t} + c$ 中，得 $c = 0$.于是所求碘 I^{131} 的含量 N 与时间 t 的函数关系为 $N(t) = 15\mathrm{e}^{-0.0866t}$.

释疑解难 3-3

由上面各例，我们了解了第一类换元积分法，看到了它具有较强的灵活性与技巧性.如何适当地凑出 $\varphi'(x)$，没有一般规律可循.这需要非常熟悉导数公式，总结实例，多做练习，才能得心应手.

常见的几种凑微分形式：

(1) $\int f(ax+b)\,\mathrm{d}x=\frac{1}{a}\int f(ax+b)\,\mathrm{d}(ax+b)$；　(2) $\int f(x^n)x^{n-1}\mathrm{d}x=\frac{1}{n}\int f(x^n)\,\mathrm{d}(x^n)$；

(3) $\int f(x^n)\frac{1}{x}\mathrm{d}x=\frac{1}{n}\int f(x^n)\frac{1}{x^n}\mathrm{d}(x^n)$；　(4) $\int f(\mathrm{e}^x)\mathrm{e}^x\mathrm{d}x=\int f(\mathrm{e}^x)\,\mathrm{d}(\mathrm{e}^x)$；

(5) $\int \frac{f(\ln x)}{x}\mathrm{d}x=\int f(\ln x)\,\mathrm{d}(\ln x)$；　(6) $\int \frac{f\left(\frac{1}{x}\right)}{x^2}\mathrm{d}x=-\int f\left(\frac{1}{x}\right)\mathrm{d}\left(\frac{1}{x}\right)$；

释疑解难 3-4

(7) $\int \frac{f(\sqrt{x})}{\sqrt{x}}\mathrm{d}x=2\int f(\sqrt{x})\,\mathrm{d}(\sqrt{x})$；

(8) $\int f(\sin x)\cos x\,\mathrm{d}x=\int f(\sin x)\,\mathrm{d}(\sin x)$；

(9) $\int f(\cos x)\sin x\,\mathrm{d}x=-\int f(\cos x)\,\mathrm{d}(\cos x)$；

(10) $\int f(\tan x)\sec^2 x\,\mathrm{d}x=\int f(\tan x)\,\mathrm{d}(\tan x)$；

(11) $\int f(\cot x)\csc^2 x\,\mathrm{d}x=-\int f(\cot x)\,\mathrm{d}(\cot x)$；

(12) $\int \frac{f(\arctan x)}{1+x^2}\mathrm{d}x=\int f(\arctan x)\,\mathrm{d}(\arctan x)$；

(13) $\int \frac{f(\operatorname{arccot} x)}{1+x^2}\mathrm{d}x=-\int f(\operatorname{arccot} x)\,\mathrm{d}(\operatorname{arccot} x)$.

2. 第二类换元积分法

第一类换元积分法是通过变量替换 $u=\varphi(x)$，将所求积分 $\int g(x)\,\mathrm{d}x$ 凑成 $\int f(\varphi(x))\varphi'(x)\,\mathrm{d}x$，然后将其化为较容易求得的积分 $\int f(u)\,\mathrm{d}u$ 来计算.但是，有些积分不是很容易凑成的，而是直接通过变量替换 $x=\Psi(t)$，将所求的积分 $\int f(x)\,\mathrm{d}x$ 化成一个容易求得的积分 $\int f(\Psi(t))\Psi'(t)\,\mathrm{d}t$ 来计算.这就是第二类换元积分法的基本思想.

定理 3-2　设 $x=\Psi(t)$ 单调、可导，且 $\Psi'(t)\neq 0$，复合函数 $f(\Psi(t))$ 有定义.若 $f(\Psi(t))\cdot\Psi'(t)$ 具有原函数 $G(t)$，则有

$$\int f(x)\,\mathrm{d}x=\int f(\Psi(t))\Psi'(t)\,\mathrm{d}t\Big|_{t=\Psi^{-1}(x)}=G(t)\Big|_{t=\Psi^{-1}(x)}+c=G(\Psi^{-1}(x))+c,\quad(3-7)$$

其中 $t=\Psi^{-1}(x)$ 为 $x=\Psi(t)$ 的反函数.

证：因为 $G(t)$ 为 $f(\Psi(t))\Psi'(t)$ 的原函数，则

$$\frac{\mathrm{d}G(t)}{\mathrm{d}t}=f(\Psi(t))\Psi'(t).$$

由复合函数及反函数的求导法则，有

$$\frac{\mathrm{d}}{\mathrm{d}x}G(\Psi^{-1}(x))=\frac{\mathrm{d}G}{\mathrm{d}t}\frac{\mathrm{d}t}{\mathrm{d}x}=f(\Psi(t))\Psi'(t)\frac{1}{\Psi'(t)}=f(\Psi(t))=f(x).$$

故 $G(\Psi^{-1}(x))$ 为 $f(x)$ 的原函数,所以(3-7)式成立.

例 3-24 求 $\int\sqrt{a^2-x^2}\,\mathrm{d}x \quad (a>0)$.

解:设 $x=a\sin t, t\in\left[-\frac{\pi}{2},\frac{\pi}{2}\right]$, $t=\arcsin\frac{x}{a}$,且 $\mathrm{d}x=a\cos t\mathrm{d}t$,于是

$$\begin{aligned}\int\sqrt{a^2-x^2}\,\mathrm{d}x &= \int\sqrt{a^2-a^2\sin^2 t}\,a\cos t\mathrm{d}t = \int a^2\cos^2 t\mathrm{d}t\\ &= \frac{a^2}{2}\int(1+\cos 2t)\,\mathrm{d}t = \frac{a^2}{2}\left(t+\frac{\sin 2t}{2}\right)+c\\ &= \frac{a^2}{2}(t+\sin t\cos t)+c.\end{aligned}$$

由 $x=a\sin t$,则 $\sin t=\frac{x}{a}$,利用辅助三角形(图 3-2),$\cos t=\frac{\sqrt{a^2-x^2}}{a}$,于是

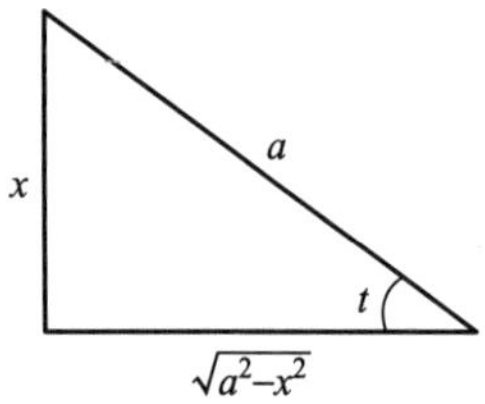

图 3-2

$$\begin{aligned}\int\sqrt{a^2-x^2}\,\mathrm{d}x &= \frac{a^2}{2}\arcsin\frac{x}{a}+\frac{a^2}{2}\cdot\frac{x}{a}\cdot\frac{\sqrt{a^2-x^2}}{a}+c\\ &= \frac{a^2}{2}\arcsin\frac{x}{a}+\frac{x}{2}\sqrt{a^2-x^2}+c.\end{aligned}$$

实际上,此题作 $x=a\cos t\ (t\in[0,\pi])$ 变换亦可.

例 3-25 求 $\int\frac{1}{\sqrt{a^2+x^2}}\mathrm{d}x \quad (a>0)$.

解:设 $x=a\tan t, t\in\left(-\frac{\pi}{2},\frac{\pi}{2}\right)$, $t=\arctan\frac{x}{a}$,且 $\mathrm{d}x=a\sec^2 t\mathrm{d}t$,于是

$$\int\frac{1}{\sqrt{a^2+x^2}}\mathrm{d}x = \int\frac{1}{\sqrt{a^2+a^2\tan^2 t}}a\sec^2 t\mathrm{d}t = \int\sec t\mathrm{d}t.$$

由例 3-17 的结果

$$\int\sec t\mathrm{d}t = \ln|\sec t+\tan t|+c$$

得

$$\int\frac{1}{\sqrt{a^2+x^2}}\mathrm{d}x = \ln|\sec t+\tan t|+c_1.$$

由 $x=a\tan t$,则 $\tan t=\frac{x}{a}$,利用辅助三角形(图 3-3),$\sec t=\frac{\sqrt{a^2+x^2}}{a}$,

于是

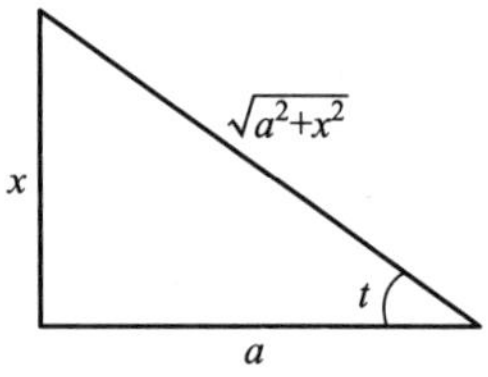

图 3-3

$$\begin{aligned}\int\frac{1}{\sqrt{a^2+x^2}}\mathrm{d}x &= \ln\left|\frac{\sqrt{a^2+x^2}}{a}+\frac{x}{a}\right|+c_1\\ &= \ln\left|x+\sqrt{a^2+x^2}\right|+c.\end{aligned}$$

其中 $c=c_1-\ln a$.实际上,此题作 $x=a\cot t\ (t\in(0,\pi))$ 变换亦可.

例 3-26 求 $\int\frac{1}{\sqrt{x^2-a^2}}\mathrm{d}x \quad (a>0)$.

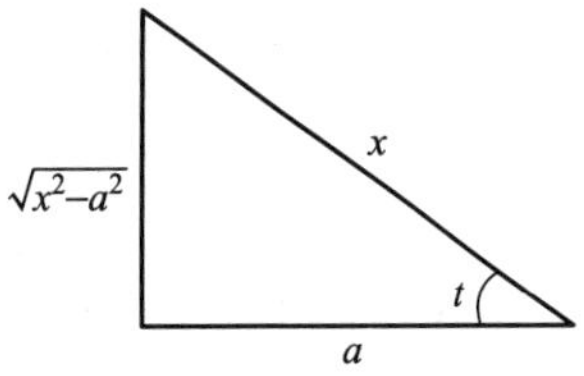

图 3-4

解：$x>a$ 时，设 $x=a\sec t$，$t\in\left(0,\dfrac{\pi}{2}\right)$，$t=\arccos\dfrac{a}{x}$，且 $dx=a\sec t\tan t dt$，于是

$$\int\frac{1}{\sqrt{x^2-a^2}}dx=\int\frac{1}{\sqrt{a^2\sec^2t-a^2}}a\sec t\tan t dt$$
$$=\int\sec t dt=\ln|\sec t+\tan t|+c_1.$$

由 $x=a\sec t$，则 $\cos t=\dfrac{a}{x}$，利用辅助三角形（图 3-4），$\tan t=\dfrac{\sqrt{x^2-a^2}}{a}$，于是

$$\int\frac{1}{\sqrt{x^2-a^2}}dx=\ln\left|\frac{x}{a}+\frac{\sqrt{x^2-a^2}}{a}\right|+c_1$$
$$=\ln|x+\sqrt{x^2-a^2}|+c.$$

其中 $c=c_1-\ln a$.

$x<-a$ 时，设 $x=-a\sec t$，$t\in\left(0,\dfrac{\pi}{2}\right)$，同理可得

$$\int\frac{1}{\sqrt{x^2-a^2}}dx=\ln|x+\sqrt{x^2-a^2}|+c.$$

或 $x<-a$ 时，设 $x=-u$，则 $u>a$，$dx=-du$. 由上面讨论，于是

$$\int\frac{1}{\sqrt{x^2-a^2}}dx=-\int\frac{1}{\sqrt{u^2-a^2}}du=-\ln\left|u+\sqrt{u^2-a^2}\right|+c_1$$
$$=-\ln\left|-x+\sqrt{x^2-a^2}\right|+c_1=\ln\left|\frac{1}{x-\sqrt{x^2-a^2}}\right|+c_1$$
$$=\ln\left|\frac{x+\sqrt{x^2-a^2}}{a^2}\right|+c_1=\ln\left|x+\sqrt{x^2-a^2}\right|+c$$

其中 $c=c_1-2\ln a$.

综上，当 $x>a$ 或 $x<-a$ 时，都有

$$\int\frac{1}{\sqrt{x^2-a^2}}dx=\ln|x+\sqrt{x^2-a^2}|+c.$$

实际上，此题当 $x>a$ 时作 $x=a\csc t\left(t\in\left(0,\dfrac{\pi}{2}\right)\right)$ 变换；当 $x<-a$ 时作 $x=-a\csc t\left(t\in\left(0,\dfrac{\pi}{2}\right)\right)$ 变换，亦可获得同样的结果.

以上三例表明，凡被积函数中含有 $\sqrt{a^2\pm x^2}$，$\sqrt{x^2-a^2}$（$a>0$）时，均可采用三角替换的方法化去根式，这种方法称为**三角代换法**. 具体归纳如下：

（1）被积函数中含有 $\sqrt{a^2-x^2}$ 时，设 $x=a\sin t$ 或 $x=a\cos t$；

(2) 被积函数中含有$\sqrt{a^2+x^2}$时,设 $x=a\tan t$ 或 $x=a\cot t$;

(3) 被积函数中含有$\sqrt{x^2-a^2}$时,分 $x>a$ 和 $x<-a$ 两种情况讨论.$x>a$ 时,设 $x=a\sec t$ 或 $x=a\csc t$;$x<-a$ 时,设 $x=-u$,则 $u>0$,令 $u=a\sec t$ 或 $u=a\csc t$.

上述代换中,(1)(2)代换时,t 均取主值;(3)代换时,t 在第一象限,值得注意的是两种情况的讨论结果未必是一样的,见例 3-28.在具体解题时,t 的取值范围可略去不写.

例 3-27 求 $\int \frac{2x+1}{\sqrt{x^2+2x+5}}dx$.

解: $\int \frac{2x+1}{\sqrt{x^2+2x+5}}dx=\int \frac{2(x+1)-1}{\sqrt{2^2+(x+1)^2}}d(x+1)$.

设 $x+1=2\tan t$,$t=\arctan\frac{x+1}{2}$,且 $d(x+1)=2\sec^2 t dt$,于是

$$\int \frac{2x+1}{\sqrt{x^2+2x+5}}dx=\int \frac{4\tan t-1}{\sqrt{2^2+2^2\tan^2 t}}2\sec^2 t dt=\int \sec t(4\tan t-1)dt$$

$$=4\int \sec t\tan t dt-\int \sec t dt=4\sec t-\ln|\sec t+\tan t|+c.$$

由 $x+1=2\tan t$,则 $\tan t=\frac{x+1}{2}$.利用辅助三角形(图 3-3),其中 a 取 2,x 用 $x+1$ 代替,$\sec t=\frac{\sqrt{x^2+2x+5}}{2}$,于是

$$\int \frac{2x+1}{\sqrt{x^2+2x+5}}dx=4\frac{\sqrt{x^2+2x+5}}{2}-\ln\left|\frac{\sqrt{x^2+2x+5}}{2}+\frac{x+1}{2}\right|+c_1$$

$$=2\sqrt{x^2+2x+5}-\ln\left|x+1+\sqrt{x^2+2x+5}\right|+c,$$

其中 $c=c_1+\ln 2$.

例 3-28 求 $\int \frac{\sqrt{x^2-1}}{x}dx$.

解: 当 $x>1$ 时,设 $x=\sec t$,则 $dx=\sec t\tan t dt$,于是

$$\int \frac{\sqrt{x^2-1}}{x}dx=\int \frac{\sqrt{\sec^2 t-1}}{\sec t}\sec t\tan t dt=\int \tan^2 t dt=\int(\sec^2 t-1)dt=\tan t-t+c.$$

由 $x=\sec t$,则 $t=\arccos\frac{1}{x}$.利用辅助三角形(图 3-4),其中 a 取 1,$\tan t=\sqrt{x^2-1}$,于是

$$\int \frac{\sqrt{x^2-1}}{x}dx=\sqrt{x^2-1}-\arccos\frac{1}{x}+c.$$

当 $x<-1$ 时,设 $x=-u$,则 $u>1$,$dx=-du$.由上面讨论,于是

$$\int \frac{\sqrt{x^2-1}}{x}dx=-\int \frac{\sqrt{(-u)^2-1}}{-u}du=\int \frac{\sqrt{u^2-1}}{u}du$$

$$=\sqrt{u^2-1}-\arccos\frac{1}{u}+c=\sqrt{x^2-1}-\arccos\frac{1}{-x}+c.$$

综上，$\int \frac{\sqrt{x^2-1}}{x}\mathrm{d}x = \sqrt{x^2-1} - \arccos\frac{1}{|x|} + c$.

对于被积函数中含有 $\sqrt{a^2 \pm x^2}$，$\sqrt{x^2-a^2}$ 的积分，除采用三角代换的方法外，还可以根据不同的情况，采用其他一些方法. 如对 $\int \frac{\sqrt{a^2 \pm x^2}}{x^4}\mathrm{d}x$，$\int \frac{\sqrt{x^2-a^2}}{x^4}\mathrm{d}x$，$\int \frac{1}{x\sqrt{a^2 \pm x^2}}\mathrm{d}x$ 和 $\int \frac{1}{x^2\sqrt{a^2 \pm x^2}}\mathrm{d}x$ 等积分，采用“倒”代换的方法，即设 $x=\frac{1}{u}$. 本教材只按 $u>0$ 时讨论即可.

例 3-29　求 $\int \frac{1}{x^2\sqrt{1+x^2}}\mathrm{d}x$.

解：设 $x=\frac{1}{u}$，则 $\mathrm{d}x=-\frac{1}{u^2}\mathrm{d}u$，于是

$$\int \frac{1}{x^2\sqrt{1+x^2}}\mathrm{d}x = \int \frac{1}{\frac{1}{u^2}\sqrt{1+\frac{1}{u^2}}}\left(-\frac{1}{u^2}\right)\mathrm{d}u = -\int \frac{u}{\sqrt{1+u^2}}\mathrm{d}u$$

$$= -\int \frac{1}{2\sqrt{1+u^2}}\mathrm{d}(1+u^2) = -\sqrt{1+u^2} + c = -\frac{\sqrt{1+x^2}}{x} + c.$$

另外，对被积函数中含无理根式的积分，往往也用第二类换元法，通过适当的变换化去根式后再积分.

例 3-30　求 $\int \frac{1}{\sqrt{x}(1+\sqrt[3]{x})}\mathrm{d}x \quad (x>0)$.

释疑解难 3-5

解：设 $x=t^6 \ (t>0)$，则 $\mathrm{d}x=6t^5\mathrm{d}t$，于是

$$\int \frac{1}{\sqrt{x}(1+\sqrt[3]{x})}\mathrm{d}x = \int \frac{1}{t^3(1+t^2)}6t^5\mathrm{d}t = 6\int \frac{t^2}{1+t^2}\mathrm{d}t = 6\int \frac{(t^2+1)-1}{1+t^2}\mathrm{d}t$$

$$= 6\int\left(1-\frac{1}{1+t^2}\right)\mathrm{d}t = 6(t-\arctan t) + c = 6(\sqrt[6]{x} - \arctan\sqrt[6]{x}) + c.$$

五、分部积分法

前面利用换元积分法解决了一些函数的不定积分的计算问题. 但是有些函数的积分，如 $\int x\mathrm{e}^x\mathrm{d}x$，$\int x\ln x\mathrm{d}x$ 等的计算问题，仍有待于进一步的解决. 下面针对这一类问题给出不定积分的另一种计算方法：**分部积分法（integration by parts）**.

分部积分法是由两个函数乘积的求导法则推得的，其基本思想仍然是化繁为简，化难为易.

定理 3-3　设 $u=u(x)$，$v=v(x)$ 具有连续的导数，则有

$$\int uv'\mathrm{d}x = uv - \int u'v\mathrm{d}x \tag{3-8}$$

或

$$\int u\mathrm{d}v = uv - \int v\mathrm{d}u. \tag{3-9}$$

证：由导数公式　$(uv)'=u'v+uv'$，

即
$$uv' = (uv)' - u'v,$$
两边积分,得
$$\int uv'\mathrm{d}x = \int (uv)'\mathrm{d}x - \int u'v\mathrm{d}x = uv - \int u'v\mathrm{d}x,$$
或写成
$$\int u\mathrm{d}v = uv - \int v\mathrm{d}u.$$

(3-8)式、(3-9)式称为不定积分的分部积分公式.由此可以看出,它是将一个积分化为另一个积分去计算.被积函数由 uv' 变化到 $u'v$,这便使难求的积分 $\int uv'\mathrm{d}x$ 化成易求的积分 $\int u'v\mathrm{d}x$.

分部积分法主要研究的是两个不同类型函数乘积的积分,常见类型题见例 3-31~例 3-35.

例 3-31 求 $\int x\mathrm{e}^x\mathrm{d}x$.

解:设 $u=x, v'=\mathrm{e}^x$,则 $u'=1, v=\mathrm{e}^x$,于是
$$\int x\mathrm{e}^x\mathrm{d}x = \int x(\mathrm{e}^x)'\mathrm{d}x = x\mathrm{e}^x - \int 1\cdot \mathrm{e}^x\mathrm{d}x = x\mathrm{e}^x - \mathrm{e}^x + c = (x-1)\mathrm{e}^x + c.$$

例 3-32 求 $\int x\ln x\mathrm{d}x$.

解:设 $u=\ln x, v'=x$,则 $u'=\dfrac{1}{x}, v=\dfrac{x^2}{2}$,于是
$$\begin{aligned}\int x\ln x\mathrm{d}x &= \int \ln x\left(\frac{x^2}{2}\right)'\mathrm{d}x = \frac{x^2}{2}\ln x - \int \frac{1}{x}\cdot\frac{x^2}{2}\mathrm{d}x = \frac{x^2}{2}\ln x - \frac{1}{2}\int x\mathrm{d}x \\ &= \frac{1}{2}x^2\ln x - \frac{1}{4}x^2 + c.\end{aligned}$$

释疑解难 3-6

从上面两例来看,u, v' 的选法是合适的.它将 $x\mathrm{e}^x, x\ln x$ 的积分分别化简为 e^x, x 的积分.但在例 3-31 中,若设 $u=\mathrm{e}^x, v'=x$,则 $u'=\mathrm{e}^x, v=\dfrac{x^2}{2}$, $x\mathrm{e}^x$ 的积分则会转化为更加复杂的 $x^2\mathrm{e}^x$ 的积分;而在例 3-32 中,若设 $u=x, v'=\ln x$,那么 v 很难求得.由此看出,正确地选择 u, v' 是至关重要的.在实际应用中,选择 u 的顺序往往按照对数函数、反三角函数、幂函数、三角函数、指数函数的顺序,简称为"对反幂三指"的顺序.u 一旦选定,剩下的部分即为 v'.

为了书写简化,应用分部积分时,可省略"设"的步骤,直接按照公式形式书写即可.

例 3-33 求 $\int x^2\sin x\mathrm{d}x$.

解:被积函数为幂函数与三角函数的乘积,故选用分部积分法,且按 u 的选择顺序,选 x^2 为 u, $\sin x$ 为 v'.
$$\int x^2\sin x\mathrm{d}x = \int x^2(-\cos x)'\mathrm{d}x = -x^2\cos x + 2\int x\cos x\mathrm{d}x.$$
应用分部积分法,使求积分 $\int x^2\sin x\mathrm{d}x$ 的问题转化成为求积分 $\int x\cos x\mathrm{d}x$,在转化过程中,x 的幂次降低了一次;再应用一次分部积分法
$$\begin{aligned}\int x^2\sin x\mathrm{d}x &= -x^2\cos x + 2\int x(\sin x)'\mathrm{d}x = -x^2\cos x + 2\left(x\sin x - \int \sin x\mathrm{d}x\right) \\ &= -x^2\cos x + 2x\sin x + 2\cos x + c = (2-x^2)\cos x + 2x\sin x + c.\end{aligned}$$
由此可以看出,在使用分部积分法时,有时需要连续使用多次.

例 3-34　求 $\int x\arctan x\mathrm{d}x$.

解: $\int x\arctan x\mathrm{d}x=\frac{1}{2}\int\arctan x\mathrm{d}x^2=\frac{1}{2}\left[x^2\arctan x-\int x^2\mathrm{d}(\arctan x)\right]$

$$=\frac{1}{2}x^2\arctan x-\frac{1}{2}\int\frac{x^2}{1+x^2}\mathrm{d}x=\frac{1}{2}x^2\arctan x-\frac{1}{2}\int\left(1-\frac{1}{1+x^2}\right)\mathrm{d}x$$

$$=\frac{1}{2}x^2\arctan x-\frac{1}{2}x+\frac{1}{2}\arctan x+c=\frac{1}{2}(x^2+1)\arctan x-\frac{1}{2}x+c.$$

例 3-35　求 $\int \mathrm{e}^x\cos x\mathrm{d}x$.

解: $\int\mathrm{e}^x\cos x\mathrm{d}x=\int\cos x\mathrm{d}(\mathrm{e}^x)=\mathrm{e}^x\cos x-\int\mathrm{e}^x\mathrm{d}(\cos x)=\mathrm{e}^x\cos x+\int\mathrm{e}^x\sin x\mathrm{d}x.$

释疑解难 3-7

对 $\int\mathrm{e}^x\sin x\mathrm{d}x$ 再用一次分部积分法，则

$$\int\mathrm{e}^x\cos x\mathrm{d}x=\mathrm{e}^x\cos x+\int\sin x\mathrm{d}(\mathrm{e}^x)=\mathrm{e}^x\cos x+\mathrm{e}^x\sin x-\int\mathrm{e}^x\cos x\mathrm{d}x.$$

右边又出现了所求的积分，将“$-\int\mathrm{e}^x\cos x\mathrm{d}x$”称为回转式.移项后得

$$\int\mathrm{e}^x\cos x\mathrm{d}x=\frac{1}{2}(\sin x+\cos x)\mathrm{e}^x+c.$$

此例用了两次分部积分法，第一次设指数函数是 u，第二次也是设指数函数是 u.如果这两次都设三角函数为 u 也可.也就是说，两次用分部积分法时，设指数函数和三角函数为 u 均可，但这两次设 u 的函数类型要一致.否则，会出现恒等式，以至运算陷入“死循环”，使积分无法求得.另外，注意移项后，必须加上任意常数 c.

例 3-36　求 $\int\sin\sqrt{x}\mathrm{d}x$.

解:被积函数含无理根式，先用换元法化去根式，然后再用分部积分法积分.

设 $\sqrt{x}=t$，则 $x=t^2$，$\mathrm{d}x=2t\mathrm{d}t$，于是

$$\int\sin\sqrt{x}\mathrm{d}x=2\int t\sin t\mathrm{d}t=-2\int t\mathrm{d}(\cos t)=-2\left(t\cos t-\int\cos t\mathrm{d}t\right)$$

$$=-2t\cos t+2\sin t+c=-2\sqrt{x}\cos\sqrt{x}+2\sin\sqrt{x}+c.$$

此例说明，在不定积分的求解过程中，不要只拘泥一种方法，可以几种积分方法同时使用.要灵活运用不定积分的各种方法，求出函数的不定积分.

求不定积分比求导数困难得多.若函数可导，总可以利用导数运算法则和导数公式或者导数的定义，将其导数求出来.而不定积分则不同，利用不定积分的运算法则和不定积分公式只能解决一部分简单的函数的积分，多数函数的积分需要选用不同的积分方法，本节中只介绍了三个基本的积分方法：直接积分法、换元积分法和分部积分法.不定积分的计算具有很强的灵活性与技巧性.方法选择得当，计算量会大大地减少；如果选择不当，不仅会使计算量增加，有时甚至无法求出积分.这就需要多做练习，勤于思考.

需要特别注意的是，初等函数在其定义区间上是连续的.因此，理论上初等函数的原函数一定存在，即不定积分存在.但有些初等函数的原函数往往又不能用初等函数来表示，就是人们常说的这个函数的积分“积不出来”，如 $\int\frac{\sin x}{x}\mathrm{d}x$，$\int\sin x^2\mathrm{d}x$，$\int\frac{\mathrm{e}^x}{x}\mathrm{d}x$，$\int\frac{1}{\ln x}\mathrm{d}x$，

$\int \frac{1}{\sqrt{1+x^4}}\mathrm{d}x,\int e^{\pm x^2}\mathrm{d}x$ 等，都是积不出来的.这些函数的不定积分是什么样的，不在本节讨论范围.

释疑解难 3-8

思考与讨论

1. 判别下列命题是否正确，为什么？

(1) $F(x),G(x)$在区间 I 上，均为函数$f(x)$的原函数，则在区间 I 上，有 $F(x)=G(x)$；

(2) $\ln 2x,\ln x$ 为同一函数的原函数；

(3) $f(x)$为可积函数，则$\frac{\mathrm{d}}{\mathrm{d}x}\left(\int f(x)\mathrm{d}x\right)=f(x)$；

(4) $f(x)$具有连续导数，则 $\int f'(x)\mathrm{d}x=f(x)$；

(5) $f(x)$为可积函数，则 $\mathrm{d}\left(\int f(x)\mathrm{d}x\right)=f(x)$；

(6) 若 $\int f(x)\mathrm{d}x=F(x)+c$，则$\int f(\varphi(x))\mathrm{d}x=F(\varphi(x))+c$.

2. 填空

(1) xe^x 为函数$f(x)$的一个原函数，则 $\int f(x)\mathrm{d}x=$ ________，$f(x)=$ ________；

(2) ① $\mathrm{d}x=$ ______ $\mathrm{d}(5x)$，　② $\mathrm{d}x=$ ______ $\mathrm{d}(3-2x)$，

③ $x\mathrm{d}x=$ ______ $\mathrm{d}(1-x^2)$，　④ $x^2\mathrm{d}x=$ ______ $\mathrm{d}(2x^3-1)$，

⑤ $e^{3x}\mathrm{d}x=$ ______ $\mathrm{d}(e^{3x})$，　⑥ $\frac{1}{x}\mathrm{d}x=$ ______ $\mathrm{d}(1-2\ln|x|)$，

⑦ $\frac{1}{1+3x^2}\mathrm{d}x=$ ______ $\mathrm{d}(\arctan\sqrt{3}x)$，　⑧ $\frac{-2x}{\sqrt{1-x^2}}\mathrm{d}x=$ ______ $\mathrm{d}(\sqrt{1-x^2})$；

(3) 运用分部积分公式(3-8)，解下列各题时，应如何选择 u,v'，请填在空格内.

① 对 $\int x2^x\mathrm{d}x$，则 $u=$ ________，$v'=$ ________；

② 对 $\int x\ln(x+2)\mathrm{d}x$，则 $u=$ ________，$v'=$ ________；

③ 对 $\int (x+1)\cos(2x+1)\mathrm{d}x$，则 $u=$ ________，$v'=$ ________；

④ 对 $\int x^2\arctan 3x\mathrm{d}x$，则 $u=$ ________，$v'=$ ________；

⑤ 对 $\int e^{2x}\cos x\mathrm{d}x$，则 $u=$ ________，$v'=$ ________.

3. 一质点做直线运动，已知其速度 $v(t)=3t^2+2\sin t$，初始位移 $s(0)=1$，求 s 与 t 的函数关系.

第二节 定 积 分

定积分是一元函数积分学的重要组成部分.纵观数学的历史，定积分是由求封闭曲线围成的平面图形的面积引出的.计算这类平面图形的面积，最终归结为求特定结构和式的极限.这一特定结构和式的极限——定积分，实际上就是对具有可加性的量的无限累积求和.它在科学技术、医药卫生等许多领域都有着广泛的应用.本节将从两个实例出发，给出定积分的概念，再给出定

积分的性质,然后通过微积分基本公式,给出定积分与不定积分的联系,从而进一步简化定积分的计算.

一、定积分的概念

先从以下两个实例出发,给出定积分的概念.

1. 曲边梯形的面积

在初等几何中,我们会求三角形、四边形、多边形的面积,但对封闭曲线围成的平面图形的面积如何计算,还有待于进一步的研究.

用互相垂直的两组平行直线对封闭曲线围成的平面图形进行分割,将其分成矩形、曲边三角形、曲边梯形.其中曲边三角形为互相垂直的两条直线与曲线所围成;曲边梯形为两条平行直线、一条与它们垂直的直线以及一条曲线所围成.矩形、曲边三角形可视为曲边梯形的特例.因此,求封闭曲线围成的平面图形的面积,最终归结于求曲边梯形的面积.曲边梯形具体描述为由直线 $x=a,x=b$ $(a<b)$,x 轴及非负的连续曲线 $y=f(x)$ $(a\leqslant x\leqslant b)$所围成的平面图形(图 3-5).

在初等几何中,用圆的内接正 n 边形的面积来近似代替圆的面积,然后用无限逼近——极限的方法,求出圆的面积.用同样的思维方法,可以解决求曲边梯形面积的问题.即将曲边梯形分割成若干个小曲边梯形,而每个小曲边梯形的面积用相应的小矩形的面积近似代替,然后将这些小矩形的面积累加起来,便得到了曲边梯形面积的近似值(图 3-6).当分割无限加细时,这个近似值就无限地逼近于所求的曲边梯形的面积.因此,小矩形面积和的极限就可作为曲边梯形的面积.其步骤可归纳为

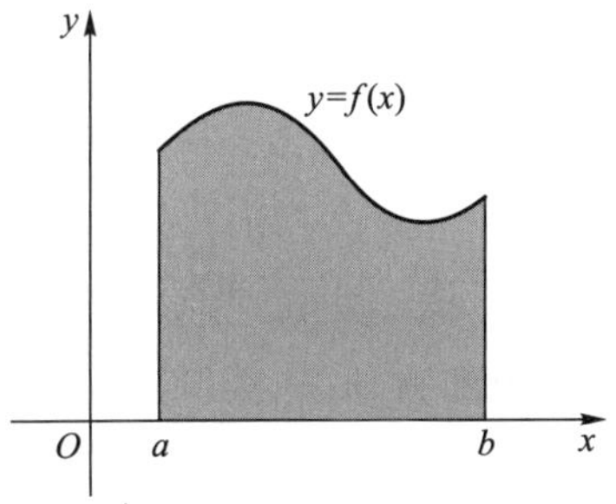

图 3-5

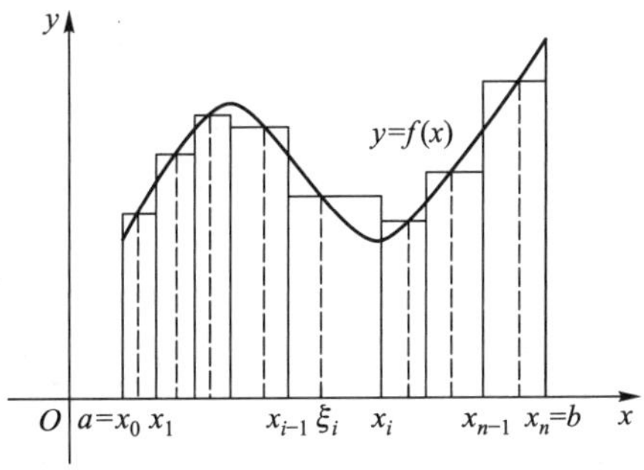

图 3-6

(1) 分割 将曲边梯形分割成 n 个小曲边梯形

用 $n+1$ 个分点 $a=x_0<x_1<\cdots<x_{n-1}<x_n=b$ 将区间$[a,b]$分成 n 个小区间$[x_0,x_1],\cdots,[x_{i-1},x_i],\cdots,[x_{n-1},x_n]$.每个小区间的长度分别为 $\Delta x_1=x_1-x_0,\cdots,\Delta x_i=x_i-x_{i-1},\cdots,\Delta x_n=x_n-x_{n-1}$.且记 $\lambda=\max\limits_{1\leqslant i\leqslant n}\{\Delta x_i\}$.过每一个分点 $x_i(i=1,2,\cdots,n)$作平行于 y 轴的直线与曲边相交.这样,便把曲边梯形分割成了 n 个小曲边梯形.每个小曲边梯形的面积记为 ΔS_i $(i=1,2,\cdots,n)$.

(2) 近似代替 用小矩形的面积近似代替小曲边梯形的面积

在每个小区间$[x_{i-1},x_i]$上任取一点 ξ_i,以 $f(\xi_i)$为高、Δx_i 为底的小矩形的面积 $f(\xi_i)\Delta x_i$ 近似代替小曲边梯形的面积 ΔS_i $(i=1,2,\cdots,n)$,即

$$\Delta S_i\approx f(\xi_i)\Delta x_i.$$

(3) 求和　求所有小矩形面积相加之和

将 n 个小矩形的面积相加求和，作为所求曲边梯形面积 S 的近似值，即

$$S=\sum_{i=1}^{n}\Delta S_i\approx\sum_{i=1}^{n}f(\xi_i)\Delta x_i.$$

(4) 取极限　求上述和式的极限

当 $\lambda\to 0$ 时，即分割无限加细时，和式 $\sum_{i=1}^{n}f(\xi_i)\Delta x_i$ 的极限就是所求曲边梯形的面积 S，即

$$S=\lim_{\lambda\to 0}\sum_{i=1}^{n}f(\xi_i)\Delta x_i.$$

2. 变速直线运动的路程

设某物体做变速直线运动，其速度为 $v=f(t)$. 求在时间间隔 $[a,b]$ 内所走的路程，其中 $f(t)$ 为区间 $[a,b]$ 上的非负连续函数.

若物体在时间间隔 $[a,b]$ 内做匀速直线运动，即 $v=c$ 是常数. 那么，所走过的路程为

$$S=c(b-a).$$

物体做变速直线运动，即 $v=f(t)$ 不是常数. 由于 $f(t)$ 是连续函数，因此，在小时间间隔内，变化很小. 我们可以采用求曲边梯形的面积的计算方法，去求变速直线运动所走过的路程. 具体求解仍按四个步骤进行：

(1) 分割　用 $n+1$ 个分点 $a=t_0<t_1<\cdots<t_{n-1}<t_n=b$ 将 $[a,b]$ 分成 n 个小时间段 $[t_0,t_1],\cdots,[t_{i-1},t_i],\cdots,[t_{n-1},t_n]$，每个小时间段的长度分别为 $\Delta t_1,\cdots,\Delta t_i,\cdots,\Delta t_n$，且记 $\lambda=\max\limits_{1\leqslant i\leqslant n}\{\Delta t_i\}$. 在每个小时间段内所走的路程分别记为 $\Delta s_1,\cdots,\Delta s_i,\cdots,\Delta s_n$.

(2) 近似代替　在每个小时间段 $[t_{i-1},t_i]$ 内，任取一点 ξ_i，由于在小时间段内速度变化很小，故以 $f(\xi_i)$ 近似代替该小时间段内变化着的速度. 因此，物体在 $[t_{i-1},t_i]$ 内所走的路程为

$$\Delta s_i\approx f(\xi_i)\Delta t_i\quad(i=1,2,\cdots,n).$$

(3) 求和　在时间间隔 $[a,b]$ 内所走过的路程记为 s，则有

$$s=\sum_{i=1}^{n}\Delta s_i\approx\sum_{i=1}^{n}f(\xi_i)\Delta t_i.$$

(4) 取极限　当 $\lambda\to 0$ 时，即时间区间无限细分时，和式极限即为 $[a,b]$ 内所走的路程

$$s=\lim_{\lambda\to 0}\sum_{i=1}^{n}f(\xi_i)\Delta t_i.$$

以上两例，抛开其实际的几何意义与物理意义，从数学的角度来看，其解决问题的基本思想方法（化整体为局部，以不变代有变，然后无限逼近的方法）和分析结构（特定结构和式的极限）是完全一样的. 下面引出定积分的概念，以便更广泛地应用于具有量的累积特性的实际问题.

3. 定积分的概念

释疑解难 3-9

定义 3-3　设 $f(x)$ 是区间 $[a,b]$ 上的有界函数，用 $n+1$ 个分点 $a=x_0<x_1<\cdots<x_{n-1}<x_n=b$ 将区间 $[a,b]$ 分成 n 个小区间，记 $\Delta x_i=x_i-x_{i-1}(i=1,2,\cdots,n)$，任取一点 $\xi_i\in[x_{i-1},x_i]$，作和

$$\sigma_n=\sum_{i=1}^{n}f(\xi_i)\Delta x_i,\tag{3-10}$$

设 $\lambda=\max\limits_{1\leqslant i\leqslant n}\{\Delta x_i\}$. 如果无论区间 $[a,b]$ 如何划分，点 ξ_i 如何选取，当 $\lambda\to 0$ 时，和 σ_n 总存在极限 I，

则称极限 I 为 $f(x)$ 在区间 $[a,b]$ 上的**定积分**(**definite integral**),记作 $\int_a^b f(x)\mathrm{d}x$, 即

$$\int_a^b f(x)\mathrm{d}x = \lim_{\lambda\to 0}\sum_{i=1}^n f(\xi_i)\Delta x_i = I. \tag{3-11}$$

此时称 $f(x)$ 在区间 $[a,b]$ 上可积.其中 $\int$ 称为积分号,$f(x)$ 称为被积函数,$f(x)\mathrm{d}x$ 称为被积表达式,x 称为积分变量,$[a,b]$ 称为**积分区间**(**integral interval**),a, b 分别称为**积分下限**(**integral lower limit**)与**积分上限**(**integral upper limit**),σ_n 称为**积分和**(**integral sum**).根据定积分定义,前面两个实例可分别表述为

以 $y=f(x)\geqslant 0$ 为曲边,在区间 $[a,b]$ 内与 x 轴围成的曲边梯形面积可表示为

$$S = \int_a^b f(x)\mathrm{d}x;$$

以 $v=f(t)\geqslant 0$ 为速度,在时间间隔 $[a,b]$ 内做变速直线运动的物体所走过的路程可表示为

$$s = \int_a^b f(t)\mathrm{d}t.$$

从定积分的定义中可以看出:

(1) 定积分是一个特定结构和式的极限,这个极限与区间 $[a,b]$ 的分法无关,与 ξ_i 的取法无关.定积分的实质就是一个无限累加的**和**(**sum**),积分号“$\int$”就是字母 S 的变形,其和的结果是一个数值,这个数值取决于被积函数和积分区间,与积分变量的选取无关,即

$$\int_a^b f(x)\mathrm{d}x = \int_a^b f(t)\mathrm{d}t = \int_a^b f(u)\mathrm{d}u.$$

(2) 只要和式(3-10)的极限存在,则 $f(x)$ 在区间 $[a,b]$ 上可积.可以证明:

① 函数 $f(x)$ 在闭区间 $[a,b]$ 上连续,则 $f(x)$ 在 $[a,b]$ 上可积;

② 函数 $f(x)$ 在闭区间 $[a,b]$ 上有界,且只有有限个间断点,则 $f(x)$ 在 $[a,b]$ 上可积.

(3) $a=b$ 时,规定 $\int_a^b f(x)\mathrm{d}x = 0$. 事实上,$a=b$ 时,积分区间变成了一个点,故 $\Delta x_i=0$,则 $\lim\limits_{\lambda\to 0}\sum\limits_{i=1}^n f(\xi_i)\Delta x_i = 0$;

$a>b$ 时,规定 $\int_a^b f(x)\mathrm{d}x = -\int_b^a f(x)\mathrm{d}x$.

在以后讨论定积分时,积分上、下限的大小,如不特别指出,均不加限制.

例 3-37 利用定义计算定积分 $\int_0^1 x\mathrm{d}x$.

解:因为被积函数 x 在积分区间 $[0,1]$ 上连续,所以 x 在 $[0,1]$ 上是可积的.积分值与区间 $[0,1]$ 的分法和 ξ_i 的取法无关,为了计算方便,现将区间 $[0,1]$ 分成 n 等份,分点为 $x_i=\dfrac{i}{n}$,每个小区间 $[x_{i-1},x_i]$ 的长度 $\Delta x_i=\dfrac{1}{n}$,取 $\xi_i=x_i\quad(i=1,2,\cdots,n)$,得和式

$$\sigma_n = \sum_{i=1}^n f(\xi_i)\Delta x_i = \sum_{i=1}^n\left(\frac{i}{n}\cdot\frac{1}{n}\right) = \frac{n(n+1)}{2n^2}.$$

当 $\lambda=\max\limits_{1\leqslant i\leqslant n}\{\Delta x_i\}=\dfrac{1}{n}\to 0$,即 $n\to\infty$ 时,于是

$$\int_0^1 x\mathrm{d}x = \lim_{\lambda\to 0}\sum_{i=1}^{n} f(\xi_i)\Delta x_i = \lim_{n\to\infty}\frac{n(n+1)}{2n^2} = \frac{1}{2}.$$

4. 定积分的几何意义

当 $f(x)\geqslant 0$ 时,定积分 $\int_a^b f(x)\mathrm{d}x$ 表示由曲线 $y=f(x)$、直线 $x=a$、直线 $x=b$ $(a<b)$ 及 x 轴围成的曲边梯形的面积 S(图 3-5),即

$$\int_a^b f(x)\mathrm{d}x = \lim_{\lambda\to 0}\sum_{i=1}^{n} f(\xi_i)\Delta x_i = S.$$

当 $f(x)\leqslant 0$ 时,定积分 $\int_a^b f(x)\mathrm{d}x$ 表示由曲线 $y=f(x)$,直线 $x=a$,直线 $x=b$ $(a<b)$ 及 x 轴围成的曲边梯形面积 S 的负值(图 3-7),即

$$\int_a^b f(x)\mathrm{d}x = \lim_{\lambda\to 0}\sum_{i=1}^{n} f(\xi_i)\Delta x_i = -\lim_{\lambda\to 0}\sum_{i=1}^{n}[-f(\xi_i)]\Delta x_i = -S.$$

当 $f(x)$ 在区间 $[a,b]$ 上时正时负,则定积分 $\int_a^b f(x)\mathrm{d}x$ 表示曲线 $y=f(x)$ 与 x 轴介于 a,b 之间的各曲边梯形面积的代数和,对应图 3-8,有

$$\int_a^b f(x)\mathrm{d}x = S_1 - S_2 + S_3.$$

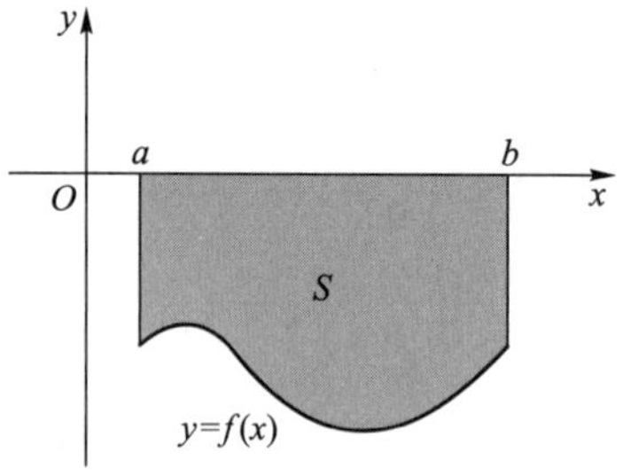

图 3-7

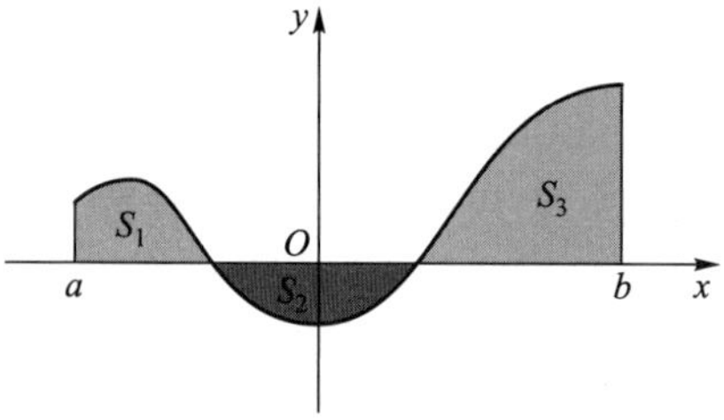

图 3-8

例 3-38 利用定积分的几何意义求 $\int_0^1 x\mathrm{d}x$.

解:如图 3-9,由直线 $y=x$,$x=1$ 及 x 轴围成的平面图形的面积为 $S_{\triangle AOB}$,且

$$S_{\triangle AOB}=\frac{1}{2}\times 1\times 1,$$

所以

$$\int_0^1 x\mathrm{d}x = S_{\triangle AOB} = \frac{1}{2}.$$

与例 3-37 比较,结果完全一致.

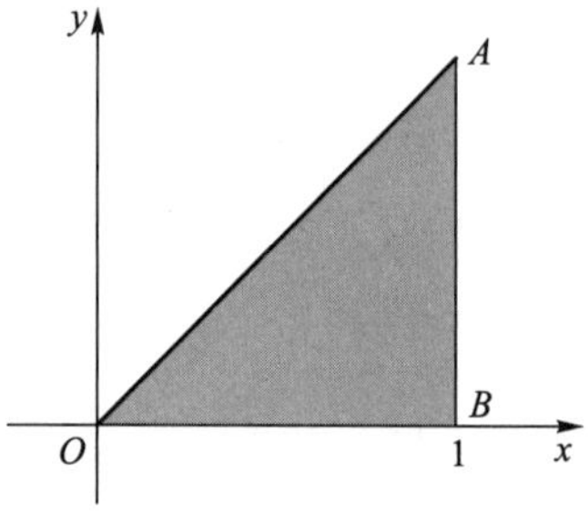

图 3-9

二、定积分的性质

假设下面性质中所涉及的定积分均存在.

性质 1 常数因子可以由积分号内提出来,即

$$\int_a^b kf(x)\,\mathrm{d}x = k\int_a^b f(x)\,\mathrm{d}x. \tag{3-12}$$

证：$\int_a^b kf(x)\,\mathrm{d}x = \lim\limits_{\lambda\to 0}\sum\limits_{i=1}^{n} kf(\xi_i)\Delta x_i = k\lim\limits_{\lambda\to 0}\sum\limits_{i=1}^{n} f(\xi_i)\Delta x_i = k\int_a^b f(x)\,\mathrm{d}x.$

性质 2　两个(或有限个)函数的代数和的定积分等于每个函数定积分的代数和,即

$$\int_a^b [f(x)\pm g(x)]\,\mathrm{d}x = \int_a^b f(x)\,\mathrm{d}x \pm \int_a^b g(x)\,\mathrm{d}x. \tag{3-13}$$

证：$\int_a^b [f(x)\pm g(x)]\,\mathrm{d}x = \lim\limits_{\lambda\to 0}\sum\limits_{i=1}^{n}[f(\xi_i)\pm g(\xi_i)]\Delta x_i = \lim\limits_{\lambda\to 0}\sum\limits_{i=1}^{n} f(\xi_i)\Delta x_i \pm \lim\limits_{\lambda\to 0}\sum\limits_{i=1}^{n} g(\xi_i)\Delta x_i$

$$= \int_a^b f(x)\,\mathrm{d}x \pm \int_a^b g(x)\,\mathrm{d}x.$$

性质 3　在区间$[a,b]$上,1 的定积分在数值上为区间长度,即

$$\int_a^b 1\,\mathrm{d}x = \int_a^b \mathrm{d}x = b-a. \tag{3-14}$$

此性质请读者利用定义加以证明,并从几何意义上加以说明.

性质 4　设 $a<c<b$,则

$$\int_a^b f(x)\,\mathrm{d}x = \int_a^c f(x)\,\mathrm{d}x + \int_c^b f(x)\,\mathrm{d}x. \tag{3-15}$$

此性质表明,定积分对于区间具有可加性.实际上,$a,b,c\in\mathbf{R}$,大小关系可以不加限制,(3-15)式仍然成立.例如,对于 $a<b<c$,由此性质可有

$$\int_a^c f(x)\,\mathrm{d}x = \int_a^b f(x)\,\mathrm{d}x + \int_b^c f(x)\,\mathrm{d}x,$$

故
$$\int_a^b f(x)\,\mathrm{d}x = \int_a^c f(x)\,\mathrm{d}x - \int_b^c f(x)\,\mathrm{d}x = \int_a^c f(x)\,\mathrm{d}x + \int_c^b f(x)\,\mathrm{d}x,$$

所以(3-15)式仍然成立.

性质 5　在区间$[a,b]$上,若 $f(x)\leqslant g(x)$,则

$$\int_a^b f(x)\,\mathrm{d}x \leqslant \int_a^b g(x)\,\mathrm{d}x. \tag{3-16}$$

证：因为 $f(x)\leqslant g(x)$,则 $f(\xi_i)\leqslant g(\xi_i)$,故

$$\sum_{i=1}^{n} f(\xi_i)\Delta x_i \leqslant \sum_{i=1}^{n} g(\xi_i)\Delta x_i\,.$$

所以
$$\lim_{\lambda\to 0}\sum_{i=1}^{n} f(\xi_i)\Delta x_i \leqslant \lim_{\lambda\to 0}\sum_{i=1}^{n} g(\xi_i)\Delta x_i,$$

即
$$\int_a^b f(x)\,\mathrm{d}x \leqslant \int_a^b g(x)\,\mathrm{d}x.$$

此性质,往往用于比较同区间上的两个定积分的大小,常称其为定积分的比较定理.

例 3-39　比较下列积分值的大小:

(1) $\int_1^2 \ln x\,\mathrm{d}x$ 与 $\int_1^2 (\ln x)^3\,\mathrm{d}x$;　　(2) $\int_3^4 \ln x\,\mathrm{d}x$ 与 $\int_3^4 (\ln x)^3\,\mathrm{d}x$.

解：(1) 当 $1\leqslant x\leqslant \mathrm{e}$ 时,$0\leqslant \ln x\leqslant 1$,因此在区间$[1,2]$上,$\ln x\geqslant (\ln x)^3$,所以

$$\int_1^2 \ln x\,\mathrm{d}x \geqslant \int_1^2 (\ln x)^3\,\mathrm{d}x.$$

(2) 当 $x>\mathrm{e}$ 时,$\ln x>1$,因此在区间$[3,4]$上,$(\ln x)^3>\ln x$,所以

$$\int_3^4 \ln x\mathrm{d}x < \int_3^4 (\ln x)^3\mathrm{d}x.$$

推论 1 在区间$[a,b]$上,有$f(x)\geqslant 0$(或$f(x)\leqslant 0$),则

$$\int_a^b f(x)\mathrm{d}x \geqslant 0 \quad \left(或\int_a^b f(x)\mathrm{d}x \leqslant 0\right).$$

推论 2 若 $a<b$,则 $\left|\int_a^b f(x)\mathrm{d}x\right| \leqslant \int_a^b |f(x)|\mathrm{d}x.$

证:因为$-|f(x)|\leqslant f(x)\leqslant |f(x)|$,利用性质 5 及性质 1,有

$$-\int_a^b |f(x)|\mathrm{d}x \leqslant \int_a^b f(x)\mathrm{d}x \leqslant \int_a^b |f(x)|\mathrm{d}x,$$

所以

$$\left|\int_a^b f(x)\mathrm{d}x\right| \leqslant \int_a^b |f(x)|\mathrm{d}x.$$

推论 3 设 M 和 m 分别是函数$f(x)$在区间$[a,b]$上的最大值和最小值,则有

$$m(b-a) \leqslant \int_a^b f(x)\mathrm{d}x \leqslant M(b-a). \tag{3-17}$$

证:因为$f(x)$在$[a,b]$上有最大值 M,最小值 m,于是有 $m\leqslant f(x)\leqslant M$.由性质 5,得

$$\int_a^b m\mathrm{d}x \leqslant \int_a^b f(x)\mathrm{d}x \leqslant \int_a^b M\mathrm{d}x.$$

由性质 1 和性质 3,即得所求证的不等式(3-17).

此推论往往用于估计积分值的取值范围,常称其为定积分的估值定理.

例 3-40 估计下列积分值:

(1) $\int_0^1 \mathrm{e}^{x^2}\mathrm{d}x$; (2) $\int_{-\frac{1}{2}}^2 \dfrac{x^2}{1+x}\mathrm{d}x$.

解:(1) $f(x)=\mathrm{e}^{x^2}$在区间$[0,1]$上连续,且

$$f'(x)=\mathrm{e}^{x^2}\cdot 2x=2x\mathrm{e}^{x^2}>0,\quad x\in(0,1).$$

所以$f(x)$在区间$[0,1]$上单调增加,$f(x)$在$[0,1]$上有最大值 $M=f(1)=\mathrm{e}$,最小值$f(0)=1$,由性质 5 的推论 3 有

$$1(1-0) \leqslant \int_0^1 \mathrm{e}^{x^2}\mathrm{d}x \leqslant \mathrm{e}(1-0),$$

即

$$1 \leqslant \int_0^1 \mathrm{e}^{x^2}\mathrm{d}x \leqslant \mathrm{e}.$$

(2) $f(x)=\dfrac{x^2}{1+x}$ 在区间 $\left[-\dfrac{1}{2},2\right]$ 上连续,且$f'(x)=\dfrac{x(x+2)}{(1+x)^2}$.

令$f'(x)=0$,得 $x_1=-2$(x_1 不在积分区间内,舍去 x_1),$x_2=0$.

由$f\left(-\dfrac{1}{2}\right)=\dfrac{1}{2}$,$f(0)=0$,$f(2)=\dfrac{4}{3}$得知$f(x)$在$\left[-\dfrac{1}{2},2\right]$上最大值 $M=f(2)=\dfrac{4}{3}$、最小值 $m=f(0)=0$.再由性质 5 的推论 3 有

$$0\left[2-\left(-\frac{1}{2}\right)\right] \leqslant \int_{-\frac{1}{2}}^2 \frac{x^2}{1+x}\mathrm{d}x \leqslant \frac{4}{3}\left[2-\left(-\frac{1}{2}\right)\right],$$

即

$$0 \leqslant \int_{-\frac{1}{2}}^2 \frac{x^2}{1+x}\mathrm{d}x \leqslant \frac{10}{3}.$$

性质 6(积分中值定理) 若函数$f(x)$在闭区间$[a,b]$上连续,则在$[a,b]$上至少存在一点

ξ,使

$$\int_a^b f(x)\,\mathrm{d}x = f(\xi)(b-a),\quad \xi \in [a,b]. \tag{3-18}$$

此公式称为积分中值公式,又可写成

$$f(\xi) = \frac{1}{b-a}\int_a^b f(x)\,\mathrm{d}x. \tag{3-19}$$

可按性质 5 的推论 3 和第一章的闭区间上连续函数的介值定理证明.在此只做几何解释:

当 $f(x) \geqslant 0$ 时,$\int_a^b f(x)\,\mathrm{d}x$ 表示以曲线 $y=f(x)$ 为曲边、区间$[a,b]$为底的曲边梯形 $ABCD$ 的面积,它等于以$[a,b]$上一点 ξ 的函数值 $f(\xi)$ 为高的同底矩形 $ABEF$ 的面积(图 3-10).

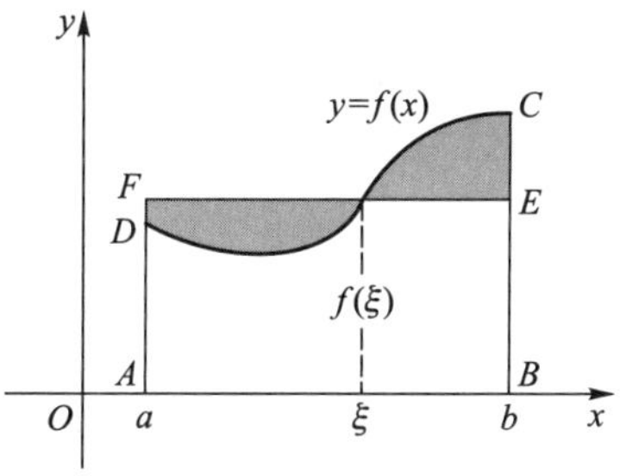

图 3-10

由(3-19)式,$f(\xi)$ 称为连续函数 $f(x)$ 在区间$[a,b]$上的平均值.

例 3-41　求函数 $f(x)=2x+1$ 在区间$[0,1]$上的平均值,并在区间$[0,1]$上求出一点 ξ,使 $f(\xi)$ 等于该平均值.

解:由例 3-38 可知 $\int_0^1 x\,\mathrm{d}x = \frac{1}{2}$.由性质 3,有$\int_0^1 \mathrm{d}x = 1-0=1$. 再由性质 1 和性质 2,有

$$\int_0^1 (2x+1)\,\mathrm{d}x = 2\int_0^1 x\,\mathrm{d}x + \int_0^1 \mathrm{d}x = 2\cdot\frac{1}{2}+1=2.$$

所以 $f(x)=2x+1$ 在区间$[0,1]$上的平均值为

$$f(\xi) = \frac{1}{1-0}\int_0^1 (2x+1)\,\mathrm{d}x = 2,$$

即 $2\xi+1=2$, 所以 $\xi=\frac{1}{2}\in[0,1]$.因此 $\xi=\frac{1}{2}$时,$f(\xi)=2$ 为 $f(x)$ 在区间$[0,1]$上的平均值.

三、定积分的计算

实际上,定积分的定义本身不失为一种计算方法.其基本步骤是:先作积分和,然后求其和式的极限.这一过程是比较繁杂的,并且应用范围也仅限于少数几种特殊的被积函数.在历史上,寻找定积分新的计算方法,经历了漫长的岁月,直到 17 世纪中叶,英国数学家牛顿(Isacc Newton,1643—1727)和德国数学家莱布尼茨(G.W.Leibniz,1646—1716)创立了微积分基本定理,从而揭示了定积分与不定积分之间的关系,建立了一种切实可行的、简单的定积分计算方法.

1. 微积分基本定理

(1) 积分上限函数

设函数 $f(x)$ 在区间$[a,b]$上连续,那么定积分 $\int_a^b f(x)\,\mathrm{d}x$ 一定存在,且积分值只与被积函数 $f(x)$ 和积分区间$[a,b]$有关,与积分变量记号无关.若被积函数 $f(x)$ 和下限 a 确定,上限任取 $x\in[a,b]$,为避免积分上限 x 与积分变量 x 在含义上产生混淆,取积分变量为 t,定积分 $\int_a^x f(t)\,\mathrm{d}t$ 一

定存在，且只与 x 相对应.因此定积分 $\int_a^x f(t)\,\mathrm{d}t$ 为上限 x 的一个函数，记为 $\Phi(x)$，即

$$\Phi(x)=\int_a^x f(t)\,\mathrm{d}t,\quad x\in[a,b]. \tag{3-20}$$

$\Phi(x)$ 称为**积分上限函数**(**function of integral upper limit**)，其定义域为 $[a,b]$.

积分上限函数的几何意义　仿照定积分的几何意义，可推得当 $f(x)\geqslant 0$ 时，积分上限函数 $\Phi(x)$ 唯一对应一个以区间 $[a,x]$ 为底、以曲线 $y=f(x)$ 为曲边的曲边梯形的面积(图 3-11 灰度部分)；对于 $f(x)$ 的一般情形，$\Phi(x)$ 表示曲线 $y=f(x)$ 与 x 轴介于 a,x 之间的各曲边梯形面积的代数和，即 x 轴上方的曲边梯形面积与 x 轴下方的曲边梯形面积之差.

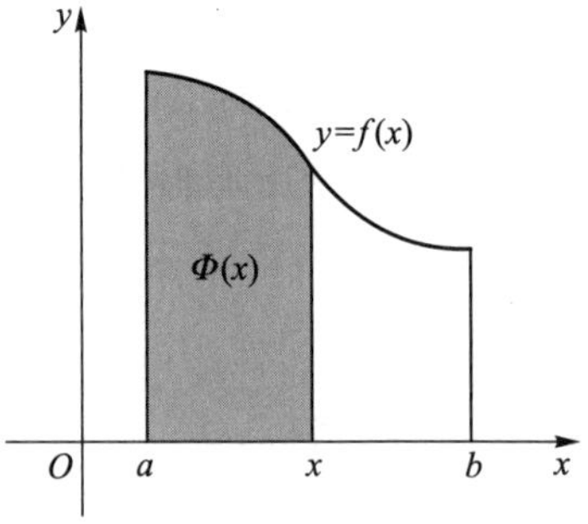

图 3-11

关于积分上限函数 $\Phi(x)$ 的导数有下面的定理：

定理 3-4　若函数 $f(x)$ 在区间 $[a,b]$ 上连续，则积分上限函数 $\Phi(x)=\int_a^x f(t)\,\mathrm{d}t$ 在区间 $[a,b]$ 上可导，且其导数等于被积函数，即

$$\Phi'(x)=\frac{\mathrm{d}}{\mathrm{d}x}\int_a^x f(t)\,\mathrm{d}t=f(x),\quad x\in[a,b]. \tag{3-21}$$

证：任取 $x\in[a,b]$，在 x 点处取一增量 Δx 使 $x+\Delta x\in[a,b]$，则有

$$\begin{aligned}\Delta\Phi(x)&=\Phi(x+\Delta x)-\Phi(x)=\int_a^{x+\Delta x} f(t)\,\mathrm{d}t-\int_a^x f(t)\,\mathrm{d}t\\&=\int_a^x f(t)\,\mathrm{d}t+\int_x^{x+\Delta x} f(t)\,\mathrm{d}t-\int_a^x f(t)\,\mathrm{d}t=\int_x^{x+\Delta x} f(t)\,\mathrm{d}t.\end{aligned}$$

在区间 $[x,x+\Delta x]$ 或 $[x+\Delta x,x]$ 上应用积分中值定理，有

$$\Delta\Phi(x)=\int_x^{x+\Delta x} f(t)\,\mathrm{d}t=f(\xi)\Delta x,\quad \xi \text{ 在 } x \text{ 与 } x+\Delta x \text{ 之间}.$$

故

$$\frac{\Delta\Phi(x)}{\Delta x}=f(\xi).$$

由导数定义及函数的连续性，可知

$$\Phi'(x)=\lim_{\Delta x\to 0}\frac{\Delta\Phi(x)}{\Delta x}=\lim_{\xi\to x}f(\xi)=f(x).$$

特别指出，$x=a$ 时，取 $\Delta x>0$，则有

$$\Phi'_+(a)=\lim_{\Delta x\to 0^+}\frac{\Delta\Phi(x)}{\Delta x}=\lim_{\xi\to a^+}f(\xi)=f(a);$$

$x=b$ 时，取 $\Delta x<0$，则有 $\Phi'_-(b)=\lim\limits_{\Delta x\to 0^-}\dfrac{\Delta\Phi(x)}{\Delta x}=\lim\limits_{\xi\to b^-}f(\xi)=f(b)$.

所以积分上限函数 $\Phi(x)$ 在 $[a,b]$ 上可导，且 $\Phi'(x)=f(x)$.

由此定理及原函数定义可知，积分上限函数 $\Phi(x)$ 是被积函数 $f(x)$ 的一个原函数($\Phi(x)$ 未必是初等函数).此定理揭示了定积分与不定积分之间的内在联系，尽管两者的概念截然不同，它为微积分基本定理的浮出奠定了理论基础.

例 3-42　求函数 $\Phi(x)=\int_0^x t\mathrm{e}^t\,\mathrm{d}t$ 在 $x=1$ 处的导数.

解:$\Phi(x)$ 为积分上限函数,根据定理 3-4,有

$$\Phi'(x)=\frac{\mathrm{d}}{\mathrm{d}x}\int_0^x te^t\mathrm{d}t=te^t\big|_{t=x}=xe^x.$$

故
$$\Phi'(1)=\mathrm{e}.$$

例 3-43 求函数 $y=\int_{x^3}^1\frac{t-1}{2+\sqrt[3]{t}}\mathrm{d}t$ 的导数.

解:先将函数 y 化为积分上限函数 $y=-\int_1^{x^3}\frac{t-1}{2+\sqrt[3]{t}}\mathrm{d}t$,其积分上限为 x 的函数.因此 y 可视为由 $y=-\int_1^u\frac{t-1}{2+\sqrt[3]{t}}\mathrm{d}t, u=x^3$ 复合而成的复合函数,根据复合函数的求导法则,有

$$\frac{\mathrm{d}y}{\mathrm{d}x}=\frac{\mathrm{d}y}{\mathrm{d}u}\cdot\frac{\mathrm{d}u}{\mathrm{d}x}=\frac{\mathrm{d}}{\mathrm{d}u}\left(-\int_1^u\frac{t-1}{2+\sqrt[3]{t}}\mathrm{d}t\right)\cdot(x^3)'=\left(-\frac{u-1}{2+\sqrt[3]{u}}\right)\cdot 3x^2=\frac{3x^2(1-x^3)}{2+x}.$$

例 3-44 求极限 $\lim\limits_{x\to 0}\frac{\int_0^x t^2\mathrm{d}t}{\int_0^x t(t+\sin t)\mathrm{d}t}$.

解:此极限属于 $\frac{0}{0}$ 型不定式,应用洛必达法则

$$\lim_{x\to 0}\frac{\int_0^x t^2\mathrm{d}t}{\int_0^x t(t+\sin t)\mathrm{d}t}=\lim_{x\to 0}\frac{x^2}{x(x+\sin x)}=\lim_{x\to 0}\frac{x}{x+\sin x}=\lim_{x\to 0}\frac{1}{1+\cos x}=\frac{1}{2}.$$

(2) 微积分基本定理

定理 3-5 若函数 $f(x)$ 在闭区间 $[a,b]$ 上连续,且 $F(x)$ 为 $f(x)$ 的一个原函数,则

$$\int_a^b f(x)\mathrm{d}x=F(x)\Big|_a^b=F(b)-F(a). \tag{3-22}$$

证:因为函数 $f(x)$ 在区间 $[a,b]$ 上连续,根据定理 3-4,积分上限函数 $\Phi(x)=\int_a^x f(t)\mathrm{d}t$ 为 $f(x)$ 的一个原函数. 又因为 $F(x)$ 为 $f(x)$ 的一个原函数,由定理 2-5 推论 2

$$\Phi(x)=F(x)+c.$$

令 $x=a$,有 $\Phi(a)=\int_a^a f(t)\mathrm{d}t=0$,则 $c=\Phi(a)-F(a)=-F(a)$;令 $x=b$,有 $\Phi(b)=F(b)+c=F(b)-F(a)$,即

$$\int_a^b f(x)\mathrm{d}x=\Phi(b)=F(b)-F(a).$$

公式(3-22)称为**牛顿-莱布尼茨公式(Newton-Leibniz formula)**或**微积分基本公式**.此公式表明,在闭区间 $[a,b]$ 上连续函数的定积分等于该函数的任意一个原函数在 $[a,b]$ 上函数值的增量.因此,连续函数的定积分计算就可转化为不定积分的计算.这样,便大大简化了定积分的烦琐的计算.值得注意的是,我们在第一节中,已经知道有些函数的不定积分是很难求得的,甚至有些函数的原函数不能用初等函数表示,所以对于这些函数定积分的计算及非连续的可积函数的计算只好另辟蹊径,本章不另行讨论.

知识拓展 3-2

例 3-45 求 $\int_0^1 x\mathrm{d}x$.

解：$\int_0^1 x\mathrm{d}x = \left.\dfrac{x^2}{2}\right|_0^1 = \dfrac{1^2}{2} - \dfrac{0^2}{2} = \dfrac{1}{2}$.

释疑解难 3-10

与例 3-37 比较，结果完全一致，但计算方法要简单得多.

例 3-46 求 $\int_{-4}^{-2} \dfrac{1}{x}\mathrm{d}x$.

解：$\int_{-4}^{-2} \dfrac{1}{x}\mathrm{d}x = \ln|x|\Big|_{-4}^{-2} = \ln 2 - \ln 4 =- \ln 2$.

例 3-47 求 $\int_0^{\frac{\pi}{4}} \tan^2 x\mathrm{d}x$.

解：$\int_0^{\frac{\pi}{4}} \tan^2 x\mathrm{d}x = \int_0^{\frac{\pi}{4}} (\sec^2 x - 1)\mathrm{d}x = (\tan x - x)\Big|_0^{\frac{\pi}{4}} = 1 - \dfrac{\pi}{4}$.

由微积分基本定理，求连续函数的定积分问题转化为求不定积分的问题.因此，与不定积分相对应，定积分的计算方法有换元积分法和分部积分法.

2. 定积分的换元积分法

定理 3-6 设函数 $f(x)$ 在区间 $[a,b]$ 上连续，函数 $x=\varphi(t)$ 在区间 $[\alpha,\beta]$（或 $[\beta,\alpha]$）上单调且具有连续的导数，其中 $\varphi(\alpha)=a$，$\varphi(\beta)=b$. t 在 $[\alpha,\beta]$（或 $[\beta,\alpha]$）上变化时，$\varphi(t)$ 的值不超出区间 $[a,b]$，则

$$\int_a^b f(x)\mathrm{d}x = \int_\alpha^\beta f(\varphi(t))\varphi'(t)\mathrm{d}t. \tag{3-23}$$

释疑解难 3-11

公式(3-23)称为定积分的换元积分公式.在使用换元法计算定积分时，换元的过程与不定积分换元法的换元过程完全一样.值得注意的是，定积分换元的同时，一定要对应地换积分上、下限；求出新被积函数的原函数后，不必还原（即不必代回原积分变量），直接代入新的积分上、下限做差即可.

公式(3-23)对应的是第二类换元积分法，若将(3-23)式反过来写为如下形式

$$\int_a^b f(\varphi(x))\varphi'(x)\mathrm{d}x = \int_\alpha^\beta f(t)\mathrm{d}t,$$

则对应的是第一类换元积分法（凑分法）.用凑分法时常常不做变量替换，那么这时自然不用更换积分上、下限.

例 3-48 求 $\int_0^1 x(x^2+1)^5\mathrm{d}x$.

解：设 $x^2+1=t$，$x=0$ 时，$t=1$；$x=1$ 时，$t=2$. 于是

$$\int_0^1 x(x^2+1)^5\mathrm{d}x = \frac{1}{2}\int_0^1 (x^2+1)^5\mathrm{d}(x^2+1) = \frac{1}{2}\int_1^2 t^5\mathrm{d}t = \left.\frac{1}{12}t^6\right|_1^2 = \frac{21}{4}.$$

若不设出新的变量，就不要换积分上、下限，即

$$\int_0^1 x(x^2+1)^5\mathrm{d}x = \frac{1}{2}\int_0^1 (x^2+1)^5\mathrm{d}(x^2+1) = \left.\frac{1}{12}(x^2+1)^6\right|_0^1 = \frac{21}{4}.$$

例 3-49　求$\int_{-\frac{\pi}{2}}^{\frac{\pi}{2}}\sqrt{\cos x-\cos^3 x}\,dx$.

解:由于$\sqrt{\cos x-\cos^3 x}=\sqrt{\cos x(1-\cos^2 x)}=\sqrt{\cos x}\,|\sin x|$,

在$\left[-\frac{\pi}{2},0\right]$上,$|\sin x|=-\sin x$;在$\left[0,\frac{\pi}{2}\right]$上,$|\sin x|=\sin x$.于是

$$\int_{-\frac{\pi}{2}}^{\frac{\pi}{2}}\sqrt{\cos x-\cos^3 x}\,dx=-\int_{-\frac{\pi}{2}}^{0}\sqrt{\cos x}\sin x\,dx+\int_{0}^{\frac{\pi}{2}}\sqrt{\cos x}\sin x\,dx$$

$$=\int_{-\frac{\pi}{2}}^{0}\sqrt{\cos x}\,d(\cos x)-\int_{0}^{\frac{\pi}{2}}\sqrt{\cos x}\,d(\cos x)$$

$$=\frac{2}{3}(\cos x)^{\frac{3}{2}}\Big|_{-\frac{\pi}{2}}^{0}-\frac{2}{3}(\cos x)^{\frac{3}{2}}\Big|_{0}^{\frac{\pi}{2}}=\frac{4}{3}.$$

例 3-50　求$\int_0^1 x^2\sqrt{1-x^2}\,dx$.

解:设$x=\sin t$,$dx=\cos t\,dt$,且$x=0$时,$t=0$;$x=1$时,$t=\frac{\pi}{2}$.于是

$$\int_0^1 x^2\sqrt{1-x^2}\,dx=\int_0^{\frac{\pi}{2}}\sin^2 t\sqrt{1-\sin^2 t}\cos t\,dt=\int_0^{\frac{\pi}{2}}\sin^2 t\cos^2 t\,dt$$

$$=\frac{1}{4}\int_0^{\frac{\pi}{2}}\sin^2 2t\,dt=\frac{1}{8}\int_0^{\frac{\pi}{2}}(1-\cos 4t)\,dt$$

$$=\frac{1}{8}\left(t-\frac{1}{4}\sin 4t\right)\Big|_0^{\frac{\pi}{2}}=\frac{\pi}{16}.$$

例 3-51　已知函数$f(x)$在$[-a,a]$上连续,试证明

$$\int_{-a}^{a}f(x)\,dx=\begin{cases}0, & f(x)\text{为奇函数};\\ 2\int_0^a f(x)\,dx, & f(x)\text{为偶函数}.\end{cases}$$

证:$\int_{-a}^{a}f(x)\,dx=\int_{-a}^{0}f(x)\,dx+\int_0^a f(x)\,dx$.

对积分$\int_{-a}^{0}f(x)\,dx$,设$x=-t$,$dx=-dt$.当$x=-a$时,$t=a$;$x=0$时$t=0$.于是

$$\int_{-a}^{0}f(x)\,dx=-\int_a^0 f(-t)\,dt=\int_0^a f(-t)\,dt=\int_0^a f(-x)\,dx.$$

故

$$\int_{-a}^{a}f(x)\,dx=\int_0^a f(-x)\,dx+\int_0^a f(x)\,dx=\int_0^a[f(-x)+f(x)]\,dx.$$

又由$f(-x)=\begin{cases}-f(x), & f(x)\text{为奇函数};\\ f(x), & f(x)\text{为偶函数},\end{cases}$因此

$$f(-x)+f(x)=\begin{cases}0, & f(x)\text{为奇函数;}\\ 2f(x), & f(x)\text{为偶函数.}\end{cases}$$

所以
$$\int_{-a}^{a}f(x)\,\mathrm{d}x=\begin{cases}0, & f(x)\text{为奇函数;}\\ 2\int_{0}^{a}f(x)\,\mathrm{d}x, & f(x)\text{为偶函数.}\end{cases}$$

例 3-52 已知$f(x)$是以 T 为周期的连续函数,试证明

$$\int_{a}^{a+T}f(x)\,\mathrm{d}x=\int_{0}^{T}f(x)\,\mathrm{d}x.$$

证: $\int_{a}^{a+T}f(x)\,\mathrm{d}x=\int_{a}^{T}f(x)\,\mathrm{d}x+\int_{T}^{a+T}f(x)\,\mathrm{d}x.$

对积分 $\int_{T}^{a+T}f(x)\,\mathrm{d}x$, 设 $x=t+T,\mathrm{d}x=\mathrm{d}t$. 当 $x=T,t=0;x=a+T$ 时,$t=a$.

又
$$f(t+T)=f(t),$$

于是
$$\int_{T}^{a+T}f(x)\,\mathrm{d}x=\int_{0}^{a}f(t+T)\,\mathrm{d}t=\int_{0}^{a}f(t)\,\mathrm{d}t=\int_{0}^{a}f(x)\,\mathrm{d}x.$$

所以
$$\int_{a}^{a+T}f(x)\,\mathrm{d}x=\int_{a}^{T}f(x)\,\mathrm{d}x+\int_{0}^{a}f(x)\,\mathrm{d}x=\int_{0}^{T}f(x)\,\mathrm{d}x.$$

例 3-51、例 3-52 的结果,可以作为已知的结论,直接运用.

例 3-53 求 $\int_{-1}^{1}(x^2\sin x+2\sqrt{1-x^2})\,\mathrm{d}x.$

解:由定积分的性质及例 3-51 的结果,得

$$\begin{aligned}\int_{-1}^{1}(x^2\sin x+2\sqrt{1-x^2})\,\mathrm{d}x&=\int_{-1}^{1}x^2\sin x\,\mathrm{d}x+2\int_{-1}^{1}\sqrt{1-x^2}\,\mathrm{d}x\\&=0+4\int_{0}^{1}\sqrt{1-x^2}\,\mathrm{d}x.\end{aligned}$$

由定积分的几何意义,得

$$\int_{0}^{1}\sqrt{1-x^2}\,\mathrm{d}x=\frac{1}{4}\pi\cdot 1^2=\frac{\pi}{4}.$$

所以

$$\int_{-1}^{1}(x^2\sin x+2\sqrt{1-x^2})\,\mathrm{d}x=4\cdot\frac{\pi}{4}=\pi.$$

3. 定积分的分部积分法

定理 3-7 设函数 $u=u(x),v=v(x)$在区间$[a,b]$上有连续的导数,则有

$$\int_{a}^{b}uv'\,\mathrm{d}x=uv\Big|_{a}^{b}-\int_{a}^{b}u'v\,\mathrm{d}x;\tag{3-24}$$

或
$$\int_{a}^{b}u\,\mathrm{d}v=uv\Big|_{a}^{b}-\int_{a}^{b}v\,\mathrm{d}u.\tag{3-25}$$

公式(3-24)或公式(3-25)称为定积分的分部积分公式,与不定积分的分部积分公式完全类似,只是公式中积出的 uv 部分一定要代入上、下限进行计算,未积出的部分仍是一个定积分,其积分限不变.

例 3-54 求 $\int_0^1 xe^x\mathrm{d}x$.

释疑解难 3-12

解: $\int_0^1 xe^x\mathrm{d}x=\int_0^1 x\mathrm{d}(e^x)=xe^x\Big|_0^1-\int_0^1 e^x\mathrm{d}x=e-e^x\Big|_0^1=e-(e-1)=1.$

例 3-55 求 $\int_0^{\frac{\pi}{2}} e^x\sin x\mathrm{d}x$.

解:
$$\int_0^{\frac{\pi}{2}} e^x\sin x\mathrm{d}x=\int_0^{\frac{\pi}{2}}\sin x\mathrm{d}(e^x)=e^x\sin x\Big|_0^{\frac{\pi}{2}}-\int_0^{\frac{\pi}{2}}e^x\cos x\mathrm{d}x=e^{\frac{\pi}{2}}-\int_0^{\frac{\pi}{2}}\cos x\mathrm{d}(e^x)$$
$$=e^{\frac{\pi}{2}}-\left(e^x\cos x\Big|_0^{\frac{\pi}{2}}+\int_0^{\frac{\pi}{2}}e^x\sin x\mathrm{d}x\right)=e^{\frac{\pi}{2}}+1-\int_0^{\frac{\pi}{2}}e^x\sin x\mathrm{d}x.$$

所以
$$\int_0^{\frac{\pi}{2}} e^x\sin x\mathrm{d}x=\frac{1}{2}(e^{\frac{\pi}{2}}+1).$$

例 3-56 求 $\int_0^1 \arctan\sqrt{x}\,\mathrm{d}x$.

解: 先用换元积分法化去被积函数中的根式,然后再用分部积分法积分.

设 $\sqrt{x}=t$,则 $x=t^2$,$\mathrm{d}x=2t\mathrm{d}t$.$x=0$ 时,$t=0$;$x=1$ 时,$t=1$.

于是
$$\int_0^1\arctan\sqrt{x}\,\mathrm{d}x=\int_0^1\arctan t\,\mathrm{d}(t^2)=t^2\arctan t\Big|_0^1-\int_0^1\frac{t^2}{1+t^2}\mathrm{d}t$$
$$=\frac{\pi}{4}-\int_0^1\left(1-\frac{1}{1+t^2}\right)\mathrm{d}t=\frac{\pi}{4}-(t-\arctan t)\Big|_0^1=\frac{\pi}{2}-1.$$

与不定积分法一样,在定积分的计算方法中,换元积分法与分部积分法是重要而又常用的积分方法,需熟练地掌握,并用来解决定积分的求解问题.

思考与讨论

1. 设函数 $f(x)$ 在区间 $[a,b]$ 上有定义,用 $n+1$ 个分点 $a=x_0<x_1<\cdots<x_{n-1}<x_n=b$ 将区间 $[a,b]$ n 等分,小区间 $[x_{i-1},x_i]$ 的区间长度为 $\Delta x_i=x_i-x_{i-1}$,在该小区间上,取 $\xi_i=x_i$,$\lambda=\max\limits_{1\leqslant i\leqslant n}\Delta x_i$.若 $\lim\limits_{\lambda\to 0}\sum\limits_{i=1}^{n}f(\xi_i)\Delta x_i$ 存在,能否确定 $f(x)$ 在 $[a,b]$ 上可积?为什么?

2. 曲线 $y=\ln x$ 与直线 $x=\frac{1}{2}$,$x=3$ 及 x 轴所围成的面积为 $\int_{\frac{1}{2}}^3\ln x\mathrm{d}x$,这种说法是否正确?为什么?

3. 设函数 $f(x)$ 在区间 $[a,b]$ 上连续,且 $f(x)\neq 0$.问函数 $\int_a^x f(t)\mathrm{d}t$,$\int_x^b f(t)\mathrm{d}t$ 是否为 $f(x)$ 在 $[a,b]$ 上的原函数?为什么?

4. 下面积分的计算过程是否正确?为什么?若有错误,请写出正确结果.

对积分 $\int_{-1}^{1}\frac{1}{1+x^2}dx$，设 $x=\frac{1}{u}$，则 $dx=-\frac{1}{u^2}du$，且当 $x=-1$ 时，$t=-1$；$x=1$ 时，$t=1$.

于是
$$\int_{-1}^{1}\frac{1}{1+x^2}dx=\int_{-1}^{1}\frac{1}{1+\frac{1}{u^2}}\left(-\frac{1}{u^2}\right)du=-\int_{-1}^{1}\frac{1}{1+u^2}du=-\int_{-1}^{1}\frac{1}{1+x^2}dx,$$

所以
$$\int_{-1}^{1}\frac{1}{1+x^2}dx=0.$$

5. 不用计算，直接写出 $\int_{-\pi}^{\pi}x^4\sin x dx$ 的结果.

第三节 反常积分

对上一节所讨论的定积分有两方面要求：一是积分区间 $[a,b]$ 为有限区间，二是被积函数在积分区间 $[a,b]$ 上是有界的.但是在医药学和其他科学技术领域中，常常会遇到积分区间并不只限于有限区间，被积函数也可能无界的积分问题.这样的积分已不属于定积分的范畴.将其在这两方面加以推广，推广后的积分称为**反常积分**（**improper integral**）.反常定积分又往往称为广义积分.

一、无穷区间上的反常积分

定积分可求解底边为有限长的曲边梯形的面积.下面我们来考察一个求底边为无限长的曲边梯形面积的实际例子，从而给出无穷区间上的反常积分的概念.

引例 求曲线 $y=\frac{1}{1+x^2}$ $(x>0)$ 与 x 轴、y 轴所围成的平面图形（图 3-12）的面积.

由定积分的思想，所求的底边为无限长的曲边梯形面积 S，可以表示为 $[0,+\infty)$ 上的积分，仿照定积分的记法 $S=\int_{0}^{+\infty}\frac{1}{1+x^2}dx$. 在 $[0,+\infty)$ 上任取一点 b，则在区间 $[0,b]$ 上的曲边梯形面积（图 3-12 中灰度部分的面积）$S(b)=\int_{0}^{b}\frac{1}{1+x^2}dx$. 由极限思想，当 $b\to+\infty$ 时，$S(b)$ 的极限为所求的平面图形的面积 S，即

$$S=\lim_{b\to+\infty}S(b),$$

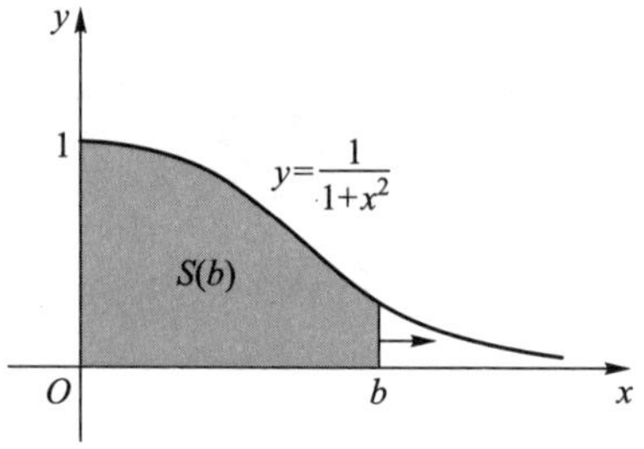

图 3-12

所以
$$S=\int_{0}^{+\infty}\frac{1}{1+x^2}dx=\lim_{b\to+\infty}\int_{0}^{b}\frac{1}{1+x^2}dx$$
$$=\lim_{b\to+\infty}\arctan x\Big|_{0}^{b}=\lim_{b\to+\infty}\arctan b=\frac{\pi}{2}.$$

由上面求解过程可以看出，极限 $\lim\limits_{b\to+\infty}\int_{0}^{b}\frac{1}{1+x^2}dx$ 为 $\frac{1}{1+x^2}$ 在 $[0,+\infty)$ 上的积分.抽象到一般函数，可以定义出无穷区间上的反常积分.

定义 3-4　设函数 $f(x)$ 在 $[a,+\infty)$ 上连续.任取 $b>a$,若极限 $\lim\limits_{b\to+\infty}\int_a^b f(x)\mathrm{d}x$ 存在,则称此极限为 $f(x)$ 在 $[a,+\infty)$ 上的反常积分,记作 $\int_a^{+\infty} f(x)\mathrm{d}x$, 即

$$\int_a^{+\infty} f(x)\mathrm{d}x = \lim_{b\to+\infty}\int_a^b f(x)\mathrm{d}x. \tag{3-26}$$

这时也称反常积分 $\int_a^{+\infty} f(x)\mathrm{d}x$ 存在或**收敛**(**convergent**);若极限不存在,则称反常积分 $\int_a^{+\infty} f(x)\mathrm{d}x$ 不存在或**发散**(**divergent**).在反常积分发散情况中,如果 $\lim\limits_{b\to+\infty}\int_a^b f(x)\mathrm{d}x=\infty$(或 $\pm\infty$),也可记 $\int_a^{+\infty} f(x)\mathrm{d}x=\infty$(或 $\pm\infty$).

类似地可定义 $(-\infty,b]$,$(-\infty,+\infty)$ 上的反常积分.

$f(x)$ 在 $(-\infty,b]$ 上连续.任取 $a<b$,若极限 $\lim\limits_{a\to-\infty}\int_a^b f(x)\mathrm{d}x$ 存在,则称此极限为 $f(x)$ 在 $(-\infty,b]$ 上的反常积分,记作 $\int_{-\infty}^b f(x)\mathrm{d}x$, 即

$$\int_{-\infty}^b f(x)\mathrm{d}x = \lim_{a\to-\infty}\int_a^b f(x)\mathrm{d}x. \tag{3-27}$$

这时也称 $\int_{-\infty}^b f(x)\mathrm{d}x$ 存在或收敛;若极限不存在,称 $\int_{-\infty}^b f(x)\mathrm{d}x$ 不存在或发散.

$f(x)$ 在 $(-\infty,+\infty)$ 上连续,对于任意实数 a,若 $\int_{-\infty}^a f(x)\mathrm{d}x$ 和 $\int_a^{+\infty} f(x)\mathrm{d}x$ 都收敛,这时称 $\int_{-\infty}^{+\infty} f(x)\mathrm{d}x$ 存在或收敛,且等于这两个无穷区间的积分和,即

$$\int_{-\infty}^{+\infty} f(x)\mathrm{d}x = \int_{-\infty}^a f(x)\mathrm{d}x + \int_a^{+\infty} f(x)\mathrm{d}x = \lim_{c\to-\infty}\int_c^a f(x)\mathrm{d}x + \lim_{b\to+\infty}\int_a^b f(x)\mathrm{d}x. \tag{3-28}$$

否则称 $\int_{-\infty}^{+\infty} f(x)\mathrm{d}x$ 不存在或发散.在实际应用时,为了方便,常常取 $a=0$.

上述反常积分统称为无穷区间上的反常积分,简称为**无穷积分**(**infinite integral**).

设 $F(x)$ 为 $f(x)$ 的一个原函数,记 $F(+\infty)=\lim\limits_{b\to+\infty}F(b)$,$F(-\infty)=\lim\limits_{a\to-\infty}F(a)$.为使用方便,采用牛顿-莱布尼茨公式的记法:

$$\int_a^{+\infty} f(x)\mathrm{d}x = \lim_{b\to+\infty}F(b) - F(a) = F(x)\Big|_a^{+\infty},$$

$$\int_{-\infty}^b f(x)\mathrm{d}x = F(b) - \lim_{a\to-\infty}F(a) = F(x)\Big|_{-\infty}^b,$$

$$\int_{-\infty}^{+\infty} f(x)\mathrm{d}x = F(x)\Big|_{-\infty}^a + F(x)\Big|_a^{+\infty} = F(x)\Big|_{-\infty}^{+\infty}.$$

例 3-57　求下列无穷积分.

(1) $\int_0^{+\infty}\frac{1}{1+x^2}\mathrm{d}x$;　　(2) $\int_{-\infty}^0\frac{1}{1+x^2}\mathrm{d}x$;　　(3) $\int_{-\infty}^{+\infty}\frac{1}{1+x^2}\mathrm{d}x$.

解:(1) $\int_0^{+\infty}\frac{1}{1+x^2}\mathrm{d}x = \arctan x\Big|_0^{+\infty} = \lim\limits_{b\to+\infty}\arctan b - \arctan 0 = \frac{\pi}{2}$;

(2) $\int_{-\infty}^{0} \frac{1}{1+x^2}dx = \arctan x \Big|_{-\infty}^{0} = \arctan 0 - \lim\limits_{a\to-\infty} \arctan a = \frac{\pi}{2}$;

(3) $\int_{-\infty}^{+\infty} \frac{1}{1+x^2}dx = \int_{0}^{+\infty} \frac{1}{1+x^2}dx + \int_{-\infty}^{0} \frac{1}{1+x^2}dx = \frac{\pi}{2} + \frac{\pi}{2} = \pi$.

例 3-58 讨论反常积分 $\int_{1}^{+\infty} \frac{1}{x^p}dx$ 的敛散性.

解: 当 $p=1$ 时,则有 $\int_{1}^{+\infty} \frac{1}{x^p}dx = \int_{1}^{+\infty} \frac{1}{x}dx = \ln x \Big|_{1}^{+\infty} = \lim\limits_{x\to+\infty} \ln x = +\infty$;

当 $p\neq1$ 时,则有 $\int_{1}^{+\infty} \frac{1}{x^p}dx = \frac{1}{1-p}x^{1-p}\Big|_{1}^{+\infty} = \begin{cases} +\infty, & p<1; \\ \frac{1}{p-1}, & p>1. \end{cases}$

综上,$p\leqslant1$ 时,此反常积分发散;$p>1$ 时,此反常积分收敛,且其积分值为 $\frac{1}{p-1}$.

例 3-59 求 $\int_{0}^{+\infty} xe^{-x}dx$.

解:

$$\int_{0}^{+\infty} xe^{-x}dx = -\int_{0}^{+\infty} xd(e^{-x}) = \left(-xe^{-x} + \int e^{-x}dx\right)_{0}^{+\infty}$$

$$= [-(x+1)e^{-x}]_{0}^{+\infty} = -\lim_{x\to+\infty}(x+1)e^{-x} + 1 = 1.$$

例 3-60 求 $\int_{4}^{+\infty} \frac{1}{x^2-9}dx$

解: $\int_{4}^{+\infty} \frac{1}{x^2-9}dx = \frac{1}{6}\int_{4}^{+\infty}\left(\frac{1}{x-3} - \frac{1}{x+3}\right)dx = \frac{1}{6}\ln\frac{x-3}{x+3}\Big|_{4}^{+\infty}$

$$= \frac{1}{6}\left(\lim_{x\to+\infty}\ln\frac{x-3}{x+3} - \ln\frac{1}{7}\right) = \frac{1}{6}\ln 7.$$

注意: 本例中,由于 $\int_{4}^{+\infty} \frac{1}{x-3}dx = \ln(x-3)\Big|_{4}^{+\infty} = \lim\limits_{x\to+\infty}\ln(x-3) = +\infty$,即 $\int_{4}^{+\infty} \frac{1}{x-3}dx$ 发散,同理 $\int_{4}^{+\infty} \frac{1}{x+3}dx$ 发散.所以

$$\int_{4}^{+\infty} \frac{1}{x^2-9}dx = \frac{1}{6}\int_{4}^{+\infty}\left(\frac{1}{x-3} - \frac{1}{x+3}\right)dx \neq \frac{1}{6}\left(\int_{4}^{+\infty}\frac{1}{x-3}dx - \int_{4}^{+\infty}\frac{1}{x+3}dx\right).$$

例 3-61 求 $\int_{0}^{+\infty} \frac{1}{\sqrt{(1+x^2)^3}}dx$.

解: 设 $x=\tan t$,则 $t=\arctan x$,$dx=\sec^2 tdt$.当 $x=0$ 时 $t=0$;$x=+\infty$ 时,$t=\lim\limits_{x\to+\infty}\arctan x=\frac{\pi}{2}$. 于是

$$\int_{0}^{+\infty} \frac{1}{\sqrt{(1+x^2)^3}}dx = \int_{0}^{\frac{\pi}{2}} \frac{1}{\sqrt{(1+\tan^2 t)^3}}\sec^2 tdt = \int_{0}^{\frac{\pi}{2}} \cos tdt = \sin t\Big|_{0}^{\frac{\pi}{2}} = 1.$$

二、无界函数的反常积分

设 $f(x)$ 在 a 点的任意邻域内无界,则 a 点称为 $f(x)$ 的无穷间断点,亦称为**瑕点(flaw point)**.

函数 $f(x)$ 便是无界函数.下面讨论无界函数的反常积分,亦称**瑕积分**(**flaw integral**).

引例　求由曲线 $y=\dfrac{1}{\sqrt{1-x^2}}$ $(x>0)$、直线 $x=1$ 及 x 轴、y 轴所围成的平面图形(图 3-13)的面积.由积分思想,所求的侧边为无限长的曲边梯形的面积 S 可以表示为[0,1)上的积分,仿照定积分的记法 $S=\int_0^1\dfrac{1}{\sqrt{1-x^2}}\mathrm{d}x$.任取 $\varepsilon>0$,区间$[0,1-\varepsilon]$上的曲边梯形的面积(图 3-13 中灰度部分的面积) $S_{1-\varepsilon}=\int_0^{1-\varepsilon}\dfrac{1}{\sqrt{1-x^2}}\mathrm{d}x$. 由极限思想,当 $\varepsilon\to0^+$ 时,$S_{1-\varepsilon}$ 的极限为所求的面积 S,即

$$S=\lim_{\varepsilon\to0^+}S_{1-\varepsilon},$$

$$S=\int_0^1\frac{1}{\sqrt{1-x^2}}\mathrm{d}x=\lim_{\varepsilon\to0^+}\int_0^{1-\varepsilon}\frac{1}{\sqrt{1-x^2}}\mathrm{d}x$$

$$=\lim_{\varepsilon\to0^+}\arcsin x\Big|_0^{1-\varepsilon}=\lim_{\varepsilon\to0^+}\arcsin(1-\varepsilon)=\frac{\pi}{2}.$$

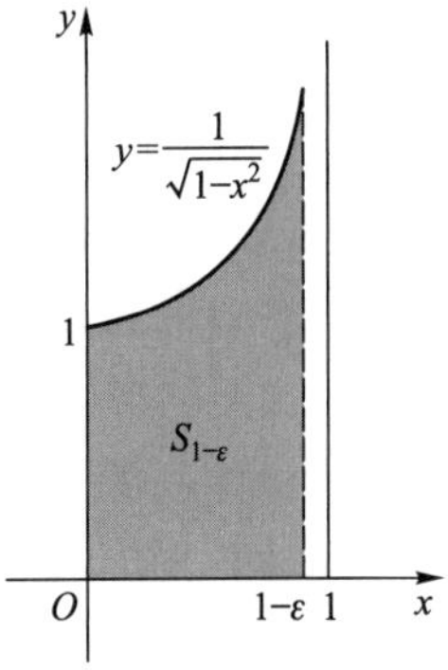

图 3-13

由上面求解过程可以看出 $\dfrac{1}{\sqrt{1-x^2}}$ 在[0,1)上连续,$x=1$ 点为瑕点.极限 $\lim\limits_{\varepsilon\to0^+}\int_0^{1-\varepsilon}\dfrac{1}{\sqrt{1-x^2}}\mathrm{d}x$ 为函数 $\dfrac{1}{\sqrt{1-x^2}}$ 在[0,1) 上的积分. 抽象到一般函数,可以定义出无界函数的反常积分.

定义 3-5　设函数 $f(x)$ 在区间$[a,b)$上连续,$x=b$ 为 $f(x)$ 的瑕点.若极限 $\lim\limits_{\varepsilon\to0^+}\int_a^{b-\varepsilon}f(x)\mathrm{d}x$ 存在,则称此极限为无界函数 $f(x)$ 在$[a,b)$上的反常积分,记作 $\int_a^b f(x)\mathrm{d}x$,即

$$\int_a^b f(x)\mathrm{d}x=\lim_{\varepsilon\to0^+}\int_a^{b-\varepsilon}f(x)\mathrm{d}x. \tag{3-29}$$

这时也称反常积分 $\int_a^b f(x)\mathrm{d}x$ 存在或收敛;若极限不存在,则称反常积分 $\int_a^b f(x)\mathrm{d}x$ 不存在或发散.若上述积分发散且 $\lim\limits_{\varepsilon\to0^+}\int_a^{b-\varepsilon}f(x)\mathrm{d}x=\infty$(或 $\pm\infty$),我们亦可记为 $\int_a^b f(x)\mathrm{d}x=\infty$(或 $\pm\infty$).

类似地可定义瑕点在左端点及在区间内的瑕积分:

函数 $f(x)$ 在$(a,b]$上连续,$x=a$ 为 $f(x)$ 的瑕点.若极限 $\lim\limits_{\varepsilon\to0^+}\int_{a+\varepsilon}^b f(x)\mathrm{d}x$ 存在,则称此极限为无界函数 $f(x)$ 在$(a,b]$上的反常积分,记作 $\int_a^b f(x)\mathrm{d}x$,即

$$\int_a^b f(x)\mathrm{d}x=\lim_{\varepsilon\to0^+}\int_{a+\varepsilon}^b f(x)\mathrm{d}x. \tag{3-30}$$

这时也称反常积分 $\int_a^b f(x)\mathrm{d}x$ 存在或收敛;若极限不存在,则称反常积分 $\int_a^b f(x)\mathrm{d}x$ 不存在或发散.若反常积分发散且 $\lim\limits_{\varepsilon\to0^+}\int_{a+\varepsilon}^b f(x)\mathrm{d}x=\infty$(或 $\pm\infty$),我们亦可记为 $\int_a^b f(x)\mathrm{d}x=\infty$(或 $\pm\infty$).

函数$f(x)$在$[a,c)$,$(c,b]$上连续,$x=c$为$f(x)$的瑕点.若$f(x)$在$[a,c)$与$(c,b]$上的反常积分均存在,则有

$$\int_a^b f(x)\mathrm{d}x=\int_a^c f(x)\mathrm{d}x+\int_c^b f(x)\mathrm{d}x=\lim_{\varepsilon_1\to0^+}\int_a^{c-\varepsilon_1}f(x)\mathrm{d}x+\lim_{\varepsilon_2\to0^+}\int_{c+\varepsilon_2}^b f(x)\mathrm{d}x. \quad (3-31)$$

这时也称反常积分$\int_a^b f(x)\mathrm{d}x$存在或收敛;否则,就称反常积分$\int_a^b f(x)\mathrm{d}x$不存在或发散.

例 3-62 求$\int_0^1\frac{x}{\sqrt{1-x^2}}\mathrm{d}x$.

解:$\lim\limits_{x\to1^-}\frac{x}{\sqrt{1-x^2}}=\infty$,所以$x=1$为瑕点,函数$\frac{x}{\sqrt{1-x^2}}$在$[0,1)$上连续,于是

$$\int_0^1\frac{x}{\sqrt{1-x^2}}\mathrm{d}x=\lim_{\varepsilon\to0^+}\int_0^{1-\varepsilon}\frac{x}{\sqrt{1-x^2}}\mathrm{d}x=-\lim_{\varepsilon\to0^+}\int_0^{1-\varepsilon}\frac{1}{2\sqrt{1-x^2}}\mathrm{d}(1-x^2)$$
$$=-\lim_{\varepsilon\to0^+}\sqrt{1-x^2}\Big|_0^{1-\varepsilon}=-\lim_{\varepsilon\to0^+}\left(\sqrt{1-(1-\varepsilon)^2}-1\right)=1.$$

例 3-63 求$\int_0^2\frac{1}{(x-1)^2}\mathrm{d}x$.

解:$\lim\limits_{x\to1}\frac{1}{(x-1)^2}=\infty$,所以$x=1$为瑕点.函数$\frac{1}{(x-1)^2}$在$[0,1)\cup(1,2]$上连续,于是

$$\int_0^2\frac{1}{(x-1)^2}\mathrm{d}x=\int_0^1\frac{1}{(x-1)^2}\mathrm{d}x+\int_1^2\frac{1}{(x-1)^2}\mathrm{d}x.$$
$$\int_0^1\frac{1}{(x-1)^2}\mathrm{d}x=\lim_{\varepsilon\to0^+}\int_0^{1-\varepsilon}\frac{1}{(x-1)^2}\mathrm{d}x=-\lim_{\varepsilon\to0^+}\frac{1}{x-1}\Big|_0^{1-\varepsilon}=\lim_{\varepsilon\to0^+}\left(\frac{1}{\varepsilon}-1\right)=\infty.$$

所以$\int_0^1\frac{1}{(x-1)^2}\mathrm{d}x$发散,从而$\int_0^2\frac{1}{(x-1)^2}\mathrm{d}x$发散.

注意:若忽略了$x=1$是被积函数的瑕点,此积分按定积分去计算,则会得出下面错误的结果:

$$\int_0^2\frac{1}{(x-1)^2}\mathrm{d}x=-\frac{1}{x-1}\Big|_0^2=-2.$$

例 3-64 求$\int_1^{+\infty}\frac{1}{x\sqrt{x-1}}\mathrm{d}x$

解:$\lim\limits_{x\to1^+}\frac{1}{x\sqrt{x-1}}=\infty$,故$x=1$为瑕点.又$\frac{1}{x\sqrt{x-1}}$在$(1,+\infty)$内连续,所以积分$\int_1^{+\infty}\frac{1}{x\sqrt{x-1}}\mathrm{d}x$为瑕积分与无穷积分的和.于是

$$\int_1^{+\infty}\frac{1}{x\sqrt{x-1}}\mathrm{d}x=\int_1^2\frac{1}{x\sqrt{x-1}}\mathrm{d}x+\int_2^{+\infty}\frac{1}{x\sqrt{x-1}}\mathrm{d}x$$
$$=2\lim_{\varepsilon\to0^+}\int_{1+\varepsilon}^2\frac{1}{1+(\sqrt{x-1})^2}\mathrm{d}\sqrt{x-1}+2\int_2^{+\infty}\frac{1}{1+(\sqrt{x-1})^2}\mathrm{d}\sqrt{x-1}$$
$$=2\lim_{\varepsilon\to0^+}\arctan\sqrt{x-1}\Big|_{1+\varepsilon}^2+2\arctan\sqrt{x-1}\Big|_2^{+\infty}$$
$$=\frac{\pi}{2}-2\lim_{\varepsilon\to0^+}\arctan\sqrt{\varepsilon}+2\lim_{x\to+\infty}\arctan\sqrt{x-1}-\frac{\pi}{2}=\pi.$$

例 3-65 求 $\int_1^{+\infty}\frac{1}{x\ln^2 x}\mathrm{d}x$.

解：$\lim\limits_{x\to1^+}\frac{1}{x\ln^2 x}=\infty$，故 $x=1$ 为瑕点. 又 $\frac{1}{x\ln^2 x}$ 在 $(1,+\infty)$ 内连续，所以积分 $\int_1^{+\infty}\frac{1}{x\ln^2 x}\mathrm{d}x$ 为瑕积分与无穷积分的和，于是

$$\int_1^{+\infty}\frac{1}{x\ln^2 x}\mathrm{d}x=\int_1^{\mathrm{e}}\frac{1}{x\ln^2 x}\mathrm{d}x+\int_{\mathrm{e}}^{+\infty}\frac{1}{x\ln^2 x}\mathrm{d}x.$$

因为

$$\int_1^{\mathrm{e}}\frac{1}{x\ln^2 x}\mathrm{d}x=\lim_{\varepsilon\to0^+}\int_{1+\varepsilon}^{\mathrm{e}}\frac{1}{\ln^2 x}\mathrm{d}(\ln x)=-\lim_{\varepsilon\to0^+}\frac{1}{\ln x}\bigg|_{1+\varepsilon}^{\mathrm{e}}=\lim_{\varepsilon\to0^+}\left[-1+\frac{1}{\ln(1+\varepsilon)}\right]=\infty.$$

所以 $\int_1^{\mathrm{e}}\frac{1}{x\ln^2 x}\mathrm{d}x$ 发散，从而 $\int_1^{+\infty}\frac{1}{x\ln^2 x}\mathrm{d}x$ 发散.

由以上两例可以看出，若 $f(x)$ 在 $[a,+\infty)$ 上，除有限个瑕点外处处连续，则 $f(x)$ 在 $[a,+\infty)$ 上的积分为瑕积分与无穷积分的和，那么就将其化为瑕积分与无穷积分之和.若每一个积分都收敛，则 $f(x)$ 在 $[a,+\infty)$ 上的积分收敛且等于每个积分之和；若有一个积分发散，则无须讨论其余积分的敛散性直接断定 $f(x)$ 在 $[a,+\infty)$ 上的积分是发散的.例如 $f(x)$ 在 $[a,+\infty)$ 上，除瑕点 $x=b$ 外处处连续，任取 $c>b$，则 $f(x)$ 在 $[a,+\infty)$ 上的积分为

$$\int_a^{+\infty}f(x)\mathrm{d}x=\int_a^b f(x)\mathrm{d}x+\int_b^c f(x)\mathrm{d}x+\int_c^{+\infty}f(x)\mathrm{d}x.$$

其中 $\int_a^b f(x)\mathrm{d}x$ 和 $\int_b^c f(x)\mathrm{d}x$ 是以 $x=b$ 为瑕点的瑕积分，$\int_c^{+\infty}f(x)\mathrm{d}x$ 为无穷积分.若三个积分都收敛，则积分 $\int_a^{+\infty}f(x)\mathrm{d}x$ 收敛，且等于这三个积分之和. 若其中有一个发散，则积分 $\int_a^{+\infty}f(x)\mathrm{d}x$ 发散. 同理可讨论 $f(x)$ 在区间 $(-\infty,b]$，$(-\infty,+\infty)$ 上的情况.

释疑解难 3-13

思考与讨论

1. 两种反常积分（无穷积分与瑕积分），分别从哪方面扩充了定积分的概念？这种扩充的共同特点是什么？

2. 下面计算是否正确？为什么？

$$\int_{-\infty}^{+\infty}\frac{1}{x^2}\mathrm{d}x=\left(-\frac{1}{x}\right)\bigg|_{-\infty}^{+\infty}=-\lim_{x\to+\infty}\frac{1}{x}+\lim_{x\to-\infty}\frac{1}{x}=0.$$

3. 讨论 k 为何值时，积分 $\int_0^{+\infty}\mathrm{e}^{-kx}\sin bx\mathrm{d}x$ 收敛？又为何值时积分发散？

第四节 定积分的应用

理论来源于实践，反过来理论又应用于实践.定积分是从实际问题中抽象出来的，它又在实际中有着极其广泛的应用.本节先介绍定积分解决实际问题通常所采用的方法——**微元法**；然后，通过定积分在几何上的应用，进一步阐明这种思想方法；最后，扼要地介绍一些定积分在医学上的应用.

一、微元法

定积分常常用于解决一些具有累加性质的量的求解问题.在引出定积分概念的第一个实例中,曲线 $y=f(x)$ 与直线 $x=a,x=b,x$ 轴所围成的曲边梯形面积 S 首先被看作是由许多小曲边梯形面积 ΔS_i 累加而成.为简便起见,省略下标 i,用 ΔS 表示任一小区间$[x,x+\Delta x]$上的小曲边梯形面积,在无限细分过程中,$\Delta x\to 0,\Delta S\to \mathrm{d}S=f(x)\mathrm{d}x$.于是寻求曲边梯形面积 S 的四个步骤便被概括成两个关键:① 找出具有代表性的面积微元 $\mathrm{d}S$;② 确定面积微元累加的范围,即区间$[a,b]$.面积微元的无限累加便得到了曲边梯形的面积 $S=\int_a^b \mathrm{d}S=\int_a^b f(x)\mathrm{d}x$.

一般地,解决实际问题的基本步骤是

(1) 确定所求量 A 和自变量 x 以及 x 的变化范围$[a,b]$.

(2) 任取 $x\in[a,b]$,给 x 一增量 $\mathrm{d}x$,则区间$[x,x+\mathrm{d}x]$可视为$[a,b]$上的任一小区间,且将该区间上 A 的局部量记为 ΔA,并求出 ΔA 的近似值$\Delta A\approx f(x)\mathrm{d}x$,其中$f(x)$为区间$[a,b]$上的连续函数.称$f(x)\mathrm{d}x$为所求量 A 的微元(分),记为 $\mathrm{d}A=f(x)\mathrm{d}x$(图 3-14).

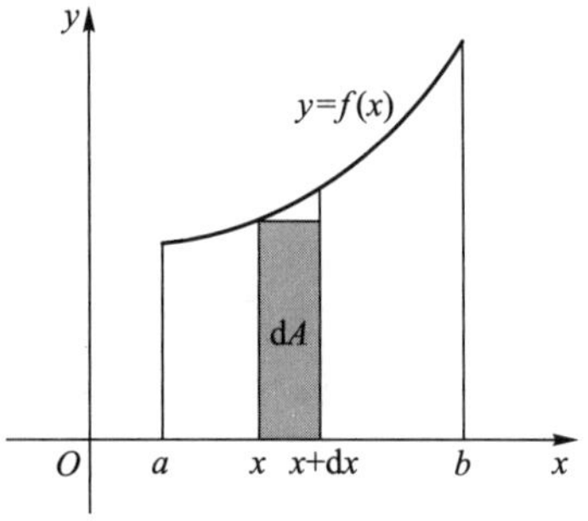

图 3-14

(3) 将 A 的微元从 a 无限累加到 b,便得到所求的量 A,即

$$A=\int_a^b \mathrm{d}A=\int_a^b f(x)\mathrm{d}x.$$

上面所述的用定积分解决实际问题的方法,称为**微元法**.下面用这个方法来讨论平面图形的面积和旋转体的体积.

二、平面图形的面积

从几种情况来讨论由曲线围成的平面图形的面积.

1. 由曲线 $y=f(x)$ 与直线 $x=a,x=b(a\leqslant b)$ 及 x 轴所围成的平面图形面积

由本章第二节可知,所求平面图形的面积

$$A=\int_a^b |f(x)|\mathrm{d}x. \quad (3-32)$$

(3-32)式可由微元法推证,读者可自行证之.

例 3-66 求由抛物线 $y=3+2x-x^2$ 与直线 $x=1,x=4,y=0$所围成的平面图形的面积.

解:先画出草图,定出所求的平面图形的面积(图 3-15 中的灰度部分).

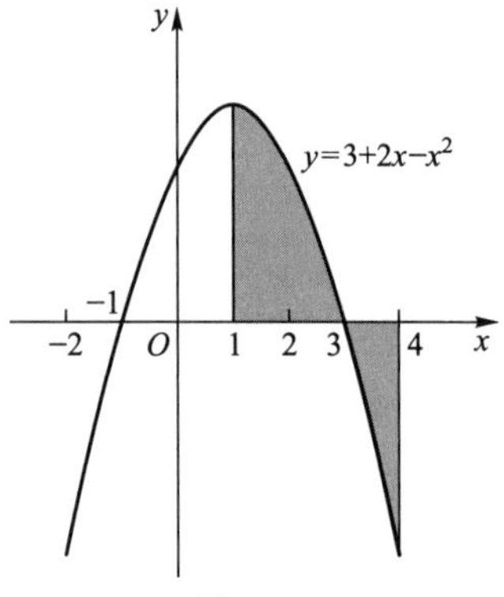

图 3-15

在区间$[1,3]$上,$y\geqslant 0$;在区间$[3,4]$上,$y\leqslant 0$.

于是,由公式(3-32)可知,所求的平面图形的面积

$$A=\int_1^4|3+2x-x^2|\mathrm{d}x$$

$$=\int_1^3(3+2x-x^2)\mathrm{d}x-\int_3^4(3+2x-x^2)\mathrm{d}x$$

$$=\left(3x+x^2-\frac{1}{3}x^3\right)\Big|_1^3-\left(3x+x^2-\frac{1}{3}x^3\right)\Big|_3^4$$

$$=\frac{16}{3}-\left(-\frac{7}{3}\right)=\frac{23}{3}(\text{面积单位}).$$

2. 由曲线 $y=f(x)$, $y=g(x)$ ($f(x)\geqslant g(x)$) 与直线 $x=a$, $x=b$ ($a\leqslant b$) 所围成的平面图形面积

应用微元法去求该图形面积 A. 任取 $x\in[a,b]$，给 x 一增量 $\mathrm{d}x$，得一微小区间 $[x,x+\mathrm{d}x]$，它所对应的小曲边梯形面积(图 3-16 灰度部分) 近似等于以 $\mathrm{d}x$ 为底，以 $f(x)-g(x)$ 为高的小矩形面积，即

$$\Delta A\approx[f(x)-g(x)]\mathrm{d}x,$$

从而

$$\mathrm{d}A=[f(x)-g(x)]\mathrm{d}x.$$

然后，将微元 $\mathrm{d}A$ 从 a 无限累加到 b，便得

$$A=\int_a^b[f(x)-g(x)]\mathrm{d}x. \tag{3-33}$$

例 3-67　求由抛物线 $y=x^2$ 与 $x=y^2$ 围成的平面图形面积.

解:先画出草图，定出所求的平面图形面积(图 3-17 灰度部分).

解方程组 $\begin{cases}y=x^2;\\x=y^2,\end{cases}$ 得交点 $(0,0)$, $(1,1)$，从而确定此图形在直线 $x=0$, $x=1$ 之间. 于是，由公式(3-33)可知，所求的面积

$$A=\int_0^1(\sqrt{x}-x^2)\mathrm{d}x=\left(\frac{2}{3}x^{\frac{3}{2}}-\frac{1}{3}x^3\right)\Big|_0^1=\frac{1}{3}(\text{面积单位}).$$

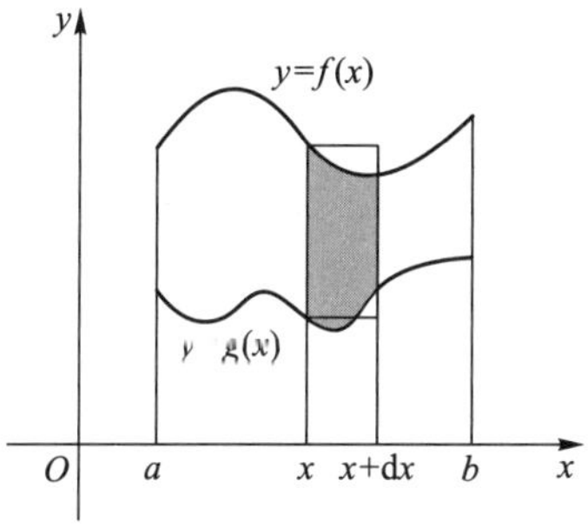

图 3-16

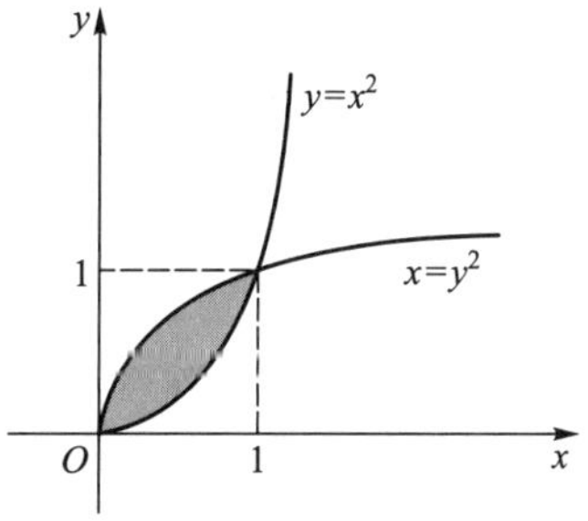

图 3-17

同理可推得如下两种以 y 为积分变量的求平面图形面积的公式:

3. 由曲线 $x=\varphi(y)$ 与直线 $y=c, y=d(c\leqslant d)$ 及 y 轴所围成的平面图形的面积(如图 3-18)

$$A=\int_c^d|\varphi(y)|\mathrm{d}y. \tag{3-34}$$

4. 由曲线 $x=\varphi(y), x=\psi(y)(\varphi(y)\geqslant\psi(y))$,直线 $y=c$,直线 $y=d(c\leqslant d)$ 围成的平面图形面积(图 3-19)

$$A=\int_c^d[\varphi(y)-\psi(y)]\mathrm{d}y. \tag{3-35}$$

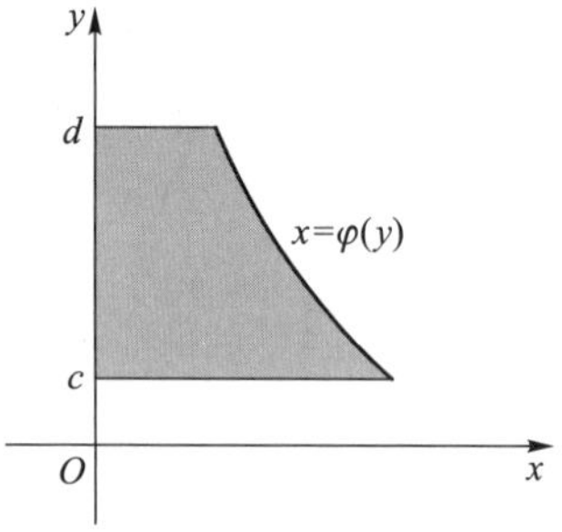

图 3-18

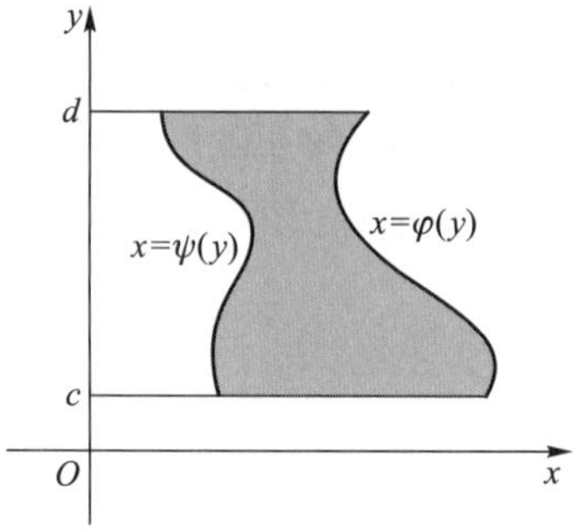

图 3-19

例 3-68 求由曲线 $y^2=8x$ 与直线 $x+y-6=0$ 所围成的平面图形面积.

解:先画草图,定出所求的平面图形(图 3-20 中灰度部分).

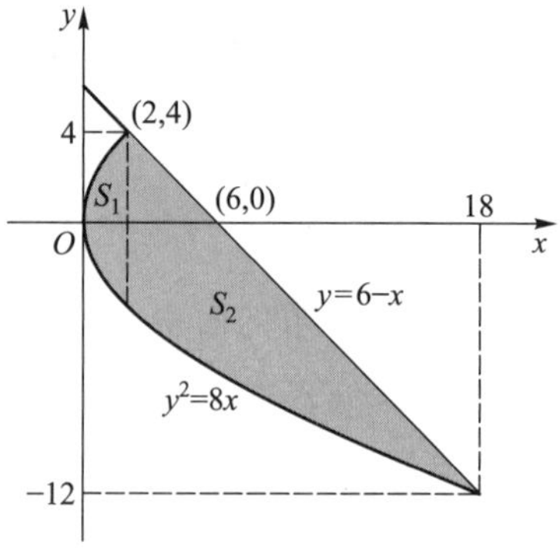

图 3-20

解方程组$\begin{cases}y^2=8x;\\x+y-6=0,\end{cases}$得交点(2,4)和(18,-12),从而确定此图形在直线 $x=0, x=18$ 之间,也在直线 $y=-12, y=4$ 之间.

抛物线 $y^2=8x$ 在 x 轴上的一支方程为 $y=\sqrt{8x}$,在 x 轴下的一支方程为 $y=-\sqrt{8x}$.

解法 1:取 x 为积分变量,于是由公式(3-33),所求的平面图形的面积

$$\begin{aligned}A&=S_1+S_2\\&=\int_0^2[\sqrt{8x}-(-\sqrt{8x})]\mathrm{d}x+\int_2^{18}[6-x-(-\sqrt{8x})]\mathrm{d}x\\&=2\int_0^2\sqrt{8x}\,\mathrm{d}x+\int_2^{18}(6-x+\sqrt{8x})\mathrm{d}x\\&=2\sqrt{8}\cdot\frac{2}{3}x^{\frac{3}{2}}\Big|_0^2+\left(6x-\frac{1}{2}x^2+\frac{2}{3}\sqrt{8}x^{\frac{3}{2}}\right)\Big|_2^{18}\\&=\frac{32}{3}+80-\frac{16}{3}=\frac{256}{3}(\text{面积单位}).\end{aligned}$$

解法 2:取 y 为积分变量,于是由公式(3-35),所求的平面图形的面积

$$A=\int_{-12}^{4}\left(6-y-\frac{y^2}{8}\right)\mathrm{d}y=\left(6y-\frac{1}{2}y^2-\frac{1}{24}y^3\right)\Big|_{-12}^{4}=\frac{256}{3}\text{(面积单位)}.$$

显然,解法 2 更为简单.因此,应用定积分求平面图形面积时,应根据具体情况来适当地选择积分变量.

三、旋转体体积

在医学实验和日常生活中使用的容器有许多都可以看作是旋转体.所谓旋转体就是由一平面图形绕此平面内的一条直线旋转一周所形成的立体,其中这条直线称为旋转轴.例如,圆柱、圆锥和球可分别视为矩形绕其一边、直角三角形绕其一直角边和半圆绕其直径旋转一周所形成的旋转体.为了便于讨论,取坐标轴作为旋转轴.

动画 3-1

下面用微元法来求由曲线 $y=f(x)(a\leqslant x\leqslant b)$ 与直线 $x=a,x=b,y=0$ 围成的平面图形绕 x 轴旋转一周而形成的旋转体体积 V(图 3-21).

任取 $x\in[a,b]$,给 x 一增量 $\mathrm{d}x$,得一微小区间 $[x,x+\mathrm{d}x]$,它所对应的小旋转体体积 ΔV 可近似地看作是以 $f(x)$ 为底半径、以 $\mathrm{d}x$ 为高的圆柱体体积,即

$$\Delta V\approx\pi f^2(x)\mathrm{d}x,$$

从而

$$\mathrm{d}V=\pi f^2(x)\mathrm{d}x.$$

然后将体积微元 $\mathrm{d}V$ 从 a 无限累加到 b,便得到旋转体的体积

$$V=\pi\int_a^b f^2(x)\mathrm{d}x.\qquad(3-36)$$

同理,由曲线 $x=\varphi(y)(c\leqslant y\leqslant d)$ 与直线 $y=c,y=d,x=0$ 围成的平面图形绕 y 轴旋转一周而形成的旋转体(图 3-22)体积

$$V=\pi\int_c^d \varphi^2(y)\mathrm{d}y.\qquad(3-37)$$

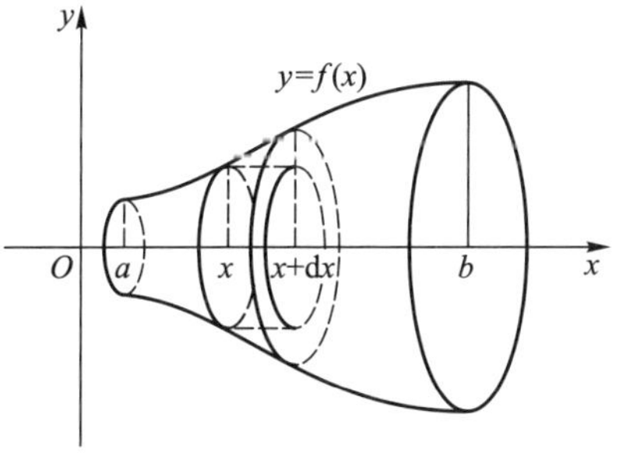

图 3-21

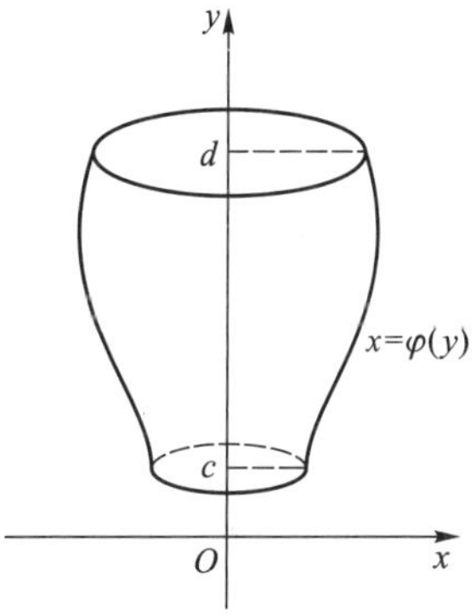

图 3-22

例 3-69 求由椭圆$\frac{x^2}{a^2}+\frac{y^2}{b^2}=1$绕 x 轴旋转而形成的旋转体的体积.

解:这个旋转体叫做椭球体.它可视为由上半椭圆(图 3-23)$y=\frac{b}{a}\sqrt{a^2-x^2}$与 x 轴所围成的平面图形绕 x 轴旋转一周而形成的旋转体.由体积公式(3-36),有

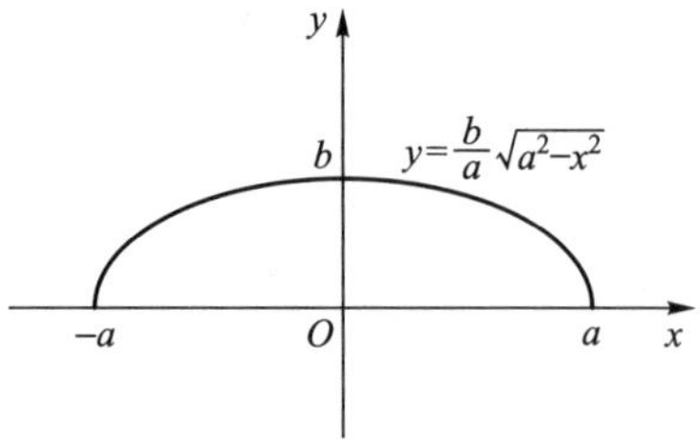

图 3-23

$$V=\pi\int_{-a}^{a}y^2\mathrm{d}x=2\pi\int_0^a\frac{b^2}{a^2}(a^2-x^2)\mathrm{d}x=2\pi\frac{b^2}{a^2}\int_0^a(a^2-x^2)\mathrm{d}x$$

$$=2\pi\frac{b^2}{a^2}\left(a^2x-\frac{x^3}{3}\right)\Big|_0^a=\frac{4}{3}\pi ab^2(\text{体积单位}).$$

当 $a=b=R$ 时,椭圆变成了圆,椭球变成了以 R 为半径的球体,其体积 $V=\frac{4}{3}\pi R^3$.

例 3-70 求由曲线 $y=\frac{x^2}{4}$与直线 $x=0,y=1$ 围成的平面图形绕 y 轴旋转一周而成的旋转体体积.

解:先画出平面图形的草图(图 3-24),由旋转体体积公式(3-37),得

$$V=\pi\int_0^1x^2\mathrm{d}y=\pi\int_0^1 4y\mathrm{d}y=2\pi y^2\Big|_0^1=2\pi(\text{体积单位}).$$

例 3-71 求由曲线 $y=\mathrm{e}^x,y=\sin x$ 与直线 $x=0,x=1$ 围成的平面图形绕 x 轴旋转一周而成的旋转体的体积.

解:先画出平面图形的草图(图 3-25),所求的旋转体体积等于曲边梯形 $OACD$、曲边三角形 OAB 分别绕 x 轴旋转一周而成的旋转体体积之差.由公式(3-36),所求的旋转体的体积

$$V=\pi\int_0^1(\mathrm{e}^x)^2\mathrm{d}x-\pi\int_0^1(\sin x)^2\mathrm{d}x=\pi\int_0^1\mathrm{e}^{2x}\mathrm{d}x-\frac{\pi}{2}\int_0^1(1-\cos 2x)\mathrm{d}x$$

$$=\frac{\pi}{2}\mathrm{e}^{2x}\Big|_0^1-\frac{\pi}{2}\left(x-\frac{1}{2}\sin 2x\right)\Big|_0^1=\frac{\pi}{4}(2\mathrm{e}^2-4+\sin 2)(\text{体积单位}).$$

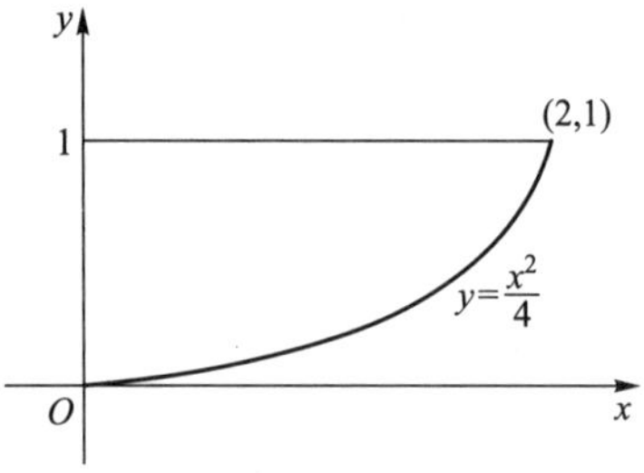

图 3-24

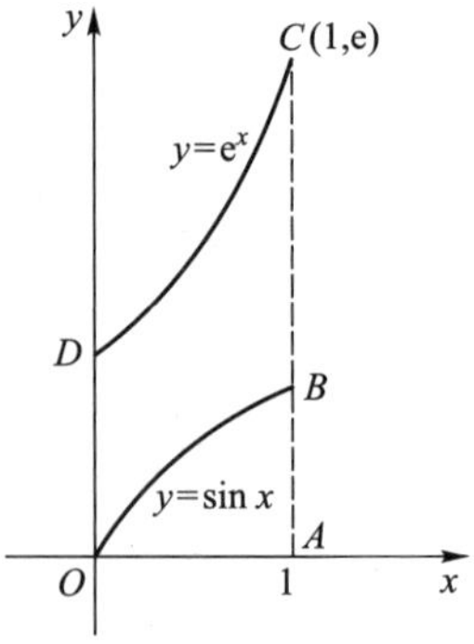

图 3-25

四、定积分在医药学上的应用

在医药学领域中，有许多指标具有量的累加性.因此，通过定积分的计算来研究具有量累加性的指标问题，是非常重要的.下面通过一些实例讨论定积分在医药学上的应用.

例 3-72　血药浓度-时间曲线下的面积

患者用药后，药物在体内需经历吸收、分布、代谢、排泄（即 A、D、M、E）四个过程.因此，药物在血中的浓度是随着时间的变化而变化的，即血药浓度 c 是时间 t 的函数 $c=c(t)$.血药浓度-时间曲线（$c-t$ 曲线）下的面积，记作 AUC.AUC 在一定条件下，能反映药物最终的吸收程度.所以，AUC 在药物治疗中是一个有着重要作用的指标.

假设口服一定剂量的某种药物之后，血药浓度与时间的关系为

$$c=40(\mathrm{e}^{-0.2t}-\mathrm{e}^{-2.3t}),$$

试求 $c-t$ 曲线下的总面积 AUC.

解：

$$AUC=\int_0^{+\infty}c(t)\,\mathrm{d}t=\int_0^{+\infty}40(\mathrm{e}^{-0.2t}-\mathrm{e}^{-2.3t})\,\mathrm{d}t$$

$$=40\left(-\frac{1}{0.2}\mathrm{e}^{-0.2t}+\frac{1}{2.3}\mathrm{e}^{-2.3t}\right)\Bigg|_0^{+\infty}\approx 182.6.$$

因此，本例 $c-t$ 曲线下的总面积约为 182.6.

例 3-73　药物有效度的测定

患者口服药物后，药物由血液系统吸收才能在人体各部位发生效用.值得注意的是口服的全部药物并非都能被吸收而发挥药效.在临床上常用标准的测定法——监测尿液中药物的排泄速率的方法，来测量血液系统中有效药物的总量.若药物的排泄速率为 $r=r(t)$，则在时间间隔 $[0,T]$ 内药物通过人体后排出的总量

$$D=\int_0^T r(t)\,\mathrm{d}t$$

即有效药物的总量.时间间隔 $[0,T]$ 内排出药物的总量可用区间 $[0,T]$ 上曲线 $r=r(t)$ 下的曲边梯形的面积来表示（图 3-26）.

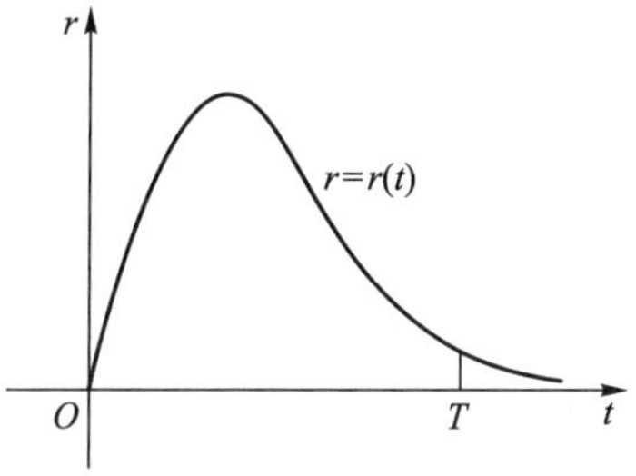

图 3-26

药物从患者的尿中排出，一种典型的排泄速率函数 $r=t\mathrm{e}^{-kt}(k>0)$，其中 k 为消除常数.则相应地在时间间隔 $[0,T]$ 内，排出药物的总量

$$D=\int_0^T t\mathrm{e}^{-kt}\mathrm{d}t=-\frac{1}{k}\int_0^T t\,\mathrm{d}(\mathrm{e}^{-kt})=-\frac{1}{k}\left(t\mathrm{e}^{-kt}\Big|_0^T-\int_0^T\mathrm{e}^{-kt}\mathrm{d}t\right)$$

$$=-\frac{1}{k}\left(T\mathrm{e}^{-kT}+\frac{1}{k}\mathrm{e}^{-kt}\Big|_0^T\right)=\frac{1}{k^2}-\left(\frac{T}{k}+\frac{1}{k^2}\right)\mathrm{e}^{-kT}.$$

当 T 很大时，上式中的第二项很小，例如 $k=0.1$，$T=720$ min 时，第二项

$$\left(\frac{T}{k}+\frac{1}{k^2}\right)\mathrm{e}^{-kT}=\left(\frac{720}{0.1}+\frac{1}{0.1^2}\right)\mathrm{e}^{-0.1\times720}\approx 3.93\times10^{-28}.$$

若当 $T=1\ 440$ min（相当于对尿液中的药物总量做 24 h 的监测），第二项

$$\left(\frac{T}{k}+\frac{1}{k^2}\right)\mathrm{e}^{-kT}=\left(\frac{1\,440}{0.1}+\frac{1}{0.1^2}\right)\mathrm{e}^{-0.1\times 1\,440}\approx 4.20\times 10^{-59}.$$

由此可见，当 T 很大时，式中第二项很小，药物的有效量可近似地表示为

$$D\approx\frac{1}{k^2}=100.$$

例如 $k=0.1$ 时，在时间间隔 $[0,1\,440]$ 内，排出药物总量

$$D=\int_0^{1\,440} t\mathrm{e}^{-0.1t}\mathrm{d}t=\frac{1}{0.1^2}-\left(\frac{1\,440}{0.1}+\frac{1}{0.1^2}\right)\mathrm{e}^{-0.1\times 1\,440}\approx 100-4.20\times 10^{-59}\approx 100.$$

若要求的是排出药物的总量，则 T 应是药物含量在尿液中测不出来的时刻，理论上，T 应是 $+\infty$. 此时，排出药物的总量

$$D=\int_0^{+\infty} r(t)\,\mathrm{d}t=\lim_{T\to+\infty}\int_0^T r(t)\,\mathrm{d}t.$$

知识拓展 3-3

当 $r(t)=t\mathrm{e}^{-kt}$ 时，

$$D=\int_0^{+\infty} t\mathrm{e}^{-kt}\mathrm{d}t=\lim_{T\to+\infty}\left[\frac{1}{k^2}-\left(\frac{T}{k}+\frac{1}{k^2}\right)\mathrm{e}^{-kT}\right]=\frac{1}{k^2}.$$

例 3-74 血液中胰岛素的平均浓度的测定

在正常人的血液中，胰岛素的含量与其血糖的含量有直接关系. 当血糖浓度增加时，由胰脏分泌的胰岛素就进入血液. 进入血液后，胰岛素的生化特性就变得不活泼并呈指数衰减. 在一次实验中，排除了新陈代谢对体内血糖水平的干扰后，向该患者注入适量的葡萄糖. 经测量，该患者血液中的胰岛素浓度 $c(t)$（单位/ml），符合下列函数关系（图 3-27）

$$c(t)=\begin{cases}10t-t^2, & 0\leqslant t\leqslant 5;\\ 25\mathrm{e}^{-k(t-5)}, & t>5.\end{cases}$$

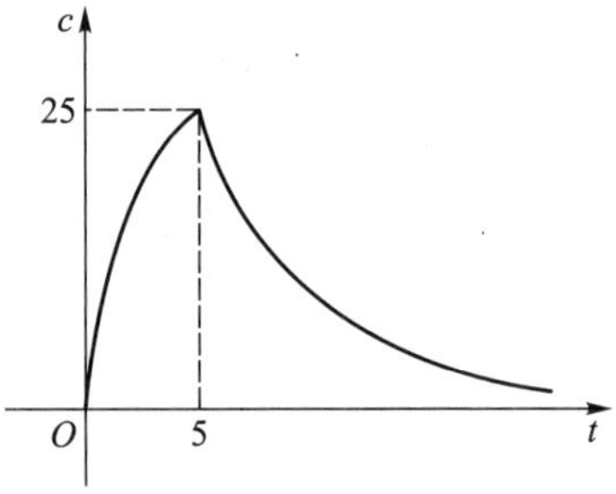

图 3-27

其中 $k=\frac{1}{20}\ln 2$；t 为时间，其单位为 min. 求 1 h 内，该患者体内胰岛素的平均浓度.

解： 1 h 内，即时间区间为 $[0,60]$，由第二节性质 6（积分中值定理）可知

$$\begin{aligned}\overline{c(t)}&=\frac{1}{60-0}\int_0^{60} c(t)\,\mathrm{d}t=\frac{1}{60}\left[\int_0^5(10t-t^2)\,\mathrm{d}t+\int_5^{60}25\mathrm{e}^{-k(t-5)}\mathrm{d}t\right]\\&=\frac{1}{60}\left(5t^2-\frac{1}{3}t^3\right)\Big|_0^5-\frac{5}{12k}\mathrm{e}^{-k(t-5)}\Big|_5^{60}\\&=\frac{1}{60}\left(5^3-\frac{1}{3}\times 5^3\right)-\frac{25}{3\ln 2}\left(\mathrm{e}^{\frac{-11}{4}\ln 2}-1\right)\\&\approx 11.63\text{（单位/ml）}.\end{aligned}$$

因此，在 1 h 内，该患者血液中胰岛素的平均浓度约为 11.63 单位/ml.

例 3-75 单位时间内血管中血液稳定流动的血流量

图 3-28 所示的是一段长为 L，截面半径为 R 的血管. 其左端动脉端的血压（压强）为 P_1，右

端相对静脉端的血压为 $P_2(P_1>P_2)$，血液黏滞系数为 η.假设血管中的血液流动是稳定的，由实验可知，在血管的横截面上离血管中心 r 处的血液流速为

$$v(r)=\frac{P_1-P_2}{4\eta L}(R^2-r^2).$$

取血管的一个横截面来讨论血管中单位时间内的血流量 Q.

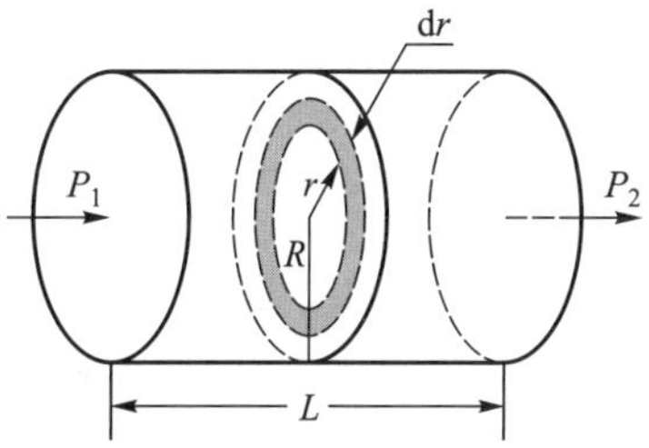

图 3-28

血流量等于血液流速与截面积的乘积.由于血液流速随流层半径变化而变化，故在该截面上任取一个内半径为 r、外半径为 $r+\mathrm{d}r$ 的小圆环的面积

$$\Delta S=\pi(r+\mathrm{d}r)^2-\pi r^2\approx 2\pi r\mathrm{d}r,$$

则可认为在该小圆环面积上血液流速是近似相等的.并可认为在单位时间内，通过该圆环的血流量

$$\Delta Q=v(r)\Delta S\approx 2\pi r v(r)\mathrm{d}r,$$

即

$$\mathrm{d}Q=2\pi r v(r)\mathrm{d}r=2\pi\frac{P_1-P_2}{4\eta L}(R^2-r^2)r\mathrm{d}r.$$

于是

$$\begin{aligned}Q&=\int_0^R\mathrm{d}Q=2\pi\int_0^R\frac{P_1-P_2}{4\eta L}(R^2-r^2)r\mathrm{d}r\\&=\frac{P_1-P_2}{2\eta L}\pi\int_0^R(R^2r-r^3)\mathrm{d}r\\&=\frac{P_1-P_2}{2\eta L}\pi\left(\frac{1}{2}R^2r^2-\frac{1}{4}r^4\right)\Bigg|_0^R=\frac{P_1-P_2}{8\eta L}\pi R^4.\end{aligned}$$

因此，单位时间内血管稳定流动的血流量为 $\dfrac{P_1-P_2}{8\eta L}\pi R^4$.

由此可推得如下生理意义：

(1) 单位时间内血流量与血管两端的压力差成正比；

(2) 血流量与血管半径的四次方成正比.这说明血管半径的微小变化，都可引起血流量较大的变化；

(3) 血流量与血液黏滞系数成反比.这说明血液越黏稠，血流量越小，这时会造成血管栓塞.

例 3-76　实验研究发现，某重金属毒物(如镉、汞、铅等) t 时刻在体内的残留量

$$N=N_0\mathrm{e}^{-kt},\tag{3-38}$$

其中 N_0 为开始时体内最初的数量(浓度)，即每日的吸收量；k 为该物质由体内排出体外的速率常数(排泄率).且已知 $T_{1/2}$ 为该毒物由体内排出一半的时间，即生物半衰期.求体内重金属最大的蓄积量.

解：先求出 $[0,T]$ 时间段内，体内重金属的蓄积量

$$N_{[0,T]}=\int_0^T N\mathrm{d}t=\int_0^T N_0\mathrm{e}^{-kt}\mathrm{d}t=-\frac{N_0}{k}\mathrm{e}^{-kt}\Bigg|_0^T=\frac{N_0}{k}(1-\mathrm{e}^{-kT}).$$

k 为排泄率，所以 $k>0$.体内重金属最大的蓄积量

$$N_\infty=\lim_{T\to+\infty}N_{[0,T]}=\lim_{T\to+\infty}\frac{N_0}{k}(1-\mathrm{e}^{-kT})=\frac{N_0}{k}.$$

将 $t=T_{1/2}, N=\dfrac{N_0}{2}$ 代入(3-38)式,

$$k=\frac{\ln 2}{T_{1/2}}\approx\frac{0.693\ 1}{T_{1/2}},\quad N_{\infty}\approx\frac{N_0T_{1/2}}{0.693\ 1}\approx 1.44N_0T_{1/2}.$$

故最大的蓄积量=1.44×每日吸收量×生物半衰期.

由 N_{∞} 可知,通过某重金属的每日吸收量与生物半衰期,就可得到其最大的蓄积量.通过中毒的阈剂量,便可推出该毒物能否引起中毒,再由 $N_{[0,T]}$ 可得到中毒所需要的时间.

思考与讨论

1. 用微元法证明本节旋转体体积公式(3-37),即 $V=\pi\int_c^d\varphi^2(y)\mathrm{d}y$.

2. 下列计算是否正确?为什么?

设曲线 $y=\sin x$ 在 $[-\pi,\pi]$ 上与 x 轴围成的平面图形的面积为 S,则

$$S=\int_{-\pi}^{\pi}\sin x\mathrm{d}x=-\cos x\Big|_{-\pi}^{\pi}=0.$$

3. 用微元法求连续曲线 $y=f(x)$ 在区间 $[a,b]$ 上的弧长.

习题三

1. 已知函数 $f(x)$ 的导数为 $\sin x$,且 $f(0)=1$,求函数 $f(x)$.

2. 试证明:$x>0$ 时,$\ln x,\ln 2x$ 和 $\dfrac{1}{3}\ln x^3$ 均为函数 $\dfrac{1}{x}$ 的原函数.

3. 设一曲线过点(1,2),且在该曲线上任意一点处的切线的斜率为该点处的横坐标平方的 3 倍,求此曲线方程.

4. 用直接积分法求下列不定积分:

(1) $\int(\sqrt{x}+1)(x-\sqrt{x}+1)\mathrm{d}x$; (2) $\int\sqrt{x\sqrt{x\sqrt{x}}}\,\mathrm{d}x$; (3) $\int\dfrac{(1-x)^2}{\sqrt[3]{x}}\mathrm{d}x$;

(4) $\int(\tan^2x+\cos x-\mathrm{e}^x)\mathrm{d}x$; (5) $\int 3^{x+2}\mathrm{d}x$; (6) $\int\dfrac{x^3-27}{x-3}\mathrm{d}x$;

(7) $\int(2^x+3^x)^2\mathrm{d}x$; (8) $\int\mathrm{e}^x(1-x\mathrm{e}^{-x})\mathrm{d}x$; (9) $\int\dfrac{1+2x^2}{x^2(1+x^2)}\mathrm{d}x$;

(10) $\int\dfrac{\sqrt{1+x^2}}{\sqrt{1-x^4}}\mathrm{d}x$; (11) $\int\dfrac{\sqrt{x^4+x^{-4}+2}}{x^3}\mathrm{d}x$; (12) $\int\dfrac{2+\sin^2x}{\sin^2x}\mathrm{d}x$;

(13) $\int\dfrac{\cos 2x}{\cos x+\sin x}\mathrm{d}x$; (14) $\int\dfrac{\cos 2x}{1+\cos 2x}\mathrm{d}x$; (15) $\int\sin^2\dfrac{x}{2}\mathrm{d}x$;

(16) $\int\dfrac{1}{\sin^2\dfrac{x}{2}\cos^2\dfrac{x}{2}}\mathrm{d}x$; (17) $\int\left(\sin\dfrac{x}{2}+\cos\dfrac{x}{2}\right)^2\mathrm{d}x$; (18) $\int\sec x(\sec x+\tan x)\mathrm{d}x$.

5. 用换元积分法求下列不定积分:

(1) $\int 2x\cdot\sqrt[3]{x^2+1}\,\mathrm{d}x$; (2) $\int\cos(1-2x)\mathrm{d}x$; (3) $\int\dfrac{(\arccos x)^2}{\sqrt{1-x^2}}\mathrm{d}x$;

(4) $\int \frac{x}{\sqrt{4-x^4}}dx$;　(5) $\int \frac{1}{\sqrt{x+1}+\sqrt{x-1}}dx$;　(6) $\int \frac{1}{1+e^x}dx$;

(7) $\int e^{e^x+x}dx$;　(8) $\int \frac{x\cos x+\sin x}{(x\sin x)^2}dx$;　(9) $\int \frac{\cot x}{\ln \sin x}dx$;

(10) $\int \frac{1}{x(1+x^6)}dx$;　(11) $\int \sec x\tan^3 x dx$;　(12) $\int \sin^3 x\sqrt{\cos x}dx$;

(13) $\int \frac{2\sin x}{\sin x-\cos x}dx$;　(14) $\int \frac{1}{\sin^2 x+4\cos^2 x}dx$;　(15) $\int \frac{\arctan\sqrt{x}}{\sqrt{x}(1+x)}dx$;

(16) $\int \frac{1}{\sqrt{x(1-x)}}dx$;　(17) $\int \frac{1}{x}\sqrt{\frac{1-x}{1+x}}dx$;　(18) $\int x^3\sqrt{4-x^2}dx$;

(19) $\int \frac{x}{1+\sqrt{1+x^2}}dx$;　(20) $\int x^2\cdot\sqrt[3]{1-x}dx$;　(21) $\int \frac{1}{\sqrt{x}+\sqrt[4]{x}}dx$;

(22) $\int \frac{1}{(x^2+4)^{\frac{3}{2}}}dx$;　(23) $\int \frac{1}{(9x^2-6x-1)^{\frac{3}{2}}}dx$;　(24) $\int \frac{x+2}{\sqrt{2x+1}}dx$;

(25) $\int \frac{x+1}{\sqrt{x^2-2x-3}}dx$;　(26) $\int \frac{x}{4-x^2+\sqrt{4-x^2}}dx$;　(27) $\int \frac{x^3}{\sqrt{2-x^2}}dx$;

(28) $\int \frac{x^2}{\sqrt{1-x^2}}dx$;　(29) $\int \frac{1}{x\sqrt{x^2-1}}dx$;　(30) $\int \frac{x}{x+\sqrt{x^2-1}}dx$.

6. 用分部积分法求下列不定积分：

(1) $\int xe^{-x}dx$;　(2) $\int x\sin x\cos x dx$;　(3) $\int \frac{\ln x}{x^2}dx$;　(4) $\int x^2\operatorname{arccot} x dx$;

(5) $\int \ln(x+\sqrt{1+x^2})dx$;　(6) $\int x\tan^2 x dx$;　(7) $\int \frac{x\arcsin x}{\sqrt{1-x^2}}dx$;　(8) $\int \frac{\ln(1+e^x)}{e^x}dx$;

(9) $\int \frac{\ln\cos x}{\cos^2 x}dx$;　(10) $\int \frac{x\cos x}{\sin^3 x}dx$;　(11) $\int \cos(\ln x)dx$;　(12) $\int \frac{xe^x}{\sqrt{e^x+1}}dx$;

(13) 已知函数 $f(x)$ 的一个原函数为 $\frac{\sin x}{x}$，求 $\int x^3 f'(x)dx$;

(14) 已知 $\int f'(\sqrt{x})dx = x(e^{\sqrt{x}}+1)+c$，求 $f(x)$;

(15) 已知 $f'(\ln x)=(x+1)\ln x$，求 $f(x)$.

7. 利用定积分的几何意义，判断下列等式是否正确：

(1) $\int_{-\frac{\pi}{2}}^{\frac{\pi}{2}}\sin x dx = 0$;　(2) $\int_{-\frac{\pi}{2}}^{\frac{\pi}{2}}\cos x dx = \int_0^{\pi}\cos x dx$.

8. 利用定积分的性质，比较下列积分的大小：

(1) $\int_0^1 x dx$ 与 $\int_0^1 x^3 dx$;　(2) $\int_0^1 x dx$ 与 $\int_0^1 \sqrt{x}dx$;　(3) $\int_0^1 (1+x)dx$ 与 $\int_0^1 e^x dx$.

9. 利用定积分的性质，估计下列积分的取值：

(1) $\int_1^4 (1+x^2)dx$;　(2) $\int_0^{\frac{\pi}{2}}(x+2\cos x)dx$.

10. 已知 $f(x) = \int_{x^2}^0 x\cos t^2 dt$，求 $f'(x)$，$f''(x)$.

11. 求 $F(x) = \int_1^x \left(2-\frac{1}{\sqrt{t}}\right)dt\ (x>0)$ 的单调区间.

12. 函数$f(x)$在区间$[0,+\infty)$上连续.

(1) $\int_0^{f(x)} t^2\mathrm{d}t = x^2(x+1)$,求$f(2)$; (2) $\int_0^{x^2} f(t)\mathrm{d}t = x^2(x+1)$,求$f(2)$.

13. 求$f(x) = \int_0^x t\mathrm{e}^{-t^2}\mathrm{d}t$的极值与拐点.

14. (1) 求$\lim\limits_{x\to 0}\dfrac{\int_0^x \mathrm{e}^t\sin t^2\mathrm{d}t}{x^3}$; (2) 求$\lim\limits_{x\to\infty}\dfrac{\mathrm{e}^{-x^2}\int_0^x t^2\mathrm{e}^{t^2}\mathrm{d}t}{x}$; (3) 已知$\lim\limits_{x\to 0}\dfrac{\int_0^x \dfrac{t^2}{\sqrt{a+t}}\mathrm{d}t}{bx-\sin x} = 1$,求$a,b$.

15. 求下列定积分:

(1) $\int_0^2 x|x-1|\mathrm{d}x$; (2) $\int_{-1}^0 \dfrac{2x^2}{x^2+1}\mathrm{d}x$; (3) $\int_{-\frac{\pi}{4}}^{\frac{\pi}{4}} \dfrac{1}{1+\cos 2x}\mathrm{d}x$;

(4) $\int_1^2 \dfrac{1}{x(1+x^4)}\mathrm{d}x$; (5) $\int_0^{\frac{\pi}{2}} \sqrt{1-\sin 2x}\,\mathrm{d}x$; (6) $\int_0^1 \dfrac{x}{\sqrt{4-3x}}\mathrm{d}x$;

(7) $\int_1^{\sqrt{3}} \dfrac{1}{x^2\sqrt{1+x^2}}\mathrm{d}x$; (8) $\int_1^2 \sqrt{\dfrac{x^2-1}{x^4}}\mathrm{d}x$; (9) $\int_{\frac{\sqrt{2}}{2}}^1 \dfrac{\sqrt{1-x^2}}{x^6}\mathrm{d}x$;

(10) $\int_0^{\ln 2} \sqrt{\mathrm{e}^x-1}\,\mathrm{d}x$; (11) $\int_0^1 \dfrac{1}{\mathrm{e}^x+\mathrm{e}^{-x}}\mathrm{d}x$; (12) $\int_{-\pi}^{\pi} x^6\sin x\mathrm{d}x$;

(13) $\int_{-\frac{\pi}{2}}^{\frac{\pi}{2}} \left(\dfrac{\sin x}{1+x^2}+\cos^2 x\right)\mathrm{d}x$; (14) $\int_1^{\mathrm{e}} \dfrac{\ln x}{x^2}\mathrm{d}x$; (15) $\int_0^{\frac{1}{2}} \arcsin x\mathrm{d}x$;

(16) $\int_{\frac{1}{\mathrm{e}}}^{\mathrm{e}} |\ln x|\,\mathrm{d}x$; (17) $\int_0^{2\pi} x\cos^2 x\mathrm{d}x$; (18) $\int_0^{\frac{\pi}{4}} \sec^3 x\mathrm{d}x$;

(19) $\int_0^3 \arcsin\sqrt{\dfrac{x}{1+x}}\mathrm{d}x$; (20) $\int_0^4 \cos(\sqrt{x}-1)\mathrm{d}x$.

16. 设$F(x) = \int_1^x \dfrac{\ln t}{1+t^2}\mathrm{d}t\ (t>0)$,求$F(x)-F\left(\dfrac{1}{x}\right)$.

17. 设$f(x)$是区间$(-\infty,+\infty)$上的连续函数,且满足$f(x) = 3x^2 - x\int_0^1 f(x)\mathrm{d}x$,求$f(x)$.

18. 已知$f(x)$可导,且满足$\int_0^x \mathrm{e}^t f(t)\mathrm{d}t = \mathrm{e}^x f(x) + x^2 + x + 1$,求$f(x)$.

19. 求下列反常积分:

(1) $\int_1^{+\infty} \dfrac{1}{x^4}\mathrm{d}x$; (2) $\int_{-\infty}^{+\infty} \dfrac{1}{x^2+4x+13}\mathrm{d}x$; (3) $\int_0^{+\infty} \mathrm{e}^{-x}\sin x\mathrm{d}x$; (4) $\int_0^{+\infty} x^3\mathrm{e}^{-x^2}\mathrm{d}x$;

(5) $\int_0^1 \dfrac{1}{\sqrt{x}}\mathrm{d}x$; (6) $\int_1^2 \dfrac{x}{2-x^2}\mathrm{d}x$; (7) $\int_0^{\pi} \tan x\mathrm{d}x$; (8) $\int_1^2 \dfrac{1}{x\sqrt{x^2-1}}\mathrm{d}x$;

(9) $\int_0^{+\infty} \dfrac{\mathrm{e}^{-\sqrt{x}}}{\sqrt{x}}\mathrm{d}x$.

20. 求由抛物线$y=1-x^2$和$y=x^2$所围成的平面图形的面积.

21. 求由抛物线$y=x^2$与直线$y=x,y=2x$所围成的平面图形的面积.

22. 求由抛物线$y^2=4x$及在点$(1,2)$处的法线所围成的平面图形的面积.

23. 求由曲线$y=\ln x$、x轴及该曲线过原点的切线所围成的平面图形的面积.

24. 求由抛物线$y=2x-x^2$与x轴围成的平面图形绕x轴旋转一周所得到的旋转体体积.

25. 求由曲线$xy=1$与直线$y=1$和$y=2$围成的平面图形绕y轴旋转一周所得到的旋转体体积.

26. 求圆$x^2+(y-5)^2=16$围成的平面图形绕x轴旋转一周所得到的旋转体体积.

27. 求由抛物线 $y=x^2$ 和 $y^2=8x$ 围成的平面图形分别绕 x 轴、y 轴旋转一周所得到的旋转体体积.

28. 设静脉注射某种药物后,其体内血药浓度 c 与时间 t 的关系为

$$c = 21e^{-0.32t},$$

试求整个用药过程中血药浓度-时间曲线($c-t$ 曲线)下的总面积 AUC.

29. 口服药物被吸收进入血液系统的药量称为该药的有效药量.有某种药物的吸收速率为

$$r(t) = 0.01t(t-6)^2 \quad (0 \leqslant t \leqslant 6),$$

求该药物的有效药量.

30. 设快速静脉注射某种药物后,其血药浓度 c 与时间 t(min)的关系为

$$c = 0.319\ 631e^{-0.140\ 5t},$$

求从 $t=0$ 到 $t=60$ min 这段时间内的平均血药浓度.

第四章 多元函数微积分

前面几章中,我们所讨论的都是只含有一个自变量的函数,称之为一元函数.在实际问题中,我们还常会碰到依赖于两个或两个以上自变量的函数,即多元函数.本章将讨论多元函数(以二元函数为主)的微分学以及二重积分的概念和计算.

第一节 空间解析几何简介

我们知道,平面解析几何是学习一元函数微积分所必需的基础知识.通过平面直角坐标系的建立,把平面上的点与有序实数组(x,y)一一对应起来,把平面上的曲线与方程对应起来,为一元函数微积分的讨论提供了必不可少的条件.同样地,空间解析几何是研究多元函数微积分的基础知识.因此,在学习多元函数微积分之前,我们有必要先建立空间直角坐标系,并简单介绍空间解析几何的有关知识.

一、空间直角坐标系

过空间某一点O引三条互相垂直并交于O点的数轴Ox,Oy,Oz,分别称为x轴(横轴),y轴(纵轴),z轴(竖轴),统称为**坐标轴**(**coordinate axis**).点O称为**坐标原点**(**origin**).同时我们规定,三条坐标轴的正向符合右手法则,即右手四指从x轴正向转过$\frac{\pi}{2}$的角度指向y轴正向时,大拇指所指的方向为z轴正向.这样就建立了**空间直角坐标系**(**spatial rectangular coordinate system**)$Oxyz$,如图4-1.每两条坐标轴所在的平面xOy,yOz,zOx称为**坐标平面**(**coordinate plane**).这三个坐标平面将空间分成八个部分,每个部分称为一个**卦限**(**octant**).在平面xOy上方,$x>0$,$y>0$,$z>0$部分为第一卦限.从上往下看,按逆时针方向顺次为第二、第三、第四卦限;在平面xOy下方,第一卦限所对的是第五卦限,按逆时针方向顺次为第六、第七、第八卦限,这八个卦限分别用字母Ⅰ,Ⅱ,Ⅲ,Ⅳ,Ⅴ,Ⅵ,Ⅶ,Ⅷ表示,如图4-2所示.

对于空间任意一点P,过点P分别作垂直于x轴、y轴、z轴的三个平面,且三个平面与三坐标轴分别交于A,B,C三点,它们在x轴、y轴、z轴上的坐标分别为x,y,z.于是,空间任意一点P确定了唯一的有序实数组(x,y,z);反之,对任一有序实数组(x,y,z),可在x轴、y轴、z轴上分别取坐标为x,y,z的点A,B,C,过这三点分别作垂直于x轴、y轴、z轴的平面,三平面的交点P就是由有序实数组(x,y,z)唯一确定的点.这样,空间的任意点P与有序实数组(x,y,z)建立起了一一对应的关系.我们称有序实数组(x,y,z)为点P的坐标,记作$P(x,y,z)$,其中x,y,z分别称为点P的横坐标、纵坐标、竖坐标.

仿照平面直角坐标系的情况,我们不难得出各坐标轴、坐标面上点的坐标的特点及各卦限中点的坐标的符号.例如,坐标原点O的坐标为$O(0,0,0)$,x轴上的点的坐标为$P(x,0,0)$,xOy平

面上的点的坐标为 $P(x,y,0)$，第三卦限中点的坐标的符号为 $(-,-,+)$ 等.

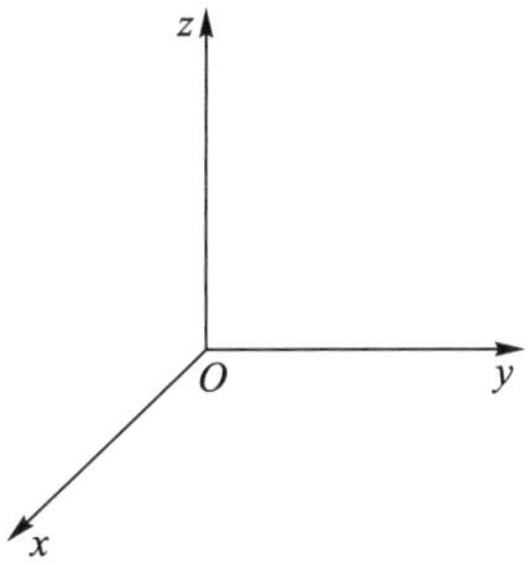

图 4-1

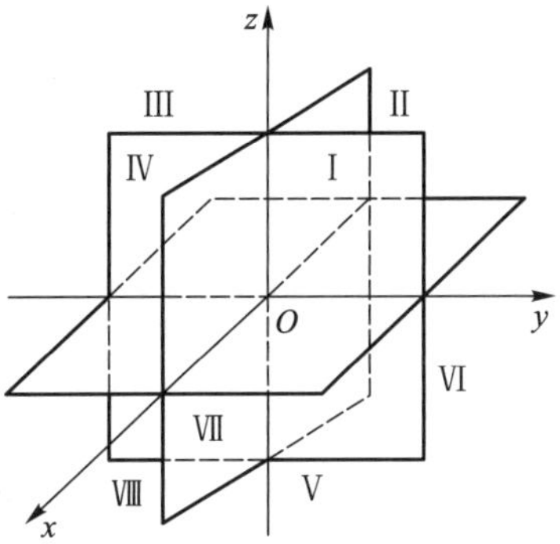

图 4-2

二、空间两点间的距离

设 $P_1(x_1,y_1,z_1)$，$P_2(x_2,y_2,z_2)$ 是空间的任意两点，如图 4-3.由勾股定理可知，

$$|P_1P_2|^2=|P_1Q|^2+|QP_2|^2=|P_1Q|^2+|QR|^2+|RP_2|^2.$$

而 $$|P_1Q|=|z_2-z_1|,\quad |QR|=|x_2-x_1|,\quad |RP_2|=|y_2-y_1|,$$

因此，P_1,P_2 两点之间的距离为

$$|P_1P_2|=\sqrt{(x_2-x_1)^2+(y_2-y_1)^2+(z_2-z_1)^2}\ . \tag{4-1}$$

例 4-1　试在 x 轴上求一点，使从点 $A(-3,4,8)$ 到它的距离等于 12.

解：因为所求点在 x 轴上，故设该点坐标为 $B(x,0,0)$.按题意

$$|AB|=\sqrt{(x+3)^2+(0-4)^2+(0-8)^2}=12,$$

可得

$$(x+3)^2=64,$$

解得

$$x=5\quad 或\quad x=-11,$$

因此，所求点为 $B_1(5,0,0)$ 或 $B_2(-11,0,0)$.

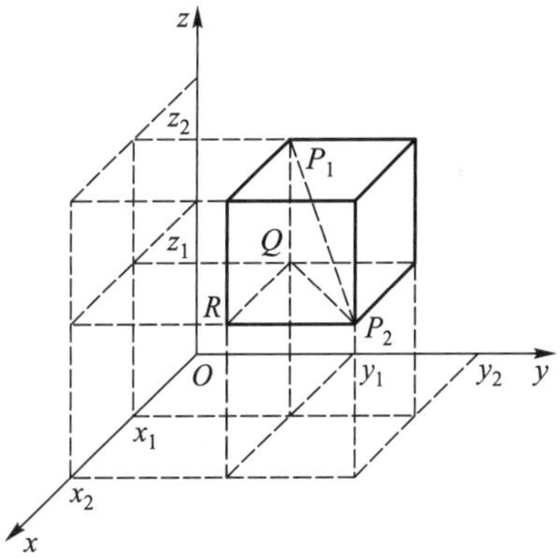

图 4-3

三、空间曲面与曲线

1. 空间曲面(surface)

与平面解析几何类似，建立了空间直角坐标系后，空间的曲面可以用含有变量 x,y,z 的三元方程 $F(x,y,z)=0$ 来表示.如果空间曲面 S 上任一点 $M(x,y,z)$ 的坐标都满足三元方程

$$F(x,y,z)=0, \tag{4-2}$$

而不在曲面 S 上的点的坐标都不满足方程(4-2)，则把方程(4-2)叫做曲面的方程，而曲面叫做方程(4-2)的图形(图 4-4).

(1) 球面方程

在空间与一定点 $A(a,b,c)$ 的距离为一定值的点的轨迹称为**球面(sphere)**.由空间两点之间的距离公式可知,球面上任意点 $M(x,y,z)$ 的坐标满足方程

$$|AM|=\sqrt{(x-a)^2+(y-b)^2+(z-c)^2}=R,$$

两边平方得

$$(x-a)^2+(y-b)^2+(z-c)^2=R^2. \qquad (4-3)$$

而不在球面上的点的坐标一定不满足这个方程.所以方程(4-3)是以点 $A(a,b,c)$ 为球心,以 R 为半径的球面方程.

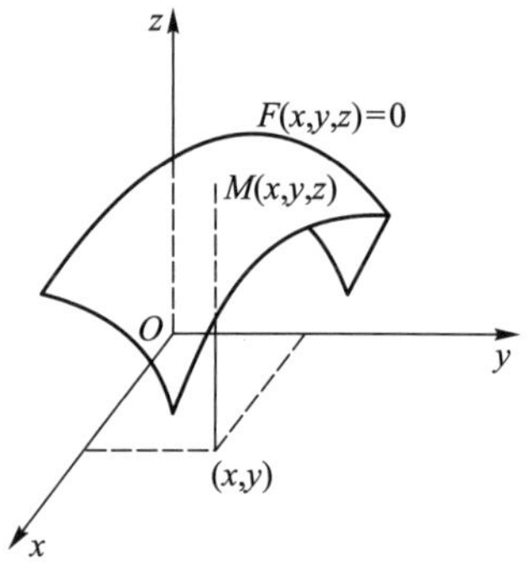

图 4-4

一般地,三元二次方程

$$Ax^2+By^2+Cz^2+Dx+Ey+Fz+G=0,$$

只要能经过配方化成方程(4-3)的形式,则它的图形就是一个球面.

(2) 平面方程

空间平面可以用三元一次方程来表示,它的一般形式为

$$Ax+By+Cz+D=0 \quad (A,B,C\text{ 不同时为零}). \qquad (4-4)$$

当 $D=0$ 时,方程为 $Ax+By+Cz=0$.原点的坐标满足该方程,因此它表示过原点的一个平面.

当 $A=0,D\neq0$ 时,方程为 $By+Cz+D=0$.方程中不含 x,它表示平行于 x 轴的一个平面.同样当 $D\neq0$ 时,方程 $Ax+Cz+D=0$ 和 $Ax+By+D=0$ 分别表示平行于 y 轴和 z 轴的一个平面.

当 $A=B=0$ 时,方程为 $Cz+D=0\left(\text{或 } z=-\dfrac{D}{C}\right)$.方程中不含 x 和 y,它表示平行于 xOy 面的一个平面.同样,方程 $Ax+D=0$ 和 $By+D=0$ 分别表示平行于 yOz 面和 xOz 面的一个平面.而方程 $z=0$,$x=0$和 $y=0$ 分别为 xOy,yOz,xOz 三个坐标平面.

当平面 $Ax+By+Cz+D=0$ 与 x 轴、y 轴和 z 轴的交点分别为 $A(a,0,0)$,$B(0,b,0)$和$C(0,0,c)$ $(abc\neq0)$时,因为 A,B,C 三点都在平面上,所以它们的坐标都满足方程.把三点的坐标分别代入平面方程,有

$$\begin{cases}aA+D=0,\\ bB+D=0,\\ cC+D=0.\end{cases}$$

可得 $A=-\dfrac{D}{a},B=-\dfrac{D}{b},C=-\dfrac{D}{c}$,从而得平面方程为

$$\frac{x}{a}+\frac{y}{b}+\frac{z}{c}=1. \qquad (4-5)$$

此方程称为平面的截距式方程.而 a,b,c 分别称为平面在 x 轴、y 轴和 z 轴上的截距.

(3) 柱面方程

一直线沿一已知曲线平行移动形成的轨迹称为**柱面(cylinder)**.其中,动直线称为柱面的母线,已知曲线称为准线.

方程$F(x,y)=0$ 在 xOy 平面上表示一条曲线,在空间直角坐标系下它表示的是怎样的曲面呢? 在方程 $F(x,y)=0$ 中不含竖坐标 z,所以,凡是横坐标 x 和纵坐标 y 满足这个方程的点,必定在这个曲面上.也就是说,凡是通过 xOy 平面内曲线 $F(x,y)=0$ 上的点$(x,y,0)$且平行于 z 轴的

直线 l 都在此曲面上.因此,该曲面可看成是平行于 z 轴的直线 l 沿 xOy 平面内曲线 $F(x,y)=0$ 平行移动形成的轨迹.

一般地,方程

$$F(x,y)=0 \quad (G(x,z)=0 \text{ 或 } H(y,z)=0) \tag{4-6}$$

在空间坐标系中表示母线平行于 z 轴(y 轴或 x 轴)的柱面,其准线为 xOy 面上的曲线 $F(x,y)=0$(xOz 面上的曲线 $G(x,z)=0$ 或 yOz 面上的曲线 $H(y,z)=0$).例如:$\frac{x^2}{a^2}+\frac{y^2}{b^2}=1$,$y^2=2px\ (p>0)$ 分别表示母线平行于 z 轴的椭圆柱面(图 4-5)和抛物柱面(图 4-6).

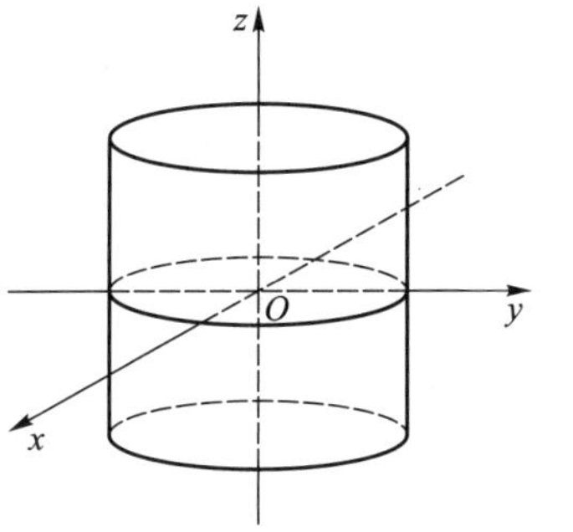

图 4-5

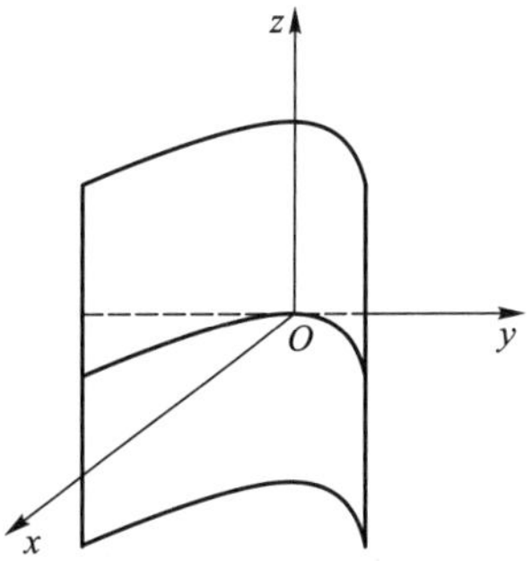

图 4-6

2. 空间曲线(space curve)

空间曲线可看成是两个空间曲面的交线.因此,可用一个方程组来表示空间曲线

$$\begin{cases} F(x,y,z)=0, \\ G(x,y,z)=0. \end{cases} \tag{4-7}$$

这个方程组称为空间曲线的一般方程.

例如,方程组 $\begin{cases} x^2+y^2+z^2=1, \\ z=0 \end{cases}$ 表示球心在原点的单位球面与 xOy 平面的交线,它是 xOy 平面上以原点为圆心的单位圆.

另外,方程组 $\begin{cases} x^2+y^2=1, \\ z=0 \end{cases}$ 和 $\begin{cases} x^2+y^2+z^2=1, \\ x^2+y^2=1 \end{cases}$ 也表示 xOy 平面上以原点为圆心的单位圆.由此可见,表示空间曲线的方程组不是唯一的.

空间直线是两个平面的交线,因此它的一般方程为

$$\begin{cases} A_1x+B_1y+C_1z+D_1=0, \\ A_2x+D_2y+C_2z+D_2=0. \end{cases}$$

例如,方程组 $\begin{cases} x=0, \\ y=0 \end{cases}$ 表示 z 轴所在的直线.

3. 二次曲面(quadratic surface)

用三元一次方程表示的曲面(平面),我们把它叫做一次曲面,而把三元二次方程表示的曲面叫做二次曲面.

对于给定的一个三元二次方程,我们常常采用一系列平行于坐标面的平面来截割曲面,从而

得到平面与曲面的一系列交线,称为“平面截口”.通过分析这些平面截口的形状来了解曲面的形状,这种方法叫做“截痕法”.

以下是几个常用的二次曲面.

(1) 椭球面

由方程

$$\frac{x^2}{a^2}+\frac{y^2}{b^2}+\frac{z^2}{c^2}=1 \quad (a>0,b>0,c>0) \tag{4-8}$$

所表示的曲面称为**椭球面(ellipsoid)**.

由方程(4-8)可知$\frac{x^2}{a^2}\leqslant 1,\frac{y^2}{b^2}\leqslant 1,\frac{z^2}{c^2}\leqslant 1$,即 $|x|\leqslant a,|y|\leqslant b,|z|\leqslant c$.其中 a,b,c 称为椭球面的半轴.

用 xOy 平面(即平面 $z=0$)截割曲面,其交线是

$$\begin{cases}\frac{x^2}{a^2}+\frac{y^2}{b^2}+\frac{z^2}{c^2}=1,\\ z=0;\end{cases} \quad 即 \quad \begin{cases}\frac{x^2}{a^2}+\frac{y^2}{b^2}=1,\\ z=0.\end{cases}$$

这是 xOy 平面上的一个椭圆,其两个半轴分别为 a 和 b.

同样,椭球面(4-8)在 yOz 平面和 zOx 平面上的交线也是椭圆.

再用平面 $z=h(|h|<c)$来截割椭球面(4-8),交线是$\begin{cases}\frac{x^2}{a^2}+\frac{y^2}{b^2}+\frac{z^2}{c^2}=1,\\ z=h.\end{cases}$

即
$$\begin{cases}\dfrac{x^2}{a^2\left(1-\dfrac{h^2}{c^2}\right)}+\dfrac{y^2}{b^2\left(1-\dfrac{h^2}{c^2}\right)}=1,\\ z=h.\end{cases}$$

这是 $z=h$ 平面上的一个椭圆,它的两个半轴分别是 $a\sqrt{1-\frac{h^2}{c^2}}$ 和 $b\sqrt{1-\frac{h^2}{c^2}}$.当 $|h|$ 逐渐增大到 c 时,椭圆逐渐缩小到一点.

用平面 $x=h\ (|h|<a)$和平面 $y=h\ (|h|<b)$来截割椭球面(4-8),得到的结果也是椭圆.根据以上这些交线,可知由方程(4-8)所表示的曲面的形状如图 4-7 所示.

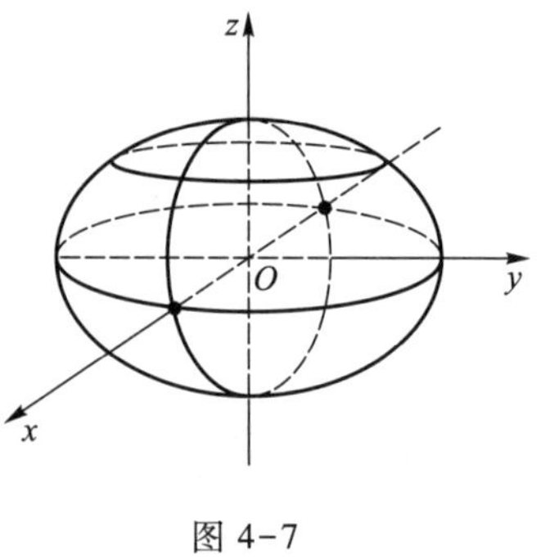

图 4-7

当 a,b,c 中有两个相等时,称曲面为旋转椭球面.例如,方程$\frac{x^2}{a^2}+\frac{y^2}{a^2}+\frac{z^2}{c^2}=1$ 表示由 yOz 平面上的椭圆$\frac{y^2}{a^2}+\frac{z^2}{c^2}=1$ 绕 z 轴旋转一周而成的旋转椭球面.yOz 平面上的椭圆$\frac{y^2}{a^2}+\frac{z^2}{c^2}=1$ 称为该旋转椭球面的母线,z 轴称为它的轴.

当 $a=b=c=R$ 时,方程变为 $x^2+y^2+z^2=R^2$,它表示以原点为球心以 R 为半径的球面.

用同样的方法可得到以下常见二次曲面的图形.

(2) 抛物面

由方程

$$z=\frac{x^2}{a^2}+\frac{y^2}{b^2}\quad (a>0,b>0) \tag{4-9}$$

所表示的曲面称为**椭圆抛物面**(**elliptic paraboloid**),如图 4-8.

由方程

$$z=\frac{x^2}{a^2}-\frac{y^2}{b^2} \tag{4-10}$$

所表示的曲面,称为**双曲抛物面**(**hyperbolic paraboloid**),因其形状像马鞍,故又称为马鞍面.如图 4-9.

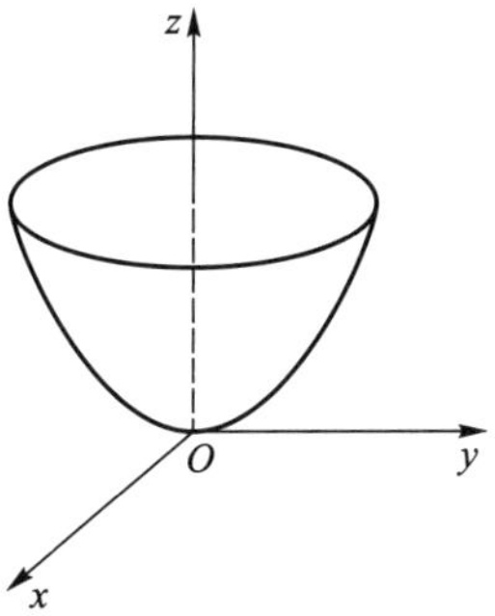

图 4-8

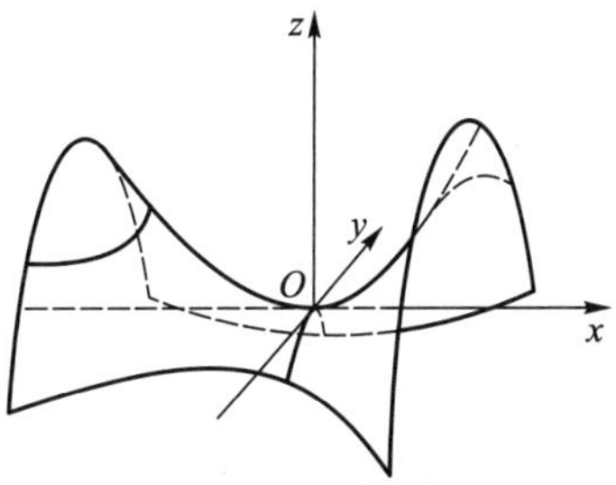

图 4-9

(3) 双曲面

由方程

$$\frac{x^2}{a^2}+\frac{y^2}{b^2}-\frac{z^2}{c^2}=1\quad (a>0,b>0,c>0) \tag{4-11}$$

所表示的曲面,称为**单叶双曲面**(**hyperboloid of one sheet**),如图 4-10.

由方程

$$\frac{x^2}{a^2}+\frac{y^2}{b^2}-\frac{z^2}{c^2}=-1\quad (a>0,b>0,c>0) \tag{4-12}$$

所表示的曲面称为**双叶双曲面**(**hyperboloid of two sheets**),如图 4-11.

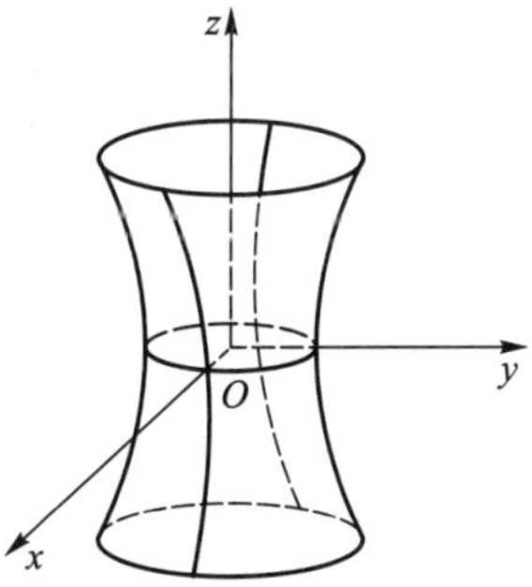

图 4-10

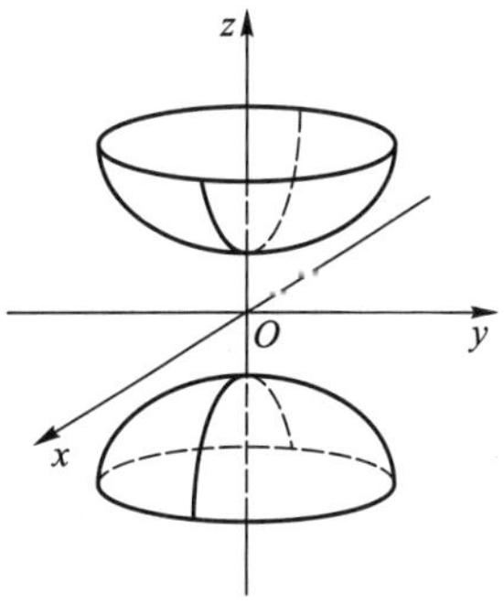

图 4-11

(4) 二次锥面

由方程

$$\frac{x^2}{a^2}+\frac{y^2}{b^2}-\frac{z^2}{c^2}=0 \tag{4-13}$$

所表示的曲面,称为**二次锥面(quadratic cone)**,如图 4-12.

当 $a=b$ 时,这个曲面称为**圆锥面**.

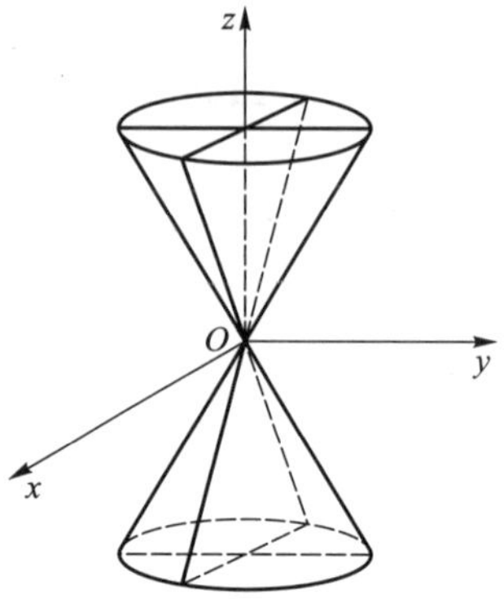

图 4-12

思考与讨论

仿照三维空间解析几何的概念,尝试建立 n ($n>3$)维空间点的坐标、两点间的距离公式、(超)曲面方程.

第二节 多元函数的基本概念

一、多元函数的概念

在科学研究与实际问题中,我们常常会碰到多个变量之间的关系问题.例如,研究机体对某种药物的反应时,某种反应 w 与药量 x(单位)和时间 t(小时)之间的关系为

$$w=x^2(a-x)t^2\mathrm{e}^{-t} \quad (0\leqslant x\leqslant a,t\geqslant 0),$$

其中 a 为常数(可允许给予的最大药量).这里,变量 w 依赖于两个变量 x,t 的取值,我们称变量 w 是变量 x,t 的二元函数.下面先介绍有关邻域和区域的概念.

1. 邻域(neighborhood)

设 $P_0(x_0,y_0)$ 是 xOy 平面上的一个点,δ 是一个正数.与点 $P_0(x_0,y_0)$ 的距离小于 δ 的点 $P(x,y)$ 的全体,称为点 $P_0(x_0,y_0)$ 的 δ 邻域,记作 $U(P_0,\delta)$,即

$$U(P_0,\delta)=\{(x,y)\mid\sqrt{(x-x_0)^2+(y-y_0)^2}<\delta\}.$$

在几何上,这是在 xOy 平面上以点 $P_0(x_0,y_0)$ 为中心,以 δ 为半径的圆的内部的点 $P(x,y)$ 的全体.

点 $P_0(x_0,y_0)$ 的去心 δ 邻域记作 $\mathring{U}(P_0,\delta)$，即

$$\mathring{U}(P_0,\delta)=\{(x,y)\mid 0<\sqrt{(x-x_0)^2+(y-y_0)^2}<\delta\}.$$

当不强调半径 δ 时，点 $P_0(x_0,y_0)$ 的邻域和去心邻域分别记作 $U(P_0)$ 和 $\mathring{U}(P_0)$.

2. 区域(domain)

设 E 是平面上的一个点集，P 是平面上的一个点.如果存在点 P 的某个邻域 $U(P)$，使 $U(P)\subset E$，则称 P 为 E 的内点(图 4-13).如果属于 E 的点都是内点，则称 E 为**开集**.如果点 P 的任一邻域 $U(P)$ 内，既有属于 E 的点，也有不属于 E 的点(图 4-14)，则称 P 为 E 的**边界点**.并称 E 的边界点的全体为 E 的**边界**(**frontier**).

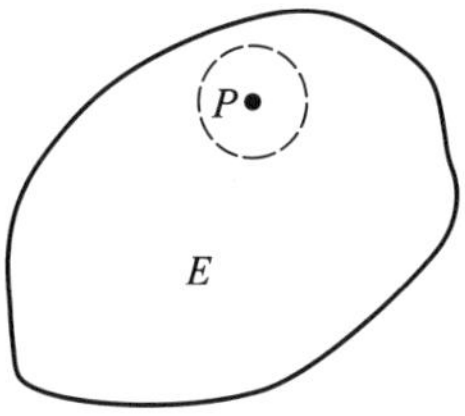

图 4-13

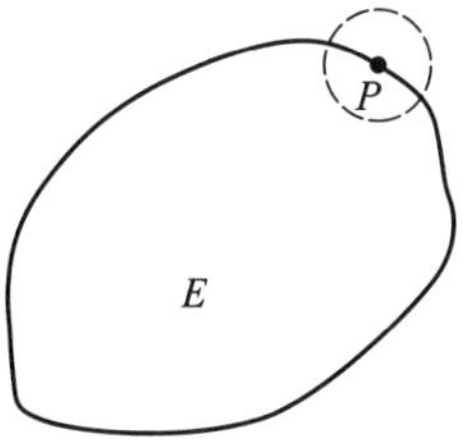

图 4-14

若开集 D 中任意两点总可以用 D 内的一条折线相联结，则称开集 D 是**连通的**(**connected**).

连通的开集称为**区域**或**开区域**.

开区域与其边界的并集称为**闭区域**.

如果存在正数 M，使一切点 $P\in D$ 与某一定点 A 之间的距离 $|AP|$ 都不大于 M，则称点集 D 为**有界点集**，否则称为**无界点集**.

下面是二元函数的定义.

定义 4-1　设有三个变量 x,y,z，D 是 xOy 平面上的一个点集.如果对于任意点 $P(x,y)\in D$，变量 z 按照一定的法则总有唯一确定的值和它对应，则称变量 z 是变量 x,y 的**二元函数**(**function of two variables**)，记作

$$z=f(x,y).$$

x,y 称为自变量，z 称为因变量，点集 D 称为函数的定义域，数集 $R(f)=\{z\mid z=f(x,y),(x,y)\in D\}$ 称为函数的值域.

一般地，二元函数的图形是空间的曲面.

类似地，可以定义三元函数 $u=f(x,y,z)$ 及 n 元函数 $y=f(x_1,x_2,\cdots,x_n)$ $(n>3)$.二元及二元以上的函数统称为**多元函数**(**function of many variables**).在这里，我们重点讨论二元函数，所得的结果可直接推广到 n $(n>2)$ 元函数上去

与一元函数相类似，关于二元函数的定义域，在实际问题中由实际意义确定；在抽象地研究由算式给出的函数时，其定义域为使该算式有意义的点 $P(x,y)$ 的集合，一般是由平面上的一条或几条曲线所围成的平面点集.

例 4-2　求函数 $z=\ln(y-x-1)$ 的定义域.

解：要使函数有意义，必须使

$$y-x-1>0.$$

由此得函数的定义域为无界开区域

$$D=\{(x,y)\mid y>x+1\}\ （如图 4-15 所示）.$$

例 4-3 求函数 $z=\arcsin(x^2+y^2)$ 的定义域.

解：要使函数有意义，必须使

$$x^2+y^2\leqslant 1.$$

因此，函数的定义域为有界闭区域

$$D=\{(x,y)\mid x^2+y^2\leqslant 1\}\ （如图 4-16 所示）.$$

例 4-4 求函数 $z=\dfrac{\sqrt{4x-y^2}}{\ln(1-x^2-y^2)}$ 的定义域.

解：要使函数有意义，必须同时有

$$4x-y^2\geqslant 0,\quad 1-x^2-y^2>0,\quad 1-x^2-y^2\neq 1.$$

因此，函数的定义域为

$$D=\{(x,y)\mid y^2\leqslant 4x,\quad 0<x^2+y^2<1\}$$

（如图 4-17 所示）.它是有界区域，但它既不是开区域，也不是闭区域.

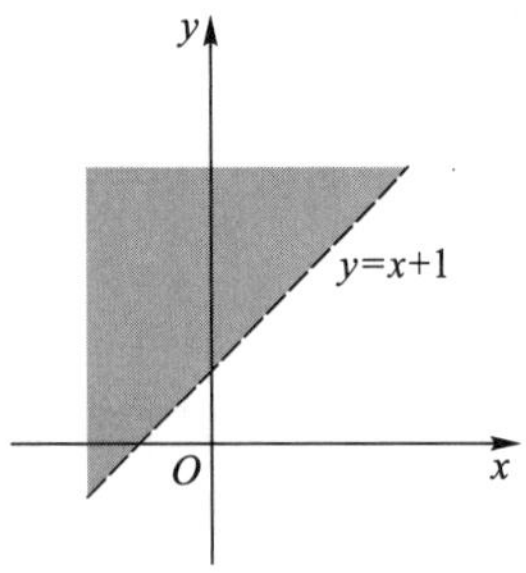

图 4-15

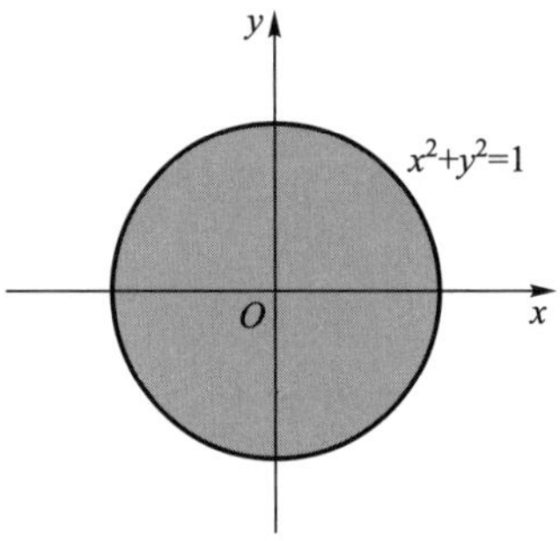

图 4-16

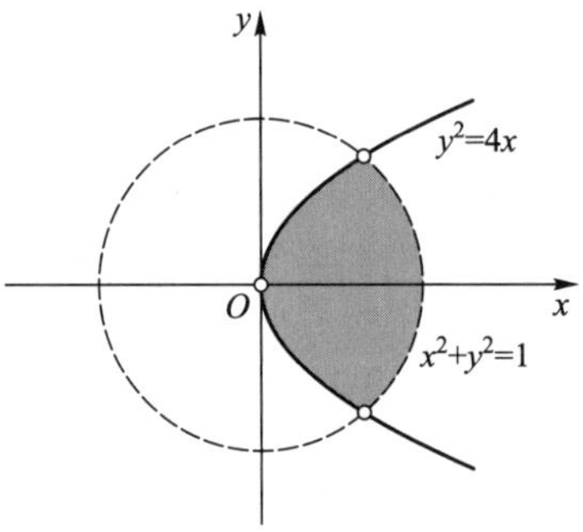

图 4-17

二、二元函数的极限

与一元函数的极限相类似，二元函数的极限研究的是当点 $P(x,y)\to P(x_0,y_0)$ 时，对应的函数值的变化趋势.

定义 4-2 设二元函数 $z=f(x,y)$ 在点 $P(x_0,y_0)$ 的某一去心邻域 $\mathring{U}(P_0)$ 内有定义.如果点 $P(x,y)$ 沿任何路径，以任何方式趋近 $P(x_0,y_0)$ 时，函数 $f(x,y)$ 都无限地趋近于常数 A，则称常数 A 为函数 $f(x,y)$ 当 $x\to x_0,y\to y_0$（或 $P(x,y)\to P_0(x_0,y_0)$）时的极限，记作

$$\lim_{\substack{x\to x_0\\ y\to y_0}} f(x,y)=A \quad 或 \quad f(x,y)\to A\quad(\rho\to 0).$$

其中 $\rho=\sqrt{(x-x_0)^2+(y-y_0)^2}$.

我们必须注意：

(1) 二元函数 $z=f(x,y)$ 在 $P_0(x_0,y_0)$ 处的极限为 A，是指 $P(x,y)$ 沿任何路径，以任何方式趋近 $P_0(x_0,y_0)$ 时，函数都无限接近于 A.因此，即使当 $P(x,y)$ 沿许多特殊路径趋近 $P_0(x_0,y_0)$ 时，对应的函数值都趋近于常数 A，也不能得出结论 $\lim\limits_{\substack{x\to x_0\\ y\to y_0}} f(x,y)=A$.

（2）当 $P(x,y)$ 沿某一特殊路径趋近 $P_0(x_0,y_0)$ 时，函数的极限不存在，或当 $P(x,y)$ 沿两条不同路径趋近 $P_0(x_0,y_0)$ 时，函数趋于不同的值，则可以断定函数的极限 $\lim\limits_{\substack{x\to x_0\\y\to y_0}}f(x,y)$ 不存在.

以上两点也是我们证明函数极限不存在的常用的方法.

一元函数的极限运算法则都可推广到二元函数.

例 4-5　求 $\lim\limits_{\substack{x\to0\\y\to0}}\dfrac{x^2+y^2}{\sqrt{x^2+y^2+1}-1}$.

解：
$$\lim_{\substack{x\to0\\y\to0}}\frac{x^2+y^2}{\sqrt{x^2+y^2+1}-1}=\lim_{\substack{x\to0\\y\to0}}\frac{(x^2+y^2)(\sqrt{x^2+y^2+1}+1)}{x^2+y^2+1-1}$$
$$=\lim_{\substack{x\to0\\y\to0}}(\sqrt{x^2+y^2+1}+1)=2.$$

或令 $t=x^2+y^2$，则当 $x\to0,y\to0$ 时，$t\to0$.

$$\lim_{\substack{x\to0\\y\to0}}\frac{x^2+y^2}{\sqrt{x^2+y^2+1}-1}=\lim_{t\to0}\frac{t}{\sqrt{t+1}-1}=\lim_{t\to0}\frac{t(\sqrt{t+1}+1)}{t+1-1}$$
$$=\lim_{t\to0}(\sqrt{t+1}+1)=2.$$

例 4-6　求 $\lim\limits_{\substack{x\to\infty\\y\to\infty}}\dfrac{x+y}{x^2+y^2}$.

解：对于一切 x,y，都有 $x^2+y^2\geqslant2|xy|$，所以

$$0\leqslant\left|\frac{x+y}{x^2+y^2}\right|\leqslant\frac{|x+y|}{2|xy|}\leqslant\frac{1}{|x|}+\frac{1}{|y|}.$$

而
$$\lim_{\substack{x\to\infty\\y\to\infty}}\left(\frac{1}{|x|}+\frac{1}{|y|}\right)=0,$$

因此
$$\lim_{\substack{x\to\infty\\y\to\infty}}\left|\frac{x+y}{x^2+y^2}\right|=0,\quad \text{从而}\quad \lim_{\substack{x\to\infty\\y\to\infty}}\frac{x+y}{x^2+y^2}=0.$$

例 4-7　证明 $\lim\limits_{\substack{x\to0\\y\to0}}\dfrac{x^2y}{x^4+y^2}$ 不存在.

证：当点 $P(x,y)$ 沿曲线 $y=kx^2$ 趋近于 $(0,0)$ 时，

$$\lim_{\substack{x\to0\\y\to0}}\frac{x^2y}{x^4+y^2}=\lim_{\substack{x\to0\\y=kx^2\to0}}\frac{x^2\cdot kx^2}{x^4+k^2x^4}=\lim_{x\to0}\frac{k}{1+k^2}.$$

当 k 取不同的值时，所得的极限值不同，所以极限 $\lim\limits_{\substack{x\to0\\y\to0}}\dfrac{x^2y}{x^4+y^2}$ 不存在.

三、二元函数的连续性

定义 4-3　设二元函数 $z=f(x,y)$ 在点 $P_0(x_0,y_0)$ 及其邻域内有定义，如果

$$\lim_{\substack{x\to x_0\\y\to y_0}}f(x,y)=f(x_0,y_0) \tag{4-14}$$

成立，则称函数 $z=f(x,y)$ 在点 $P_0(x_0,y_0)$ 处连续. 否则称函数 $z=f(x,y)$ 在点 $P_0(x_0,y_0)$ 处间断.

在点 $P_0(x_0,y_0)$ 处，设 x 有增量 Δx，y 有增量 Δy，则称

$$\Delta z=f(x,y)-f(x_0,y_0)=f(x_0+\Delta x,y_0+\Delta y)-f(x_0,y_0) \tag{4-15}$$

为函数在点 $P_0(x_0,y_0)$ 处对于自变量增量 $\Delta x,\Delta y$ 的全增量.因此，连续性定义中(4-14)式也可写为 $\lim\limits_{\substack{\Delta x\to 0\\ \Delta y\to 0}}\Delta z=0$.

例 4-8 由例 4-7 可知，极限 $\lim\limits_{\substack{x\to 0\\ y\to 0}}\dfrac{x^2y}{x^4+y^2}$ 不存在，因此函数

$$f(x,y)=\begin{cases}\dfrac{x^2y}{x^4+y^2}, & x^2+y^2\neq 0;\\ 0, & x^2+y^2=0\end{cases}$$

在点(0,0)处间断.

例 4-9 求函数 $z=\dfrac{x+y}{x^2+y^2-1}$ 的间断点.

解：函数在圆周 $x^2+y^2=1$ 上没有定义，所以圆周 $x^2+y^2=1$ 上的所有点都是函数的间断点.

如果函数 $z=f(x,y)$ 在其定义域 D 内每一点处都连续，则称该函数在 D 内连续，或称函数 $z=f(x,y)$ 是 D 内的连续函数.

与一元函数相类似，关于二元函数的连续性有以下结论：

(1) 有限个连续函数的和、差、积仍是连续函数；

(2) 在分母不为零处，连续函数的商还是连续函数；

(3) 连续函数的复合函数也是连续函数；

(4) 二元初等函数在其定义区域内连续；

(5) (最值定理)在有界闭区域 D 上连续的二元函数，在 D 上一定能取到最大值和最小值；

(6) (介值定理)在有界闭区域 D 上连续的二元函数，如果在 D 上取得两个不同的函数值，则该函数在 D 上取得介于这两个值之间的任意值至少一次.

这些结论均可推广到 n 元函数.

例 4-10 求函数 $u=\dfrac{1}{x^2+y^2+z^2-1}$ 的间断点.

解：函数在球面 $x^2+y^2+z^2=1$ 上没有定义，所以函数的间断点为球面 $x^2+y^2+z^2=1$ 上的所有点.

思考与讨论

1. 能否用累次极限 $\lim\limits_{y\to y_0}\lim\limits_{x\to x_0}f(x,y)$ 或 $\lim\limits_{x\to x_0}\lim\limits_{y\to y_0}f(x,y)$ 来计算二重极限 $\lim\limits_{\substack{x\to x_0\\ y\to y_0}}f(x,y)$？

2. 如果 $f(x,y)$ 在 (x_0,y_0) 连续，那么 $f(x,y_0)$ 作为 x 的函数在 x_0 处是否连续？

第三节　偏导数与全微分

一、偏导数

在研究多元函数的变化率问题时，我们常常只让其中一个自变量变动，而把其他自变量固定起来，这时得到的是函数关于一个自变量的变化率.

设函数 $z=f(x,y)$ 在点 $P_0(x_0,y_0)$ 的某邻域内有定义．若令 $y=y_0$，而给 x 以增量 Δx，则称

$$\Delta_x z \overset{\text{def}}{=\!=} f(x_0+\Delta x,y_0)-f(x_0,y_0)$$

为函数 $z=f(x,y)$ 在点 $P_0(x_0,y_0)$ 处关于 x 的**偏增量**（简称为关于 x 的偏增量），类似地称

$$\Delta_y z \overset{\text{def}}{=\!=} f(x_0,y_0+\Delta y)-f(x_0,y_0)$$

为函数关于 y 的偏增量.

定义 4-4　设函数 $z=f(x,y)$ 在点 $P_0(x_0,y_0)$ 的某邻域内有定义.若极限

$$\lim_{\Delta x\to 0}\frac{\Delta_x z}{\Delta x}=\lim_{\Delta x\to 0}\frac{f(x_0+\Delta x,y_0)-f(x_0,y_0)}{\Delta x} \tag{4-16}$$

存在，则称此极限为函数 $z=f(x,y)$ 在点 $P_0(x_0,y_0)$ 处对 x 的**偏导数**（**partial derivative**），记作

$$\left.\frac{\partial z}{\partial x}\right|_{\substack{x=x_0\\y=y_0}},\quad \left.\frac{\partial f}{\partial x}\right|_{\substack{x=x_0\\y=y_0}},\quad z'_x\Big|_{\substack{x=x_0\\y=y_0}}\quad 或\quad f'_x(x_0,y_0).$$

类似地，函数 $z=f(x,y)$ 在点 $P_0(x_0,y_0)$ 处对 y 的偏导数为

$$\lim_{\Delta y\to 0}\frac{\Delta_y z}{\Delta y}=\lim_{\Delta y\to 0}\frac{f(x_0,y_0+\Delta y)-f(x_0,y_0)}{\Delta y}, \tag{4-17}$$

记作

$$\left.\frac{\partial z}{\partial y}\right|_{\substack{x=x_0\\y=y_0}},\quad \left.\frac{\partial f}{\partial y}\right|_{\substack{x=x_0\\y=y_0}},\quad z'_y\Big|_{\substack{x=x_0\\y=y_0}}\quad 或\quad f'_y(x_0,y_0).$$

如果函数 $z=f(x,y)$ 在区域 D 内每一点 (x,y) 处对 x（或 y）的偏导数都存在，则称函数 $z=f(x,y)$ 在 D 内有对 x（或 y）的偏导函数，把此偏导函数记作

$$\frac{\partial z}{\partial x},\frac{\partial f}{\partial x},z'_x,\ f'_x(x,y)\quad\left(或\frac{\partial z}{\partial y},\frac{\partial f}{\partial y},z'_y,\ f'_y(x,y)\right).$$

它们仍是 x,y 的函数，而 $f'_x(x_0,y_0)$ 和 $f'_y(x_0,y_0)$ 则分别是偏导函数 $f'_x(x,y)$ 和 $f'_y(x,y)$ 在点 (x_0,y_0) 处的函数值.在不至于混淆的情况下，我们把偏导函数简称为偏导数.

根据偏导数的定义可知：在求 $\dfrac{\partial z}{\partial x}$ 时，只要把 y 暂时看作常数而对 x 求导数；在求 $\dfrac{\partial z}{\partial y}$ 时，只要把 x 暂时看作常数而对 y 求导数.因此，一元函数的求导公式和求导法则在二元函数求偏导中都适用.

对于二元以上的多元函数的偏导数，可以完全类似地定义.例如，三元函数 $u=f(x,y,z)$ 在点 (x,y,z) 处对 x 的偏导数定义为

$$f'_x(x,y,z)=\lim_{\Delta x\to 0}\frac{f(x+\Delta x,y,z)-f(x,y,z)}{\Delta x}.$$

例 4-11 求 $f(x,y)=x^3+y^3-2xy+y^2$ 在点(2,-1)处的偏导数.

解:把 y 看作常数,对 x 求导,得

$$f'_x(x,y)=3x^2-2y;$$

把 x 看作常数,对 y 求导,得

$$f'_y(x,y)=3y^2-2x+2y.$$

将(2,-1)代入,得

$$f'_x(2,-1)=14,\quad f'_y(2,-1)=-3.$$

由定义,我们也可这样求解:

$$f'_x(2,-1)=\frac{\mathrm{d}}{\mathrm{d}x}f(x,-1)\bigg|_{x=2}=\frac{\mathrm{d}}{\mathrm{d}x}(x^3+2x)\bigg|_{x=2}=(3x^2+2)\big|_{x=2}=14;$$

$$f'_y(2,-1)=\frac{\mathrm{d}}{\mathrm{d}y}f(2,y)\bigg|_{y=-1}=\frac{\mathrm{d}}{\mathrm{d}y}(8+y^3-4y+y^2)\bigg|_{y=-1}$$

$$=(3y^2-4+2y)\big|_{y=-1}=-3.$$

例 4-12 求 $z=(1+xy)^y$ 的偏导数.

解:把 y 看作常数,对 x 求导,得

$$\frac{\partial z}{\partial x}=y(1+xy)^{y-1}\cdot\frac{\partial}{\partial x}(1+xy)=y^2(1+xy)^{y-1}.$$

把 x 看作常数,这时 z 是 y 的幂指函数,两边取对数得

$$\ln z=y\ln(1+xy).$$

上式两边对 y 求导,得

$$\frac{1}{z}\frac{\partial z}{\partial y}=\ln(1+xy)+\frac{xy}{1+xy}.$$

所以

$$\frac{\partial z}{\partial y}=(1+xy)^y\left[\ln(1+xy)+\frac{xy}{1+xy}\right].$$

例 4-13 已知理想气体的状态方程 $pV=RT$ (R 为常数),求 $\frac{\partial p}{\partial V}\cdot\frac{\partial V}{\partial T}\cdot\frac{\partial T}{\partial p}$.

解:因为

$$p=\frac{RT}{V},\quad \frac{\partial p}{\partial V}=-\frac{RT}{V^2};$$

$$V=\frac{RT}{p},\quad \frac{\partial V}{\partial T}=\frac{R}{p};$$

$$T=\frac{pV}{R},\quad \frac{\partial T}{\partial p}=\frac{V}{R},$$

所以

$$\frac{\partial p}{\partial V}\cdot\frac{\partial V}{\partial T}\cdot\frac{\partial T}{\partial p}=-\frac{RT}{V^2}\cdot\frac{R}{p}\cdot\frac{V}{R}=-1.$$

由此例可知,与一元函数的导数符号不同,多元函数偏导数的记号是一个整体记号,不能看成分子与分母之商.

例 4-14　设$f(x,y)=\begin{cases}\dfrac{x^2y}{x^4+y^2}, & x^2+y^2\neq 0;\\ 0, & x^2+y^2=0,\end{cases}$　求$f'_x(0,0)$和$f'_y(0,0)$.

解:按偏导数定义,有

$$f'_x(0,0)=\lim_{\Delta x\to 0}\frac{f(0+\Delta x,0)-f(0,0)}{\Delta x}=\lim_{\Delta x\to 0}\frac{0}{\Delta x}=0;$$

$$f'_y(0,0)=\lim_{\Delta y\to 0}\frac{f(0,0+\Delta y)-f(0,0)}{\Delta y}=\lim_{\Delta y\to 0}\frac{0}{\Delta y}=0.$$

我们从上节例 4-8 已知,此函数在点(0,0)是间断的.由此例可知,多元函数在某点的各偏导数存在,并不能保证函数在该点连续.

释疑解难 4-1

二元函数偏导数的几何意义

$z=f(x,y)$在空间表示一张曲面.设$M_0(x_0,y_0,z_0)$是曲面上的一点,过点M_0作平面$y=y_0$,它与曲面$z=f(x,y)$的交线为$\begin{cases}z=f(x,y),\\ y=y_0.\end{cases}$交线在平面$y=y_0$上的方程为$z=f(x,y_0)$.由一元函数导数的几何意义,$z=f(x,y_0)$在$x=x_0$时的导数$\dfrac{\mathrm{d}}{\mathrm{d}x}f(x,y_0)\Big|_{x=x_0}=f'_x(x_0,y_0)$是该交线在点$M_0$处的切线对$x$轴的斜率$\tan\alpha$.同理,偏导数$f'_y(x_0,y_0)$的几何意义是曲面$z=f(x,y)$与平面$x=x_0$的交线$\begin{cases}z=f(x,y),\\ x=x_0\end{cases}$在点$M_0$处的切线对$y$轴的斜率$\tan\beta$(图 4-18).

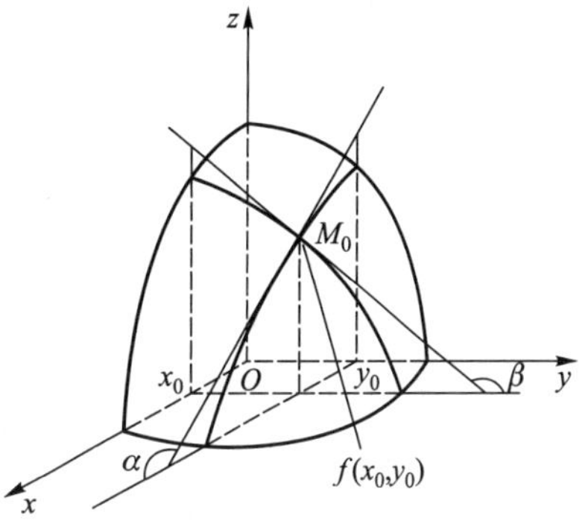

图 4-18

函数$z=f(x,y)$的偏导数$\dfrac{\partial z}{\partial x}=f'_x(x,y)$,$\dfrac{\partial z}{\partial y}=f'_y(x,y)$一般仍是$x,y$的函数.如果这两个函数的偏导数$\dfrac{\partial}{\partial x}\left(\dfrac{\partial z}{\partial x}\right)$,$\dfrac{\partial}{\partial y}\left(\dfrac{\partial z}{\partial x}\right)$,$\dfrac{\partial}{\partial x}\left(\dfrac{\partial z}{\partial y}\right)$,$\dfrac{\partial}{\partial y}\left(\dfrac{\partial z}{\partial y}\right)$也存在,则称它们为函数$z=f(x,y)$的二阶偏导数.分别记作

$$\frac{\partial}{\partial x}\left(\frac{\partial z}{\partial x}\right)=\frac{\partial^2 z}{\partial x^2}=f''_{xx}(x,y),\qquad \frac{\partial}{\partial y}\left(\frac{\partial z}{\partial x}\right)=\frac{\partial^2 z}{\partial x\partial y}=f''_{xy}(x,y),$$

$$\frac{\partial}{\partial x}\left(\frac{\partial z}{\partial y}\right)=\frac{\partial^2 z}{\partial y\partial x}=f''_{yx}(x,y),\qquad \frac{\partial}{\partial y}\left(\frac{\partial z}{\partial y}\right)=\frac{\partial^2 z}{\partial y^2}=f''_{yy}(x,y),$$

其中,$f''_{xy}(x,y)$和$f''_{yx}(x,y)$称为混合偏导数.

类似地可定义更高阶的偏导数.二阶及二阶以上的偏导数统称为高阶偏导数.

例 4-15　求$z=\mathrm{e}^{-\frac{x}{y}}$的所有二阶偏导数.

解:$\dfrac{\partial z}{\partial x}=-\dfrac{1}{y}\mathrm{e}^{-\frac{x}{y}}$,　　$\dfrac{\partial z}{\partial y}=\dfrac{x}{y^2}\mathrm{e}^{-\frac{x}{y}}$,

$$\frac{\partial^2 z}{\partial x^2}=\frac{1}{y^2}\mathrm{e}^{-\frac{x}{y}},\qquad \frac{\partial^2 z}{\partial x\partial y}=\left(\frac{1}{y^2}-\frac{x}{y^3}\right)\mathrm{e}^{-\frac{x}{y}},$$

$$\frac{\partial^2 z}{\partial y\partial x}=\left(\frac{1}{y^2}-\frac{x}{y^3}\right)\mathrm{e}^{-\frac{x}{y}},\qquad \frac{\partial^2 z}{\partial y^2}=\left(\frac{x^2}{y^4}-\frac{2x}{y^3}\right)\mathrm{e}^{-\frac{x}{y}}.$$

例 4-16 设 $z=x^2y+\cos(3x-2y)$,求 $\frac{\partial^2 z}{\partial x\partial y},\frac{\partial^2 z}{\partial y\partial x}$.

解:$\frac{\partial z}{\partial x}=2xy-3\sin(3x-2y)$, $\frac{\partial^2 z}{\partial x\partial y}=2x+6\cos(3x-2y)$,

$\frac{\partial z}{\partial y}=x^2+2\sin(3x-2y)$, $\frac{\partial^2 z}{\partial y\partial x}=2x+6\cos(3x-2y)$.

在上两例中,$\frac{\partial^2 z}{\partial x\partial y}=\frac{\partial^2 z}{\partial y\partial x}$.要注意,两个求导顺序不同的混合偏导数并不都相等.但是可以证明,在一定条件下,混合偏导数与求导顺序无关.

定理 4-1 如果函数 $z=f(x,y)$ 的两个混合偏导数 $\frac{\partial^2 z}{\partial x\partial y},\frac{\partial^2 z}{\partial y\partial x}$ 在区域 D 内都连续,则这两个混合偏导数在区域 D 内必相等.

证明从略.

可类似地定义二元以上的多元函数的高阶偏导数,以上结论也同时成立.

即对于二阶以上的高阶混合偏导数,在它们连续的条件下也与求导的顺序无关.

例 4-17 设 $f(x,y,z)=xy^2z+yz^2x+zx^2y$,求 $f'''_{xyz}(2,-1,1)$,$f'''_{yxz}(2,-1,1)$.

解:$f'_x(x,y,z)=y^2z+yz^2+2xyz$, $f'_y(x,y,z)=2xyz+z^2x+zx^2$,

$f''_{xy}(x,y,z)=2yz+z^2+2xz$, $f''_{yx}(x,y,z)=2yz+z^2+2xz$,

$f'''_{xyz}(x,y,z)=f'''_{yxz}(x,y,z)=2y+2z+2x$.

把 $(2,-1,1)$ 代入,得

$$f'''_{xyz}(2,-1,1)=f'''_{yxz}(2,-1,1)=4.$$

二、全微分

与一元函数的讨论中相似,为了计算简便,我们希望用自变量增量 $\Delta x,\Delta y$ 的线性函数来近似地表示函数的全增量 $\Delta z=f(x+\Delta x,y+\Delta y)-f(x,y)$,从而引入以下定义.

定义 4-5 如果函数 $z=f(x,y)$ 在点 $P(x,y)$ 的全增量可表示为

$$\Delta z = A\Delta x + B\Delta y + o(\rho),\quad \rho=\sqrt{(\Delta x)^2+(\Delta y)^2},\tag{4-18}$$

其中 A,B 只与 (x,y) 有关而与 $\Delta x,\Delta y$ 无关,则称函数 $z=f(x,y)$ 在点 $P(x,y)$ 处可微(分),并把 Δz 的线性主部 $A\Delta x+B\Delta y$ 称为函数 $z=f(x,y)$ 在点 $P(x,y)$ 处的全微分(**total differentiation**),记作 $\mathrm{d}z$,即

$$\mathrm{d}z = A\Delta x + B\Delta y.$$

如果函数在区域 D 内各点处都可微分,我们称该函数在 D 内可微(**differentiable**).

由全微分的定义可知,若 $z=f(x,y)$ 在点 (x,y) 处可微,则

$$\lim_{\substack{\Delta x\to 0\\ \Delta y\to 0}}\Delta z=\lim_{\substack{\Delta x\to 0\\ \Delta y\to 0}}(A\Delta x+B\Delta y+o(\rho))=0.$$

因此 $z=f(x,y)$ 在点 (x,y) 处连续.但反之不成立.

如果函数 $z=f(x,y)$ 在点 $P(x,y)$ 处可微分,则(4-18)式对任意 $\Delta x,\Delta y$ 都成立.取 $\Delta y=0$,则有

$$\Delta z = A\Delta x + o(\rho),\quad 且\ \rho=|\Delta x|.$$

于是

$$\lim_{\Delta x\to 0}\frac{\Delta z}{\Delta x}=\lim_{\Delta x\to 0}\left[A+\frac{o(\,|\Delta x|\,)}{\Delta x}\right]=A.$$

因此 $A=\dfrac{\partial z}{\partial x}$,同理可得 $B=\dfrac{\partial z}{\partial y}$.

由此可得函数 $z=f(x,y)$ 在点 $P(x,y)$ 处可微分的必要条件：

定理 4-2　如果函数 $z=f(x,y)$ 在点 $P(x,y)$ 处可微分,则该函数在点 $P(x,y)$ 的偏导数 $\dfrac{\partial z}{\partial x},\dfrac{\partial z}{\partial y}$ 必定存在,且 $z=f(x,y)$ 在点 $P(x,y)$ 处的全微分为

$$\mathrm{d}z=\frac{\partial z}{\partial x}\Delta x+\frac{\partial z}{\partial y}\Delta y.$$

与一元函数不同的是,偏导数存在是函数可微的必要条件,而不是充分条件.我们不加证明地给出可微的充分条件：

定理 4-3　如果函数 $z=f(x,y)$ 的偏导数 $\dfrac{\partial z}{\partial x},\dfrac{\partial z}{\partial y}$ 在点 $P(x,y)$ 处连续,则函数在点 $P(x,y)$ 处可微.

与一元函数相同,二元函数自变量的增量就是自变量的微分,即 $\Delta x=\mathrm{d}x,\Delta y=\mathrm{d}y$,所以,$z=f(x,y)$ 的全微分为

$$\mathrm{d}z=\frac{\partial z}{\partial x}\mathrm{d}x+\frac{\partial z}{\partial y}\mathrm{d}y. \tag{4-19}$$

可类似地定义 $n\ (n>2)$ 元函数的全微分.如 $y=f(x_1,x_2,\cdots,x_n)$ 的全微分是

$$\mathrm{d}y=\frac{\partial y}{\partial x_1}\mathrm{d}x_1+\frac{\partial y}{\partial x_2}\mathrm{d}x_2+\cdots+\frac{\partial y}{\partial x_n}\mathrm{d}x_n.$$

例 4-18　求 $z=\arctan\dfrac{y}{x}$ 的全微分.

解:因为　$\dfrac{\partial z}{\partial x}=-\dfrac{y}{x^2+y^2}$,　$\dfrac{\partial z}{\partial y}=\dfrac{x}{x^2+y^2}$,所以

$$\mathrm{d}z=\frac{-y\mathrm{d}x+x\mathrm{d}y}{x^2+y^2}.$$

例 4-19　求 $z=x^2+y^3-2xy$ 在点(1,2)处的全微分.

解:因为　$\dfrac{\partial z}{\partial x}=2x-2y$,　$\dfrac{\partial z}{\partial y}=3y^2-2x$,

$$\left.\frac{\partial z}{\partial x}\right|_{\substack{x=1\\y=2}}=-2,\quad \left.\frac{\partial z}{\partial y}\right|_{\substack{x=1\\y=2}}=10,$$

所以

$$\mathrm{d}z\,|_{(1,2)}=-2\mathrm{d}x+10\mathrm{d}y.$$

设函数 $z=f(x,y)$ 在点 $P(x,y)$ 的两个偏导数都连续,当 $|\Delta x|,|\Delta y|$ 都较小时,有近似公式

$$\Delta z\approx \mathrm{d}z=f'_x(x,y)\Delta x+f'_y(x,y)\Delta y \tag{4-20}$$

和

$$f(x+\Delta x,y+\Delta y)\approx f(x,y)+f'_x(x,y)\Delta x+f'_y(x,y)\Delta y. \tag{4-21}$$

我们可以利用上述公式作近似计算,举例如下.

例 4-20 有一两端封闭的圆柱形金属筒,底半径为 5 cm,高为 18 cm.如要把它涂上厚 0.01 cm 的油漆,问共需油漆多少?

解:设圆筒底半径为 r,高为 h,体积为 V,则

$$V=\pi r^2 h,$$

$$\Delta V\approx \mathrm{d}V=\frac{\partial V}{\partial r}\Delta r+\frac{\partial V}{\partial h}\Delta h=2\pi rh\Delta r+\pi r^2\Delta h.$$

把 $r=5,h=18,\Delta r=0.01,\Delta h=0.02$ 代入,得

$$\Delta V\approx 2\times\pi\times5\times18\times0.01+\pi\times5^2\times0.02=2.3\pi(\mathrm{cm}^3).$$

即大约需要油漆 $2.3\pi\ \mathrm{cm}^3$.

例 4-21 求$(1.97)^{1.05}$的近似值($\ln 2\approx0.693$).

解:设 $f(x,y)=x^y$,则

$$f_x'(x,y)=yx^{y-1},\ f_y'(x,y)=x^y\ln x.$$

取 $x=2,y=1,\Delta x=-0.03,\Delta y=0.05$,有

$$f(2,1)=2, f_x'(2,1)=1,\ f_y'(2,1)=2\ln 2\approx1.386.$$

所以 $(1.97)^{1.05}\approx2+1\times(-0.03)+1.386\times0.05=2.039\ 3.$

思考与讨论

1. $f_x'(x_0,y_0)$是否与$\left.\dfrac{\mathrm{d}}{\mathrm{d}x}f(x,y_0)\right|_{x=x_0}$相等?

2. $f(x,y)$在(x_0,y_0)可微,那么$f_x'(x_0,y_0)$,$f_y'(x_0,y_0)$是否一定存在?如果$f_x'(x_0,y_0)$,$f_y'(x_0,y_0)$都存在,$f(x,y)$是否一定在(x_0,y_0)可微?

3. $f_x'(x_0,y_0)$,$f_y'(x_0,y_0)$都存在,$f(x,y)$是否必定在(x_0,y_0)连续?$f(x,y)$在(x_0,y_0)连续,是否必定有$f_x'(x_0,y_0)$,$f_y'(x_0,y_0)$存在?

第四节 多元复合函数与隐函数的求导法则

一、多元复合函数的求导法则

设函数 $z=f(u,v)$,通过中间变量 $u=\varphi(x,y)$,$v=\psi(x,y)$复合而成为 x,y 的二元复合函数,记作 $z=f[u(x,y),v(x,y)]$.

定理 4-4 设函数 $u=\varphi(x,y)$,$v=\psi(x,y)$在点(x,y)处的偏导数都存在,函数 $z=f(u,v)$在对应点(u,v)处可微,则复合函数 $z=f[u(x,y),v(x,y)]$在点(x,y)处存在对 x,y 的偏导数,且

$$\frac{\partial z}{\partial x}=\frac{\partial z}{\partial u}\frac{\partial u}{\partial x}+\frac{\partial z}{\partial v}\frac{\partial v}{\partial x},\quad \frac{\partial z}{\partial y}=\frac{\partial z}{\partial u}\frac{\partial u}{\partial y}+\frac{\partial z}{\partial v}\frac{\partial v}{\partial y}.\tag{4-22}$$

证：固定 $y(\Delta y=0)$，给 x 以增量 $\Delta x(\Delta x\neq 0)$，则中间变量 u,v 有偏增量 $\Delta_x u,\Delta_x v$. 由 $z=f(u,v)$ 在点 (u,v) 可微，可得

$$\Delta_x z=\frac{\partial z}{\partial u}\Delta_x u+\frac{\partial z}{\partial v}\Delta_x v+o(\rho)\quad \left(\rho=\sqrt{(\Delta_x u)^2+(\Delta_x v)^2}\right).$$

上式两边同除以 Δx，且令 $\Delta x\to 0$，得

$$\lim_{\Delta x\to 0}\frac{\Delta_x z}{\Delta x}=\frac{\partial z}{\partial u}\lim_{\Delta x\to 0}\frac{\Delta_x u}{\Delta x}+\frac{\partial z}{\partial v}\lim_{\Delta x\to 0}\frac{\Delta_x v}{\Delta x}+\lim_{\Delta x\to 0}\frac{o(\rho)}{\Delta x}.$$

由于函数 $u=\varphi(x,y)$，$v=\psi(x,y)$ 在点 (x,y) 处的偏导数都存在，所以，当 $\Delta x\to 0$ 时，$\frac{\Delta_x u}{\Delta x}\to\frac{\partial u}{\partial x}$，$\frac{\Delta_x v}{\Delta x}\to\frac{\partial v}{\partial x}$，$\Delta_x u\to 0$，$\Delta_x v\to 0$，从而 $\rho=\sqrt{(\Delta_x u)^2+(\Delta_x v)^2}\to 0$. 当 $\rho\neq 0$ 时，

$$\begin{aligned}\lim_{\Delta x\to 0}\left|\frac{o(\rho)}{\Delta x}\right|&=\lim_{\Delta x\to 0}\left|\frac{o(\rho)}{\rho}\right|\left|\frac{\rho}{\Delta x}\right|\\&=\lim_{\rho\to 0}\left|\frac{o(\rho)}{\rho}\right|\lim_{\Delta x\to 0}\sqrt{\left(\frac{\Delta_x u}{\Delta x}\right)^2+\left(\frac{\Delta_x v}{\Delta x}\right)^2}\\&=0\cdot\sqrt{\left(\frac{\partial u}{\partial x}\right)^2+\left(\frac{\partial v}{\partial x}\right)^2}=0.\end{aligned}$$

当 $\rho=0$ 时，规定 $o(\rho)=0$. 因此 $\frac{\partial z}{\partial x}=\frac{\partial z}{\partial u}\frac{\partial u}{\partial x}+\frac{\partial z}{\partial v}\frac{\partial v}{\partial x}$. 同理可得 $\frac{\partial z}{\partial y}=\frac{\partial z}{\partial u}\frac{\partial u}{\partial y}+\frac{\partial z}{\partial v}\frac{\partial v}{\partial y}$.

这个定理中，复合函数含有两个中间变量、两个自变量，函数的复合结构如图 4-19 所示. 求导时，我们可利用这样的结构图，借以搞清变量之间的层次关系. 中间变量多于两个以及自变量多于两个或只有一个的情形，也有类似的结果.

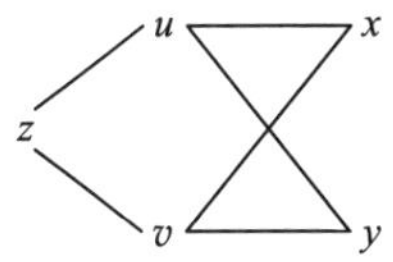

图 4-19

若 $z=f(u,v,w)$，而 $u=u(x,y)$，$v=v(x,y)$，$w=w(x,y)$，如图4-20，则

$$\frac{\partial z}{\partial x}=\frac{\partial z}{\partial u}\frac{\partial u}{\partial x}+\frac{\partial z}{\partial v}\frac{\partial v}{\partial x}+\frac{\partial z}{\partial w}\frac{\partial w}{\partial x},$$

$$\frac{\partial z}{\partial y}=\frac{\partial z}{\partial u}\frac{\partial u}{\partial y}+\frac{\partial z}{\partial v}\frac{\partial v}{\partial y}+\frac{\partial z}{\partial w}\frac{\partial w}{\partial y}.$$

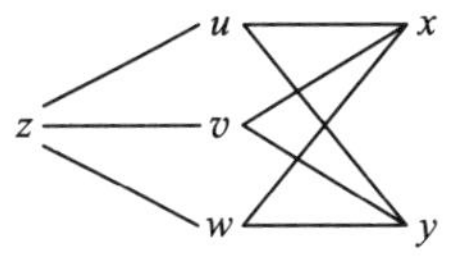

图 4-20

若 $z=f(u,x,y)$，而 $u=u(x,y)$. 这时，可把函数看成是三个中间变量，两个自变量的情形，如图 4-21. 为避免混淆，把公式右边对中间变量 u,x,y 的偏导分别改写成 $\frac{\partial f}{\partial u},\frac{\partial f}{\partial x},\frac{\partial f}{\partial y}$，则

$$\frac{\partial z}{\partial x}=\frac{\partial f}{\partial u}\frac{\partial u}{\partial x}+\frac{\partial f}{\partial x},\quad \frac{\partial z}{\partial y}=\frac{\partial f}{\partial u}\frac{\partial u}{\partial y}+\frac{\partial f}{\partial y}.$$

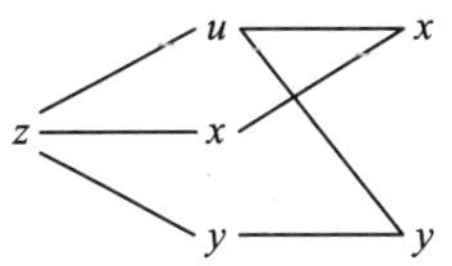

图 4-21

特别地，若 $z=f(u,v)$，而 $u=u(x)$，$v=v(x)$，如图 4-22. 这时，复合函数 $z=f[u(x),v(x)]$ 是 x 的一元函数，把 z 对 x 的导数称为全导数，记作 $\frac{\mathrm{d}z}{\mathrm{d}x}$，则

$$\frac{dz}{dx}=\frac{\partial z}{\partial u}\frac{du}{dx}+\frac{\partial z}{\partial v}\frac{dv}{dx}.$$

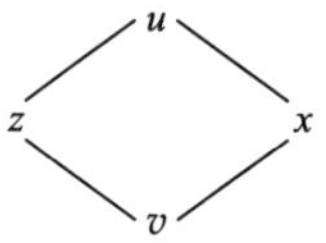

图 4-22

例 4-22 设 $z=u\tan v$,而 $u=x^2+y^2$,$v=xy$,求$\frac{\partial z}{\partial x},\frac{\partial z}{\partial y}$.

解:$\frac{\partial z}{\partial x}=\frac{\partial z}{\partial u}\frac{\partial u}{\partial x}+\frac{\partial z}{\partial v}\frac{\partial v}{\partial x}$

$=\tan v\cdot 2x+u\sec^2 v\cdot y$

$=2x\tan(xy)+y(x^2+y^2)\sec^2(xy)$;

$\frac{\partial z}{\partial y}=\frac{\partial z}{\partial u}\frac{\partial u}{\partial y}+\frac{\partial z}{\partial v}\frac{\partial v}{\partial y}$

$=\tan v\cdot 2y+u\sec^2 v\cdot x$

$=2y\tan(xy)+x(x^2+y^2)\sec^2(xy)$.

例 4-23 设 $z=e^{u-2v}+\ln x$,而 $u=\sin x$,$v=x^3$,求$\frac{dz}{dx}$.

解:$\frac{dz}{dx}=\frac{\partial z}{\partial u}\frac{du}{dx}+\frac{\partial z}{\partial v}\frac{dv}{dx}+\frac{\partial z}{\partial x}=e^{u-2v}\cdot\cos x-2e^{u-2v}\cdot 3x^2+\frac{1}{x}=e^{\sin x-2x^3}(\cos x-6x^2)+\frac{1}{x}$.

例 4-24 设 $z=(1+xy)^y$,求$\frac{\partial z}{\partial x},\frac{\partial z}{\partial y}$.

解:此题在第三节曾计算过,现在用多元复合函数的求导法则重新计算.

令 $u=1+xy$,$v=y$,则 $z=u^v$.

$$\frac{\partial z}{\partial x}=\frac{\partial z}{\partial u}\frac{\partial u}{\partial x}+\frac{\partial z}{\partial v}\frac{\partial v}{\partial x}=vu^{v-1}\cdot y+u^v\ln u\cdot 0=y^2(1+xy)^{y-1},$$

$$\begin{aligned}\frac{\partial z}{\partial y}&=\frac{\partial z}{\partial u}\frac{\partial u}{\partial y}+\frac{\partial z}{\partial v}\frac{\partial v}{\partial y}=vu^{v-1}\cdot x+u^v\ln u\cdot 1\\&=xy(1+xy)^{y-1}+(1+xy)^y\ln(1+xy)\\&=(1+xy)^y\left[\frac{xy}{1+xy}+\ln(1+xy)\right].\end{aligned}$$

最后,将一元函数的微分形式不变性推广到多元函数.设 $z=f(u,v)$,$u=\varphi(x,y)$ 和 $v=\psi(x,y)$ 都可微,则复合函数 $z=f[\varphi(x,y),\psi(x,y)]$的全微分

$$\begin{aligned}dz&=\frac{\partial z}{\partial x}dx+\frac{\partial z}{\partial y}dy=\left(\frac{\partial z}{\partial u}\frac{\partial u}{\partial x}+\frac{\partial z}{\partial v}\frac{\partial v}{\partial x}\right)dx+\left(\frac{\partial z}{\partial u}\frac{\partial u}{\partial y}+\frac{\partial z}{\partial v}\frac{\partial v}{\partial y}\right)dy\\&=\frac{\partial z}{\partial u}\left(\frac{\partial u}{\partial x}dx+\frac{\partial u}{\partial y}dy\right)+\frac{\partial z}{\partial v}\left(\frac{\partial v}{\partial x}dx+\frac{\partial v}{\partial y}dy\right)=\frac{\partial z}{\partial u}du+\frac{\partial z}{\partial v}dv.\end{aligned}$$

它与 u,v 为独立自变量时的全微分形式是一样的.这个性质叫全微分形式不变性.

我们也可利用全微分形式不变性求函数的全微分和偏导数.

例 4-25 求 $z=x^2+y^3-2xy$ 的全微分.

解:$dz=d(x^2+y^3-2xy)=d(x^2)+d(y^3)-d(2xy)$

$=2xdx+3y^2dy-2ydx-2xdy=2(x-y)dx+(3y^2-2x)dy$.

且 $\frac{\partial z}{\partial x},\frac{\partial z}{\partial y}$分别是等式右边 dx, dy 前的系数.

二、隐函数的求导法则

我们称由方程 $F(x,y,z)=0$ 确定的函数 $z=f(x,y)$ 为二元隐函数.关于二元隐函数有以下定理.

定理 4-5　设函数 $F(x,y,z)$ 在点 $P_0(x_0,y_0,z_0)$ 的某一邻域内有连续的偏导数,且 $F(x_0,y_0,z_0)=0$, $F'_z(x_0,y_0,z_0)\neq 0$,则方程 $F(x,y,z)=0$ 在点 (x_0,y_0,z_0) 的某一邻域内唯一确定一个单值连续且具有连续偏导数的函数 $z=f(x,y)$,它满足条件 $z_0=f(x_0,y_0)$,并有

$$\frac{\partial z}{\partial x}=-\frac{F'_x}{F'_z},\quad \frac{\partial z}{\partial y}=-\frac{F'_y}{F'_z}. \tag{4-23}$$

这里仅对公式(4-23)作简单推导.

将 $z=f(x,y)$ 代入方程 $F(x,y,z)=0$,有 $F[x,y,z(x,y)]\equiv 0$.两边分别对 x 和 y 求偏导,有

$$F'_x+F'_z\cdot\frac{\partial z}{\partial x}=0,\quad F'_y+F'_z\cdot\frac{\partial z}{\partial y}=0.$$

因为 $F'_z(x,y,z)$ 连续,且 $F'_z(x_0,y_0,z_0)\neq 0$,所以存在 (x_0,y_0,z_0) 的一个邻域,在这个邻域内 $F'_z\neq 0$,于是解得

$$\frac{\partial z}{\partial x}=-\frac{F'_x}{F'_z},\quad \frac{\partial z}{\partial y}=-\frac{F'_y}{F'_z}.$$

例 4-26　设 $\frac{x}{z}=\ln\frac{z}{y}$,求 $\frac{\partial z}{\partial x},\frac{\partial z}{\partial y}$.

解:设 $F(x,y,z)=\frac{x}{z}-\ln\frac{z}{y}$,则

$$F'_x=\frac{1}{z},\quad F'_y=\frac{1}{y},\quad F'_z=-\frac{x+z}{z^2}.$$

所以

$$\frac{\partial z}{\partial x}=-\frac{F'_x}{F'_z}=\frac{z}{x+z},\quad \frac{\partial z}{\partial y}=-\frac{F'_y}{F'_z}=\frac{z^2}{y(x+z)}.$$

例 4-27　设 $z^5-x^2z+y^3=1$,求 $\left.\frac{\partial^2 z}{\partial x\partial y}\right|_{\substack{x=1\\y=1}}$.

解:设 $F(x,y,z)=z^5-x^2z+y^3-1$,则

$$F'_x=-2xz,\quad F'_y=3y^2,\quad F'_z=5z^4-x^2.$$

因此

$$\frac{\partial z}{\partial x}=\frac{2xz}{5z^4-x^2},\quad \frac{\partial z}{\partial y}=\frac{3y^2}{x^2-5z^4},$$

$$\frac{\partial^2 z}{\partial x\partial y}=\frac{\partial}{\partial y}\left(\frac{\partial z}{\partial x}\right)=\frac{2x(5z^4-x^2)\cdot\frac{\partial z}{\partial y}-2xz\cdot 20z^3\cdot\frac{\partial z}{\partial y}}{(5z^4-x^2)^2}.$$

把 $x=1,y=1$ 代入原方程,得 $z=1$,则$\left.\frac{\partial z}{\partial y}\right|_{\substack{x=1\\y=1}}=-\frac{3}{4}$,于是

$$\left.\frac{\partial^2 z}{\partial x\partial y}\right|_{\substack{x=1\\y=1}}=\frac{3}{2}.$$

我们也可以利用全微分形式不变性求解隐函数的偏导问题.例如在例 4-27 中,方程两边分别求微分,得

$$5z^4\mathrm{d}z-2xz\mathrm{d}x-x^2\mathrm{d}z+3y^2\mathrm{d}y=0.$$

于是
$$\mathrm{d}z=\frac{1}{5z^4-x^2}(2xz\mathrm{d}x-3y^2\mathrm{d}y).$$

因此
$$\frac{\partial z}{\partial x}=\frac{2xz}{5z^4-x^2},\quad \frac{\partial z}{\partial y}=\frac{3y^2}{x^2-5z^4}.$$

思考与讨论

1. 设 $z=f(x^2y,y^2,\sin x^2)$ 为可微函数,求 $\frac{\partial z}{\partial x},\frac{\partial z}{\partial y}$.

2. 设 $z=z(x,y)$ 是由 $F(x+\alpha z,y+\beta z)=0$ 确定的二元函数,其中 F 是可微函数,α,β 是常数,证明 $\alpha\frac{\partial z}{\partial x}+\beta\frac{\partial z}{\partial y}=-1$.

第五节 多元函数的极值

一、二元函数的极值及其判别法

定义 4-6 设函数 $z=f(x,y)$ 在点 (x_0,y_0) 的某个邻域内有定义,且对于该邻域内异于 (x_0,y_0) 的点 (x,y) 都满足不等式

$$f(x_0,y_0)<f(x,y)\quad (f(x_0,y_0)>f(x,y)),$$

则称函数 $f(x,y)$ 在点 (x_0,y_0) 有极小值(极大值) $f(x_0,y_0)$,称 (x_0,y_0) 为函数的极小值点(极大值点).函数的极大值与极小值统称为极值,取得极值的点统称为极值点.

设 $z=f(x,y)$ 在点 (x_0,y_0) 取得极值,且两个一阶偏导数都存在.令 $y=y_0$ 固定不变,则 x 的一元函数 $z=f(x,y_0)$ 在 $x=x_0$ 也取得极值,由一元函数极值的必要条件,必有 $f'_x(x_0,y_0)=0$.同理,$f'_y(x_0,y_0)=0$.由此得出二元函数极值存在的必要条件.

定理 4-6(必要条件) 设 $z=f(x,y)$ 在点 (x_0,y_0) 取得极值,且在该点处两个一阶偏导数都存在,则必有

$$f'_x(x_0,y_0)=0,\quad f'_y(x_0,y_0)=0. \tag{4-24}$$

与一元函数相同,我们称一阶偏导数都等于零的点为函数的驻点.由定理 4-6 可知,具有偏导数的函数的极值点一定是驻点.但要注意,驻点不一定是极值点.例如,$(0,0)$ 是函数 $z=y^2-x^2$ 的驻点,但函数在该点并无极值(见图 4-9).还要注意的是,偏导数不存在的点也可能是函数的极值点.例如,函数 $z=\sqrt{x^2+y^2}$ 在 $(0,0)$ 处偏导数不存在,但它在 $(0,0)$ 处取得极小值.

定理 4-7(充分条件) 设函数 $z=f(x,y)$ 在点 (x_0,y_0) 的某邻域内连续且有一阶及二阶连续偏导数.又 $f'_x(x_0,y_0)=0,f'_y(x_0,y_0)=0$,令

$$f''_{xx}(x_0,y_0)=A,\quad f''_{xy}(x_0,y_0)=B,\quad f''_{yy}(x_0,y_0)=C,$$

则有

(1) 当 $B^2-AC<0$ 时,函数 $z=f(x,y)$ 在点 (x_0,y_0) 处有极值,且当 $A<0$ 时有极大值,$A>0$ 时有极小值;

(2) 当 $B^2-AC>0$ 时,函数 $z=f(x,y)$ 在点 (x_0,y_0) 处没有极值;

(3) 当 $B^2-AC=0$ 时,函数 $z=f(x,y)$ 在点 (x_0,y_0) 处可能有极值,也可能没有极值,还需另作讨论.

由此可得到求二元可微函数 $z=f(x,y)$ 极值的一般步骤:

① 求函数 $z=f(x,y)$ 的一阶及二阶偏导数;

② 解方程组 $\begin{cases}f'_x(x,y)=0,\\ f'_y(x,y)=0,\end{cases}$ 可求得所有驻点;

③ 对每个驻点,求出相应的二阶偏导数 A,B,C 的值,利用定理 4-7 判别各驻点是否是极值点,是极大值点还是极小值点;

④ 求出各极值点的函数值.

例 4-28 求函数 $f(x,y)=x^4+y^4-x^2-2xy-y^2$ 的极值.

解:解方程组 $\begin{cases}f'_x(x,y)=4x^3-2x-2y=0,\\ f'_y(x,y)=4y^3-2x-2y=0,\end{cases}$

得驻点 $(-1,-1),(1,1),(0,0)$.又

$$f''_{xx}=12x^2-2,\quad f''_{xy}=-2,\quad f''_{yy}=12y^2-2.$$

在点 $(-1,-1)$ 处,$B^2-AC=-96<0$,且 $A=10>0$,故 $(-1,-1)$ 是极小值点,极小值为 $f(-1,-1)=-2$;在点 $(1,1)$ 处,$B^2-AC=-96<0$,且 $A=10>0$,故 $(1,1)$ 是极小值点,极小值为 $f(1,1)=-2$.

在点 $(0,0)$ 处,$B^2-AC=0$,充分条件失效.但当 $y=x(0<|x|<\sqrt{2})$ 时,$f(x,y)=2x^2(x^2-2)<0$;当 $y=-x\neq 0$ 时,$f(x,y)=2x^4>0$.由此可见,在 $(0,0)$ 不论多么小的邻域内,总有使 $f(x,y)>0$ 和 $f(x,y)<0$ 的点,因此,$(0,0)$ 不是函数的极值点.

我们已经知道,如果函数 $z=f(x,y)$ 在有界闭区域 D 上连续,则它在 D 上一定能取到最大值和最小值.其最大值和最小值可能在区域 D 内取到,也可能在区域的边界上取到.如果它在区域 D 内取到,那么这个最大值(或最小值)点一定是极值点,从而一定是驻点或偏导数不存在的点.因此,求函数在 D 上的最值的一般方法是:先求出区域 D 内的所有驻点和偏导数不存在的点,把它们的函数值与边界上的最大、最小值作比较,其中最大者就是最大值,最小者就是最小值.

若根据实际问题知道在区域 D 内一定有最大值(或最小值),而函数在 D 内有唯一的极值可疑点,则该点的函数值无须判断一定是函数的最大值(或最小值).

例 4-29 某公司通过电台及报纸两种方式做销售某种产品的广告.根据统计资料,销售收入 R(万元)与电台广告费用 x(万元)及报纸广告费用 y(万元)之间的关系有如下经验公式:

$$R=15+14x+32y-8xy-2x^2-10y^2.$$

在广告费用不限的情况下,求最优广告策略.

解:利润函数为

$$L=R-(x+y)=15+13x+31y-8xy-2x^2-10y^2\quad(x\geqslant 0,y\geqslant 0).$$

解方程组
$$\begin{cases}L'_x=13-8y-4x=0,\\ L'_y=31-8x-20y=0,\end{cases}$$

得唯一解
$$x=0.75,\quad y=1.25.$$
又
$$L''_{xx}=-4,\quad L''_{xy}=-8,\quad L''_{yy}=-20,$$
有
$$B^2-AC=-16<0,\quad 且\quad A=-4<0,$$
故(0.75,1.25)是极大值点.又因为它是 $x>0,y>0$ 时的唯一驻点,所以也是最大值点.即用 0.75 万元作电台广告费,1.25 万元作报纸广告费的策略最优,可获最大利润.

二、条件极值

前面讨论的极值问题,对自变量没有附加其他的条件,称为无条件极值.但在实际问题中,常会对自变量增加条件,这样的极值称为条件极值.

如果在例 4-29 中限制广告费为 1.5 万元,即增加了约束条件 $x+y=1.5$,求相应的最优广告策略,这就是条件极值问题.

对于有些条件极值问题,可以通过约束条件解出一个变量,并把它代入目标函数,将条件极值转化为无条件极值.如在例 4-29 中加入约束条件 $x+y=1.5$,则由该约束条件解得 $y=1.5-x$,然后代入例 4-29 中的利润函数,问题就化为求 $L=R-(x+y)=39-4x^2$ 的无条件极值.但在很多情况下,无法从约束条件解出一个变量.下面介绍直接求条件极值的拉格朗日乘数法.

问题:求目标函数 $z=f(x,y)$ 在约束条件 $\varphi(x,y)=0$ 下的极值.

求解步骤:

(1) 构造辅助函数(称为拉格朗日函数)
$$L(x,y,\lambda)=f(x,y)+\lambda\varphi(x,y),$$
其中 λ 是常数,称为拉格朗日乘数;

(2) 对函数 $L(x,y,\lambda)$ 分别关于 x,y,λ 求偏导数,并令其等于零,得方程组
$$\begin{cases}L'_x=F'_x+\lambda\varphi'_x=0,\\ L'_y=F'_y+\lambda\varphi'_y=0,\\ L'_\lambda=\varphi(x,y)=0;\end{cases}$$

(3) 解方程组,若 (x_0,y_0,λ_0) 是方程组的解,则 (x_0,y_0) 是可能的条件极值点;

(4) 判别 (x_0,y_0) 是否为条件极值点.在实际问题中,可根据问题本身的性质来判定.

这个方法也可推广到自变量多于两个或条件多于两个的情况.例如,要求函数
$$u=f(x,y,z)$$
在约束条件
$$\varphi_1(x,y,z)=0,\quad \varphi_2(x,y,z)=0$$
下的极值,可构造辅助函数
$$L(x,y,z,\lambda_1,\lambda_2)=f(x,y,z)+\lambda_1\varphi_1(x,y,z)+\lambda_2\varphi_2(x,y,z),$$
其中 λ_1,λ_2 均为常数.再对函数 $L(x,y,z,\lambda_1,\lambda_2)$ 分别关于 $x,y,z,\lambda_1,\lambda_2$ 求偏导数,然后按前面所述的步骤求出可能的条件极值点.

例 4-30 在例 4-29 问题中,求限制广告费为 1.5 万元时的相应最优广告策略.

解:现用拉格朗日乘数法解此问题.构造辅助函数
$$F(x,y,\lambda)=15+13x+31y-8xy-2x^2-10y^2+\lambda(x+y-1.5).$$
令

$$\begin{cases} F'_x = 13 - 8y - 4x + \lambda = 0, \\ F'_y = 31 - 8x - 20y + \lambda = 0, \\ F'_\lambda = x + y - 1.5 = 0. \end{cases}$$

把第 1,2 个方程相减并化简,再与第 3 个方程联立,得

$$\begin{cases} 2x + 6y = 9, \\ x + y = 1.5. \end{cases}$$

解此方程组,得唯一解:$x=0, y=1.5$.由题意,最优广告策略存在:当广告费只有 1.5 万元时,把它全部投入报纸广告,可以获利最大.

*三、最小二乘法

实际问题中,常常需要根据关于两个变量的若干对实验数据,来建立这两个变量之间的近似表达式(称作为**经验公式**(**empirical formula**)).

假设观察得到变量 x,y 的 n 对实验数据(x_i,y_i) $(i=1,2,\cdots,n)$.在平面直角坐标系中描出对应点(称为散点图).如果这些点大致呈直线分布,则可用线性经验公式 $y=ax+b$ 来表示变量 x,y 之间的函数关系,其中 a,b 为待定常数.我们希望找到合适的 a,b,使通过公式 $y=ax+b$ 计算得到的每个值 $\hat{y}_i=ax_i+b$ 与相应的实验值 y_i $(i=1,2,\cdots,n)$的差距总体上达到最低程度.y_i 与 $\hat{y}_i$ 差距的总体程度通常用它们之间的离差平方和

$$Q = \sum_{i=1}^{n} (y_i - \hat{y}_i)^2 = \sum_{i=1}^{n} [y_i - (ax_i + b)]^2$$

来衡量.

现在,问题归结为确定待定常数 a,b,使目标函数

$$Q = \sum_{i=1}^{n} [y_i - (ax_i + b)]^2$$

取得最小值.确定经验公式 $y=ax+b$ 的这种方法称为**最小二乘法**(**least square method**).

令
$$\begin{cases} \dfrac{\partial Q}{\partial a} = -2\sum_{i=1}^{n} [y_i - (ax_i + b)]x_i = 0, \\ \dfrac{\partial Q}{\partial b} = -2\sum_{i=1}^{n} [y_i - (ax_i + b)] = 0, \end{cases}$$

整理后得方程组

$$\begin{cases} a\sum_{i=1}^{n} x_i^2 + b\sum_{i=1}^{n} x_i = \sum_{i=1}^{n} x_i y_i, \\ a\sum_{i=1}^{n} x_i + nb = \sum_{i=1}^{n} y_i. \end{cases}$$

这个方程组称为正规方程组,解方程组可得

$$\begin{cases} a = \dfrac{\sum_{i=1}^{n} x_i y_i - \dfrac{1}{n}\left(\sum_{i=1}^{n} x_i\right)\left(\sum_{i=1}^{n} y_i\right)}{\sum_{i=1}^{n} x_i^2 - \dfrac{1}{n}\left(\sum_{i=1}^{n} x_i\right)^2}, \\ b = \dfrac{1}{n}\left(\sum_{i=1}^{n} y_i - a\sum_{i=1}^{n} x_i\right) = \bar{y} - a\bar{x}. \end{cases} \tag{4-25}$$

其中，$\bar{x}=\frac{1}{n}\sum_{i=1}^{n}x_i$，$\bar{y}=\frac{1}{n}\sum_{i=1}^{n}y_i$．

例 4-31 为研究某一化学反应过程中温度 x(℃)对产品得率 y(%)的影响，测得数据如下：

温度 x/℃	100	110	120	130	140	150	160	170	180	190
得率 y/%	45	51	54	61	66	70	74	78	85	89

解：作散点图可见数据点明显呈直线分布，故设经验公式为 $y=ax+b$．

由表中数据算得

$$\sum_{i=1}^{10}x_i=1\ 450,\quad \sum_{i=1}^{10}y_i=673,\quad \sum_{i=1}^{10}x_i^2=218\ 500,$$

$$\sum_{i=1}^{10}x_iy_i=101\ 570,\quad \bar{x}=145,\quad \bar{y}=67.3.$$

代入公式(4-25)，得

$$a=\frac{101\ 570-\frac{1}{10}\times 1\ 450\times 673}{218\ 500-\frac{1}{10}\times 1\ 450^2}\approx 0.483\ 03,$$

$$b=67.3-0.483\ 03\times 145=-2.739\ 35.$$

因此，所求经验公式为

$$y=0.483\ 03x-2.739\ 35.$$

在实际问题中，还经常会碰到两变量的经验公式不是线性函数的情形．其中某些类型可以通过变换化为线性函数来讨论．例如，医学中常会碰到指数函数 $y=be^{ax}$．只要对它两边取对数，可得

$$\ln y=ax+\ln b.$$

令 $Y=\ln y$，$B=\ln b$，则原函数就转化为线性函数

$$Y=ax+B.$$

由最小二乘法，就可求出 a 和 B(即 $\ln b$)的值．

对于医学中常用的几种曲线类型：幂函数 $y=bx^a$、双曲函数 $\frac{1}{y}=b+\frac{a}{x}$、S 型函数 $y=\frac{1}{b+ae^{-x}}$ 都可作类似的处理．

思考与讨论

对于二元函数，一阶偏导数不存在的点是否也可能是函数的极值点？

第六节 二重积分

一、二重积分的概念和性质

与一元函数中定积分概念相同，二重积分的概念也是从实际问题中抽象出来的一类和的极限．

问题 1 曲顶柱体的体积

设函数 $z=f(x,y)$ 在有界闭区域 D 上连续，且 $f(x,y)\geq 0,(x,y)\in D$. 设有一立体：它以有界闭区域 D 为底，$z=f(x,y)$ 所表示的曲面为顶，侧面是以 D 的边界曲线为准线、母线平行于 z 轴的柱面（如图 4-23），这样的立体称为曲顶柱体. 我们可以用类似于求曲边梯形面积的方法来求曲顶柱体的体积.

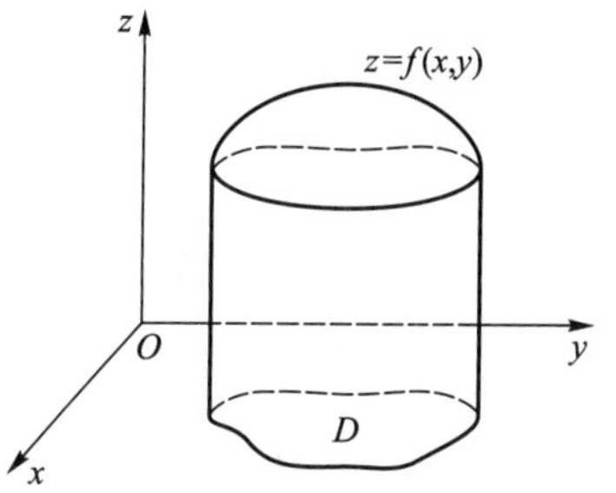

图 4-23

（1）分割　用曲线网将区域 D 任意分割成 n 个小区域 $\Delta\sigma_1,\Delta\sigma_2,\cdots,\Delta\sigma_n$，仍以 $\Delta\sigma_i\ (i=1,2,\cdots,n)$ 表示小区域 $\Delta\sigma_i$ 的面积，过每一小区域的边界线作母线平行于 z 轴的柱面，这样，曲顶柱体就被这些小柱面划分成 n 个小曲顶柱体，记它们的体积为 $\Delta V_i\ (i=1,2,\cdots,n)$；

（2）近似　在小区域 $\Delta\sigma_i$ 内任取一点 (ξ_i,η_i)，把小曲顶柱体近似看作以 $\Delta\sigma_i$ 为底、以 $f(\xi_i,\eta_i)$ 为高的平顶柱体，得小曲顶柱体体积的近似值 $\Delta V_i\approx f(\xi_i,\eta_i)\Delta\sigma_i$；

（3）求和　曲顶柱体体积 $V=\sum\limits_{i=1}^{n}\Delta V_i\approx\sum\limits_{i=1}^{n}f(\xi_i,\eta_i)\Delta\sigma_i$；

（4）取极限　设 λ_i 表示 $\Delta\sigma_i$ 的直径（指 $\Delta\sigma_i$ 上任意两点间距离的最大者），$\lambda=\max\{\lambda_1,\lambda_2,\cdots,\lambda_n\}$，令 $\lambda\to 0$，取上述和式的极限，此极限就是曲顶柱体的体积，即

$$V=\lim_{\lambda\to 0}\sum_{i=1}^{n}f(\xi_i,\eta_i)\Delta\sigma_i.$$

问题 2 平面薄片的质量

我们知道，如果平面薄片的质量是均匀分布的，即面密度是常数，那么其质量为面密度与面积的乘积. 现在我们来考虑非均匀分布的平面薄片的质量.

设有一平面薄片占有 xOy 面上的区域 D，它在 (x,y) 处的密度函数为 $\rho=f(x,y)$，这里 $f(x,y)>0$，且在 D 上连续，求该平面薄片的质量 M.

与求曲顶柱体体积的过程完全一样，先分割区域 D 成 n 个小区域 $\Delta\sigma_1,\Delta\sigma_2,\cdots,\Delta\sigma_n$，在每个小区域 $\Delta\sigma_i$ 内任取一点 (ξ_i,η_i)，则小区域 $\Delta\sigma_i$ 处小平面薄片的质量

$$\Delta M_i\approx f(\xi_i,\eta_i)\Delta\sigma_i.$$

再经过求和、取极限，可得到平面薄片的质量为

$$M=\lim_{\lambda\to 0}\sum_{i=1}^{n}f(\xi_i,\eta_i)\Delta\sigma_i,$$

其中，λ 的定义同前. 上述两个问题的实际意义不同，而我们解决问题的方法相同，所求量都归结为同一形式的和的极限. 我们可以从中抽象出二重积分的定义.

定义 4-7　设 $f(x,y)$ 是有界闭区域 D 上的有界函数. 用曲线网将区域 D 任意分成 n 个小闭区域 $\Delta\sigma_1,\Delta\sigma_2,\cdots,\Delta\sigma_n$，其中 $\Delta\sigma_i\ (i=1,2,\cdots,n)$ 表示第 i 个小闭区域，也表示它的面积. 在每个小闭区域 $\Delta\sigma_i$ 上任取一点 (ξ_i,η_i)，作乘积 $f(\xi_i,\eta_i)\Delta\sigma_i$，并作和 $\sum\limits_{i=1}^{n}f(\xi_i,\eta_i)\Delta\sigma_i$，设 λ_i 是 $\Delta\sigma_i$ 的直径，令 $\lambda=\max\{\lambda_1,\lambda_2,\cdots,\lambda_n\}$. 若极限

$$\lim_{\lambda \to 0} \sum_{i=1}^{n} f(\xi_i, \eta_i) \Delta\sigma_i$$

存在且此极限与闭区域 D 的分法及点 (ξ_i, η_i) 的取法无关,则称这个极限值为函数 $f(x,y)$ 在闭区域 D 上的**二重积分(double integral)**,记作 $\iint\limits_D f(x,y)\,\mathrm{d}\sigma$,即

$$\iint\limits_D f(x,y)\,\mathrm{d}\sigma = \lim_{\lambda \to 0} \sum_{i=1}^{n} f(\xi_i, \eta_i) \Delta\sigma_i. \tag{4-26}$$

这里 $f(x,y)$ 称为**被积函数**,D 称为**积分区域(region of integration)**,$f(x,y)\,\mathrm{d}\sigma$ 称为**被积表达式**,x,y 称为**积分变量**,$\mathrm{d}\sigma$ 称为**面积元素(element of area)**,$\sum\limits_{i=1}^{n} f(\xi_i, \eta_i) \Delta\sigma_i$ 称为**积分和**,同时我们称函数 $f(x,y)$ 在 D 上**可积**.

如果二重积分存在,则积分值与区域 D 的分法无关.为了计算方便,在直角坐标系中我们用若干条平行于 x 轴、y 轴的直线将 D 分成 n 个小区域.除包含有边界的小区域外,D 内的小区域都是矩形.可以证明,当 $\lambda \to 0$ 时,包含有边界的小区域面积之和趋于 0.设 D 内的小矩形 $\Delta\sigma$ 的边长为 Δx 和 Δy,则小矩形的面积 $\Delta\sigma = \Delta x \Delta y$,从而 $\mathrm{d}\sigma = \mathrm{d}x\mathrm{d}y$.于是,直角坐标系下的二重积分可记为 $\iint\limits_D f(x,y)\,\mathrm{d}x\mathrm{d}y$,即

$$\iint\limits_D f(x,y)\,\mathrm{d}\sigma = \iint\limits_D f(x,y)\,\mathrm{d}x\mathrm{d}y,$$

其中 $\mathrm{d}x\mathrm{d}y$ 称为直角坐标系中的面积元素.

可以证明,若 $f(x,y)$ 在有界闭区域 D 上连续,则 $f(x,y)$ 在 D 上可积(证明从略).这里,除特别声明外,我们总是假定被积函数 $f(x,y)$ 在 D 上是连续的.

由二重积分的定义可知,曲顶柱体的体积是表示曲顶的函数 $f(x,y)$ 在底 D 上的二重积分:$V = \iint\limits_D f(x,y)\,\mathrm{d}\sigma$.而平面薄片的质量是其密度函数 $\rho = f(x,y)$ 在薄片所占区域 D 上的二重积分:$M = \iint\limits_D f(x,y)\,\mathrm{d}\sigma$.

二重积分的几何意义

从问题 1 及二重积分的定义可知:当 $f(x,y) \geqslant 0$ 时,$\iint\limits_D f(x,y)\,\mathrm{d}\sigma$ 是以 D 为底,以 $f(x,y)$ 为顶的曲顶柱体的体积;当 $f(x,y) \leqslant 0$ 时,$-\iint\limits_D f(x,y)\,\mathrm{d}\sigma$ 是曲顶柱体的体积;如果在 D 内的若干部分区域上 $f(x,y) \geqslant 0$,而在另一些部分区域上 $f(x,y) \leqslant 0$,我们可以把 $f(x,y) \geqslant 0$ 时的区域上的柱体体积取作正,而把 $f(x,y) \leqslant 0$ 时的区域上的柱体体积取作负,则 $\iint\limits_D f(x,y)\,\mathrm{d}\sigma$ 就是这些部分区域上的曲顶柱体体积的代数和.

二重积分的性质

二重积分的原理与一元函数定积分相同,因此与定积分有类似的性质.在这里,我们假设 $f(x,y)$,$g(x,y)$ 在有界闭区域 D 上的二重积分存在,则有

性质 1 被积函数的常数因子 k 可以从积分号内提出来:

$$\iint_D kf(x,y)\,\mathrm{d}\sigma = k\iint_D f(x,y)\,\mathrm{d}\sigma.$$

性质 2 函数和(或差)的二重积分等于各个函数的二重积分的和(或差):

$$\iint_D [f(x,y) \pm g(x,y)]\,\mathrm{d}\sigma = \iint_D f(x,y)\,\mathrm{d}\sigma \pm \iint_D g(x,y)\,\mathrm{d}\sigma.$$

性质 3 若将闭区域 D 分为有限个互不重叠的部分闭区域,则在 D 上的二重积分等于各个部分闭区域上的二重积分的和.例如,D 分为两个闭区域 D_1 和 D_2,则

$$\iint_D f(x,y)\,\mathrm{d}\sigma = \iint_{D_1} f(x,y)\,\mathrm{d}\sigma + \iint_{D_2} f(x,y)\,\mathrm{d}\sigma.$$

这个性质称为二重积分的可加性.

性质 4 如果在闭区域 D 上 $f(x,y)\equiv 1$,σ 为区域 D 的面积,则

$$\iint_D 1\,\mathrm{d}\sigma = \iint_D \mathrm{d}\sigma = \sigma.$$

由性质 4 知利用二重积分可计算平面图形 D 的面积.

性质 5 如果在闭区域 D 上,$f(x,y)\leqslant g(x,y)$,则有不等式

$$\iint_D f(x,y)\,\mathrm{d}\sigma \leqslant \iint_D g(x,y)\,\mathrm{d}\sigma.$$

由于

$$-|f(x,y)| \leqslant f(x,y) \leqslant |f(x,y)|,$$

所以又有

$$\left|\iint_D f(x,y)\,\mathrm{d}\sigma\right| \leqslant \iint_D |f(x,y)|\,\mathrm{d}\sigma.$$

特别地,设 $f(x,y)$ 和 $g(x,y)$ 在 D 上连续,且 $f(x,y)\leqslant g(x,y)$,若存在 $(x_0,y_0)\in D$,使 $f(x_0,y_0)\neq g(x_0,y_0)$,则

$$\iint_D f(x,y)\,\mathrm{d}\sigma < \iint_D g(x,y)\,\mathrm{d}\sigma.$$

性质 6 设 M,m 分别是 $f(x,y)$ 在闭区域 D 上的最大值和最小值,σ 是 D 的面积,则

$$m\sigma \leqslant \iint_D f(x,y)\,\mathrm{d}\sigma \leqslant M\sigma.$$

这是二重积分的估值不等式.

例 4-32 设 $D=\{(x,y)\mid x^2+y^2\leqslant 1\}$,试证 $\pi \leqslant \iint_D (4x^2+9y^2+1)\,\mathrm{d}\sigma \leqslant 10\pi$.

证:在 D 上,$x^2+y^2\leqslant 1$,所以

$$1 \leqslant 4x^2+9y^2+1 \leqslant 9(x^2+y^2)+1 \leqslant 10.$$

由于 D 的面积为 $\sigma=\pi$,由性质 6 可得

$$\pi \leqslant \iint_D (4x^2+9y^2+1)\,\mathrm{d}\sigma \leqslant 10\pi.$$

性质 7(二重积分的中值定理) 设 $f(x,y)$ 在闭区域 D 上连续,σ 是 D 的面积,则在 D 上至少存在一点 (ξ,η),使得下列等式成立

$$\iint_D f(x,y)\,\mathrm{d}\sigma = f(\xi,\eta)\cdot\sigma.$$

证:由 $f(x,y)$ 在闭区域 D 上连续,则 $f(x,y)$ 必在 D 上取到最大值 M 和最小值 m.由性质6,得

$$m\sigma \leqslant \iint_D f(x,y)\,\mathrm{d}\sigma \leqslant M\sigma,$$

除以面积 σ,得

$$m \leqslant \frac{1}{\sigma}\iint_D f(x,y)\,\mathrm{d}\sigma \leqslant M.$$

则 $\frac{1}{\sigma}\iint_D f(x,y)\,\mathrm{d}\sigma$ 是介于连续函数 $f(x,y)$ 的最小值 m 与最大值 M 之间的一个数,由闭区域上连续函数的介值定理,在 D 上至少存在一点 (ξ,η),使得 $\frac{1}{\sigma}\iint_D f(x,y)\,\mathrm{d}\sigma = f(\xi,\eta)$,即得

$$\iint_D f(x,y)\,\mathrm{d}\sigma = f(\xi,\eta)\cdot\sigma.$$

上面的函数值 $f(\xi,\eta)$ 称为函数 $f(x,y)$ 在区域 D 上的平均值.

性质 7 的几何意义是:二重积分 $\iint_D f(x,y)\,\mathrm{d}\sigma$ 所表示的曲顶柱体的体积,等于以 D 为底,$f(\xi,\eta)$ 为高的一个平顶柱体的体积.

二、二重积分的计算

下面我们按照二重积分的几何意义来讨论二重积分的计算方法:将二重积分转化为两个一次积分来计算.

1. 在直角坐标系下的计算法

若穿过平面区域 D 且平行于 y 轴的直线与 D 的边界最多只有两个交点,则称 D 为 x-型区域,x-型区域一定可以表示成 $\varphi_1(x)\leqslant y\leqslant\varphi_2(x)$,$a\leqslant x\leqslant b$,其中函数 $\varphi_1(x)$,$\varphi_2(x)$ 在区间 $[a,b]$ 上连续(图 4-24).若穿过平面区域 D 且平行于 x 轴的直线与 D 的边界最多只有两个交点,则称 D 为 y-型区域,y-型区域一定可以表示成 $\psi_1(y)\leqslant x\leqslant\psi_2(y)$,$c\leqslant y\leqslant d$,其中函数 $\psi_1(y)$,$\psi_2(y)$ 在区间 $[c,d]$ 上连续(图 4-25).

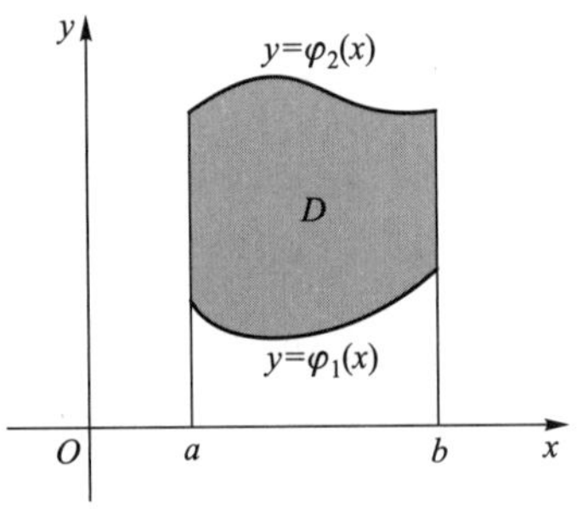

图 4-24

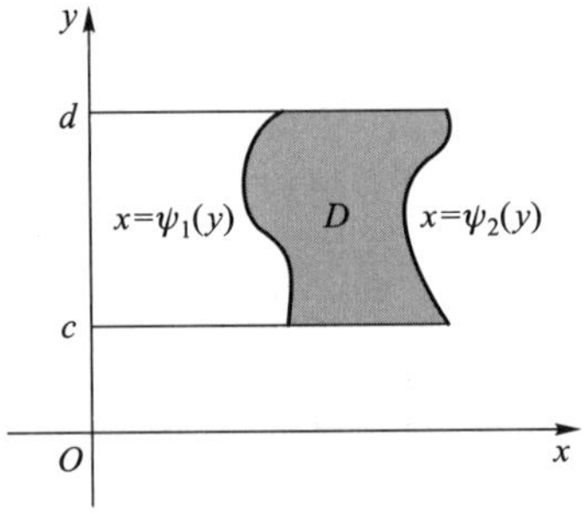

图 4-25

许多常见的区域都可分割为有限个互不重叠的 x - 型区域或 y - 型区域.因此,利用 x - 型区域和 y - 型区域的计算方法,根据二重积分性质 3,则一般区域上的二重积分计算问题也就解决了.

设$f(x,y)\geqslant 0,(x,y)\in D$,且$D$是$x$-型区域:$\varphi_1(x)\leqslant y\leqslant\varphi_2(x),a\leqslant x\leqslant b$,则二重积分$\iint\limits_D f(x,y)\mathrm{d}\sigma$的值等于以区域$D$为底,以曲面$z=f(x,y)$为顶的曲顶柱体的体积.

在区间$[a,b]$上任取一点x_0,作平行于yOz面的平面$x=x_0$截曲顶柱体,得到的截面是一个以区间$[\varphi_1(x_0),\varphi_2(x_0)]$为底边、以曲线$z=f(x_0,y)$为曲边的曲边梯形(图4-26).由一元函数定积分,此截面的面积为

$$A(x_0)=\int_{\varphi_1(x_0)}^{\varphi_2(x_0)}f(x_0,y)\mathrm{d}y.$$

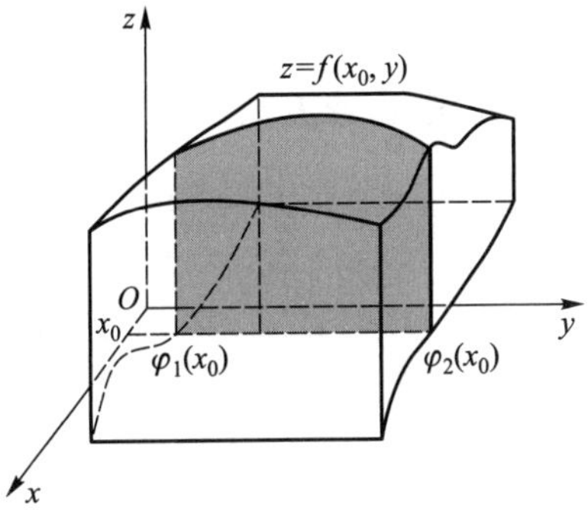

图 4 - 26

一般地,过区间$[a,b]$上任意一点x,且平行于yOz面的平面截曲顶柱体所得截面的面积为

$$A(x)=\int_{\varphi_1(x)}^{\varphi_2(x)}f(x,y)\mathrm{d}y.$$

于是,曲顶柱体在间距为$\mathrm{d}x$的两个截面间的体积微元可表示成

$$\mathrm{d}v=A(x)\mathrm{d}x,$$

并由微元法可知曲顶柱体的体积

$$V=\int_a^b\mathrm{d}v=\int_a^b A(x)\mathrm{d}x=\int_a^b\left[\int_{\varphi_1(x)}^{\varphi_2(x)}f(x,y)\mathrm{d}y\right]\mathrm{d}x.$$

上式右端的积分称为先对y积分(或称其为内层积分,这时把x看作常数),再对x积分(或称其为外层积分)的二次积分,也称为**累次积分(repeated integral)**.习惯上记作

$$\int_a^b\mathrm{d}x\int_{\varphi_1(x)}^{\varphi_2(x)}f(x,y)\mathrm{d}y.$$

因此,有等式

$$\iint\limits_D f(x,y)\mathrm{d}\sigma=\int_a^b\mathrm{d}x\int_{\varphi_1(x)}^{\varphi_2(x)}f(x,y)\mathrm{d}y. \tag{4-27}$$

这就是二重积分化为先对y积分再对x积分的二次积分公式.

去掉$f(x,y)\geqslant 0((x,y)\in D)$的限制后,公式(4-27)仍然成立.

类似地,当D为y-型区域$\psi_1(y)\leqslant x\leqslant\psi_2(y),c\leqslant y\leqslant d$时,有等式

$$\iint\limits_D f(x,y)\mathrm{d}\sigma=\int_c^d\left[\int_{\psi_1(y)}^{\psi_2(y)}f(x,y)\mathrm{d}x\right]\mathrm{d}y.$$

它也常被写作

$$\iint\limits_D f(x,y)\mathrm{d}\sigma=\int_c^d\mathrm{d}y\int_{\psi_1(y)}^{\psi_2(y)}f(x,y)\mathrm{d}x. \tag{4-28}$$

这就是二重积分化为先对x积分再对y积分的二次积分公式.

若积分区域D既是x-型的,又是y-型的,则(4-27)式与(4-28)式同时成立,因此有

$$\iint\limits_D f(x,y)\mathrm{d}\sigma=\int_a^b\mathrm{d}x\int_{\varphi_1(x)}^{\varphi_2(x)}f(x,y)\mathrm{d}y=\int_c^d\mathrm{d}y\int_{\psi_1(y)}^{\psi_2(y)}f(x,y)\mathrm{d}x.$$

这时,两个不同积分次序的二次积分相等.

若D是矩形区域$a\leqslant x\leqslant b,c\leqslant y\leqslant d$,则有

$$\iint_D f(x,y)\,\mathrm{d}\sigma=\int_a^b \mathrm{d}x\int_c^d f(x,y)\,\mathrm{d}y=\int_c^d \mathrm{d}y\int_a^b f(x,y)\,\mathrm{d}x. \tag{4-29}$$

特别地,若 $f(x,y)=f(x)g(y)$ 且 D 为 $a\leqslant x\leqslant b,c\leqslant y\leqslant d$,则

$$\iint_D f(x)g(y)\,\mathrm{d}x\mathrm{d}y=\int_a^b \mathrm{d}x\int_c^d f(x)g(y)\,\mathrm{d}y=\int_a^b\left[\int_c^d f(x)g(y)\,\mathrm{d}y\right]\mathrm{d}x.$$

由于 $f(x)$ 对 y 的积分来说是常数,且 $\int_c^d g(y)\,\mathrm{d}y$ 是常数,因此

$$\iint_D f(x)g(y)\,\mathrm{d}x\mathrm{d}y=\int_a^b f(x)\cdot\left(\int_c^d g(y)\,\mathrm{d}y\right)\mathrm{d}x=\int_a^b f(x)\,\mathrm{d}x\cdot\int_c^d g(y)\,\mathrm{d}y. \tag{4-30}$$

在化二重积分为二次积分时,选择积分次序,写出两个一次积分的上、下限是关键.在计算二重积分时,先画出积分区域 D,如果区域 D 是 x-型的,$x\in[a,b]$,一般可先对 y 积分.用过 (a,b) 内任意点 x,且平行于 y 轴的直线沿 y 轴正向穿越区域 D,以穿入点的纵坐标 $\varphi_1(x)$ 作为内层积分的下限,穿出点的纵坐标 $\varphi_2(x)$ 为内层积分的上限(如图 4-27).因为 x 在 $[a,b]$ 上变化,则外层积分的下限和上限分别为 a 和 b.区域 D 是 y-型时,可作类似讨论(图 4-28).

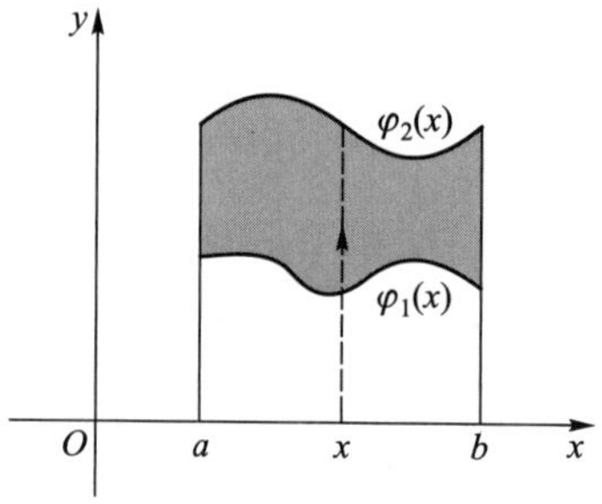

图 4-27

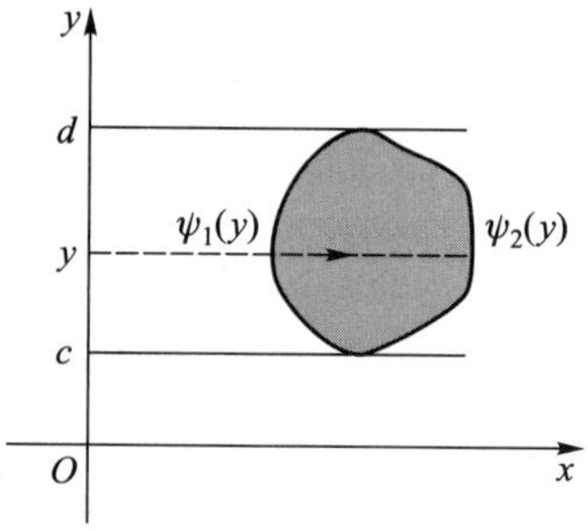

图 4-28

例 4-33 计算 $\iint_D (x^2+y^2-y)\,\mathrm{d}\sigma$,其中 D 由直线 $y=x,y=\dfrac{x}{2},y=2$ 所围成.

解:积分区域如图 4-29 所示.

D 是 y-型的,可表示为:$0\leqslant y\leqslant 2,y\leqslant x\leqslant 2y$.

由公式(4-28)得

$$\begin{aligned}\iint_D (x^2+y^2-y)\,\mathrm{d}\sigma&=\int_0^2 \mathrm{d}y\int_y^{2y}(x^2+y^2-y)\,\mathrm{d}x\\&=\int_0^2\left[\frac{x^3}{3}+xy^2-xy\right]_y^{2y}\mathrm{d}y=\int_0^2\left(\frac{10}{3}y^3-y^2\right)\mathrm{d}y\\&=\left[\frac{10}{3}\cdot\frac{y^4}{4}-\frac{y^3}{3}\right]_0^2=\frac{32}{3}.\end{aligned}$$

若按 x-型区域计算,由于在 $x=2$ 两侧,平行于 y 轴的直线穿越区域 D 时,穿出处的边界曲线不同,所以要用直线 $x=2$ 把 D 分为 D_1,D_2 两部分(如图 4-30),其中

$$D_1:0\leqslant x\leqslant 2,\quad \frac{x}{2}\leqslant y\leqslant x;$$

$$D_2:2 \leqslant x \leqslant 4,\quad \frac{x}{2} \leqslant y \leqslant 2.$$

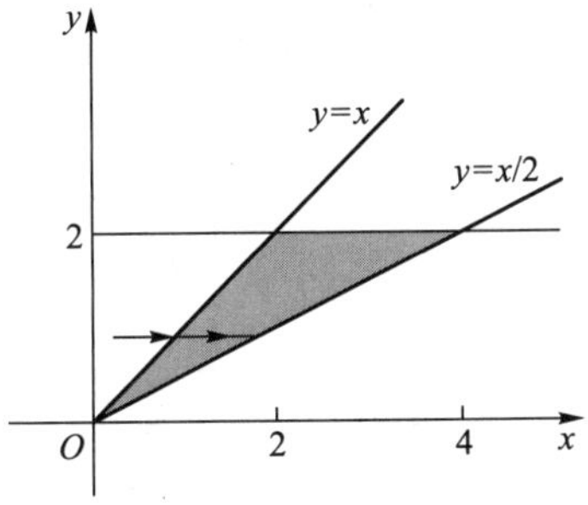

图 4-29

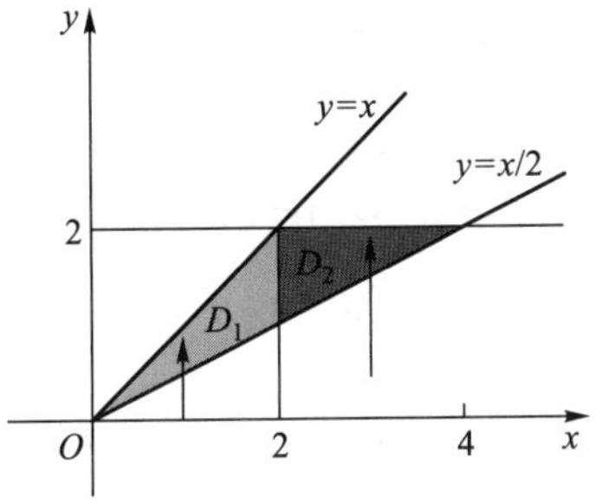

图 4-30

于是

$$\begin{aligned}
\iint\limits_D (x^2+y^2-y)\,\mathrm{d}\sigma &= \int_0^2 \mathrm{d}x \int_{\frac{x}{2}}^{x} (x^2+y^2-y)\,\mathrm{d}y + \int_2^4 \mathrm{d}x \int_{\frac{x}{2}}^{2} (x^2+y^2-y)\,\mathrm{d}y \\
&= \int_0^2 \left[x^2 y + \frac{y^3}{3} - \frac{y^2}{2}\right]_{\frac{x}{2}}^{x} \mathrm{d}x + \int_2^4 \left[x^2 y + \frac{y^3}{3} - \frac{y^2}{2}\right]_{\frac{x}{2}}^{2} \mathrm{d}x \\
&= \int_0^2 \left(\frac{19}{24}x^3 - \frac{3}{8}x^2\right) \mathrm{d}x + \int_2^4 \left(\frac{2}{3} - \frac{13}{24}x^3 + \frac{17}{8}x^2\right) \mathrm{d}x \\
&= \left[\frac{19}{96}x^4 - \frac{1}{8}x^3\right]_0^2 + \left[\frac{2}{3}x - \frac{13}{96}x^4 + \frac{17}{24}x^3\right]_2^4 \\
&= \frac{32}{3}.
\end{aligned}$$

这个例子说明,二重积分计算的繁简与积分的次序有关.从下面例子还可看到,有的二重积分,选取不同的积分次序,有可能会无法直接计算出结果.所以在计算二重积分时,应该适当地选取积分次序.

例 4-34　计算积分 $\iint\limits_D xy\cos(xy^2)\,\mathrm{d}x\mathrm{d}y$,其中 $D:0 \leqslant x \leqslant \dfrac{\pi}{2},0 \leqslant y \leqslant 2$.

解: D 是矩形区域,若先对 y、再对 x 积分,有

$$\begin{aligned}
\iint\limits_D xy\cos(xy^2)\,\mathrm{d}x\mathrm{d}y &= \int_0^{\frac{\pi}{2}} \mathrm{d}x \int_0^2 xy\cos(xy^2)\,\mathrm{d}y \\
&= \int_0^{\frac{\pi}{2}} \left[\frac{1}{2}\sin(xy^2)\right]_0^2 \mathrm{d}x = \int_0^{\frac{\pi}{2}} \frac{1}{2}\sin 4x\,\mathrm{d}x \\
&= -\frac{1}{8}\cos 4x \Big|_0^{\frac{\pi}{2}} = 0.
\end{aligned}$$

若先对 x、再对 y 积分,则

$$\iint\limits_D xy\cos(xy^2)\,dxdy = \int_0^2 dy\int_0^{\frac{\pi}{2}} xy\cos(xy^2)\,dx.$$

可发现,按此顺序很难直接求出结果.

例 4-35 计算积分$\iint\limits_D x^2e^{-y^2}d\sigma$,其中 D 由直线 $x=0, y=x, y=1$ 围成.

解:积分区域 D 如图 4-31 所示.它既是 x-型,又是y-型的.若采用先对 y 再对 x 积分,$D:0\leqslant x\leqslant 1, x\leqslant y\leqslant 1$.

$$\iint\limits_D x^2e^{-y^2}d\sigma = \int_0^1 x^2dx\int_x^1 e^{-y^2}dy.$$

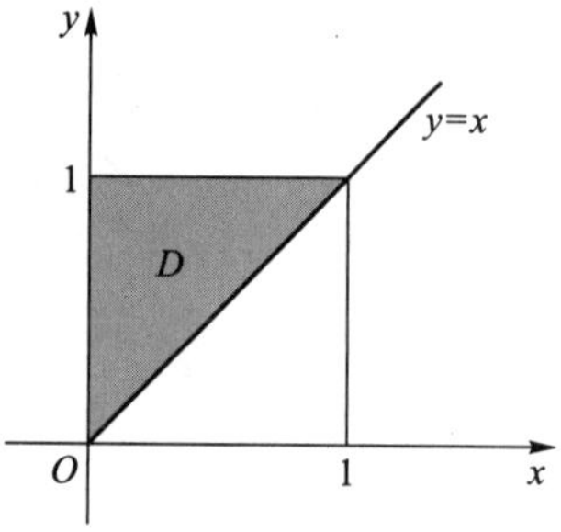

图 4-31

因为 e^{-y^2} 的原函数不能用初等函数表示,所以无法先对 y 积分(若令 $G(x)=\int_x^1 e^{-y^2}dy$,则上面的积分化为$\int_0^1 x^2G(x)\,dx$,用定积分的分部积分法可求得结果,读者可试试).

现采用先对 x 再对 y 积分,$D:0\leqslant y\leqslant 1, 0\leqslant x\leqslant y$.

$$\begin{aligned}\iint\limits_D x^2e^{-y^2}d\sigma &= \int_0^1 e^{-y^2}\,dy\int_0^y x^2dx\\ &= \int_0^1\left(e^{-y^2}\cdot\frac{1}{3}x^3\right)\Big|_0^y dy = \frac{1}{3}\int_0^1 y^3e^{-y^2}dy\\ &= \frac{1}{6}\int_0^1 e^{-y^2}y^2dy^2 \xlongequal{\text{令 } t=y^2} \frac{1}{6}\int_0^1 te^{-t}dt\\ &= \frac{1}{6}\left[-te^{-t}\Big|_0^1+\int_0^1 e^{-t}dt\right] = \frac{1}{6}-\frac{1}{3e}.\end{aligned}$$

例 4-36 交换下列二次积分的积分次序.

(1) $\int_0^{\pi}dx\int_{-\sin\frac{x}{2}}^{\sin x}f(x,y)\,dy$.

(2) $\int_0^1 dx\int_0^{x^2}f(x,y)\,dy+\int_1^2 dx\int_0^{2-x}f(x,y)\,dy$.

解:(1) 按原积分的上、下限,积分区域 D: $0\leqslant x\leqslant\pi$, $-\sin\frac{x}{2}\leqslant y\leqslant\sin x$(图 4-32).要更换积分次序,则 D 可分为两个y-型区域

D_1: $-1\leqslant y\leqslant 0$, $\quad -2\arcsin y\leqslant x\leqslant\pi$;

D_2:$0\leqslant y\leqslant 1$, $\quad \arcsin y\leqslant x\leqslant\pi-\arcsin y$.

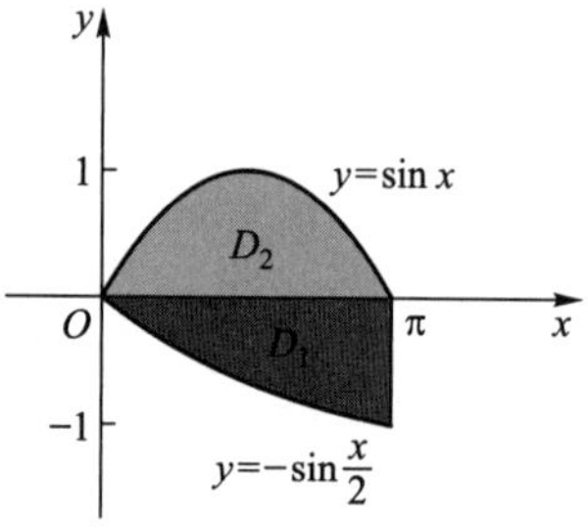

图 4-32

所以

$$\int_0^{\pi}dx\int_{-\sin\frac{x}{2}}^{\sin x}f(x,y)\,dy$$
$$=\int_{-1}^0 dy\int_{-2\arcsin y}^{\pi}f(x,y)\,dx+\int_0^1 dy\int_{\arcsin y}^{\pi-\arcsin y}f(x,y)\,dx.$$

(2) 按原积分的上、下限,积分区域 D 由 D_1 和 D_2 组成(图4-33),其中

$$D_1:0\leqslant x\leqslant 1,\quad 0\leqslant y\leqslant x^2;$$

$$D_2:1\leqslant x\leqslant 2,\quad 0\leqslant y\leqslant 2-x.$$

更换积分次序,则区域 D 表示为:$0\leqslant y\leqslant 1,\sqrt{y}\leqslant x\leqslant 2-y$.

因此

$$\int_0^1 \mathrm{d}x\int_0^{x^2} f(x,y)\,\mathrm{d}y+\int_1^2 \mathrm{d}x\int_0^{2-x} f(x,y)\,\mathrm{d}y$$

$$=\int_0^1 \mathrm{d}y\int_{\sqrt{y}}^{2-y} f(x,y)\,\mathrm{d}x.$$

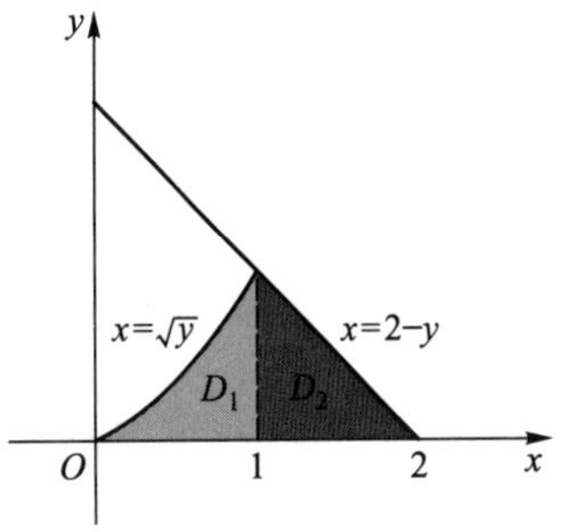

图 4-33

例 4-37　求由 $z=1-4x^2-y^2$ 与 $z=0$ 所围立体的体积(图 4-34).

解:由对称性,立体的体积

$$V=4V_1=4\iint\limits_{D_1}(1-4x^2-y^2)\,\mathrm{d}x\mathrm{d}y.$$

其中 $D_1:0\leqslant x\leqslant \dfrac{1}{2},0\leqslant y\leqslant \sqrt{1-4x^2}$.

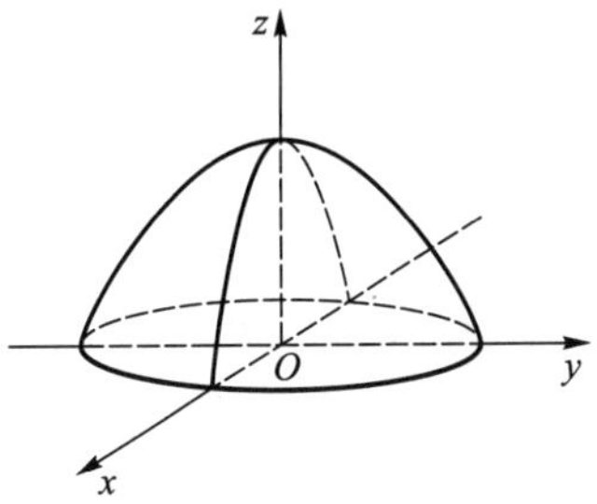

图 4-34

$$V_1=\int_0^{\frac{1}{2}}\mathrm{d}x\int_0^{\sqrt{1-4x^2}}(1-4x^2-y^2)\,\mathrm{d}y$$

$$=\int_0^{\frac{1}{2}}\left[(1-4x^2)y-\frac{1}{3}y^3\right]_0^{\sqrt{1-4x^2}}\mathrm{d}x$$

$$=\frac{2}{3}\int_0^{\frac{1}{2}}(1-4x^2)^{\frac{3}{2}}\mathrm{d}x\xlongequal{令\ x=\frac{1}{2}\sin t}\frac{1}{3}\int_0^{\frac{\pi}{2}}\cos^4 t\,\mathrm{d}t$$

$$=\frac{\pi}{16}.$$

因此,

$$V=4V_1=\frac{\pi}{4}.$$

2. 在极坐标系下的计算法

当积分区域是圆域或圆域的一部分,被积函数为 $f(x^2+y^2)$,$f\left(\dfrac{y}{x}\right)$ 等用极坐标表示较简单时,常考虑利用极坐标计算二重积分.

设极坐标系的极点、极轴分别与直角坐标系的原点、x 轴的正半轴相重合,根据极坐标与直角坐标之间的关系式:$x=r\cos\theta,y=r\sin\theta$ $(0\leqslant r<+\infty,0\leqslant\theta\leqslant 2\pi)$.可将被积函数 $f(x,y)$ 化为极坐标系下的函数

$$f(x,y)=f(r\cos\theta,r\sin\theta).$$

假设从极点出发的射线与积分区域 D 的边界曲线相交不多于两点.我们用以极点为中心的一组同心圆$\{r=常数\}$、从极点出发的一组射线$\{\theta=常数\}$,将区域 D 分割成 n 个小区域,其中 $\Delta\sigma$ 是极角分别为 θ 和 $\theta+\Delta\theta$ 的两条射线与半径分别为 r 和 $r+\Delta r$ 的两条同心圆弧所围成的闭区域(如图 4-35).

由扇形的面积公式得

$$\Delta\sigma=\frac{1}{2}(r+\Delta r)^2\Delta\theta-\frac{1}{2}r^2\Delta\theta$$
$$=r\Delta r\Delta\theta+\frac{1}{2}(\Delta r)^2\Delta\theta.$$

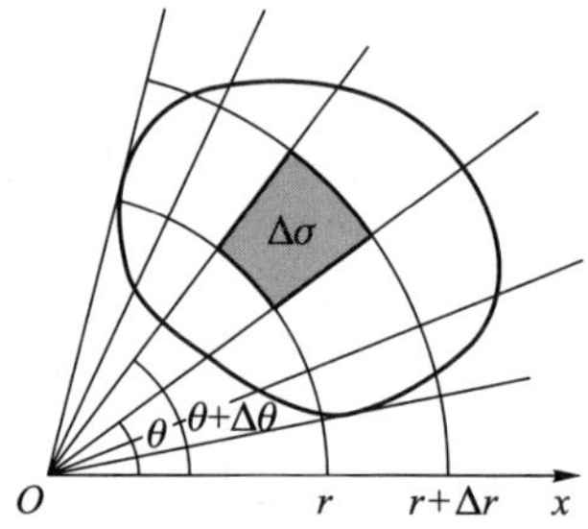

图 4-35

由于$\frac{1}{2}(\Delta r)^2\Delta\theta$是$\Delta r\Delta\theta$的高阶无穷小,因此,当$\Delta r\Delta\theta$充分小时有$\Delta\sigma\approx r\Delta r\Delta\theta$,于是极坐标中的面积元素为$\mathrm{d}\sigma=r\mathrm{d}r\mathrm{d}\theta$.从而有

$$\iint_D f(x,y)\,\mathrm{d}\sigma=\iint_D f(r\cos\theta,r\sin\theta)\,r\mathrm{d}r\mathrm{d}\theta. \qquad (4-31)$$

极坐标系下的二重积分,同样可化为二次积分来计算.下面分三种情况讨论.

(1) 极点不在积分区域 D 内部

区域 D 在两条射线 $\theta=\alpha,\theta=\beta$ 之间,两射线与区域边界的交点把区域边界分成两部分.若用过极点的射线穿越区域 D,穿入的边界曲线为 $r=r_1(\theta)$,穿出的边界曲线为 $r=r_2(\theta)$.这时区域 D 可表示为:$\alpha\leqslant\theta\leqslant\beta,r_1(\theta)\leqslant r\leqslant r_2(\theta)$(如图 4-36).则在极坐标系下二重积分化为二次积分的公式为:

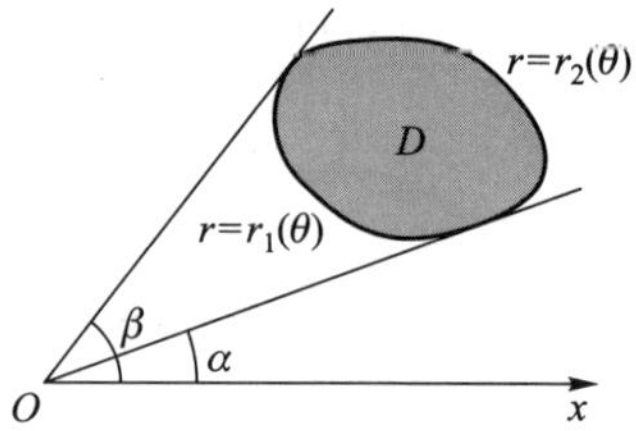

图 4-36

$$\iint_D f(x,y)\,\mathrm{d}\sigma=\iint_D f(r\cos\theta,r\sin\theta)\,r\mathrm{d}r\mathrm{d}\theta$$
$$=\int_\alpha^\beta\mathrm{d}\theta\int_{r_1(\theta)}^{r_2(\theta)}f(r\cos\theta,r\sin\theta)\,r\mathrm{d}r. \qquad (4-32)$$

特别地,令 $f(x,y)\equiv1$,可得区域 D 在极坐标下的面积公式:

$$A=\frac{1}{2}\int_\alpha^\beta\{[r_2(\theta)]^2-[r_1(\theta)]^2\}\,\mathrm{d}\theta$$

(2) 极点在积分区域边界上

区域 D 为两条射线 $\theta=\alpha,\theta=\beta$ 及曲线 $r=r(\theta)$ 所围成的曲边扇形(如图 4-37).这时区域 D 可表示为:$\alpha\leqslant\theta\leqslant\beta,0\leqslant r\leqslant r(\theta)$,则在极坐标系下二重积分化为二次积分的公式为:

$$\iint_D f(x,y)\,\mathrm{d}\sigma=\iint_D f(r\cos\theta,r\sin\theta)\,r\mathrm{d}r\mathrm{d}\theta$$
$$=\int_\alpha^\beta\mathrm{d}\theta\int_0^{r(\theta)}f(r\cos\theta,r\sin\theta)\,r\mathrm{d}r. \qquad (4-33)$$

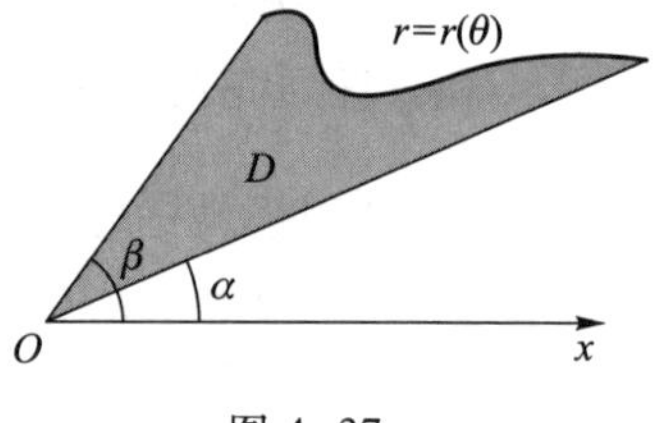

图 4-37

这时,区域 D 在极坐标系下的面积公式为:

$$A=\frac{1}{2}\int_\alpha^\beta[r(\theta)]^2\mathrm{d}\theta.$$

(3) 极点在积分区域内部(如图 4-38)

这时区域 D 可表示为:$0\leqslant\theta\leqslant2\pi,0\leqslant r\leqslant r(\theta)$.则在极坐标系下二重积分化为二次积分的公式为:

$$\iint_D f(x,y)\,\mathrm{d}\sigma=\iint_D f(r\cos\theta,r\sin\theta)\,r\mathrm{d}r\mathrm{d}\theta$$

$$=\int_0^{2\pi}\mathrm{d}\theta\int_0^{r(\theta)}f(r\cos\theta,r\sin\theta)r\mathrm{d}r. \tag{4-34}$$

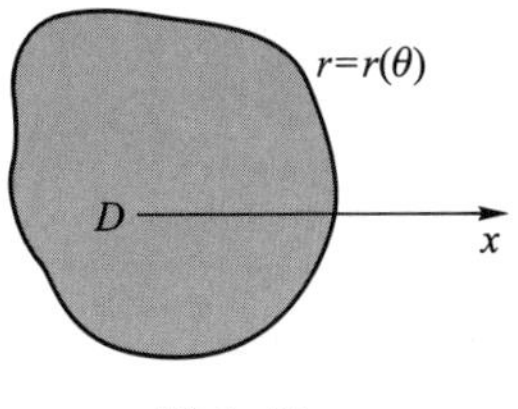

图 4-38

这时,区域 D 的面积公式为:$A=\dfrac{1}{2}\int_0^{2\pi}[r(\theta)]^2\mathrm{d}\theta$.

例 4-38 计算 $\iint\limits_D\sqrt{R^2-x^2-y^2}\mathrm{d}x\mathrm{d}y$,其中 D 是圆 $x^2+y^2=Rx$ 所围成的区域.

解:积分区域 D 如图 4-39 所示,圆 $x^2+y^2=Rx$ 的极坐标方程为 $r=R\cos\theta$,D 可表示为

$$-\frac{\pi}{2}\leqslant\theta\leqslant\frac{\pi}{2},\quad 0\leqslant r\leqslant R\cos\theta.$$

故
$$\begin{aligned}\iint\limits_D\sqrt{R^2-x^2-y^2}\mathrm{d}x\mathrm{d}y&=\int_{-\frac{\pi}{2}}^{\frac{\pi}{2}}\mathrm{d}\theta\int_0^{R\cos\theta}\sqrt{R^2-r^2}\,r\mathrm{d}r\\&=\int_{-\frac{\pi}{2}}^{\frac{\pi}{2}}\left[-\frac{1}{3}(R^2-r^2)^{\frac{3}{2}}\right]_0^{R\cos\theta}\mathrm{d}\theta\\&=-\frac{1}{3}R^3\int_{-\frac{\pi}{2}}^{\frac{\pi}{2}}(|\sin\theta|^3-1)\mathrm{d}\theta\\&=-\frac{2}{3}R^3\int_0^{\frac{\pi}{2}}(\sin^3\theta-1)\mathrm{d}\theta\\&=\frac{1}{3}\left(\pi-\frac{4}{3}\right)R^3.\end{aligned}$$

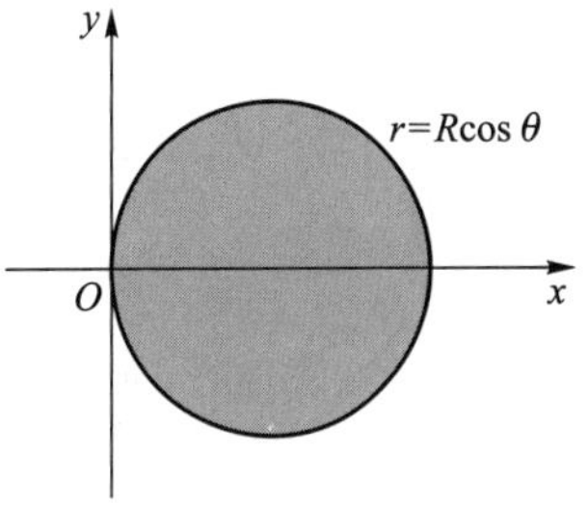

图 4-39

例 4-39 计算 $\iint\limits_D\arctan\dfrac{y}{x}\mathrm{d}x\mathrm{d}y$,其中 D 是由 $x^2+y^2=1,x^2+y^2=4$ 及 $y=0,y=x$ 所围成的在第一象限内的闭区域.

解:区域 D 如图 4-40,它可表示为

$$0\leqslant\theta\leqslant\frac{\pi}{4},\quad 1\leqslant r\leqslant 2.$$

故
$$\iint\limits_D\arctan\frac{y}{x}\mathrm{d}x\mathrm{d}y=\int_0^{\frac{\pi}{4}}\theta\mathrm{d}\theta\int_1^2 r\mathrm{d}r=\frac{3}{64}\pi^2.$$

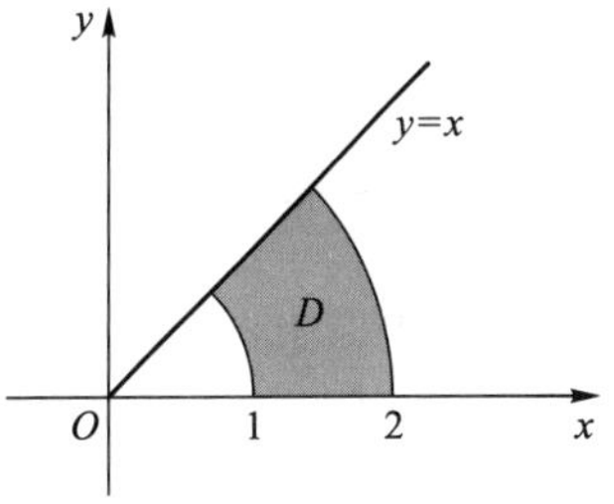

图 4-40

例 4-40 计算 $\iint\limits_D\mathrm{e}^{-(x^2+y^2)}\mathrm{d}\sigma$,其中 $D:x^2+y^2\leqslant a^2,x\geqslant 0,y\geqslant 0$.并利用结果计算概率积分 $\int_0^{+\infty}\mathrm{e}^{-x^2}\mathrm{d}x$.

解:积分区域 D 可表示为 $0\leqslant\theta\leqslant\dfrac{\pi}{2},0\leqslant r\leqslant a$,因此

$$\begin{aligned}\iint\limits_D\mathrm{e}^{-(x^2+y^2)}\mathrm{d}\sigma&=\int_0^{\frac{\pi}{2}}\mathrm{d}\theta\int_0^a\mathrm{e}^{-r^2}\cdot r\mathrm{d}r\\&=\frac{\pi}{2}\cdot\int_0^a\mathrm{e}^{-r^2}r\mathrm{d}r=-\frac{\pi}{4}\int_0^a\mathrm{e}^{-r^2}\mathrm{d}(-r^2)\end{aligned}$$

$$=-\frac{\pi}{4}\left(e^{-r^2}\Big|_0^a\right)=\frac{\pi}{4}(1-e^{-a^2}).$$

设 $I(R)=\int_0^R e^{-x^2}dx$,有

$$I^2(R)=\int_0^R e^{-x^2}dx\cdot\int_0^R e^{-x^2}dx=\int_0^R e^{-x^2}dx\cdot\int_0^R e^{-y^2}dy=\iint\limits_{\substack{0\leqslant x\leqslant R\\0\leqslant y\leqslant R}} e^{-(x^2+y^2)}dxdy.$$

设 D_1,D_2 分别表示圆域 $x^2+y^2\leqslant R^2$ 与 $x^2+y^2\leqslant 2R^2$ 位于第一象限的两个扇形(如图 4-41).由于 $e^{-(x^2+y^2)}>0$,所以有

$$\iint\limits_{D_1}e^{-(x^2+y^2)}d\sigma\leqslant I^2(R)\leqslant\iint\limits_{D_2}e^{-(x^2+y^2)}d\sigma.$$

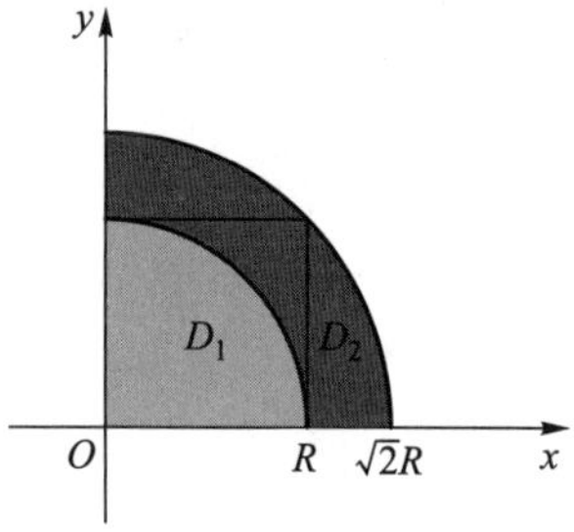

图 4-41

由前面结果,有

$$\iint\limits_{D_1}e^{-(x^2+y^2)}d\sigma=\frac{\pi}{4}(1-e^{-R^2}),$$

$$\iint\limits_{D_2}e^{-(x^2+y^2)}d\sigma=\frac{\pi}{4}(1-e^{-2R^2}),$$

于是

$$\frac{\pi}{4}(1-e^{-R^2})\leqslant I^2(R)\leqslant\frac{\pi}{4}(1-e^{-2R^2}).$$

当 $R\to+\infty$ 时,上式两端都以$\frac{\pi}{4}$为极限,因此

$$\left(\int_0^{+\infty}e^{-x^2}dx\right)^2=\left[\lim_{R\to+\infty}I(R)\right]^2=\lim_{R\to+\infty}I^2(R)=\frac{\pi}{4}.$$

于是

$$\int_0^{+\infty}e^{-x^2}dx=\frac{\sqrt{\pi}}{2}.$$

三、二重积分在物理中的简单应用

1. 平面薄片的质量

我们从二重积分的概念中已经知道,平面薄片的质量是其密度函数 $\rho=f(x,y)$ 在薄片所占平面区域 D 上的二重积分:$M=\iint\limits_D f(x,y)d\sigma$.

例 4-41 求由曲线 $y=e^x$, $y=e^{-x}$ 及直线 $x=1$ 所围且面密度为 $f(x,y)=\ln y$ 的平面薄片的质量.

解:平面薄片所占平面区域 D 如图 4-42 所示,所求平面薄片的质量

$$M=\iint\limits_D \ln y\,dxdy=\int_0^1dx\int_{e^{-x}}^{e^x}\ln y\,dy$$

$$=\int_0^1[y\ln y-y]_{e^{-x}}^{e^x}dx$$

$$= \int_0^1 [(x-1)e^x + (x+1)e^{-x}]dx$$

$$= [(x-2)e^x - (x+2)e^{-x}]_0^1 = 4 - e - 3e^{-1}.$$

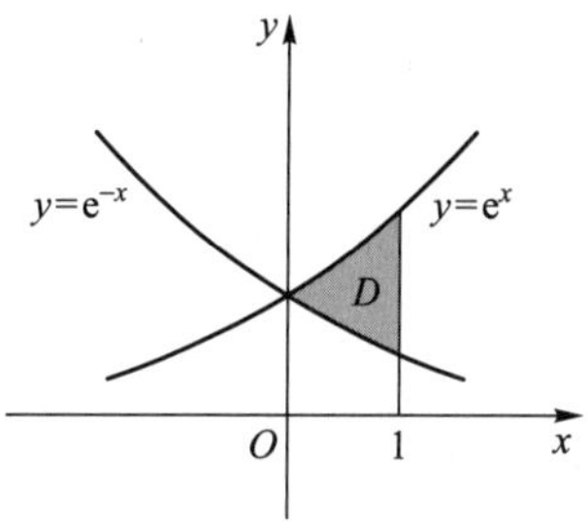

图 4-42

2. 平面薄片的质心

由力学知识知道，质量为 m 的质点对某给定轴 L 的静力矩为 $M_L=md$，其中 d 为质点到 L 轴的垂直距离. 设 xOy 平面上有 n 个质点，它们分别位于点 $(x_1,y_1),(x_2,y_2),\cdots,(x_n,y_n)$ 处，且质量分别为 $m_1,m_2,\cdots,m_n$. 该质点系的质心坐标为

$$\overline{x} = \frac{M_y}{M} = \frac{\sum_{i=1}^{n} m_i x_i}{\sum_{i=1}^{n} m_i}, \quad \overline{y} = \frac{M_x}{M} = \frac{\sum_{i=1}^{n} m_i y_i}{\sum_{i=1}^{n} m_i}.$$

其中，$\sum_{i=1}^{n} m_i$ 为该质点系的总质量，$M_y = \sum_{i=1}^{n} m_i x_i$，$M_x = \sum_{i=1}^{n} m_i y_i$ 分别是该质点系对 y 轴和 x 轴的静力矩.

设有一平面薄片，占有 xOy 平面上的闭区域 D，在点 (x,y) 处的面密度为 $\rho=f(x,y)$，并假定 $f(x,y)$ 在 D 上连续. 可以用与定积分应用中类似的微元法来讨论该平面薄片的质心坐标.

在闭区域 D 上任取一个直径很小的闭区域 $d\sigma$（其面积仍记作 $d\sigma$），(x,y) 是其中任意一点. 因为 $d\sigma$ 直径很小，$f(x,y)$ 在 D 上连续，所以 $d\sigma$ 的质量近似等于 $f(x,y)d\sigma$，且可近似看作集中在一点 (x,y) 上，则对 y 轴和 x 轴的静力矩元素 dM_y 和 dM_x 分别为

$$dM_y = xf(x,y)d\sigma, \quad dM_x = yf(x,y)d\sigma.$$

因为 $d\sigma$ 在 D 上变动，所以对这些元素在 D 上积分，得

$$M_y = \iint_D xf(x,y)d\sigma, \quad M_x = \iint_D yf(x,y)d\sigma.$$

又由于薄片的质量 $M = \iint_D f(x,y)d\sigma$，所以平面薄片的质心坐标为

$$\overline{x} = \frac{M_y}{M} = \frac{\iint_D xf(x,y)d\sigma}{\iint_D f(x,y)d\sigma}, \quad \overline{y} = \frac{M_x}{M} = \frac{\iint_D yf(x,y)d\sigma}{\iint_D f(x,y)d\sigma}. \tag{4-35}$$

如果平面薄片是均匀的，即面密度 $\rho=f(x,y)$ 为常数，则由上式可得均匀薄片的质心坐标

$$\overline{x} = \frac{1}{A}\iint_D x d\sigma, \quad \overline{y} = \frac{1}{A}\iint_D y d\sigma. \tag{4-36}$$

其中，$A = \iint_D d\sigma$ 为闭区域 D 的面积. 这时，薄片的质心完全由闭区域 D 的形状所决定，因此，均匀薄片的质心又称为薄片所占平面图形的形心.

例 4-42 求由圆 $r=a\cos\theta, r=b\cos\theta$ $(b>a>0)$ 所围成的均匀平面薄片的质心坐标.

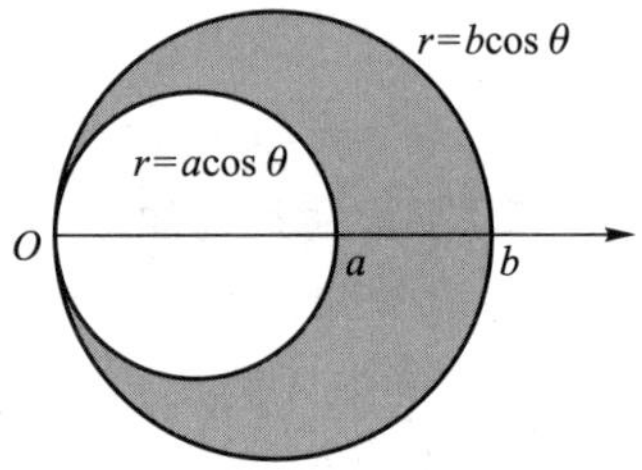

图 4-43

解:平面薄片所占的区域如图 4-43.由图形的对称性知,该薄片的质心在 x 轴,即 $\overline{y}=0$.又

$$A=\iint_D \mathrm{d}\sigma=\pi\left(\frac{b}{2}\right)^2-\pi\left(\frac{a}{2}\right)^2=\frac{\pi}{4}(b^2-a^2).$$

$$\begin{aligned}\iint_D x\mathrm{d}\sigma&=\int_{-\frac{\pi}{2}}^{\frac{\pi}{2}}\mathrm{d}\theta\int_{a\cos\theta}^{b\cos\theta} r\cos\theta\cdot r\mathrm{d}r\\&=\int_{-\frac{\pi}{2}}^{\frac{\pi}{2}}\cos\theta\left[\frac{r^3}{3}\right]_{a\cos\theta}^{b\cos\theta}\mathrm{d}\theta\\&=\frac{1}{3}(b^3-a^3)\int_{-\frac{\pi}{2}}^{\frac{\pi}{2}}\cos^4\theta\mathrm{d}\theta\\&=\frac{2}{3}(b^3-a^3)\int_0^{\frac{\pi}{2}}\cos^4\theta\mathrm{d}\theta\\&=\frac{2}{3}(b^3-a^3)\cdot\frac{3}{16}\pi=\frac{\pi}{8}(b^3-a^3).\end{aligned}$$

所以

$$\overline{x}=\frac{1}{A}\iint_D x\mathrm{d}\sigma=\frac{\pi(b^3-a^3)/8}{\pi(b^2-a^2)/4}=\frac{b^2+ab+a^2}{2(b+a)}.$$

故所求的质心坐标为$\left(\dfrac{b^2+ab+a^2}{2(b+a)},0\right)$.

3. 平面薄片的转动惯量

由力学知识可知,质量为 m 的质点对于某直线的转动惯量为 $I=md^2$,其中 d 是质点到直线的距离.

设有一平面薄片,占有 xOy 平面上的闭区域 D,在点(x,y)处的面密度为 $\rho=f(x,y)$,并假定 $f(x,y)$在 D 上连续.采用微元法来求该薄片对于 x 轴的转动惯量 I_x 和对于 y 轴的转动惯量 I_y.在闭区域 D 上任取一直径很小的闭区域 $\mathrm{d}\sigma$,设(x,y)是该区域上的任意一个点,则这一区域上的薄片的质量近似为 $f(x,y)\mathrm{d}\sigma$,且可近似看作集中于点(x,y),于是对于 x 轴及 y 轴的转动惯量微元分别为

$$\mathrm{d}I_x=y^2f(x,y)\mathrm{d}x\mathrm{d}y,\quad \mathrm{d}I_y=x^2f(x,y)\mathrm{d}x\mathrm{d}y.$$

对它们在区域 D 上积分,便得到薄片对于 x 轴及 y 轴的转动惯量

$$I_x=\iint_D y^2f(x,y)\mathrm{d}x\mathrm{d}y,\quad I_y=\iint_D x^2f(x,y)\mathrm{d}x\mathrm{d}y. \tag{4-37}$$

例 4-43 设均匀平面薄片由抛物线 $y^2=4x$、直线 $y=2$ 及 y 轴所围成(图 4-44),其面密度为常数 ρ.求薄片对于 y 轴的转动惯量.

解:平面薄片所占的区域为

$$D: 0 \leqslant y \leqslant 2, \quad 0 \leqslant x \leqslant \frac{1}{4}y^2.$$

所求转动惯量为

$$I_y = \rho \int_0^2 \mathrm{d}y \int_0^{\frac{y^2}{4}} x^2 \mathrm{d}x$$

$$= \rho \int_0^2 \frac{1}{192} y^6 \mathrm{d}y = \frac{1}{192 \times 7} \rho y^7 \Big|_0^2$$

$$= \frac{2}{21} \rho.$$

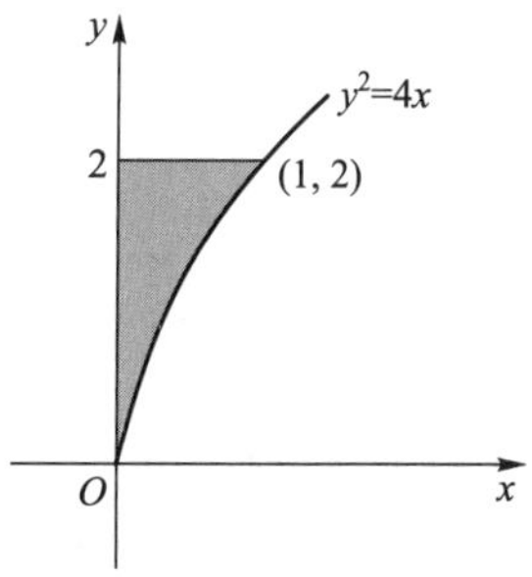

图 4-44

思考与讨论

试比较微元法在二重积分和定积分过程中的异同点.

习题四

1. 在坐标面上和坐标轴上的点的坐标各有什么特征？指出下列各点的位置：

$A(0,1,2)$， $B(1,-1,0)$， $C(0,1,0)$， $D(0,0,-1)$.

2. 过点 $P(a,b,c)$分别作各坐标面和坐标轴的垂线，写出各垂足的坐标.

3. 求点 $P(x_0,y_0,z_0)$分别到原点、各坐标轴、各坐标面的距离.

4. 一动点到原点的距离等于到点$(3,2,-5)$的距离的 3 倍，求此动点的轨迹方程.

5. 求下列各函数的定义域：

(1) $z = \sqrt{4-y^2} + \arcsin\dfrac{x-2}{5}$；　　(2) $z = \ln(1-x^2-y^2)$；

(3) $z = \dfrac{\ln(y-x)}{\sqrt{1-x^2-y^2}}$；　　(4) $z = \dfrac{1}{\sqrt{x-\sqrt{y}}}$；

(5) $u = \sqrt{4-x^2-y^2-z^2} + \dfrac{1}{\sqrt{x^2+y^2+z^2-1}}$.

6. 已知 $f(x,y) = \begin{cases} a, & x \geqslant y; \\ b, & x < y, \end{cases}$ 求 $f(1,0)$，$f(0,0)$，$f(0,1)$.

7. 求下列函数的极限：

(1) $\lim\limits_{\substack{x\to 0\\ y\to 2}} \dfrac{\sin xy}{x}$；　　(2) $\lim\limits_{\substack{x\to 0\\ y\to 0}} \dfrac{xy}{2-\sqrt{xy+4}}$；

(3) $\lim\limits_{\substack{x\to \infty\\ y\to \infty}} \dfrac{1}{x^2+y^2}$；　　(4) $\lim\limits_{\substack{x\to 0\\ y\to 0}} \dfrac{\sin(x^2+y^2)\mathrm{e}^{xy}}{x^2+y^2}$.

8. 证明极限 $\lim\limits_{\substack{x\to 0\\ y\to 0}} \dfrac{xy}{x^2+y^2}$ 不存在.

9. 指出下列函数的间断点：

(1) $f(x,y) = \ln(x^2+y^2)$；　　(2) $f(x,y) = \dfrac{1}{y^2-2x}$；

(3) $f(x,y,z) = \dfrac{1}{x^2+y^2+z^2-1}$；　　(4) $f(x,y) = \begin{cases} \dfrac{xy}{x^2+y^2}, & x^2+y^2 \neq 0; \\ 0, & x^2+y^2 = 0. \end{cases}$

10. 求下列函数的偏导数：

(1) $z = x^y$；

(2) $z = \arctan \dfrac{x}{y}$；

(3) $z = e^{xy}\sin(x + y)$；

(4) $z = \sqrt{R^2 - x^2 - 2y^2}$；

(5) $z = \ln \tan \dfrac{y}{x}$；

(6) $z = \cos^2(x - 3y)$；

(7) $u = \left(\dfrac{x}{y}\right)^z$；

(8) $z = f(x^2 - y^2)$.

11. 求下列函数在给定点处的偏导数：

(1) 设 $f(x,y) = \dfrac{1}{\sqrt{x^2 + y}}$，求 $f'_x(1,1)$，$f'_y(1,2)$；

(2) 设 $f(x,y) = \ln(\sqrt{x} + 2\sqrt{y})$，求 $f'_x(4,9)$，$f'_y(4,9)$；

(3) 设 $f(x,y) = \begin{cases} \dfrac{xy}{x^2 + y^2}, & x^2 + y^2 \neq 0; \\ 0, & x^2 + y^2 = 0, \end{cases}$ 求 $f'_x(0,0)$，$f'_y(0,0)$.

12. 求下列函数的所有二阶偏导数：

(1) $z = x^3 + y^3 + x^2y^2 + 1$；

(2) $z = \ln \sin(xy)$；

(3) $z = e^{x^2+y^2} - e^x$；

(4) $u = xy + yz + zx$.

13. 设 $z = \ln \sqrt{x^2 + y^2}$，求 $\dfrac{\partial^3 z}{\partial x \partial y^2}$.

14. 求下列函数的全微分：

(1) $z = e^{\frac{y}{x}}$；

(2) $z = \dfrac{x}{\sqrt{x^2 + y^2}}$；

(3) $z = x\sin(x^2 + y^2)$；

(4) $z = (xy + 2)\sin x$；

(5) $z = \ln(x^2 + y^2)$；

(6) $z = f(\sin x - \sin y)$.

15. 求函数 $z = \ln \tan \dfrac{y}{x}$ 在点(1,1)处的全微分.

16. 求下列多元复合函数的偏导数(或全导数)：

(1) 设 $z = u^2v$，$u = x + y$，$v = x - y$，求 $\dfrac{\partial z}{\partial x}$，$\dfrac{\partial z}{\partial y}$；

(2) 设 $z = \arctan \dfrac{v}{u}$，$u = x\sin y$，$v = x\cos y$，求 $\dfrac{\partial z}{\partial x}$，$\dfrac{\partial z}{\partial y}$；

(3) 设 $z = f(u,v)$，$u = x^2 - y^2$，$v = e^{xy}$，求 $\dfrac{\partial z}{\partial x}$，$\dfrac{\partial z}{\partial y}$；

(4) 设 $z = e^{x-2y}$，$x = \sin t$，$y = t^3$，求 $\dfrac{dz}{dt}$；

(5) 设 $z = \arcsin(x - y)$，$x = 3t$，$y = 4t^3$，求 $\dfrac{dz}{dt}$；

(6) 设 $z = f(x^2, xy)$，求 $\dfrac{\partial z}{\partial x}$，$\dfrac{\partial^2 z}{\partial x \partial y}$.

17. 设 $z = f(x^2y, \ln xy)$，求全微分 dz.

18. 求下列隐函数的导数：

(1) 设 $\ln \sqrt{x^2 + y^2} = \arctan \dfrac{y}{x}$，求 $\dfrac{dy}{dx}$；

(2) 设 $y^2 + xz + z^2 - e^z - 4 = 0$，求 $\dfrac{\partial z}{\partial x}$，$\dfrac{\partial z}{\partial y}$；

(3) 设 $x^2+y^2+z^2=3xyz$，求 $\dfrac{\partial z}{\partial x},\dfrac{\partial z}{\partial y}$；

(4) 设 $z^5-xz^4+yz^3=1$，求 $\left.\dfrac{\partial z}{\partial x}\right|_{\substack{x=0\\y=0}},\left.\dfrac{\partial z}{\partial y}\right|_{\substack{x=0\\y=0}}$；

(5) 设 $z^3-3xyz=a^3$，求 $\dfrac{\partial^2 z}{\partial x^2},\dfrac{\partial^2 z}{\partial y^2}$.

19. 求函数 $f(x,y)=\dfrac{1}{2}x^2-4xy+9y^2+3x-14y+\dfrac{1}{2}$ 的极值.

20. 求函数 $f(x,y)=xy(1-x-y)\ (x>0,y>0)$ 的极值点以及极值.

21. 求函数 $f(x,y)=e^{2x}(x+y^2+2y)$ 的极值.

22. 求函数 $f(x,y)=x^3+y^3-3xy$ 的极值.

23. 求函数 $f(x,y)=x^2+y^2+1$ 满足条件 $x+y-3=0$ 的极值.

24. 求函数 $z=x^2+y^2+2x+y$ 在区域 $x^2+y^2\leqslant 1$ 上的最大值与最小值.

25. 求内接于半径为 a 的球且有最大体积的长方体.

26. 要设计一个容量为 V 的长方体无上盖水箱，试问水箱长、宽、高各等于多少时，其所用的材料最少(即表面积最小).

27. 求原点到曲面 $(x-y)^2+z^2=1$ 的最短距离.

28. 某一实验测得一组数据如下：

x_i	-1	0	1	2	3	4
y_i	6	4.5	5	4	3.5	3

试用最小二乘法求最佳直线.

29. 利用积分的性质，比较下列积分的大小：

(1) $\iint\limits_D (x+y)^2 d\sigma$ 与 $\iint\limits_D (x+y)^3 d\sigma$，其中 D 是由 x 轴、y 轴与直线 $x+y=1$ 所围成的区域；

(2) $\iint\limits_D (x+y)^2 d\sigma$ 与 $\iint\limits_D (x+y)^3 d\sigma$，其中 D 是由圆周 $(x-2)^2+(y-1)^2=2$ 所围成的区域.

30. 估计下列各积分的值：

(1) $\iint\limits_D (4x^2+y^2+9)d\sigma$，其中 D 是圆形区域：$x^2+y^2\leqslant 4$；

(2) $\iint\limits_D [x(1+y)-(x^2+y^2)]d\sigma$，其中 D 是矩形区域：$0\leqslant x\leqslant 1,0\leqslant y\leqslant 2$.

31. 交换下列积分次序：

(1) $\int_1^e dx\int_0^{\ln x} f(x,y)dy$；　(2) $\int_0^1 dy\int_{\arcsin y}^{\pi-\arcsin y} f(x,y)dx$；　(3) $\int_0^2 dy\int_{y^2}^{2y} f(x,y)dx$；

(4) $\int_{-2}^1 dy\int_{-\sqrt{2-y}}^{y} f(x,y)dx+\int_1^2 dy\int_{-\sqrt{2-y}}^{\sqrt{2-y}} f(x,y)dx$.

32. 计算下列二重积分：

(1) $\iint\limits_D xe^{xy}dxdy$，其中 $D:0\leqslant x\leqslant 1,\quad 1\leqslant y\leqslant 0$；

(2) $\iint\limits_D (x^2+y^2-x)dxdy$，其中 D 由 $y=2,y=x$ 及 $y=2x$ 所围成；

(3) $\iint\limits_D (x+2y)dxdy$，其中 D 由 $x=y^2-4,x=5$ 所围成；

(4) $\iint\limits_D \cos(x+y)dxdy$，其中 $D:0\leqslant x\leqslant y,0\leqslant y\leqslant \pi$.

33. 求下列积分：

(1) $\int_0^1 dx \int_x^1 x\sin y^3 dy$；　　(2) $\int_0^1 dx \int_{x^2}^1 \frac{xy}{\sqrt{1+y^3}} dy$.

34. 利用极坐标计算下列二重积分：

(1) $\iint\limits_D \ln(1+x^2+y^2)dxdy$，其中 $D: x^2+y^2 \leqslant 1, x \geqslant 0$；

(2) $\iint\limits_D \sin\sqrt{x^2+y^2}dxdy$，其中 $D: \pi^2 \leqslant x^2+y^2 \leqslant 4\pi^2$；

(3) $\iint\limits_D \frac{1}{\sqrt{1+x^2+y^2}}dxdy$，其中 $D: x^2+y^2 \leqslant 1$；

(4) $\iint\limits_D \sqrt{x^2+y^2}dxdy$，其中 $D: x^2+y^2 \leqslant 2ay\ (a>0)$；

(5) $\iint\limits_D |x^2+y^2-4|dxdy$，其中 $D: x^2+y^2 \leqslant 9$；

(6) $\iint\limits_D xy^2dxdy$，其中 $D: x^2+y^2 \leqslant 1, x \geqslant 0, y \geqslant 0$.

35. 求空间立体的体积：

(1) 由曲面 $z = x^2+y^2+1$ 与平面 $2x+y=2, x=0, y=0, z=0$ 所围的空间区域；

(2) 球体 $x^2+y^2+z^2 \leqslant 4a^2$ 被圆柱面 $x^2+y^2=2ax\ (a>0)$ 所截得的(含在圆柱面内的部分)立体.

36. 求平面薄片的质量：

(1) 平面薄片由曲线 $x=y^3, x+y=2, y=0$ 所围成，其上任一点的密度为该点纵坐标的二倍，求它的质量；

(2) 平面薄片是由 $y^2=2x$ 及 $x=\frac{1}{2}$ 所围成的抛物线弓形平板，其面密度为 $\rho(x,y)=xy^2$，求它的质量.

37. 求均匀平面薄片的质心：

(1) 平面薄片 D 由 $y=\sin x, y=\frac{2x}{\pi}$ 所围成；

(2) 平面薄片 D 由 $y^2=4x+4, y^2=-2x+4$ 所围成.

38. 假设均匀平面薄片(面密度 $\rho=1$)所占的区域为 $D: 0 \leqslant x \leqslant a, 0 \leqslant y \leqslant b$. 求此薄片关于 x 轴的转动惯量 I_x.

第五章 微分方程基础

我们通过刻画变量之间的相互制约关系,来揭示我们所研究的对象及其运动规律.然而,自然科学中很多基本定律和科学研究中的大量问题通常不能直接确定变量间的函数关系,却比较容易建立它们及其导数(或微分)间的关系式.这种含有未知函数的导数(或微分)的方程称为微分方程.与微积分学一起成长起来的微分方程论是人类认识进而改造自然的得力工具,也是数学学科联系实践的主要途径之一.这里,我们只介绍微分方程的一些最基本的知识.

第一节 一般概念

例 5-1 炎症初期,病原微生物种群在机体的某个部位迅速繁殖,种群增殖速率与当时种群的数量成正比.设在时刻 t 病原微生物的种群数量为 $x(t)$,增殖比例系数为 k,炎症初期病原微生物的数量 x 与时间 t 之间的关系式可表达为

$$\frac{\mathrm{d}x}{\mathrm{d}t}=kx. \tag{5-1}$$

例 5-2 曲线上任意点(x,y)处的切线斜率为$-\frac{x}{y}$ $(y\neq 0)$,则该曲线可表示为

$$\frac{\mathrm{d}y}{\mathrm{d}x}=\frac{-x}{y}$$

或

$$y\mathrm{d}y=-x\mathrm{d}x. \tag{5-2}$$

例 5-3 物体在空中自由下落,在不考虑空气阻力的情况下,我们有下落路程 S 与下落时间 t 之间的关系式,即自由落体距离公式

$$\frac{\mathrm{d}^2S}{\mathrm{d}t^2}=g \quad (g=9.8\ \mathrm{m/s^2}). \tag{5-3}$$

式(5-3)是一种表达加速度为常量的运动方程.

例 5-4 对于一定质量的理想气体,分别在等温、等压和等容过程中测得其压强对体积的偏导数、体积对温度的偏导数、温度对压强的偏导数三者之间存在以下关系:

$$\frac{\partial p}{\partial V}\cdot\frac{\partial V}{\partial T}\cdot\frac{\partial T}{\partial p}=-1. \tag{5-4}$$

试求理想气体的状态参数——压强 p、体积 V、温度 T 之间的函数关系.

例 5-5 对公共场所进行灭菌消毒处理时喷洒了一种易挥发性药物.设空间某处(x,y,z)在 t 时刻的药物浓度为 $U(x,y,z,t)$,药物挥发扩散系数为常数 r,空气中药物浓度 U 随时间 t 改变的速率为

$$\frac{\partial U}{\partial t}=r\left(\frac{\partial^2 U}{\partial x^2}+\frac{\partial^2 U}{\partial y^2}+\frac{\partial^2 U}{\partial z^2}\right). \tag{5-5}$$

式(5-1)至(5-5)都可以称作微分方程.如果在微分方程里未知函数是一个自变量的函数,那么这种微分方程称为**常微分方程**(**ordinary differential equation**),以上式(5-1)、(5-2)、(5-3)即是;如果在微分方程里未知函数是两个或多于两个自变量的函数,那么这种微分方程就称为**偏微分方程**(**partial differential equation**),如以上(5-4)、(5-5)两式.本章内容仅限于常微分方程.

微分方程可以根据它所含导数或微分的阶数来分类,微分方程中未知函数的导数或微分的最高阶数称之为微分方程的**阶**(**order**).以上式(5-1)、(5-2)是一阶微分方程.一阶微分方程的一般形式为

$$F(x,y,y')=0. \tag{5-6}$$

式(5-3)则是二阶微分方程,二阶微分方程的一般形式为

$$F(x,y,y',y'')=0. \tag{5-7}$$

如果把某函数以及其导数代入微分方程,能使微分方程成为恒等式,那么这种函数就称为微分方程的**解**(**solution**).可以验证

$$x(t)=ce^{kt} \tag{5-8}$$

是方程(5-1)的解;

$$x^2+y^2=c^2 \tag{5-9}$$

是方程(5-2)的解;

$$S=\frac{1}{2}gt^2+c_1t+c_2 \tag{5-10}$$

是方程(5-3)的解.

含有独立的任意常数,且任意常数的个数与微分方程的阶数相同,这样的解称为微分方程的**通解**(**general solution**).式(5-8)、(5-9)都只含有一个任意常数 c,它们分别是一阶微分方程(5-1)和(5-2)的通解;式(5-10)含有两个任意常数 c_1,c_2,且 c_1 与 c_2 独立,即 c_1,c_2 不能合并成一个常数,所以式(5-10)是二阶微分方程(5-3)的通解.

例 5-6 求满足方程(5-2)并且通过点(1,1)的曲线.

解:从几何图形(图 5-1)上看,方程(5-2)的通解式(5-9)表示的是以坐标原点 O 为圆心,以任意正数 c 为半径的无穷多个同心圆.本例要求的是其中通过点(1,1)的一个圆.将 $x=1,y=1$ 代入式(5-9),有

$$c^2=1^2+1^2=2,$$

则

$$x^2+y^2=2$$

即为满足方程(5-2)并且通过点(1,1)的曲线.

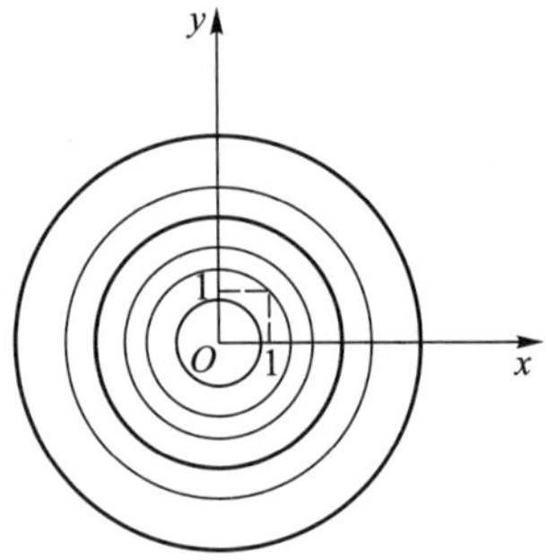

图 5-1

对于一阶微分方程来讲,用来确定任意常数的条件可表达为

$$y\big|_{x=x_0}=y_0,$$

其中 x_0,y_0 都是给定的值.确定了通解中的任意常数之后,就得到了微分方程的**特解**(**particular solution**).求微分方程 $F(x,y,y')=0$ 满足条件 $y\big|_{x=x_0}=y_0$ 的特解,叫做一阶微分方程的初值问题,记作

$$\begin{cases}F(x,y,y')=0,\\ y\big|_{x=x_0}=y_0.\end{cases}$$

微分方程的通解图形一般来说是一族曲线，叫做微分方程的积分曲线；初值问题的几何意义就是求微分方程的通过点(x_0,y_0)的那条积分曲线.因此，例 5-6 也就是解初值问题

$$\begin{cases}y\mathrm{d}y=-x\mathrm{d}x,\\ y\big|_{x=1}=1.\end{cases}$$

同理

$$S=\frac{1}{2}gt^2$$

是二阶微分方程初值问题

$$\begin{cases}S''=g,\\ S\big|_{t=0}=0,S'\big|_{t=0}=0\end{cases}$$

的特解.

思考与讨论

1. $y=c_1+\mathrm{i}c_2$ 是不是二阶微分方程 $y''=0$ 的通解？
2. $y=c_1\mathrm{e}^x\sin 2x+c_2\mathrm{e}^x\sin x\cos x$ 是不是 $y''-2y'+5y=0$ 的通解？
3. 方程$(y')^2-2yy'+xy=1$ 的阶数是多少？
4. 验证第一章例 1-39 中，函数 $C(x)=c_0\exp\left(-\frac{x}{5}\ln 2\right)$ 满足方程 $C'(x)=-\frac{\ln 2}{5}C(x)$.

第二节　可分离变量的微分方程

如果一阶微分方程 $F(x,y,y')=0$ 可化为形如

$$g(y)\mathrm{d}y=f(x)\mathrm{d}x \tag{5-11}$$

的方程，则称它为**可分离变量的微分方程(separable differential equation)**.

将式(5-11)等号两边同时积分，有

$$\int g(y)\mathrm{d}y=\int f(x)\mathrm{d}x.$$

设 $G(y)$，$F(x)$依次为 $g(y)$，$f(x)$的原函数，于是有

$$G(y)=F(x)+c. \tag{5-12}$$

由关系式(5-12)所确定的隐函数 $y(x)$是方程(5-11)的通解.

例 5-7　求微分方程

$$(1+\mathrm{e}^x)yy'=\mathrm{e}^x$$

的通解及满足初值条件 $y\big|_{x=1}=1$ 的特解.

解：本例属可分离变量方程，分离变量后得

$$y\mathrm{d}y=\frac{\mathrm{e}^x}{1+\mathrm{e}^x}\mathrm{d}x.$$

两边分别积分，有

$$\int y\mathrm{d}y=\int\frac{\mathrm{e}^x}{1+\mathrm{e}^x}\mathrm{d}x,$$

得原方程的通解为

$$y^2=2\ln(1+\mathrm{e}^x)+c.$$

在此通解表达式中代入初值条件 $x=1,y=1$，得 $c=1-2\ln(1+\mathrm{e})$．因此本例初值问题的特解为

$$y^2-1=2\ln(1+\mathrm{e}^x)-2\ln(1+\mathrm{e}).$$

由于通解中的 c 是任意常数，解题时可根据需要而表达成不同的形式，如 $2c,c^2,\ln c$ 等.

例 5-8 求 $\frac{\mathrm{d}x}{\mathrm{d}t}=kx$ 的通解.

解：分离变量后得

$$\frac{\mathrm{d}x}{x}=k\mathrm{d}t.$$

两边分别积分后，有

$$\ln|x|=kt+\ln|c|,$$

即

$$x=c\mathrm{e}^{kt}.$$

这就是我们前面验证的方程(5-1)的通解表达式(5-8).

许多微分方程用变量替换的方法能转化为可分离变量的微分方程.

一、$y'=f(ax+by)$ 型微分方程

方程

$$y'=f(ax+by) \tag{5-13}$$

中的 a,b 为常量.用变量替换 $u=ax+by$，由于

$$\frac{\mathrm{d}u}{\mathrm{d}x}=a+by'=a+bf(u),$$

因此这类方程便转化为

$$\frac{\mathrm{d}u}{a+bf(u)}=\mathrm{d}x. \tag{5-14}$$

式(5-14)中变量已经分离，所以不难求得其解.

例 5-9 求微分方程

$$\frac{\mathrm{d}y}{\mathrm{d}x}=\frac{1}{x-y}+1 \tag{5-15}$$

的通解.

解：用变量替换 $u=x-y$，原方程化为

$$u\mathrm{d}u=-\mathrm{d}x.$$

两边分别积分，得

$$u^2=-2x+c.$$

即

$$(x-y)^2=-2x+c$$

为原微分方程(5-15)的通解.

二、$y'=f\left(\dfrac{y}{x}\right)$ 型微分方程

方程

$$y'=f\left(\frac{y}{x}\right) \tag{5-16}$$

称为一阶**齐次**(**homogeneous**)微分方程，以 $u=\dfrac{y}{x}$ 或 $y=ux$ 代入式(5-16)后，我们得到

$$\frac{\mathrm{d}y}{\mathrm{d}x}=x\frac{\mathrm{d}u}{\mathrm{d}x}+u=f(u).$$

即

$$\frac{\mathrm{d}u}{f(u)-u}=\frac{\mathrm{d}x}{x}. \tag{5-17}$$

式(5-17)中变量已经分离.

例 5-10　求微分方程

$$\frac{\mathrm{d}y}{\mathrm{d}x}=\frac{y}{x}+\tan\frac{y}{x}$$

的通解.

解：令 $y=ux$，将 $\dfrac{\mathrm{d}y}{\mathrm{d}x}=x\dfrac{\mathrm{d}u}{\mathrm{d}x}+u$ 代入原方程得到

$$x\frac{\mathrm{d}u}{\mathrm{d}x}+u=u+\tan u,$$

即

$$\frac{\cos u\mathrm{d}u}{\sin u}=\frac{\mathrm{d}x}{x}.$$

两边分别积分

$$\ln|\sin u|=\ln|x|+\ln|c|,$$

还原成原来的变量，得

$$\sin\frac{y}{x}=cx.$$

思考与讨论

验证 $y=\pm1$ 是方程 $y'=\sqrt{1-y^2}$ 的解，它们是否包含在通解之中？如果不包含在通解之中，说明什么问题？

释疑解难 5-1

第三节　一阶线性微分方程

如果微分方程仅含未知函数 y 的一阶导数，而且 y 及导数 y' 都是一次幂，我们称这类方程为**一阶线性微分方程**(**linear differential equation of first order**). 一阶线性微分方程的一般形式是

$$y' + P(x)y = Q(x), \tag{5-18}$$

其中 $P(x), Q(x)$ 为已知函数, $Q(x)$ 称为自由项.

当 $Q(x) \neq 0$ 时,式(5-18)称为**一阶非齐次线性微分方程**(**inhomogeneous linear differential equation of first order**);当 $Q(x)=0$ 时,方程化为

$$y' + P(x)y = 0. \tag{5-19}$$

式(5-19)称为**一阶齐次线性微分方程**(**homogeneous linear differential equation of first order**).

一、一阶齐次线性微分方程的通解

将式(5-19)分离变量后得

$$\frac{dy}{y} = -P(x)dx,$$

两边分别积分后得

$$\ln|y| = -\int P(x)dx + \ln|c|.$$

即

$$y = ce^{-\int P(x)dx}. \tag{5-20}$$

式(5-20)就是一阶齐次线性微分方程(5-19)的通解.

二、一阶非齐次线性微分方程的通解

将方程(5-18)改写成

$$\frac{dy}{y} = \frac{Q(x)}{y}dx - P(x)dx.$$

两边分别积分,得

$$\ln|y| = \int \frac{Q(x)}{y}dx - \int P(x)dx. \tag{5-21}$$

上式等号右边的第一个积分中含有未知函数 y,这个积分还不能计算出来,但是我们知道 y 是 x 的函数,所以 $\frac{Q(x)}{y(x)}$ 也是 x 的函数,从而 $\frac{Q(x)}{y(x)}$ 的不定积分也应是 x 的函数,暂记

$$\int \frac{Q(x)}{y}dx = u(x).$$

这样式(5-21)就可写成

$$\ln|y| = u(x) - \int P(x)dx,$$

即

$$y = e^{u(x)} \cdot e^{-\int P(x)dx}.$$

令 $e^{u(x)} = c(x)$,于是一阶非齐次线性方程(5-18)的解暂时可写成

$$y = c(x)e^{-\int P(x)dx}. \tag{5-22}$$

这里 $c(x)$ 是待定的函数.

将式(5-22)与式(5-20)相比较,可以看出:在对应的齐次线性方程的通解(5-20)中,将任

意常数 c 换成 x 的函数 $c(x)$，便成为非齐次线性方程的解，这个 $c(x)$ 究竟是什么呢？现在我们来确定它.

对式(5-22)等号两边同时求导，得

$$y'=c'(x)e^{-\int P(x)dx}-c(x)P(x)e^{-\int P(x)dx}.$$

既然式(5-22)是非齐次线性方程(5-18)的解，我们将 y,y' 代入非齐次线性方程(5-18)中，得

$$c'(x)e^{-\int P(x)dx}-c(x)P(x)e^{-\int P(x)dx}+P(x)c(x)e^{-\int P(x)dx}=Q(x),$$

即

$$c'(x)e^{-\int P(x)dx}=Q(x),$$

$$c'(x)=Q(x)e^{\int P(x)dx}.$$

从而得

$$c(x)=\int Q(x)e^{\int P(x)dx}dx+c.$$

于是得到非齐次线性方程(5-18)的通解为

$$y=\left[\int Q(x)e^{\int P(x)dx}dx+c\right]e^{-\int P(x)dx},$$

即

$$y=ce^{-\int P(x)dx}+e^{-\int P(x)dx}\int Q(x)e^{\int P(x)dx}dx. \qquad (5-23)$$

从式(5-23)可以看出，非齐次线性方程(5-18)的通解由两项相加组成：第一项 $ce^{-\int P(x)dx}$ 就是对应的齐次线性方程(5-19)的通解；第二项 $e^{-\int P(x)dx}\int Q(x)e^{\int P(x)dx}dx$ 是非齐次线性方程本身的一个特解(在通解中令 $c=0$，便得到这个特解).

今后求解一阶非齐次线性微分方程(5-18)时，可以直接套用公式(5-23)，也可以依以下步骤进行：

(1) 求出对应于(5-18)的齐次线性方程(5-19)的通解

$$y=ce^{-\int P(x)dx};$$

(2) 设 $y=c(x)e^{-\int P(x)dx}$，并计算出 y'；

(3) 将(2)中的 y,y' 代入式(5-18)，解出

$$c(x)=\int Q(x)e^{\int P(x)dx}dx+c;$$

(4) 将(3)中求出的 $c(x)$ 代入(2)中 y 的表达式，即得到式(5-18)的通解.

上述步骤(2)将步骤(1)中的任意常数 c 换成 x 的函数 $c(x)$，进而确定 $c(x)$. 这种方法称为**常数变易法(method of variation of constants)**.

例 5-11 求以下方程的通解

$$y'-\frac{y}{x}=x^2.$$

解：(1) 求出对应的齐次线性方程 $\frac{dy}{dx}-\frac{y}{x}=0$ 的通解

$$y=cx;$$

(2) 设 $y=c(x)x$，则 $y'=c'(x)x+c(x)$；

(3) 将(2)中的 y,y' 代入原方程后,得

$$c'(x)=x,$$

再积分后得

$$c(x)=\frac{x^2}{2}+c;$$

(4) 将(3)中所求得的 $c(x)$ 代入(2),即得到原方程的通解

$$y=\left(\frac{x^2}{2}+c\right)x.$$

例 5-12 解初值问题

$$\begin{cases}y'-y\cot x=2x\sin x,\\ y\big|_{x=\frac{\pi}{2}}=\dfrac{\pi^2}{4}.\end{cases}$$

解:首先求 $y'-y\cot x=2x\sin x$ 的通解:

(1) 求出对应的齐次线性方程 $y'-y\cot x=0$ 的通解

$$y=c\sin x;$$

(2) 设 $y=c(x)\sin x$,则 $y'=c'(x)\sin x+c(x)\cos x$;

(3) 将(2)中的 y,y' 代入原方程,得

$$c'(x)=2x,$$

再积分后得

$$c(x)=x^2+c;$$

(4) 将(3)中所求得的 $c(x)$ 代入(2),即得到 $y'-y\cot x=2x\sin x$ 的通解为

$$y=(x^2+c)\sin x.$$

然后将初值条件 $x=\frac{\pi}{2},y=\frac{\pi^2}{4}$ 代入通解,得到 $c=0$,于是,本例初值问题所要求的特解为

$$y=x^2\sin x.$$

思考与讨论

形如 $y'+P(x)y=Q(x)y^n\ (n\neq 0,1)$ 的方程称为伯努利(Bernoulli)方程,作变换 $u=y^{1-n}$ 将其化为未知函数为 u 的一阶线性微分方程.

第四节 可降阶的高阶微分方程

二阶及二阶以上的微分方程称为**高阶(higher order)**微分方程,下面介绍三类容易降阶的高阶微分方程的求解方法.

一、$y^{(n)}=f(x)$ 型的微分方程

微分方程

$$y^{(n)}=f(x) \tag{5-24}$$

等号右边仅含有自变量 x,只要把 $y^{(n-1)}$ 作为新的未知函数,式(5-24)就是新未知函数的一阶微分方程.再通过两边积分就将原来的 n 阶微分方程化为一个 $n-1$ 阶的微分方程.依此法递推进

行，接连积分 n 次，便得到方程(5-24)的含有 n 个任意常数的通解.

例 5-13　求微分方程 $y^{(n)}=\sin x$ 的通解.

解：$y^{(n-1)}=\int \sin x\mathrm{d}x=-\cos x+c_1=\sin\left(x-\frac{1}{2}\pi\right)+c_1$；

$$y^{(n-2)}=\int(-\cos x+c_1)\mathrm{d}x=-\sin x+c_1x+c_2=\sin\left(x-\frac{2}{2}\pi\right)+c_1x+c_2;$$

$$y^{(n-3)}=\int(-\sin x+c_1x+c_2)\mathrm{d}x=\sin\left(x-\frac{3}{2}\pi\right)+c_1x^2+c_2x+c_3;$$

求解中$\frac{c_1}{2}$与 c_1 实质上并无区别，均作为任意常数看待，最后有

$$y=\sin\left(x-\frac{n}{2}\pi\right)+c_1x^{n-1}+c_2x^{n-2}+\cdots+c_{n-1}x+c_n.$$

例 5-14　解初值问题

$$\begin{cases}y''=\mathrm{e}^{2x}-\cos x,\\ y\big|_{x=0}=1,y'\big|_{x=0}=1.\end{cases}$$

解：对所给方程连续积分二次，得

$$y'=\frac{1}{2}\mathrm{e}^{2x}-\sin x+c_1;$$

$$y=\frac{1}{4}\mathrm{e}^{2x}+\cos x+c_1x+c_2.$$

将 $x=0$ 时 $y=1,y'=1$ 代入以上结果，得

$$c_1=\frac{1}{2},\quad c_2=-\frac{1}{4}.$$

本例初值问题的特解为

$$y=\frac{1}{4}\mathrm{e}^{2x}+\cos x+\frac{1}{2}x-\frac{1}{4}.$$

二、$y''=f(x,y')$ 型的微分方程

微分方程

$$y''=f(x,y') \tag{5-25}$$

等号右边不显含未知函数 y，只要把 y'作为新的未知函数 $p(x)$，那么 $y''=\frac{\mathrm{d}p}{\mathrm{d}x}=p'$，方程(5-25)便化为

$$p'=f(x,p). \tag{5-26}$$

这是一个以 x 为自变量、p 为因变量的一阶微分方程.解此一阶微分方程(5-26)，设其通解为

$$p=g(x,c_1). \tag{5-27}$$

由于 $p=y'$，方程(5-27)即为

$$y'=g(x,c_1). \tag{5-28}$$

对式(5-28)两边分别进行积分，便得到方程(5-25)的通解为

$$y=\int g(x,c_1)\,\mathrm{d}x+c_2.$$

例 5-15 求微分方程 $y''-\dfrac{1}{x}y'=0$ 的通解.

解:令 $y'=p$,原方程化为

$$p'=\frac{p}{x}.$$

分离变量得

$$\frac{\mathrm{d}p}{p}=\frac{\mathrm{d}x}{x}.$$

对上式两边分别进行积分,得

$$\ln|p|=\ln|x|+c \quad 或 \quad p=2c_1x \quad (c=\ln(2c_1))$$

即

$$y'=2c_1x.$$

从而解得原方程的通解为

$$y=c_1x^2+c_2.$$

例 5-16 解初值问题

$$\begin{cases} y''=\dfrac{1}{a}\sqrt{1+(y')^2}, \\ y\big|_{x=0}=a, y'\big|_{x=0}=0. \end{cases}$$

解:令 $y'=p$,原方程化为

$$p'=\frac{1}{a}\sqrt{1+p^2}.$$

分离变量后,对等号两边分别积分,得

$$\ln(p+\sqrt{1+p^2})=\frac{x}{a}+c_1.$$

将 $p\big|_{x=0}=y'\big|_{x=0}=0$ 代入上式,得 $c_1=0$,于是上式化为

$$\ln(p+\sqrt{1+p^2})=\frac{x}{a}.$$

释疑解难 5-2

即

$$\operatorname{arsinh} p=\frac{x}{a} \quad 或 \quad p=\operatorname{sh}\frac{x}{a}.$$

也就是

$$y'=\operatorname{sh}\frac{x}{a}=\frac{1}{2}\left(\mathrm{e}^{\frac{x}{a}}-\mathrm{e}^{-\frac{x}{a}}\right).$$

对上式两端分别积分,便得

$$y=\frac{a}{2}\left(\mathrm{e}^{\frac{x}{a}}+\mathrm{e}^{-\frac{x}{a}}\right)+c_2,$$

将 $y\big|_{x=0}=a$ 代入上式,得 $c_2=0$,于是得本例初值问题的特解为

$$y=\frac{a}{2}\left(\mathrm{e}^{\frac{x}{a}}+\mathrm{e}^{-\frac{x}{a}}\right).$$

三、$y''=f(y,y')$ 型的微分方程

微分方程
$$y''=f(y,y') \tag{5-29}$$
中不显含自变量 x.我们令 $y'=q(y)$,则 $q(y)$ 是以 y 为中间变量的复合函数,于是

$$y''=\frac{dq}{dx}=\frac{dq}{dy}\frac{dy}{dx}=q\frac{dq}{dy},$$

方程(5-29)化为

$$q\frac{dq}{dy}=f(y,q).$$

这是一个以 y 为自变量、q 为因变量的一阶微分方程.设它的通解为
$$y'=q=\varphi(y,c_1).$$
分离变量后再积分,便得到原方程(5-29)的通解

$$\int\frac{dy}{\varphi(y,c_1)}=x+c_2.$$

例 5-17　求微分方程 $yy''-(y')^2=0$ 的通解.

解:令 $y'=q(y)$,则 $y''=q\dfrac{dq}{dy}$,代入方程中得

$$yq\frac{dq}{dy}=q^2.$$

若 $q\neq 0$,上式可化为

$$\frac{dq}{q}=\frac{dy}{y}.$$

两边分别积分,得

$$\ln|q|=\ln|y|+\ln|c_1|,$$
$$q=c_1y,$$
即
$$y'=c_1y.$$
再将上式分离变量并积分,得

$$\ln|y|=c_1x+\ln|c_2|,$$
即
$$y=c_2e^{c_1x}.$$

若 $q=0$,则立即可得:$y=c$.

综合起来,原方程的通解为 $y=c_2e^{c_1x}$. 本例中,解 $y=c$ 已被包含在通解 $y=c_2e^{c_1x}$ 之中.

例 5-18　解初值问题

$$\begin{cases}y''=\dfrac{1}{a}\sqrt{1+(y')^2},\\ y|_{x=0}=a,y'|_{x=0}=0.\end{cases}$$

解:令 $q=y'$,则 $y''=q\dfrac{dq}{dy}$,代入本例方程中并分离变量,得

$$\frac{q\mathrm{d}q}{\sqrt{1+q^2}}=\frac{1}{a}\mathrm{d}y.$$

将上式等号两边分别积分，得

$$\sqrt{1+q^2}=\frac{y}{a}+c_1.$$

将 $y\big|_{x=0}=a, q\big|_{x=0}=y'\big|_{x=0}=0$ 代入上式，得 $c_1=0$，故有

$$\sqrt{1+q^2}=\frac{y}{a},$$

$$q=\pm\sqrt{\left(\frac{y}{a}\right)^2-1},$$

即

$$y'=\pm\sqrt{\left(\frac{y}{a}\right)^2-1}.$$

分离变量，得

$$\frac{\mathrm{d}\left(\frac{y}{a}\right)}{\sqrt{\left(\frac{y}{a}\right)^2-1}}=\pm\frac{\mathrm{d}x}{a}.$$

上式等号两边分别积分，得

$$\mathrm{ch}^{-1}\left(\frac{y}{a}\right)=\pm\frac{x}{a}+c_2.$$

再次将 $y\big|_{x=0}=a$ 代入上式，得 $c_2=0$. 故有

$$\mathrm{ch}^{-1}\left(\frac{y}{a}\right)=\pm\frac{x}{a}\quad 或\quad \left(\frac{y}{a}\right)=\mathrm{ch}\left(\pm\frac{x}{a}\right).$$

因 $\mathrm{ch}\left(\pm\frac{x}{a}\right)=\frac{1}{2}(\mathrm{e}^{\frac{x}{a}}+\mathrm{e}^{-\frac{x}{a}})$，所以本例初值问题的特解为

$$y=\frac{a}{2}(\mathrm{e}^{\frac{x}{a}}+\mathrm{e}^{-\frac{x}{a}}).$$

例 5-16 和例 5-18 是将同一问题用两种不同的方法求解，读者通过比较，可以加深对两种降阶法的理解.

思考与讨论

1. 求微分方程 $\frac{\mathrm{d}^5y}{\mathrm{d}x^5}-\frac{1}{x}\frac{\mathrm{d}^4y}{\mathrm{d}x^4}=0$ 的通解.

2. 验证(或者猜测) e^x, $\sin x$ 和 $\cos x$ 都是 4 阶线性方程 $\frac{\mathrm{d}^4y}{\mathrm{d}x^4}=ky$ 的解．进一步要求验证 e^x, $\sin x$ 和 $\cos x$ 的线性(代数)组合也是此方程的解．

释疑解难 5-3

第五节　二阶线性微分方程

形如

$$A(x)y''+B(x)y'+C(x)y=f(x) \tag{5-30}$$

的方程称为**二阶线性微分方程**(**linear differential equation of second order**),式中 $A(x)\neq 0$. 当 $f(x)\neq 0$时,式(5-30)称为二阶非齐次线性微分方程;当 $f(x)=0$ 时,式(5-30)便化为

$$A(x)y''+B(x)y'+C(x)y=0. \tag{5-31}$$

式(5-31)称为**二阶齐次线性微分方程**.

一、线性微分方程解的结构理论

定理 5-1　若函数 $y_1(x)$,$y_2(x)$是齐次线性方程(5-31)的两个解,则

$$y=c_1y_1(x)+c_2y_2(x) \tag{5-32}$$

也是该方程的解,其中 c_1,c_2 是任意常数.

证: 将式(5-32)代入式(5-31)左边,得

$$\begin{aligned}&A(x)(c_1y_1+c_2y_2)''+B(x)(c_1y_1+c_2y_2)'+C(x)(c_1y_1+c_2y_2)\\&=A(x)(c_1y_1''+c_2y_2'')+B(x)(c_1y_1'+c_2y_2')+C(x)(c_1y_1+c_2y_2)\\&=c_1[A(x)y_1''+B(x)y_1'+C(x)y_1]+c_2[A(x)y_2''+B(x)y_2'+C(x)y_2]\\&=c_1\cdot 0+c_2\cdot 0=0.\end{aligned}$$

表明 $y=c_1y_1+c_2y_2$ 也是方程(5-31)的解,这个性质是齐次线性方程所特有的,称为**叠加原理**(**principle of superposition**).

例 5-19　已知齐次线性方程

$$x^2y''+4xy'-4y=0$$

的两个解为 $y_1=x$,$y_2=x^{-4}$,由定理 5-1 可知

$$y=c_1x+c_2x^{-4}$$

也是 $x^2y''+4xy'-4y=0$ 的解.

定理 5-1 告诉我们:一个二阶齐次线性方程只要给出两个特解,就可以构造出它的无穷多个解.

式(5-32)含有两个任意常数 c_1,c_2,即所含任意常数的个数正好与微分方程(5-31)的阶数相同,那么式(5-32)是否就是微分方程(5-31)的通解呢?这就要看任意常数 c_1,c_2 是否相互独立,这一点是由 $y_1(x)$和 $y_2(x)$的关系决定的.

定理 5-2　设 $y_1(x)$,$y_2(x)$是齐次方程(5-31)的两个线性无关的特解,则

$$y=c_1y_1(x)+c_2y_2(x)$$

即为齐次线性方程(5-31)的通解,其中 c_1,c_2 是两个任意常数.

$y_1(x)$,$y_2(x)$线性无关,是指不存在不全为零的常数 k_1,k_2,使 $k_1y_1(x)+k_2y_2(x)=0$,即

$$\frac{y_2(x)}{y_1(x)}\neq \text{常数}.$$

否则称 $y_1(x)$,$y_2(x)$线性相关.

在例 5-19 中，

$$\frac{y_2(x)}{y_1(x)}=\frac{x^{-4}}{x}=x^{-5}\neq \text{常数}.$$

$y_1=x,y_2=x^{-4}$是齐次线性方程 $x^2y''+4xy'-4y=0$ 的两个线性无关的特解，所以 $y=c_1x+c_2x^{-4}$也就是方程 $x^2y''+4xy'-4y=0$ 的通解.

如果 $y_1(x),y_2(x)$线性相关，则

$$\frac{y_2(x)}{y_1(x)}=k \quad (k\text{ 为常数}).$$

于是有

$$y_2(x)=ky_1(x).$$

$$y=c_1y_1(x)+c_2y_2(x)=(c_1+kc_2)y_1(x)=cy_1(x).$$

说明上式实际只含有一个任意常数，因此它不是方程(5-31)的通解.

定理 5-3 设 $\tilde{y}(x)$是非齐次线性方程(5-30)的一个特解，$y(x)$是与方程(5-30)对应的齐次线性方程(5-31)的通解，则

$$Y(x)=y(x)+\tilde{y}(x) \tag{5-33}$$

是二阶非齐次线性微分方程(5-30)的通解.

证：将式(5-33)代入方程(5-30)的左边，得

$$A(x)(y''+\tilde{y}'')+B(x)(y'+\tilde{y}')+C(x)(y+\tilde{y})$$

$$=[A(x)y''+B(x)y'+C(x)y]+[A(x)\tilde{y}''+B(x)\tilde{y}'+C(x)\tilde{y}].$$

由于 $y(x)$是对应的齐次线性方程(5-31)的通解，则

$$A(x)y''+B(x)y'+C(x)y=0.$$

$\tilde{y}(x)$是非齐次线性方程(5-30)的一个特解

$$A(x)\tilde{y}''+B(x)\tilde{y}'+C(x)\tilde{y}=f(x),$$

所以

$$A(x)(y+\tilde{y})''+B(x)(y+\tilde{y})'+C(x)(y+\tilde{y})=f(x).$$

即式(5-33)是方程(5-30)的解，又因 $y(x)$中含有两个相互独立的任意常数 c_1,c_2，所以$Y=y+\tilde{y}$中也含有两个相互独立的任意常数，从而证得 $Y=y+\tilde{y}$ 就是二阶非齐次线性方程(5-30)的通解.

二、二阶常系数齐次线性微分方程

当 $A(x),B(x),C(x)$均为常数时，式(5-31)便化为

$$Ay''+By'+Cy=0. \tag{5-34}$$

形如式(5-34)的方程称为二阶**常系数(constant coefficient)**齐次线性微分方程，其中 A,B,C 是已知常数，且 $A\neq 0$.

根据方程(5-34)所具有的线性常系数的特点，我们来探讨如何求解这一类型的微分方程.

由于指数函数 $y=e^{\lambda x}$和它的各阶导数都只相差一个常数因子，我们尝试方程(5-34)有如

$$y=e^{\lambda x}$$

形式的解，选择适当的 λ 值，使 $y=e^{\lambda x}$满足方程(5-34).

将 $y'=\lambda e^{\lambda x}$,$y''=\lambda^2 e^{\lambda x}$代入方程(5-34)之中,得

$$A\lambda^2 e^{\lambda x}+B\lambda e^{\lambda x}+Ce^{\lambda x}=0,$$

即

$$e^{\lambda x}(A\lambda^2+B\lambda+C)=0.$$

由于 $e^{\lambda x}\neq 0$,所以

$$A\lambda^2+B\lambda+C=0. \qquad (5-35)$$

二次代数方程(5-35)称为二阶微分方程(5-34)的**特征方程**(**characteristic equation**). 如果将特征方程(5-35)中的常数项 C 视作 λ^0 的系数,比较二阶微分方程(5-34)及其特征方程(5-35):微分方程(5-34)中 y'',y',y 的系数恰好依次是特征方程(5-35)中 λ^2,λ,λ^0 的系数.特征方程(5-35)的根称为微分方程(5-34)的**特征根**(**characteristic root**).因此,找到微分方程(5-34)的一个特征根 λ,也就找到了它的一个特解 $y=e^{\lambda x}$.由此可见:求微分方程(5-34)的解可转化为求代数方程(5-35)的根.

由代数方程的基本知识得知:根据判别式 B^2-4AC 的符号不同,方程(5-34)的特征根可有三种不同的情况,下面分别进行讨论.

(1) 当 $B^2-4AC>0$ 时,特征方程(5-35)有两个相异的实数根 λ_1,λ_2:

$$\lambda_1=\frac{-B+\sqrt{B^2-4AC}}{2A},$$

$$\lambda_2=\frac{-B-\sqrt{B^2-4AC}}{2A}.$$

于是 $y_1=e^{\lambda_1 x}$和 $y_2=e^{\lambda_2 x}$为微分方程(5-33)的两个特解.这时,由于

$$\frac{y_2}{y_1}=e^{(\lambda_2-\lambda_1)x}\neq \text{常数},$$

即 y_1,y_2 线性无关,则方程(5-34)的通解为

$$y=c_1e^{\lambda_1 x}+c_2e^{\lambda_2 x}.$$

例 5-20　解初值问题

$$\begin{cases}y''-3y'-4y=0,\\ y(0)=0,y'(0)=1.\end{cases}$$

解:特征方程为

$$\lambda^2-3\lambda-4=0,$$

即

$$(\lambda+1)(\lambda-4)=0.$$

特征方程有两个不相等的实数根

$$\lambda_1=-1,\quad \lambda_2=4.$$

所求微分方程的通解为

$$y=c_1e^{-x}+c_2e^{4x}.$$

对上式求导,得

$$y'=-c_1e^{-x}+4c_2e^{4x}.$$

将 $y(0)=0$,$y'(0)=1$ 代入以上二式,得

$$\begin{cases}0=c_1+c_2,\\ 1=-c_1+4c_2.\end{cases}$$

解此方程组，得

$$c_1=-\frac{1}{5},\quad c_2=\frac{1}{5}.$$

本例初值问题的特解为

$$y=-\frac{1}{5}e^{-x}+\frac{1}{5}e^{4x}.$$

（2）当 $B^2-4AC=0$ 时，特征方程（5-35）有两个相同的实数根

$$\lambda_1=\lambda_2=-\frac{B}{2A}.$$

由此，微分方程（5-34）只能找到一个特解

$$y_1=e^{-\frac{B}{2A}x}.$$

为求得微分方程（5-34）的通解，还必须找到它的另一个特解 y_2，且 $\frac{y_2}{y_1}\neq$ 常数.

设 $\frac{y_2}{y_1}=u(x)$，这里 $u(x)$ 是一个待定的函数，既然 y_2 也是原方程的解，应有

$$Ay_2''+By_2'+Cy_2=0.$$

将 $y_2=u(x)y_1, y_2'=u'(x)y_1+u(x)y_1', y_2''=u''(x)y_1+2u'(x)y_1'+u(x)y_1''$ 代入上式，即有

$$Ay_1u''(x)+(2Ay_1'+By_1)u'+(Ay_1''+By_1'+Cy_1)u=0.$$

由 $y_1=e^{-\frac{B}{2A}x}, y_1'=-\frac{B}{2A}e^{-\frac{B}{2A}x}=-\frac{B}{2A}y_1$，知 $2Ay_1'+By_1=0$；又由 y_1 是微分方程（5-34）的一个特解，知 $Ay_1''+By_1'+Cy_1=0$. 于是得

$$Ay_1u''(x)=0.$$

因 $A\neq0, y_1\neq0$，所以

$$u''(x)=0.$$

将此方程积分两次，得

$$u(x)=c_1x+c_2.$$

这里我们只需取一个不等于常数的解，不妨取

$$u(x)=x.$$

于是找原方程的另一个特解

$$y_2=xe^{-\frac{B}{2A}x},$$

且 y_2 与 y_1 线性无关，从而得到微分方程（5-34）的通解为

$$y=c_1e^{-\frac{B}{2A}x}+c_2xe^{-\frac{B}{2A}x}.$$

例 5-21 解初值问题

$$\begin{cases}y''-3y'+\frac{9}{4}y=0,\\ y\big|_{x=1}=e^{\frac{3}{2}}, y'\big|_{x=1}=\frac{5}{2}e^{\frac{3}{2}}.\end{cases}$$

解：特征方程为

$$\lambda^2-3\lambda+\frac{9}{4}=0,$$

即

$$\left(\lambda-\frac{3}{2}\right)^2=0.$$

特征方程有两个相同的实数根

$$\lambda_1=\lambda_2=\frac{3}{2}.$$

所求微分方程的通解为

$$y=c_1e^{\frac{3}{2}x}+c_2xe^{\frac{3}{2}x}.$$

对上式求导,得

$$y'=\frac{3}{2}c_1e^{\frac{3}{2}x}+c_2e^{\frac{3}{2}x}+\frac{3}{2}c_2xe^{\frac{3}{2}x}.$$

将 $y\big|_{x=1}=e^{\frac{3}{2}}$,$y'\big|_{x=1}=\frac{5}{2}e^{\frac{3}{2}}$代入以上二式,得

$$\begin{cases}c_1+c_2=1,\\ \frac{3}{2}c_1+\frac{5}{2}c_2=\frac{5}{2}.\end{cases}$$

解此方程组,得

$$c_1=0,\quad c_2=1.$$

本例初值问题的特解为

$$y=xe^{\frac{3}{2}x}.$$

(3) 当 $B^2-4AC<0$ 时,特征方程(5-35)有一对共轭复数根

$$\lambda_1=\alpha+i\beta,$$
$$\lambda_2=\alpha-i\beta.$$

这里 $\alpha=-\frac{B}{2A}$,$\beta=\frac{\sqrt{4AC-B^2}}{2A}$.因此得到微分方程(5-34)的两个特解

$$\tilde{y}_1=e^{(\alpha+i\beta)x},$$
$$\tilde{y}_2=e^{(\alpha-i\beta)x}.$$

利用欧拉公式

$$e^{i\theta}=\cos\theta+i\sin\theta,$$

有

$$\tilde{y}_1=e^{(\alpha+i\beta)x}=e^{\alpha x}(\cos\beta x+i\sin\beta x),$$
$$\tilde{y}_2=e^{(\alpha-i\beta)x}=e^{\alpha x}(\cos\beta x-i\sin\beta x).$$

根据定理 5-1,可知 $\tilde{y}_1$,$\tilde{y}_2$ 分别乘任意常数再相加所得的和仍是方程(5-34)的解,所以

$$y_1=\frac{1}{2}\tilde{y}_1+\frac{1}{2}\tilde{y}_2=e^{\alpha x}\cos\beta x,$$

$$y_2 = \frac{1}{\mathrm{i}}\left(\frac{1}{2}\tilde{y}_1 - \frac{1}{2}\tilde{y}_2\right) = \mathrm{e}^{\alpha x}\sin\beta x.$$

也是方程(5-34)的解．又因为

$$\frac{y_2}{y_1} = \tan\beta x \neq \text{常数}.$$

y_1, y_2 线性无关,再由定理 5-2,可得到方程(5-34)的实数形式通解

$$y = \mathrm{e}^{\alpha x}(c_1\cos\beta x + c_2\sin\beta x).$$

例 5-22 解初值问题

$$\begin{cases} y'' + 4y' + 13y = 0, \\ y(0) = 0, y'(0) = 1. \end{cases}$$

解:特征方程为

$$\lambda^2 + 4\lambda + 13 = 0.$$

计算得到 $\alpha = -2, \beta = 3$.于是得到微分方程的通解:

$$y = \mathrm{e}^{-2x}(c_1\cos 3x + c_2\sin 3x).$$

对上式求导,得

$$y' = \mathrm{e}^{-2x}[(3c_2 - 2c_1)\cos 3x - (3c_1 + 2c_2)\sin 3x].$$

将 $y(0)=0, y'(0)=1$ 代入以上二式,得

$$c_1 = 0, \quad c_2 = \frac{1}{3}.$$

本例初值问题的特解为

$$y = \frac{1}{3}\mathrm{e}^{-2x}\sin 3x.$$

释疑解难 5-4

现将求解二阶常系数齐次线性微分方程(5-34)的过程归纳如下:

① 写出微分方程(5-34)对应的特征方程(5-35);

② 计算出特征方程(5-35)的两个根 λ_1, λ_2;

③ 根据 λ_1, λ_2 的不同情况,按照表 5-1 写出微分方程(5-34)的通解.

表 5-1 特征方程的根与微分方程的通解的关系

特征方程 $A\lambda^2+B\lambda+C=0$ 的根	微分方程 $Ay''+By'+Cy=0$ 的通解
互异实数根 $\lambda_1 \neq \lambda_2$	$y=c_1\mathrm{e}^{\lambda_1 x}+c_2\mathrm{e}^{\lambda_2 x}$
相同实数根 $\lambda_1 = \lambda_2$	$y=c_1\mathrm{e}^{\lambda_1 x}+c_2x\mathrm{e}^{\lambda_1 x}$
共轭复数根 $\lambda_1=\alpha+\mathrm{i}\beta, \lambda_2=\alpha-\mathrm{i}\beta$	$y=\mathrm{e}^{\alpha x}(c_1\cos\beta x+c_2\sin\beta x)$

④ 对于初值问题,还须对通解求导,再把初值条件代入通解 y 及 y'之中,确定 c_1, c_2,从而获得初值问题的特解.

三、二阶常系数非齐次线性微分方程

二阶常系数非齐次线性微分方程的一般形式可表示成

$$Ay'' + By' + Cy = f(x). \tag{5-36}$$

其中 A,B,C 是常数,且 $A\neq 0$.

如果我们求出了非齐次线性方程(5-36)对应的齐次线性方程(5-34)的通解 y,同时又能找到方程(5-36)的一个特解 $\tilde{y}$,根据定理 5-3 便可得到非齐次线性方程(5-36)的通解

$$Y=y+\tilde{y}.$$

例 5-23 已知非齐次线性方程

$$y''-3y'+2y=\mathrm{e}^{x}$$

有一特解 $\tilde{y}=\mathrm{e}^{2x}-x\mathrm{e}^{x}-\mathrm{e}^{x}$,求其通解.

解:其对应的齐次线性方程为

$$y''-3y'+2y=0.$$

齐次线性方程的特征根为

$$\lambda_1=1,\quad \lambda_2=2.$$

所以齐次线性方程的通解为

$$y=c_1\mathrm{e}^{x}+c_2\mathrm{e}^{2x}.$$

根据定理 5-3,便可得到本例非齐次方程的通解为

$$Y=c_1\mathrm{e}^{x}+c_2\mathrm{e}^{2x}+\mathrm{e}^{2x}-x\mathrm{e}^{x}-\mathrm{e}^{x}.$$

求出微分方程的通解是一个很重要的步骤,而求出一个非齐次线性方程的通解往往要比求出相应的齐次线性方程的通解难度大.我们在本章第三节讨论一阶非齐次线性方程的通解时,曾经使用过常数变易法.现在对于二阶常系数非齐次线性方程,看看如何运用常数变易法求其通解.

对于二阶非齐次线性方程(5-36),若已知其对应的齐次线性方程(5-34)的通解为

$$y=c_1y_1(x)+c_2y_2(x).$$

现将此通解中的任意常数 c_1,c_2 分别变易为待定函数 $c_1(x),c_2(x)$,且令

$$\tilde{y}=c_1(x)y_1(x)+c_2(x)y_2(x)\tag{5-37}$$

为二阶非齐次线性方程(5-36)的一个特解.对 $\tilde{y}$ 求导

$$\tilde{y}'=c_1(x)y_1'+c_2(x)y_2'+c_1'(x)y_1+c_2'(x)y_2.$$

为使求解过程简便,可先令

$$c_1'(x)y_1+c_2'(x)y_2=0,\tag{5-38}$$

则有

$$\tilde{y}'=c_1(x)y_1'+c_2(x)y_2'.\tag{5-39}$$

再求导,得

$$\tilde{y}''=c_1(x)y_1''+c_2(x)y_2''+c_1'(x)y_1'+c_2'(x)y_2'.\tag{5-40}$$

将式(5-37)、(5-39)、(5-40)代入方程(5-36),得到

$$A[c_1(x)y_1''+c_2(x)y_2''+c_1'(x)y_1'+c_2'(x)y_2']+B[c_1(x)y_1'+c_2(x)y_2']+C[c_1(x)y_1+c_2(x)y_2]=f(x).$$

上式经整理即为

$$c_1(x)(Ay_1''+By_1'+Cy_1)+c_2(x)(Ay_2''+By_2'+Cy_2)+A[c_1'(x)y_1'+c_2'(x)y_2']=f(x).$$

由于 y_1,y_2 均为齐次线性方程(5-34)的解,所以有

$$Ay_1''+By_1'+Cy_1=0,$$
$$Ay_2''+By_2'+Cy_2=0.$$

从而有

$$c_1'(x)y_1'+c_2'(x)y_2'=\frac{f(x)}{A}. \tag{5-41}$$

联立(5-38)、(5-41)两式

$$\begin{cases}c_1'(x)y_1+c_2'(x)y_2=0,\\ c_1'(x)y_1'+c_2'(x)y_2'=\dfrac{f(x)}{A}.\end{cases} \tag{5-42}$$

若 $y_1y_2'-y_1'y_2\neq 0$,由此解出 $c_1'(x),c_2'(x)$ 后,即可求出待定函数 $c_1(x),c_2(x)$,从而求得二阶非齐次线性方程(5-36)的一个特解 $\tilde{y}$.

例 5-24 求方程 $y''-3y'+2y=\mathrm{e}^x$ 的通解.

解:首先求得原方程所对应齐次线性方程 $y''-3y'+2y=0$ 的通解为

$$y=c_1\mathrm{e}^x+c_2\mathrm{e}^{2x}.$$

将此通解中的任意常数 c_1,c_2 分别变易为待定函数 $c_1(x),c_2(x)$,然后代入式(5-42),得

$$\begin{cases}c_1'(x)\mathrm{e}^x+c_2'(x)\mathrm{e}^{2x}=0,\\ c_1'(x)\mathrm{e}^x+c_2'(x)2\mathrm{e}^{2x}=\mathrm{e}^x,\end{cases}$$

即

$$\begin{cases}c_1'(x)+c_2'(x)\mathrm{e}^x=0,\\ c_1'(x)+2c_2'(x)\mathrm{e}^x=1.\end{cases}$$

联立解得

$$\begin{cases}c_1'(x)=-1,\\ c_2'(x)=\mathrm{e}^{-x}.\end{cases}$$

积分后,取

$$c_1(x)=-x,\quad c_2(x)=-\mathrm{e}^{-x}.$$

于是获得非齐次线性方程的一个特解

$$\tilde{y}=-x\mathrm{e}^x-\mathrm{e}^{-x}\cdot\mathrm{e}^{2x}=-x\mathrm{e}^x-\mathrm{e}^x.$$

依据定理 5-3,最后得本例非齐次线性方程的通解为

$$Y=c_1\mathrm{e}^x+c_2\mathrm{e}^{2x}-x\mathrm{e}^x-\mathrm{e}^x.$$

由于 c_1,c_2 为任意常数,例 5-23、例 5-24 的通解都可以简洁地表示成

$$Y=\mathrm{e}^x(c_1+c_2\mathrm{e}^x-x).$$

例 5-25 解初值问题

$$\begin{cases}y''+y=\sec x,\\ y(0)=y'(0)=0.\end{cases}$$

解:先解本例方程所对应的齐次线性方程

$$y'' + y = 0.$$

求得齐次线性方程的特征根为

$$\lambda_{1,2} = \pm \mathrm{i}.$$

于是有

$$\alpha = 0, \quad \beta = 1.$$

对应齐次线性方程的通解为

$$y = c_1 \cos x + c_2 \sin x.$$

将上式中的任意常数 c_1, c_2 分别变易为待定函数 $c_1(x), c_2(x)$，然后代入式(5-42)，得

$$\begin{cases} c_1'(x)\cos x + c_2'(x)\sin x = 0, \\ -c_1'(x)\sin x + c_2'(x)\cos x = \sec x. \end{cases}$$

联立解得

$$\begin{cases} c_1'(x) = -\tan x, \\ c_2'(x) = 1. \end{cases}$$

积分后取 $c_1(x) = \ln|\cos x|$，$c_2(x) = x$，于是得本例非齐次线性方程的通解为

$$Y = c_1 \cos x + c_2 \sin x + \cos x \ln|\cos x| + x \sin x.$$

再由 $y(0) = y'(0) = 0$ 解得 $c_1 = c_2 = 0$，最后得到本例初值问题的特解为 $y = \cos x \ln|\cos x| + x \sin x$.

思考与讨论

微分方程 $y''' + y'' - 2y = 0$ 有特征根 $\lambda_1 = 1, \lambda_2 = -1 + \mathrm{i}, \lambda_3 = -1 - \mathrm{i}$，你能就此写出该微分方程的通解吗？

第六节 微分方程在医学领域中的应用

物理学、化学、现代经济学的许多基本理论都是用数学模型来表示的，有效地应用数学模型揭示生物医学中的数量性规律，也成为当今医学研究的重要课题.微分方程是建立医学数学模型时应用得最为普遍的工具之一，这里略举两例，以示数学方法特别是微分方程与医学实践的密切联系.

一、自然生长方程（逻辑斯谛方程）

自然生长方程是一种描述生物种群增殖的数学模型.现以 $x(t)$ 表示 t 时刻种群的个体总数，$x'(t)$ 表示 t 时刻种群增殖的速率.t 时刻的增殖速率 x' 与 t 时刻种群个体总数 x 之比 $\frac{x'}{x}$ 称之为**相对增殖率**.再设 t 时刻种群中出生率为 $p(t)$、死亡率为 $q(t)$，根据以上所设，显然应该有

$$\frac{x'}{x} = p - q. \qquad (5-43)$$

在一定的环境条件下，当种群数量小时，资源相对丰富，出生率增加，死亡率减少；当种群数量大时，资源相对匮乏，出生率减少而死亡率增大．现假设出生率 p 和死亡率 q 都是种群个体总

数 x 的线性函数,即

$$p(t)=a-bx(t),\quad q(t)=\alpha+\beta x(t),$$
$$p-q=(a-\alpha)-(b-\beta)x(t)=r-kx(t).$$

其中 $r>0,k>0$,于是相对增殖率可表示为

$$\frac{x'}{x}=r-kx. \tag{5-44}$$

将式(5-44)进行变量分离,得

$$\frac{\mathrm{d}x}{x(r-kx)}=\mathrm{d}t,$$

即
$$\left(\frac{1}{x}+\frac{k}{r-kx}\right)\mathrm{d}x=r\mathrm{d}t.$$

两边积分后,经整理得

$$\frac{x}{r-kx}=c\mathrm{e}^{rt}. \tag{5-45}$$

设 $t=0$ 时种群的个体总数 $x(0)=x_0$,将此初始值代入式(5-45),则最后可解得

$$x=\frac{r}{k+\dfrac{r-kx_0}{x_0}\mathrm{e}^{-rt}}. \tag{5-46}$$

由式(5-46)可知,若 $r<kx_0$,则 $x(t)$ 是 t 的单调减少函数;若 $r>kx_0$,则 $x(t)$ 是 t 的单调增加函数.当 $t\to\infty$ 时,皆有 $x\to\frac{r}{k}$,$x'\to0$.$\frac{r}{k}$ 称为种群在一定环境条件下的平衡态,式(5-46)称为自然生长方程.式(5-46)的图形见图 5-2,其中平衡线 $x=\frac{r}{k}$ 以下的曲线是 S 型,称为逻辑斯谛曲线.

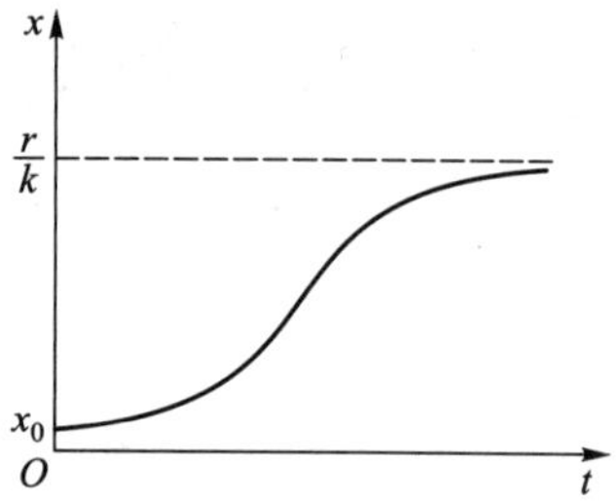

图 5-2

二、肿瘤化疗模型

如果未给以任何治疗,实体肿瘤 Ω 的生长基本符合“自然生长方程”,即它的相对增率满足式(5-43).设某种化学药物对肿瘤细胞有杀灭作用.药物剂量 m 与肿瘤 Ω 的体积 x 之比 $\frac{m}{x}$ 称为相对药物浓度.假若相对药物浓度对肿瘤 Ω 的相对增率的影响成正比,比例常数为 $-s$,那么肿瘤 Ω 在“自然生长”与“药物治疗”叠加状态下的数学模型可表示为

$$\frac{x'}{x}=(r-kx)-s\frac{m}{x},$$

即
$$x'(t)=-kx^2+rx-sm, \tag{5-47}$$

式中 r,k,s 均为正参数.从式(5-47)中可以看出,r 是肿瘤细胞的活力系数,k 与肿瘤细胞的生存环境即患者的免疫力有关,s 则与药物的功效有关.

根据模型(5-47)可以研究分析不同的药物剂量 m 对肿瘤 Ω 的治疗效果.

1. 药物剂量 $m<\frac{r^2}{4ks}$.

在这一剂量下,因

$$-kx^2+rx-sm=-k(x-\lambda_1)(x-\lambda_2),$$

式中
$$\lambda_1=\frac{r-\sqrt{r^2-4ksm}}{2k}<\lambda_2=\frac{r+\sqrt{r^2-4ksm}}{2k}.$$

于是模型(5-47)化为

$$\frac{dx}{dt}=-k(x-\lambda_1)(x-\lambda_2).$$

分离变量后,得

$$\frac{1}{\lambda_2-\lambda_1}\left(\frac{1}{x-\lambda_2}-\frac{1}{x-\lambda_1}\right)dx=-kdt.$$

最后得模型(5-47)在 $m<\frac{r^2}{4ks}$下的通解为

$$x=\lambda_1+\frac{\lambda_2-\lambda_1}{1-ce^{-k(\lambda_2-\lambda_1)t}}. \tag{5-48}$$

设药物化疗开始时为 $t=0,x(0)=x_0$,可以确定

$$c=\frac{x_0-\lambda_2}{x_0-\lambda_1}.$$

根据化疗前肿瘤 Ω 的大小,化疗在理论上会有以下三种效果:

① 当 $x_0<\lambda_1$(化疗从肿瘤 Ω 初期开始)时,整个化疗过程中总有 $x'(t)<0$,表明肿瘤细胞种群在化疗中不断地缩小.当 $t=\frac{1}{k(\lambda_2-\lambda_1)}\ln\frac{\lambda_1(\lambda_2-x_0)}{\lambda_2(\lambda_1-x_0)}$ 时,$x(t)=0$.这一结果表明:在肿瘤 Ω 初期,按药量 m 进行治疗,病灶可以消除.

② 当 $\lambda_1<x_0<\lambda_2$(化疗从肿瘤 Ω 中期开始)时,整个化疗过程中总有 $x'(t)>0$,即在化疗过程中肿瘤细胞种群仍在增大,这也证实了逻辑斯谛曲线中处于增殖速率最大的中间时段,小剂量药物化疗不能抑制肿瘤 Ω 的增长,但从式(5-48)可知:当 $t\to\infty$ 时,$x(t)\to\lambda_2$.表明肿瘤 Ω 即使在其生命力最旺盛时期,m 剂量的化疗能将肿瘤 Ω 控制在 λ_2 水平以下.

③ 当 $x_0>\lambda_2$(化疗在肿瘤 Ω 晚期进行)时,在化疗过程中有 $x'(t)<0$,表明即使在肿瘤晚期,化疗也能使肿瘤细胞种群缩小.当 $t\to\infty$ 时,$x(t)\to\lambda_2$.自然生长方程表明:在未予化疗的情况下,肿瘤 Ω 最终趋于平衡态 $x=\frac{r}{k}$.肿瘤 Ω 在晚期经小剂量 m 化疗后,最终趋于的平衡态为 $x=\lambda_2$.在 $m<\frac{r^2}{4ks}$下,显然

$$\lambda_2=\frac{r+\sqrt{r^2-4ksm}}{2k}<\frac{r}{k}.$$

在剂量 $m<\frac{r^2}{4ks}$ 下的三条特解曲线见图 5-3.

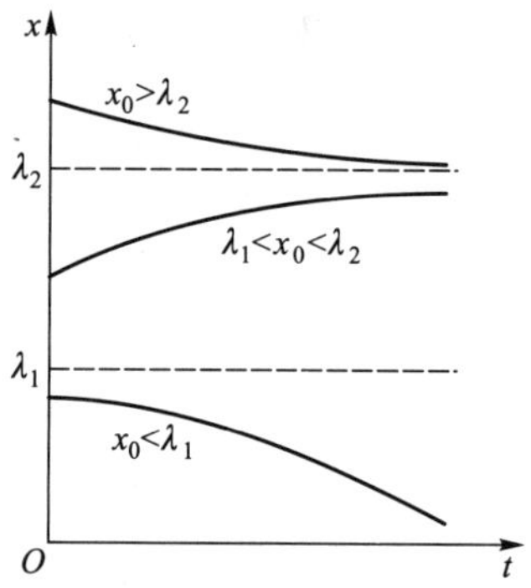

图 5-3

2. 药物剂量 $m=\frac{r^2}{4ks}$.

在这一剂量下,因

$$-kx^2+rx-sm=-k(x-\lambda)^2,$$

式中 $\lambda=\frac{r}{2k}$. 于是模型(5-47)化为

$$x'(t)=-k(x-\lambda)^2. \tag{5-49}$$

最后得到模型(5-47)在 $m=\frac{r^2}{4ks}$ 下的通解为

$$x=\lambda+\frac{1}{c+kt}.$$

将初值条件 $x(0)=x_0$ 代入上式,确定 $c=\frac{1}{x_0-\lambda}$,得到特解

$$x=\lambda+\frac{x_0-\lambda}{1+kt(x_0-\lambda)}. \tag{5-50}$$

由式(5-49)知,按剂量 $m=\frac{r^2}{4ks}$ 化疗,总有 $x'(t)\leqslant 0$. 若 $x_0<\lambda$,当 $t=\frac{x_0}{k\lambda(\lambda-x_0)}$ 时,$x(t)=0$;若 $x_0>\lambda$,当 $t\to\infty$ 时,$x(t)\to\lambda$(图 5-4). 表明肿瘤 Ω 在初期化疗可消除病灶,在中晚期化疗,肿瘤 Ω 最终趋于平衡态 $x=\lambda=\frac{r}{2k}$.

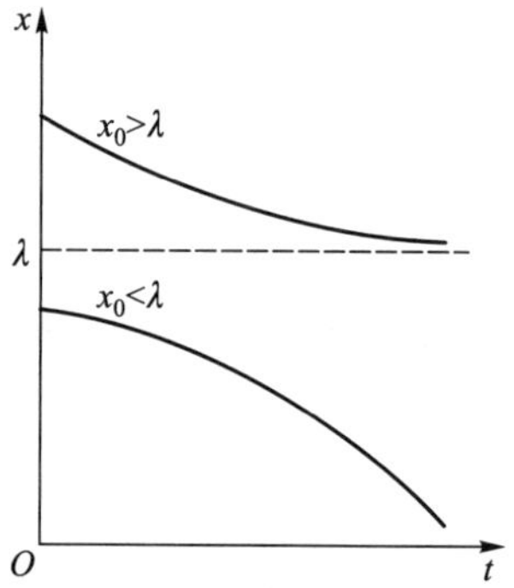

图 5-4

3. 药物剂量 $m>\frac{r^2}{4ks}$.

在这一剂量下,因

$$-kx^2+rx-sm=-k[(x-l)^2+w^2],$$

式中 $l=\frac{r}{2k}$,$w=\sqrt{\frac{sm}{k}-\left(\frac{r}{2k}\right)^2}$. 于是模型(5-47)化为

$$x'(t)=-k[(x-l)^2+w^2], \tag{5-51}$$

通解为

$$x(t)=l+w\tan w(c-kt). \tag{5-52}$$

由式(5-51)得知:当 $m>\frac{r^2}{4ks}$ 时,总有 $x'(t)<0$(图 5-5). 由式(5-52)可知:不论肿瘤 Ω 的初始状态如何,都会在大剂量的化疗过程中消除病灶. 在实际的临床过程中,由于抗癌药物的毒副作用,患者能够容忍的药物剂量应该取到何值是问题的关键.

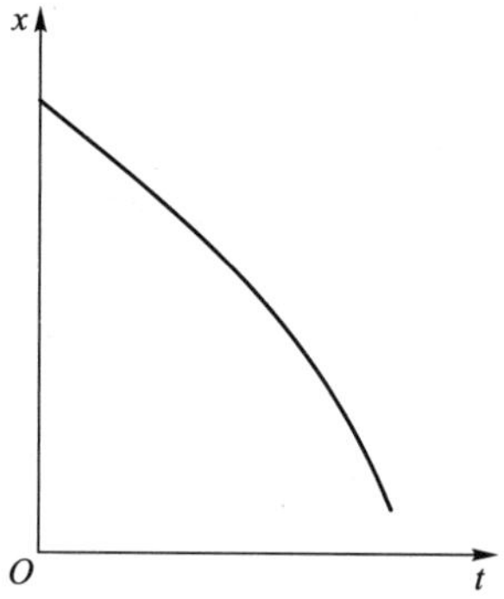

图 5-5

这种数学模型在药理学、病理学的研究及模拟治疗试验中都是极其有价值的.

习题五

1. 从下列等式中找出微分方程,并对微分方程的阶数以及其是否是常系数、齐次线性、非齐次线性等特点加以标注:

(1) $2y^3-y^2+3y-5=x$; (2) $2y'''-y''+3y-5=x$; (3) $2(y')^3-y^2+3y-5=x$; (4) $2y''-xy'+3y-5=x$;

(5) $2y''-y'+3y-5=0$; (6) $2y''-y'+3y=0$; (7) $x''+x=0$; (8) $x''+x^2=0$;

(9) $\sin x\mathrm{d}y=\cos y\mathrm{d}x$; (10) $(xy-y^2)\mathrm{d}x-(x^2-2xy)\mathrm{d}y=0$; (11) $\mathrm{e}^{x+2}y''-\mathrm{e}^{x+1}y'+2\mathrm{e}^xy=0$.

2. 判断以下各题中的函数是否为所给微分方程的解:

函数	微分方程
(1) $y=x^2$	$xy'-y-x^2=0$;
(2) $x=c_1\sin t+c_2\cos t$	$x''+x=0$;
(3) $y=5\cos 3x+\dfrac{x}{9}+\dfrac{1}{18}$	$y''+9y=x+\dfrac{1}{2}$;
(4) $y=\sin 2x$	$(y')^2-2yy'-xy=1$;
(5) $y=c_1\mathrm{e}^{\lambda_1x}+c_2\mathrm{e}^{\lambda_2x}$	$y''-(\lambda_1+\lambda_2)y'+\lambda_1\lambda_2=0$;
(6) $y=\sin(x+c)$	$(y')^2+y^2=1$.

3. 求下列微分方程的通解:

(1) $3y'-5x^2+2x=1$; (2) $y'-xy=0$;

(3) $(1-x)y'=a(y^2-y')$; (4) $x\mathrm{d}y=\sqrt{1-y^2}\,\mathrm{d}x$;

(5) $\sec^2x\tan y\mathrm{d}y+\sec^2y\tan x\mathrm{d}x=0$; (6) $y\mathrm{d}x+(x^2-4x)\mathrm{d}y=0$;

(7) $y'(\mathrm{e}^{x+y}+\mathrm{e}^y)=\mathrm{e}^{x+y}-\mathrm{e}^x$; (8) $x^2y'-\ln x=0$;

(9) $xy'-y(\ln y-\ln x)=y$; (10) $(xy-y^2)\mathrm{d}x-(x^2-2xy)\mathrm{d}y=0$;

(11) $\dfrac{\mathrm{d}y}{\mathrm{d}x}=\dfrac{y}{x}+\tan\dfrac{y}{x}$; (12) $y'=\dfrac{1}{x-y}+1$; (13) $y'=\dfrac{2x+y}{3x-y}$.

4. 解下列一阶线性微分方程:

(1) $y'-\dfrac{2}{x+1}y=(x+1)^3\cos x$; (2) $y\mathrm{d}x+(x-y^3)\mathrm{d}y=0$ (提示:将 x 看作 y 的函数);

(3) $y'-y\tan x=\sec x$; (4) $(x^2+1)\dfrac{\mathrm{d}y}{\mathrm{d}x}+2xy=4x^2$.

5. 用降阶法求下列微分方程的通解:

(1) $y''=\mathrm{e}^{2x}$; (2) $y''-\mathrm{e}^{2x}+\cos x=1$;

(3) $y''-\dfrac{1}{x}y'=x$; (4) $y''+y'=\mathrm{e}^x$;

(5) $y''-\dfrac{(y')^2}{y}-y'y=0$; (6) $yy''-(y')^2-y'=0$;

(7) $y'''=y''+1$.

6. 解下列初值问题:

(1) $\begin{cases}y'=ay(1-\ln y),\\ y(0)=1;\end{cases}$ (2) $\begin{cases}y'+y\cos x=\mathrm{e}^{-\sin x},\\ y(0)=-1;\end{cases}$

(3) $\begin{cases}xy'-y+xy=x^3,\\ y(1)=1;\end{cases}$ (4) $\begin{cases}y''+\sqrt{1-(y')^2}=0,\\ y(0)=0,y'(0)=1.\end{cases}$

7. 解下列二阶常系数线性微分方程：

（1）$2y''+5y'+2y=0$；

（2）$4y''+20y'+25y=0$；

（3）$y''-6y'+13y=0$；

（4）$\begin{cases} y''+4y'=0, \\ y(0)=y'(0)=1; \end{cases}$

（5）$\begin{cases} y''-2y'+10y=0, \\ y(0)=1,\ y'(0)=2; \end{cases}$

（6）$\begin{cases} 9y''-24y'+16y=0, \\ y(1)=2e^{\frac{4}{3}}, y'(1)=\dfrac{11}{3}e^{\frac{4}{3}}; \end{cases}$

（7）$y''-5y'+6y=2e^x$；

（8）$y''-4y'+4y=x^3$.

8. 放射性碘 I^{131} 广泛用来研究甲状腺的机能，I^{131} 的瞬时放射速率与它当时所存在的量成正比.已知 I^{131} 初始质量为 M_0，I^{131} 的半衰期为 8 天（即 $t=8$ 时，$M=0.5M_0$），问 20 天后 I^{131} 还剩多少？

第六章 概率论基础

自然界和社会上发生的现象是多种多样的.在一定条件下必然发生(或必然不发生)的现象称为确定现象.例如,向上抛一石头必然下落;在标准大气压下水加热到 100 ℃时必然沸腾.然而,还有另一类现象存在:在基本条件不变的情况下,观察的试验,可能出现这种结果,也可能出现那样结果,呈现出一种偶然性,这种现象称为随机现象.例如,在相同条件下,进行抽签,有人抽签中签,有人抽签未中签,结果相异;又如:对某种疾病的患者用同样的方法服用同剂量的一种药物,患者可能痊愈,可能显效,可能有效,可能无效.这些都属于随机现象.概率论是研究随机现象的数量规律的一门数学分支.

本章叙述概率论的基础知识,包括随机事件及其概率,随机变量及其分布和数字特征,最后介绍中心极限定理.概率论是统计学的基础,它在气象、生物学、临床医学、经济、军事等各个领域有着广泛的应用,是医学基础研究和临床实践不可缺少的重要工具.

第一节 随机事件及其概率

一、随机事件

现实世界里普遍存在一类试验,例如,我们抛一枚硬币,观察正面和反面出现的情况;又如,掷一颗骰子,观察出现的点数.通过观察,这两个试验都有共同特性:① 可以在相同条件下重复进行;② 每次试验的可能结果不止一个,并且事先能明确试验的所有可能结果;③ 进行一次试验之前不能确定哪一个结果会出现.把具有这三个特性的试验称为**随机试验**(**random experiment**),简称试验.

定义 6-1 随机试验的结果称为**随机事件**(**random event**),简称事件.

随机事件通常用大写英文字母表示.例如掷一枚骰子,$A_i=\{$出现 i 点$\}$ $(i=1,2,3,4,5,6)$,$B=\{$出现奇数点$\}$.又如抛一枚硬币,$C=\{$出现正面$\}$,$\overline{C}=\{$出现反面$\}$.诸如此类的 A_i $(i=1,2,3,4,5,6)$,$B,C,\overline{C}$ 分别表示相应的随机事件,或简称事件 $A_i,B,C,\overline{C}$.

在一次随机试验中,每一个可能出现的结果不能再细分了,把这样的结果称为**基本事件**(**elementary event**).而由两个或两个以上基本事件组合而成的事件称为复合事件.在掷一枚骰子的试验中,$A_i=\{$出现 i 点$\}$是一个基本事件,$B=\{$出现奇数点$\}$是复合事件,B 由基本事件 A_1,A_3,A_5 组成.基本事件是随机事件的一种情况.

在一定条件下必然出现的结果,称为**必然事件**(**certain event**),记为 Ω;在一定条件下不可能出现的结果,称为**不可能事件**(**impossible event**),记为 $\varnothing$.在标准大气压下,水加热到 100 ℃时,必然会沸腾,显然它是必然事件;相反的结果,即不沸腾就是不可能事件.必然事件和不可能事件实质上都是确定现象的表现，为了便于讨论，我们将其当作随机事件的两种极端情况来看待.

我们把随机试验的所有基本事件（所有试验的可能结果）组成的集合，称为**样本空间**（**sample space**），记号为 Ω.例如，对上述掷骰子问题，样本空间 $\Omega=\{1,2,3,4,5,6\}$；对射击问题，可用 W_i 表示"直到第 i 次才首次击中目标"（$i=1,2,\cdots$；样本空间 $\Omega=W_1,W_2,\cdots$）.由于样本空间包含所有的基本事件，每次试验必出现其中某个基本事件，亦即样本空间作为事件是必然事件.任何一个事件包含了样本空间中的基本事件，那么事件可表示成样本空间的一个子集.又因为不包含任何基本事件的空集在每次试验中都不发生，这样的空集作为不可能事件，用 $\varnothing$ 表示.

二、事件间的关系及运算

把事件与集合的概念联系起来，使事件图形化，有利于研究随机现象.另外，如果某个事件发生了，就是指这个事件中的某个基本事件发生了；反之亦然.为了深入讨论随机现象，定义事件间的关系及运算如下：

1. 事件的包含（implication）：若 A 发生，B 就发生，则说事件 B 包含事件 A，记为 $A\subset B$.

2. 事件的相等（equivalence）：若 $A\subset B$ 且 $B\subset A$，则说 A 等于 B，记为 $A=B$.

3. 事件的交（intersection）：事件 A 和事件 B 同时发生的结果称为 A 与 B 事件的交，记为 $A\cap B$ 或 AB（见图 6-1(a)）.

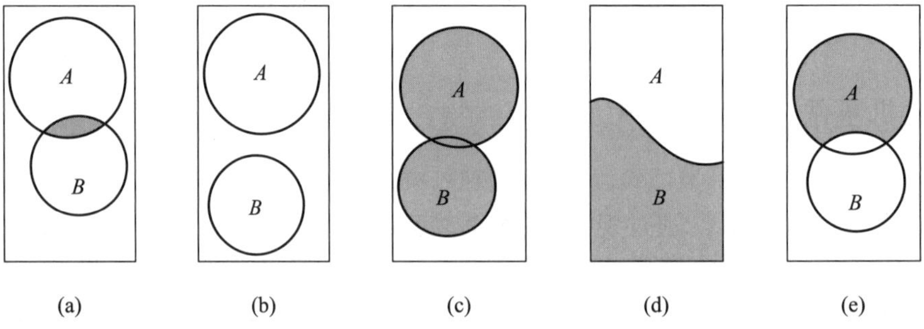

图 6-1

4. 互不相容（互斥）（mutual exclusive）事件：若两个事件 A 和 B 的交 $AB=\varnothing$，则称 A 与 B 互不相容，即两事件 A,B 不可能同时发生（见图 6-1(b)）.对于多个事件 $A,B,\cdots,Z$，若任意两个事件都是互不相容的，则称多个事件是两两互不相容.

5. 事件的并（union）：事件 A 与事件 B 至少出现一个，称为事件 A 与 B 的并，记作 $A\cup B$ 或 $A+B$（见图 6-1(c)）.

6. 逆（对立）事件（complementary event）：若在试验中，事件 A 与事件 B 中必然有一个发生，且仅有一个发生，亦即事件 A 和事件 B 满足 $A\cup B=\Omega, AB=\varnothing$，则记 $A=\overline{B}$（或 $B=\overline{A}$，见图（6-1(d)）.

7. 事件 A 与事件 B 的差（subtraction）：事件 A 发生而事件 B 不发生，记作 $A-B$（见图 6-1(e)）.

容易证明下述几个等式成立：

(1) $A\varnothing=\varnothing$；　(2) $A\cup\varnothing=A$；　(3) $\overline{\overline{A}}=A$；　(4) $\overline{A\cup B}=\overline{A}\ \overline{B}$；　(5) $\overline{AB}=\overline{A}\cup\overline{B}$.

只证等式(4)，其余几个等式读者可自行证明，等式(4)证明如下：

任取一基本事件 E，使 $E\in\overline{A\cup B}$，有 $E\overline{\in}A\cup B$，即 $E\overline{\in}A$ 且 $E\overline{\in}B$，所以有 $E\in\overline{A}$ 且 $E\in\overline{B}$，即 $E\in\overline{A}\ \overline{B}$，反之亦成立.从而$\overline{A\cup B}=\overline{A}\ \overline{B}$.

(4)式可拓展成$\overline{A_1\cup A_2\cup\cdots\cup A_n}=\overline{A}_1\cap\overline{A}_2\cap\cdots\cap\overline{A}_n$；

(5)式可拓展成$\overline{A_1\cap A_2\cap\cdots\cap A_n}=\overline{A}_1\cup\overline{A}_2\cup\cdots\cup\overline{A}_n$.

例 6-1　设有三人作尿常规化验，A 表示至少有一人不正常，B 表示三人都正常，C 表示三人中恰有一人不正常，试问哪些是对立事件？哪些是互斥事件？$B\cup C$，$A\cap C$，$A-C$ 各表示什么意义？

解：事件 A 与 B 是对立的，事件 B 与 C、事件 A 与 B 均是互斥事件，$B\cup C$ 表示最多一人不正常，$A\cap C=C$ 表示恰有一个人不正常，$A-C$ 表示至少有二人不正常.

例 6-2　设 A,B,C 三事件，则

(1) A 发生而 B,C 都不发生可表示为 $A\overline{B}\ \overline{C}$ 或 $A-B-C$ 或 $A-(B\cup C)$；

(2) A,B 都发生而 C 不发生可表示为 $AB\overline{C}$ 或 $AB-C$ 或 $AB-ABC$；

(3) 这三个事件恰好发生两个可以表示为 $AB\overline{C}\cup A\overline{B}C\cup\overline{A}BC$；

(4) 这三个事件最多只有一事件发生可表示为 $\overline{A}\ \overline{B}\ \overline{C}\cup A\overline{B}\ \overline{C}\cup B\overline{A}\ \overline{C}\cup C\overline{A}\ \overline{B}$ 或 $\overline{A}\ \overline{B}\cup\overline{B}\ \overline{C}\cup\overline{A}\ \overline{C}$；

(5) A,B,C 不都发生可表示为$\overline{ABC}$或 $\overline{A}\ \overline{B}\ \overline{C}\cup A\overline{B}\ \overline{C}\cup B\overline{A}\ \overline{C}\cup C\overline{A}\ \overline{B}\cup AB\overline{C}\cup AC\overline{B}\cup BC\overline{A}$.

三、随机事件的概率

仅仅知道随机事件是不够的，更重要的是想知道各种事件出现的可能性大小.为了研究这个问题，我们先引入频率概念，然后研究事件发生的可能性大小.

1. 频率和概率的统计定义

定义 6-2　在相同条件下重复进行 N 次随机试验中，若事件 A 出现 m 次，则比值 m/N 称为事件 A 在 N 次试验中出现的频率，简称为**事件 A 的频率**(**the frequency of event A**)，记作 $W(A)$，用公式表示如下：

$$W(A)=\frac{A\text{ 发生的次数}}{\text{试验的总次数}}=\frac{m}{N}.$$

医学统计中通常说的发病率、死亡率、出生率等都指的是相应的频率.显然，频率具有三个性质：① 对任一事件 A，有 $0\leqslant W(A)\leqslant 1$；② 必然事件的频率总等于 1，记 $W(\Omega)=1$；③ 不可能事件的频率总等于 0，记 $W(\varnothing)=0$.对于频率的观察，人们在实践中发现，虽然在少量的试验中看不出频率的规律性，但是经大量的重复的试验，事件出现的频率具有稳定性.下面举两个例子来说明频率的这个性质.

例 6-3　掷一枚均匀的硬币，一次试验前不能判断出现正面还是反面；在 7 次或 9 次试验中不可能明确出现正面的频率接近 50%；若进行大量重复试验，出现正面的频率应接近 50%，几位数学家分别验证了这个结果，见表 6-1.

表 6-1 掷币实验

实验者	投掷次数 N	正面数 m	频率
德摩根(De Morgan)	2 048	1 061	0.518 1
布丰(Buffon)	4 040	2 048	0.506 9
皮尔逊(Pearson)	12 000	6 019	0.501 6
皮尔逊(Pearson)	24 000	12 012	0.500 5

例 6-4 经过大量的统计,发现各个英文字母被使用的频率相当稳定,结果见表 6-2.

表 6-2 英文字母使用频率分布

字母	频率	字母	频率	字母	频率
空格	0.2	H	0.047	W	0.012
E	0.105	D	0.035	G	0.011
T	0.072	L	0.029	B	0.010 5
O	0.065 4	U	0.025 5	V	0.008
A	0.063	C	0.023	K	0.003
N	0.059	F	0.022 5	X	0.002
I	0.055	M	0.021	J	0.001
R	0.054	P	0.017 5	Q	0.001
S	0.052	Y	0.012	Z	0.001

频率的稳定性充分说明随机事件出现的可能性的大小是事件本身固有的一种客观属性,因此可以对它进行度量.下面给出概率的统计定义.

定义 6-3 如果在某一组条件下,当试验次数越来越多,事件 A 出现的频率稳定在某一常数 p 附近作微小摆动,称常数 p 为事件 A 的**概率(probability)**,记作 $P(A)=p$.并称概率的这种定义为概率的统计定义.

容易分析,频率一般是不确定的数,概率则为确定的数;当试验次数足够多时,频率相当稳定,便把频率作为概率的近似值,即 $P(A)\approx W(A)$;相应于频率的三条性质,概率也有三条性质:① 对于任何事件 A,有 $0\leqslant P(A)\leqslant 1$;② 对于必然事件 Ω,有 $P(\Omega)=1$;③ 对于不可能事件 $\varnothing$,有 $P(\varnothing)=0$.

例 6-5 人类的血型可以分 A,B,O,AB 四种.伦敦的一个血液中心记录了若干年里供血者的血型,其 O 型血频率 0.467,A 型血频率 0.417,B 型血频率 0.086,AB 型血频率 0.030.如果以频率表示概率,则可认为从英国人中随意抽出一人查验血型是 B 型的概率为 $P(B)=0.086$.同理 $P(O)=0.467$,$P(A)=0.417$.

另外,字母的频率对各种键盘的设计、信息的编码、密码的破译等有重要的意义.例如表 6-2 数据,把字母的序号(空格是 1,E 是 2……Z 是 27)作为横坐标,对应的频率的对数作为纵坐标,这些数据的散点图大致呈斜率为-1 的直线,各种文字都有类似的规律.人类 DNA 分子链中,总长度的 3%片段已包括了 10 万多个基因,承担了所有蛋白质和 RNA 复制编码的任务.另外的总长度占到 97%的那些片段,常常由长短不定的分子序列大量重复而成,不表现任何功能,被称为垃圾(Junk)DNA.可是近来一些研究人员发现,这些片段中分子频率的特征竟然与上述语言文字规律一致!这些片段是否也组成了“基因文字”则是一个很有吸引力的猜想.

通过大量的重复试验观察频率,然后用频率估计概率,这样做不仅麻烦而且有时也没有必要,所以我们引出较为实用的概率的古典定义.

2. 概率的古典定义

我们掷一枚均匀的骰子,共有 6 个基本事件:$A_i=\{$出现 i 点$\}$,$i=1,2,\cdots,6$.不用做大量重复试验,利用骰子本身质地均匀的特性即可知每一个基本事件的概率均为 1/6.

定义 6-4　若随机试验有且只有 n 个基本事件 $A_1,A_2,\cdots,A_n$,并且每个基本事件的概率都为 $\frac{1}{n}$,则把 $A_1,A_2,\cdots,A_n$ 称为**等概基本事件组**.如果事件 B 是其中 m 个基本事件之和,则定义事件 B 的概率为

$$P(B)=\frac{B\text{包含的基本事件个数}}{\text{基本事件总数}}=\frac{m}{n}. \tag{6-1}$$

例 6-6　瓶中装有 30 片药,其中 6 片已失效,从瓶中任取 5 片,求其中两片失效的概率.

解:设 B 为"任取 5 片中有 2 片失效"的事件.可计算基本事件总数 $n=\mathrm{C}_{30}^5=142\ 506$,事件 B 包含基本事件的个数 $m=\mathrm{C}_6^2\mathrm{C}_{24}^3=30\ 360$.由式(6-1),

$$P(B)=m/n=\mathrm{C}_6^2\mathrm{C}_{24}^3/\mathrm{C}_{30}^5=30\ 360/142\ 506=0.213.$$

例 6-7　设有 n 个球,每个球都能以同样的概率 $1/m$ 落到 m 个格子($m\geqslant n$)的每一个格子中,试求:(1) 指定的 n 个格子中各有一球的概率;(2) 任何 n 个格子中各有一个球的概率.

解:这是一个统计物理学中的古典概率问题.由于每个球可落入 m ($m\geqslant n$)个格子中的任一个,所以 n 个球在 m 个格子中的排列相当于从 m 个元素中选取 n 个进行有重复的排列,其排列总数为 m^n,故本例共有 m^n 个基本事件.

在第一个问题中,基本事件个数相当于 n 个球在那指定的 n 个格子中的全排列数 $n!$,因而所求概率等于 $n!/m^n$.

在第二个问题中,n 个格子可以任意选,即可以从 m 个格子中任意选出 n 个格子来,这种选法有 C_m^n 种,对于每种选定的 n 个格子,又有如第一个问题中的全排列 $n!$,所求事件包含基本事件的个数为 $\mathrm{C}_m^n n!$,故所求概率等于 $(\mathrm{C}_m^n n!)/m^n$.

思考与讨论

1. 对事件 A,B,说明下列关系式相互等价:

(1) $A\subset B$;　(2) $\overline{A}\supset\overline{B}$;　(3) $A\cup B=B$;　(4) $AB=A$;　(5) $A\overline{B}=\varnothing$.

2. 概率的统计意义是用频率 $W(A)=\frac{m}{N}$ 来描述的,这是否意味着 $\lim\limits_{N\to\infty}W(A)=P(A)$.

第二节　概率基本运算法则及其应用

一、概率的加法定理

定理 6-1　两个互不相容事件 A 与 B 的并事件的概率等于事件 A 的概率与事件 B 的概率之和,即 $P(A\cup B)=P(A)+P(B)$.

证:按概率的古典定义来证明.设试验的可能结果是由 N 个基本事件总数构成,其中事件 A

包含 M_1 个,事件 B 包含 M_2 个,由于事件 A 与 B 互不相容,所以 A 包含的基本事件与 B 包含的基本事件一定是完全不相同的,这样一来,$A\cup B$ 包含的基本事件共有 M_1+M_2 个,于是得

$$P(A\cup B)=\frac{M_1+M_2}{N}=\frac{M_1}{N}+\frac{M_2}{N}=P(A)+P(B).$$

这一定理不难推广到有限个两两互不相容事件,下述两个推论结果由读者考虑.

推论 1 若 $A_1,A_2,\cdots,A_n$ 是 n 个两两互不相容的事件,则有

$$P(A_1\cup A_2\cup\cdots\cup A_n)=P(A_1)+P(A_2)+\cdots+P(A_n). \tag{6-2}$$

推论 2 事件 A 的逆事件 $\overline{A}$ 的概率为

$$P(\overline{A})=1-P(A).$$

定理 6-2 设 A,B 为任意两事件,则

$$P(A\cup B)=P(A)+P(B)-P(AB).$$

证:证明思想是把 $A\cup B,B$ 分别分解成为互不相容的事件和,然后由定理 6-1 即可证明,详见图 6-2.

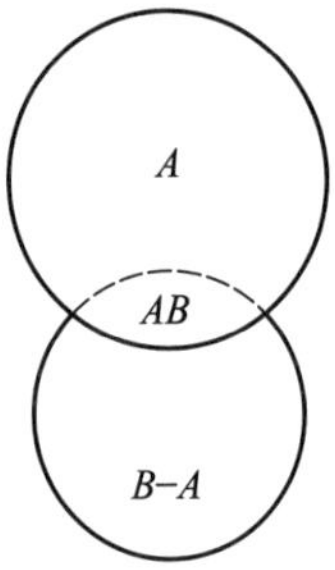

图 6-2

因为 $\qquad A\cup B=A\cup(B-A),\quad B=AB\cup(B-A),$

其中 $\qquad A(B-A)=\varnothing,\quad (AB)(B-A)=\varnothing.$

所以由定理 6-1 得

$$P(A\cup B)=P(A)+P(B-A),$$
$$P(B)=P(AB)+P(B-A).$$

将第二式中的 $P(B-A)$ 代入第一式中,即有

$$P(A\cup B)=P(A)+P(B)-P(AB).$$

推论 3 若 A,B,C 为任意三个事件,则

$$P(A\cup B\cup C)=P(A)+P(B)+P(C)-P(AB)-P(AC)-P(BC)+P(ABC).$$

例 6-8 一批针剂共 50 支,其中 45 支是合格品,5 支是不合格品. 从这批针剂中任取 3 支,求其中有不合格品的概率.

解:设 A 为"取出的 3 支针剂中有不合格品"事件,A_i 为"取到 3 支其中有 i 支不合格品"事件($i=1,2,3$),显然 A_1,A_2,A_3 互不相容,且 $A=(A_1\cup A_2\cup A_3)$.

A_1,A_2,A_3 的概率分别为

$$P(A_1)=\frac{C_5^1C_{45}^2}{C_{50}^3}=0.252\,5,\quad P(A_2)=\frac{C_5^2C_{45}^1}{C_{50}^3}=0.023,\quad P(A_3)=\frac{C_5^3C_{45}^0}{C_{50}^3}=0.000\,5.$$

由定理 6-1 可得

$$P(A)=P(A_1)+P(A_2)+P(A_3)=0.276.$$

其解法也可利用推论 2:$P(A)=1-P(\overline{A})=1-\dfrac{C_5^0C_{45}^3}{C_{50}^3}=1-0.724=0.276.$

例 6-9 胃癌患者接受过手术(A)、放疗(B)、中药治疗(C)的各有 1/2,同时受过两种治疗方案的各有 1/4,接受过三种治疗方案的有 1/8,另有部分患者因误诊等原因而未得到治疗.问胃癌患者因误诊而未得到治疗的可能性有多大?

解:先求至少得到一种治疗的概率

$$P(A\cup B\cup C)=\frac{1}{2}+\frac{1}{2}+\frac{1}{2}-\frac{1}{4}-\frac{1}{4}-\frac{1}{4}+\frac{1}{8}=\frac{7}{8}.$$

于是得所求概率为 $P(\overline{A\cup B\cup C})=1-\frac{7}{8}=\frac{1}{8}$.

二、条件概率和乘法公式

在许多实际问题中，除了要知道事件 B 的概率外，往往还要知道在事件 A 已发生的条件下 B 发生的概率，我们将“在事件 A 已发生的条件下 B 发生的概率”简记为 $P(B|A)$.

在美国某大学高血压研究中心就诊的 306 名有末端器官损害的高血压患者，按严重程度和有无心绞痛分类，各组患者数如表 6-3.

表 6-3　各组患者数

	轻型至中型	重型	合计
有心绞痛史	18	7	25
无心绞痛史	243	38	281
合计	261	45	306

以 A 表示任选一名高血压患者是重型，以 B 表示患者无心绞痛史，则由上面数据可知

$$P(A)=\frac{45}{306},\quad P(B)=\frac{281}{306},\quad P(AB)=\frac{38}{306}.$$

如果已知道一名患者是重型，那么他无心绞痛史的条件概率 $P(B|A)$ 是多少呢？由于 A 已经发生，他肯定属于 45 个重型患者中的一个，在这些重型患者中，无心绞痛史占 38 人，故 $P(B|A)=38/45$.对于这个条件概率也可用另一种方法计算它的结果，即

$$P(B|A)=\frac{P(AB)}{P(A)}=\frac{38/306}{45/306}=\frac{38}{45}.$$

因此，我们给出条件概率的定义.

定义 6-5　对事件 A,B，若 $P(A)>0$，则称

$$P(B|A)=\frac{P(AB)}{P(A)}$$

为在**事件 A 发生的条件下事件 B 发生的条件概率**(**the conditional probability of B given A**).

由条件概率定义，若 $P(B)>0$ 时，也有 B 发生的条件下事件 A 发生的条件概率 $P(A|B)$，即有 $P(A|B)=\frac{P(AB)}{P(B)}$，可得 $P(AB)=P(B)P(A|B)$，所以有概率的乘法公式或乘法定理.

定理 6-3　两事件的交事件的概率等于其中一事件的概率与另一事件在前一事件出现下的条件概率的乘积：

$$P(AB)=P(A)P(B|A)=P(B)P(A|B).$$

概率的乘法公式可以推广到有限多个事件的情形.例如，对于三个事件 A,B,C 有

$$P(ABC)=P(AB)P(C|AB)=P(A)P(B|A)P(C|AB).$$

例 6-10　某一人群中，失聪(A)的概率为 0.005，失明(B)的概率为 0.008 5，失聪者中失明者占 12%.求这个人群中任意一人既失聪又失明的概率.

解：依题意，$P(A)=0.005$，$P(B)=0.008\ 5$，$P(B|A)=0.12$，所求概率是 $P(AB)$，由乘法公式

$$P(AB)=P(A)P(B|A)=0.005\times0.12=0.000\ 6.$$

三、事件的独立性

对于任意事件 A,B,通常条件概率 $P(B|A)$ 与概率 $P(B)$ 不相等($P(B|A)\neq P(B)$),即一个事件发生改变了另一个事件发生的概率,说明事件 A 与 B 有联系.但是,生活中也有另外的一种情况存在,一个事件的发生与否不会影响另一事件发生的概率($P(B|A)=P(B)$).例如,在一批有一定次品率的产品中,接连两次抽取产品,每次任取一件.如果第一次抽取后仍放回到这批产品中,设第一次取得正品为事件 A,第二次取得正品为事件 B,那么 $P(B|A)=P(B)$.

定义 6-6 设 A,B 两事件,如果 $P(B|A)=P(B)$,则称**事件 A 与事件 B 相互独立**(**B is independent of A**).

若 A 与 B 相互独立,由乘法公式,于是 $P(AB)=P(A)P(B)$ 成立.反之亦然.

定理 6-4 事件 A 与事件 B 相互独立的充分必要条件是 $P(AB)=P(A)P(B)$.

对于 n 个事件 $A_1,A_2,\cdots,A_n$,若任意两个事件都是相互独立的,则有

$$P(A_1A_2\cdots A_n)=P(A_1)P(A_2)\cdots P(A_n). \tag{6-3}$$

例 6-11 有一种治疗流行性感冒的新药,在 500 名流行性感冒的患者中,有的服了这种药(A),有的没有服这种药($\overline{A}$).经 5 天后,有的痊愈(B),有的未痊愈($\overline{B}$).各种情况的人数见表 6-4,其中 170 表示服药痊愈(AB)的人数,其余类似.试判断这种新药对流感是否有效?

表 6-4 服药与疗效统计表

疗效	服药 A	未服药 $\overline{A}$	合计
痊愈 B	170	230	400
未愈 $\overline{B}$	40	60	100
合计	210	290	500

解:将痊愈的概率与服药后痊愈的条件概率加以比较.由于试验共 500 例,试验次数相当大,故可用频率近似地估计概率,有

$$P(B)\approx\frac{400}{500}=0.8,\quad P(B|A)\approx\frac{170}{210}\approx 0.81.$$

因为 $P(B)$ 与 $P(B|A)$ 几乎相等,故可认为事件 B 与 A 相互独立,表明服药和不服药对感冒痊愈影响不大,新药对流感无意义.

例 6-12 考虑有两个孩子的家庭,假定男女出生率一样,第一次出生的是女孩的用 A 表示,第二次出生的是男孩的用 B 表示,说明 A 与 B 两事件是否相互独立.

解:两个孩子家庭按出生先后顺序排列共有四种可能结果:(女,女)、(女,男)、(男,女)、(男,男).于是有

$$P(A)=\frac{2}{4},\quad P(B)=\frac{2}{4},\quad P(AB)=\frac{1}{4}.$$

显然 $P(AB)=P(A)P(B)$,所以 A 与 B 相互独立,即 A 发生的条件下不影响 B 的概率.

例 6-13 假设对 50 岁的男子的调查结果为:患某病用事件 C 表示,$P(C)=0.25$;常吸烟用事件 D 表示,$P(D)=0.4$;$P(CD)=0.2$.试说明不吸烟与患病事件是否相互独立? 再求$\dfrac{P(CD)}{P(C\overline{D})}$和

$\dfrac{P(C|D)}{P(C|\overline{D})}$,并说明两个比值的含义.

解:$C=CD+C\overline{D}$,等式右端两事件互不相容,由定理 6-1 知

$$P(C\overline{D})=P(C)-P(CD)=0.25-0.2=0.05.$$

再由

$$P(\overline{D})=1-P(D)=0.6,$$

$$P(C)P(\overline{D})=0.25\times0.6=0.15.$$

因此 $P(C\overline{D})\neq P(C)P(\overline{D})$,说明不吸烟与患病事件不是相互独立的.

又因

$$P(C|D)=\frac{P(CD)}{P(D)}=0.5,\quad P(C|\overline{D})=\frac{P(C\overline{D})}{P(\overline{D})}\approx0.083,$$

比值

$$\frac{P(CD)}{P(C\overline{D})}=\frac{0.2}{0.05}=4,\quad \frac{P(C|D)}{P(C|\overline{D})}=\frac{0.5}{0.083}\approx6.$$

前一比值表明"吸烟并患病者"的概率是"不吸烟并患病者"的概率的 4 倍,但这只是两类人人数的比值;后一比值说明吸烟者患病可能性是不吸烟者患病可能性的 6 倍,虽然两比值都说明吸烟与患病有关,但后一比值才真正反映吸烟与否而导致患病的比值.

在实际中,事件的独立性往往不是根据定义来判断,而是经过重复试验,通过每次试验中的诸事件互不影响,来判断诸事件间的相互独立.

例 6-14 某药厂的针剂车间灌装一批合格注射液,需经过四道工序.从长期生产经验知,由于割锯时掉入玻璃屑而成废品的概率为0.4%,由于安瓿洗涤不洁而成废品的概率为0.2%,由于灌装时污染剂液而成废品的概率为0.1%,由于封口不严密而成废品的概率为0.6%,求经四道工序而成为合格品的概率.

解:很明显,一道工序结果的好坏与另一道工序无关,即造成废品的四个因素是相互独立的,生产出合格品的四道工序也是相互独立的.设 A_i 表示"第 i 道工序合格品"($i=1,2,3,4$),由概率的乘法公式

$$\begin{aligned}P(A_1A_2A_3A_4)&=P(A_1)P(A_2)P(A_3)P(A_4)\\&=(1-0.004)(1-0.002)(1-0.001)(1-0.006)\\&=0.987\,1.\end{aligned}$$

四、全概率公式与贝叶斯公式

定理 6-5(全概率公式) 设 $A_1,A_2,\cdots,A_n$ 两两互不相容,且 $P(A_i)>0(i=1,2,\cdots,n)$;若 $B\subseteq(A_1\cup A_2\cup\cdots\cup A_n)$,则事件 B 的概率

$$P(B)=\sum_{i=1}^{n}P(A_i)P(B\mid A_i).\tag{6-4}$$

证:因为 $B\subseteq(A_1+A_2+\cdots+A_n)$,

$$B=B(A_1\cup A_2\cup\cdots\cup A_n)=BA_1\cup BA_2\cup\cdots\cup BA_n,$$

且 $BA_1,BA_2,\cdots,BA_n$ 两两互不相容,所以由加法定理和乘法公式有

$$P(B)=P(BA_1\cup BA_2\cup\cdots\cup BA_n)$$
$$=P(BA_1)+P(BA_2)+\cdots+P(BA_n)$$
$$=P(A_1)P(B|A_1)+P(A_2)P(B|A_2)+\cdots+P(A_n)P(B|A_n).$$

全概率公式计算的要点就是要找出定理 6-5 所设的事件组 $A_1,A_2,\cdots,A_n$,将所求的复杂事件 B 进行剖分,使剖分后的事件 B 的概率计算变得简单.

例 6-15 某医院仓库中有 10 盒同样规格的 X 射线片.已知其中 5 盒、3 盒、2 盒依次是甲、乙、丙厂生产的,且甲、乙、丙厂生产的该种 X 射线片的次品率依次为 1/10、1/15、1/20,从这 10 盒中任取 1 盒,再从取出的这盒中任取一张 X 射线片,求取得正品的概率.

解:设 A_1,A_2,A_3 分别表示取得的 X 射线片是甲、乙、丙厂生产的,B 表示 X 射线片是正品,于是

$$P(A_1)=\frac{5}{10},\quad P(A_2)=\frac{3}{10},\quad P(A_3)=\frac{2}{10},$$

$$P(B|A_1)=\frac{9}{10},\quad P(B|A_2)=\frac{14}{15},\quad P(B|A_3)=\frac{19}{20}.$$

由全概率公式(6-4)

$$P(B)=P(A_1)P(B|A_1)+P(A_2)P(B|A_2)+P(A_3)P(B|A_3)$$
$$=\frac{5}{10}\cdot\frac{9}{10}+\frac{3}{10}\cdot\frac{14}{15}+\frac{2}{10}\cdot\frac{19}{20}=0.92.$$

定理 6-6 设 $A_1,A_2,\cdots,A_n$ 两两互不相容,且 $P(A_i)>0,(i=1,2,\cdots,n)$,$P(B)>0$.若 $B\subseteq(A_1\cup A_2\cup\cdots\cup A_n)$,则有

$$P(A_k\mid B)=\frac{P(A_k)P(B\mid A_k)}{\sum_{i=1}^{n}P(A_i)P(B\mid A_i)}\ (k=1,2,\cdots,n).\qquad(6-5)$$

定理 6-6 所表达的(6-5)式就是著名的**贝叶斯(Bayes)**公式.很多医学诊断模型都建立在此公式上,因此,把属于这类的分析方法常叫做贝叶斯分析.贝叶斯公式的证明可直接用条件概率和全概率公式得出.

例 6-16 经大量临床应用知道,某种诊断肝癌的试验有下述效果:"试验反应为阳性"记为事件 B,"被诊断患肝癌"的事件为 A.据统计资料,肝癌患者试验反应为阳性的概率为 0.94,即真阳性率为 $P(B|A)=0.94$;非肝癌患者试验为阴性的概率为 0.96,即真阴性率为 $P(\overline{B}|\overline{A})=0.96$.对一群人进行癌症普查,假设被试验的人群中(意指某一地区)患肝癌的发病率为 0.003,今有一人经试验反应为阳性,求此人确实患肝癌的概率?

解:依题意,$P(A)=0.003$,$P(B|A)=0.94$,$P(\overline{A})=1-P(A)=0.997$,$P(B|\overline{A})=1-P(\overline{B}|\overline{A})=1-0.96=0.04$,所求概率适用于贝叶斯公式(6-5)当 $n=2$ 的情况,有

$$P(A|B)=\frac{P(A)P(B|A)}{P(A)P(B|A)+P(\overline{A})P(B|\overline{A})}$$

$$=\frac{0.003\times0.94}{0.003\times0.94+0.997\times0.04}$$

$$=0.066.$$

可见试验为阳性的人确实患肝癌的可能性并不大，仅为 6.6%.

例 6-17　在例 6-15 中抽到的 X 射线片是正品，问所抽到的正品依次是甲、乙、丙生产的概率各为多少？

解：根据例 6-15 的结果，由贝叶斯公式可求得 X 射线片是正品并且属于甲厂生产的概率

$$P(A_1|B)=\frac{P(A_1)P(B|A_1)}{P(A_1)P(B|A_1)+P(A_2)P(B|A_2)+P(A_3)P(B|A_3)}$$

$$=\frac{5/10\times9/10}{5/10\times9/10+3/10\times14/15+2/10\times19/20}$$

$$=\frac{45}{92}.$$

类似可求得 $P(A_2|B)=\frac{28}{92}, P(A_3|B)=\frac{19}{92}$.

例 6-18　为探讨乳腺肿块的鉴别诊断，调查了 186 个病例.根据病理报告，其中乳癌(A_1)29 例，纤维腺瘤(A_2)92 例，乳腺病(A_3)65 例.由此可得各病的概率如下：

$$P(A_1)=\frac{29}{186}\approx0.155\ 9,\quad P(A_2)=\frac{92}{186}\approx0.494\ 6,\quad P(A_3)=\frac{65}{186}\approx0.349\ 5.$$

在各种并发病的条件下，有关重要症候(B_{km})出现的概率 $P(B_{km}|A_i)$ 的经验估计见表 6-5.

表 6-5　乳腺肿块病理统计

症候表现		A_1 乳癌(29 例)		A_2 纤维腺瘤(92 例)		A_3 乳腺病(65 例)	
		例数	条件概率	例数	条件概率	例数	条件概率
年龄/岁	$B_{11}<40$	4	0.137 9	74	0.804 3	54	0.830 8
	$B_{12}\geqslant40$	25	0.862 1	18	0.195 7	11	0.169 2
肿块表面	B_{21}整齐	2	0.069 0	45	0.489 1	30	0.461 5
	B_{22}不整齐	27	0.931 0	47	0.510 9	35	0.538 5
硬　度	B_{31}中	4	0.137 9	6	0.065 2	12	0.184 6
	B_{32}偏硬	16	0.551 7	77	0.837 0	49	0.753 8
	B_{33}硬	9	0.310 4	9	0.097 8	4	0.061 6
增大速度	B_{41}慢	3	0.103 4	4	0.043 5	16	0.246 2
	B_{42}中	16	0.551 7	79	0.858 7	46	0.707 7
	B_{43}快	10	0.344 8	9	0.097 8	3	0.046 2
边　界	B_{51}清楚	1	0.034 5	51	0.554 3	19	0.292 3
	B_{52}欠清楚	24	0.827 6	38	0.413 0	36	0.553 8
	B_{53}不清楚	4	0.137 9	3	0.032 6	10	0.153 8
肿块长度/cm	$B_{61}<2.75$	6	0.206 9	69	0.750 0	56	0.861 5
	$B_{62}\geqslant2.75$	23	0.793 1	23	0.250 0	9	0.138 5

例如，乳癌 29 例中，年龄“小于 40 岁”(记为 B_{11})者 4 例，故 $P(B_{11}|A_1)=4/29\approx0.137\ 9$；年龄“不小于 40 岁”(记为 B_{12})者 25 例，故 $P(B_{12}|A_1)=25/29\approx0.862\ 1$，其余类推.现有一个病例，患者 35 岁，乳腺肿块表面整齐，偏硬，近期未见明显增大，边界不清楚，长约 2 cm.如何鉴别该患

者属于哪种病？

解：该病例所出现的有关症候表现的具体组合可用符号表示为 $B=B_{11}B_{21}B_{32}B_{41}B_{53}B_{61}$. 假定各症候的出现与否彼此独立，则根据独立事件概率乘法公式(6-3)可得

$$P(B)=P(B_{11})P(B_{21})P(B_{32})P(B_{41})P(B_{53})P(B_{61}).$$

在 A_1（乳癌）发生的条件下，B 出现的概率

$$\begin{aligned}P(B|A_1)&=P(B_{11}|A_1)P(B_{21}|A_1)P(B_{32}|A_1)P(B_{41}|A_1)P(B_{53}|A_1)P(B_{61}|A_1)\\&=0.137\,9\times0.069\,0\times0.551\,7\times0.103\,4\times0.137\,9\times0.206\,9\\&=1.548\,7\times10^{-5}.\end{aligned}$$

同理可得 $P(B|A_2)=3.501\,9\times10^{-4}$，$P(B|A_3)=9.428\,1\times10^{-3}$. 于是根据贝叶斯公式，可算出在症候 B 表现的条件下，乳癌 A_1 发生的概率

$$\begin{aligned}P(A_1|B)&=\frac{P(A_1)P(B|A_1)}{P(A_1)P(B|A_1)+P(A_2)P(B|A_2)+P(A_3)P(B|A_3)}\\&=\frac{0.155\,9\times1.548\,7\times10^{-5}}{0.155\,9\times1.548\,7\times10^{-5}+0.494\,6\times3.501\,9\times10^{-4}+0.349\,5\times9.428\,1\times10^{-3}}\\&=6.956\,5\times10^{-4}.\end{aligned}$$

同理 $P(A_2|B)=4.990\,3\times10^{-2}$，$P(A_3|B)=9.494\,0\times10^{-1}$.

取 $\max\{P(A_1|B),P(A_2|B),P(A_3|B)\}=9.494\,0\times10^{-1}$，这说明该患者在这样的症候表现下患乳腺病的可能性最大，所以诊断该患者属于乳腺病 A_3.

利用计算机的快速计算功能，总结众多著名医学专家综合治病经验（如表 6-5），其诊断结果显著好于个别医生用定性指标和经验诊断的结果. 这种利用计算机快速定量诊断正是目前临床医学诊断的发展方向.

思考与讨论

两事件互不相容与相互独立有何区别？若 A,B 相互独立，则 A,B 是否互不相容？

第三节 随机变量及其概率分布

一、随机变量

如果能把随机试验的结果与实数对应起来，对我们研究随机现象会带来更大的好处，引进我们熟悉的变量概念，就能完成这个任务. 比如，生化检查结果分阳性和阴性，我们用变量 X 表示：$X=0$ 表示阴性，$X=1$ 表示阳性. 又如，急性阑尾炎患者腹部压痛的程度分为“无、轻、中、重”4 等，用变量 X 分别取“0,1,2,3”表示上面 4 种压痛感的程度. 再如，某地区在非流行病高峰期被感染而患病人数用变量 X 表示，显然 X 取自然数. 还有，测量某地区某一年龄人的身高直接用变量 X 表示，X 可取值于某一区间（如[1.58,1.89]，单位为 m）内的任何实数，当测量得到某一具体值时，就是随机试验的结果出现了. 对“抛一枚硬币”“掷一颗骰子”“测量某一年龄人的体重、血压、心率”都可用类似的办法，从而随机试验的结果亦跟实数对应起来.

定义 6-7　若对于随机试验的每一个可能的结果 e，都有唯一的实数 $X(e)$ 与之对应，则称 $X(e)$ 是**随机变量(random variable)**，简记为 X，或简记为 Y,Z 等.

一般说来，随机试验的结果出现具有偶然性，随机变量取值也具有偶然性，试验的结果不同，随机变量取值也不同.这样一来，对随机现象的研究转化为对随机变量的研究.

随机变量通常划分为两类，一类是**离散型随机变量(discrete random variable)**，另一类是非离散的随机变量(包括连续型和其他非离散型随机变量).如果随机变量 X 的取值为某一区间或整个实数轴上的值，则称 X 为**连续型随机变量(continuous random variable)**.例如某医院每天就诊人数就是离散型随机变量，而某一年龄人的身高、体重、血压以及成人血浆中 α-球蛋白的含量均视为连续型随机变量.最为常见的是离散型和连续型的随机变量，本书只讨论离散型和连续型的随机变量.

二、离散型随机变量的概率分布和连续型随机变量的概率密度函数

我们不仅关心随机试验的结果，而且更关心某些试验结果出现的可能性的大小，试验所有可能结果已经与随机变量对应起来，因此，我们要研究随机变量取具体某些值时概率的大小.

1. 离散型随机变量的概率分布

概率分布是专门研究离散型随机变量具体取值的概率.

定义 6-8　设 X 为一个离散型随机变量，它可能取的值为 $x_1,x_2,\cdots$.X 取这些值相应的概率为

$$P\{X=x_k\}=p_k \quad (k=1,2,\cdots), \tag{6-6}$$

其中

$$p_k \geqslant 0, \quad \sum_k p_k = 1.$$

式(6-6)称为**离散型随机变量 X 的概率分布(the probability distribution of discrete random variable X)**.

概率分布也可以用列表的方式来表示：

$X=x_k$	x_1	x_2	x_3	$\cdots$	x_k	$\cdots$
$P\{X=x_k\}=p_k$	p_1	p_2	p_3	$\cdots$	p_k	$\cdots$

当概率分布写成表格形式时，就称为 X 的分布列.从分布列能一目了然地看出随机变量 X 的取值范围及取这些值的概率分布情况.

例 6-19　盒中有 2 个白球 3 个黑球，从中随机取 3 个球，求取得白球数的概率分布.

解：令 X 表示被取 3 个球中的白球个数.由于盒中只有两个白球，所以随机变量 X 可能取 0，1，2 数值，其相应概率：

$$P\{X=0\}=\frac{C_2^0C_3^3}{C_5^3}=\frac{1}{10}=0.1, \quad P\{X=1\}=\frac{C_2^1C_3^2}{C_5^3}=\frac{2\times3}{10}=0.6,$$

$$P\{X=2\}=\frac{C_2^2C_3^1}{C_5^3}=\frac{1\times3}{10}=0.3.$$

或写成分布列：

$X=x_k$	0	1	2
$P\{X=x_k\}=p_k$	0.1	0.6	0.3

2. 连续型随机变量的概率密度函数

离散型随机变量取某一点值的概率是有实际意义的;对于连续型随机变量研究其取孤立的某一点值的概率就没有实际意义了,我们关心的是连续型随机变量能够取得某些区间中的所有值的概率有多大,即 $P\{a<X\leqslant b\}=?$ 这就需要用概率密度函数解决问题.为了更好地研究概率密度函数,先介绍频率直方图,然后给出概率密度函数.

(1) 直方图简介

我们用具体实例介绍频率直方图的作法.例如,为了研究某地区 12 岁男孩身高情况,随机地抽取 120 名男孩测得身高数据见表 6-6.

表 6-6 120 名 12 岁男孩身高数据 单位:cm

128.1	144.4	150.3	146.2	140.6	139.7
134.1	124.3	147.9	143.0	143.1	162.0
142.7	137.6	136.9	122.7	131.8	147.7
140.8	127.6	150.7	160.3	148.5	156.9
150.4	154.3	141.2	139.4	147.5	132.9
…	…	…	…	…	…
133.1	142.8	136.8	133.1	144.5	142.4

分别以表 6-6 中的最小值 122.7 cm、最大值 162.0 cm 为始点 x_0 和终点 x_n,将区间$[x_0,x_n]$分成 n 个均等的小区间$[x_{i-1},x_i)$,$i=1,2,\cdots,n$.小区间长度 $\Delta x_i=x_i-x_{i-1}=\dfrac{x_n-x_0}{n}$(当试验次数即抽取的样本数 m 充分大,随着将$[x_0,x_n]$等分成小区间的数目 n 增大,小区间长度 Δx_i 可以任意缩小),身高属于区间$[x_{i-1},x_i)$的男孩数 m_i 即为这个区间的频数 m_i,每个小区间的频率即为 m_i/m.本例取 $n=10$,这样一来根据表 6-6 数据,就可得到频率分布情况,见表 6-7.

表 6-7 频率分布表

组号 i	区间	频数	频率 m_i/m
1	[122.0,126.0)	4	0.033
2	[126.0,130.0)	9	0.075
3	[130.0,134.0)	10	0.083
4	[134.0,138.0)	22	0.183
5	[138.0,142.0)	33	0.275
6	[142.0,146.0)	20	0.167
7	[146.0,150.0)	11	0.092
8	[150.0,154.0)	6	0.050
9	[154.0,158.0)	4	0.033
10	[158.0,162.0)	1	0.008
合计		120	1

我们以随机变量身高作为横坐标 x,以$\dfrac{m_i/m}{\Delta x_i}$作为纵坐标 y,建立直角坐标系.因此,在每个小

区间上的矩形面积等于$\dfrac{m_i/m}{\Delta x_i}\Delta x_i=\dfrac{m_i}{m}\left(\dfrac{m_i}{m}\geqslant 0\right)$，即等于随机变量身高出现在小区间$[x_{i-1},x_i)$范围内的频率.这样，便得到频率直方图（图 6-3）.

这个频率直方图有明显的特点：由于 $\sum\limits_{i=1}^{n} m_i=m$，因此所有的矩形面积之和等于 1.

（2）连续型随机变量的概率密度函数

$\dfrac{m_i}{m}$是随机变量出现在$[x_{i-1},x_i)$范围内的频率，则$\dfrac{m_i/m}{\Delta x_i}$即为随机变量出现在$[x_{i-1},x_i)$范围内的频率密度，不妨记之为$f(x_i)$.将每个小区间上的矩形面积$\dfrac{m_i/m}{\Delta x_i}\Delta x_i$表示成$f(x_i)\Delta x_i$，当试验次数充分大，小区间长度无限缩小，根据第三章定积分的概念，于是有$f(x_i)\Delta x_i\to f(x)\mathrm{d}x$，小区间$[x_{i-1},x_i)$上的频率密度$f(x_i)$于是转化为$x$点上的概率密度$f(x)$（见图 6-4）.频率直方图的极限形式给我们勾画出了一条曲线$f(x)$，并且知道，曲线下的面积就是概率.因此有概率密度函数的定义.

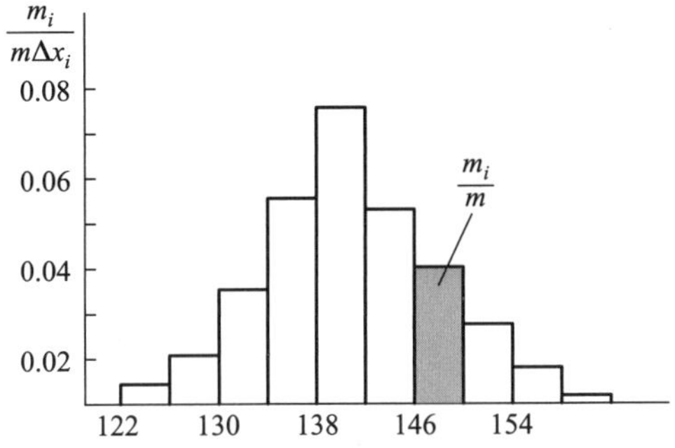

图 6-3

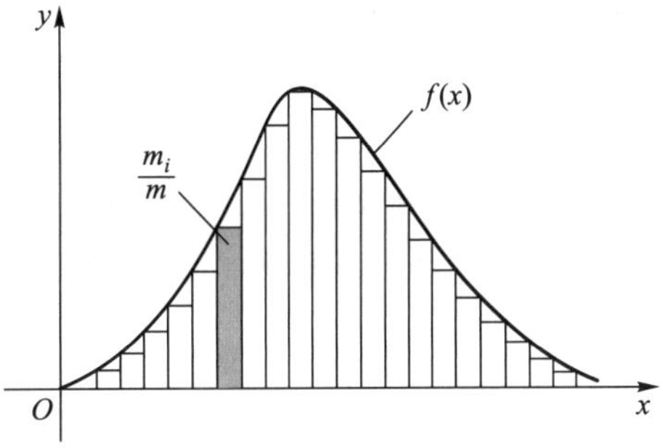

图 6-4

定义 6-9　对于连续型随机变量 X，如果存在非负可积函数 $f(x)$，使对任意实数 $a,b(a<b)$ 都有

$$P\{a<X\leqslant b\}=\int_a^b f(x)\mathrm{d}x,$$

则称 $f(x)$ 为 X 的**概率密度函数**（**probability density function**），简称密度函数或概率密度.

由频率直方图和概率密度函数，不难理解概率密度函数 $f(x)$ 具有下列性质：

① $f(x)\geqslant 0$；

② $P\{-\infty<X<+\infty\}=\int_{-\infty}^{+\infty}f(x)\mathrm{d}x=1.$

按照定义，连续型随机变量 X 取一点 t 的概率值为 0，即

$$P\{X=t\}=\int_t^t f(x)\mathrm{d}x=0.$$

所以，研究一点的概率无实际意义，且 $P\{X\leqslant x\}$ 与 $P\{X<x\}$ 在数值上相等.

例 6-20　设 $f(x)$ 是连续型随机变量的概率密度函数，且

$$f(x)=\begin{cases}ax, & 0<x\leqslant 1;\\ 0, & \text{其他}.\end{cases}$$

求常数 a 的值,并计算 $P\left\{\frac{1}{3}<X\leqslant\frac{1}{2}\right\}$.

解:根据概率密度函数性质

$$1=\int_{-\infty}^{+\infty}f(x)\,dx=\int_{-\infty}^{0}0dx+\int_{0}^{1}axdx+\int_{1}^{+\infty}0dx$$

$$=\int_{0}^{1}axdx=\frac{a}{2},$$

因此,$a=2$.将其代入概率密度函数中,得

$$P\left\{\frac{1}{3}<X\leqslant\frac{1}{2}\right\}=\int_{\frac{1}{3}}^{\frac{1}{2}}2xdx=\frac{1}{4}-\frac{1}{9}=\frac{5}{36}.$$

三、随机变量的分布函数

概率分布刻画了离散型随机变量在各个点的概率 $P\{X=x_k\}$,概率密度函数解决区间上的概率 $P\{a<X\leqslant b\}$.而实际生活中有时也要解决随机变量 X 在区间 $(-\infty,x]$ 上取值的概率,比如,病人的身体状况至多能承受多大剂量的放射治疗.这里,我们将离散型随机变量和连续型随机变量在整体上统一在一个区间 $(-\infty,x]$ 上考虑它们的概率.

定义 6-10 设 X 是随机变量,对任意实数 $x\in(-\infty,+\infty)$,以 x 为变量的函数

$$F(x)=P\{X\leqslant x\}$$

称为 X 的**分布函数**(**distribution function**).

由于概率分布和概率密度函数之间的区别,在具体计算分布函数时也有些不一样,如果 X 是离散型随机变量:

$$P\{X=x_k\}=p_k\quad(k=1,2,\cdots),$$

由于分布列中任意两事件 $\{X=x_k\}$ 与 $\{X=x_i\}$ $(k\neq i)$ 是互不相容的,则由概率加法定理知 X 的分布函数为

$$F(x)=P\{X\leqslant x\}=\sum_{x_k\leqslant x}P\{X=x_k\}.\tag{6-7}$$

即,对于离散型随机变量

$$F(x)=P\{-\infty<X\leqslant x\}=\sum_{x_k\leqslant x}p_k.$$

式中的和号是对所有 $x_k\leqslant x$ 的 k 进行累加.

例 6-21 求本章例 6-19 中的分布列

$X=x_k$	0	1	2
$P\{X=x_k\}=p_k$	0.1	0.6	0.3

的随机变量 X 的分布函数.

解:当 $x<0$ 时,$F(x)=\sum\limits_{x_k\leqslant x}p_k=0$;

当 $0\leqslant x<1$ 时,$F(x)=\sum\limits_{x_k\leqslant x}p_k=P\{X=0\}=0.1$;

当 $1\leqslant x<2$ 时,$F(x)=\sum\limits_{x_k\leqslant x}p_k=P\{X=0\}+P\{X=1\}=0.1+0.6=0.7$;

当 $x\geqslant 2$ 时，$F(x)=\sum\limits_{x_k\leqslant x}p_k=P\{X=0\}+P\{X=1\}+P\{X=2\}=1.$

于是，随机变量 X 的分布函数

$$F(x)=\begin{cases}0, & 当\ x<0;\\ 0.1, & 当\ 0\leqslant x<1;\\ 0.7, & 当\ 1\leqslant x<2;\\ 1, & 当\ x\geqslant 2.\end{cases}$$

分布函数图形参见图 6-5.

由离散型随机变量的分布函数可知，分布函数 $F(x)$ 在每个 x_k 处有一个跳跃度 p_k，$F(x)$ 是一个阶梯函数.

如果 X 是连续型随机变量，由定义 6-10，随机变量 X 的分布函数是

$$F(x)=P\{X\leqslant x\}=\int_{-\infty}^{x}f(t)\,\mathrm{d}t\quad(-\infty<x<+\infty),\tag{6-8}$$

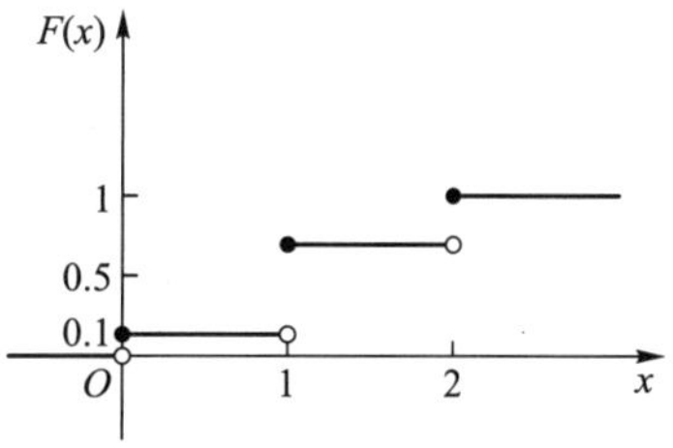

图 6-5

其中 $f(x)$ 是 X 的概率密度函数.

连续型随机变量概率密度函数与分布函数关系是：

密度函数 $f(x)$ 在 $(-\infty,x]$ 上的积分就是分布函数；分布函数 $F(x)$ 的导数就是密度函数 $f(x)$，即

$$\begin{aligned}F'(x)&=\lim_{\Delta x\to 0}\frac{F(x+\Delta x)-F(x)}{\Delta x}\\&=\lim_{\Delta x\to 0}\frac{\int_{-\infty}^{x+\Delta x}f(t)\,\mathrm{d}t-\int_{-\infty}^{x}f(t)\,\mathrm{d}t}{\Delta x}\\&=\lim_{\Delta x\to 0}\frac{\int_{x}^{x+\Delta x}f(t)\,\mathrm{d}t}{\Delta x}\xlongequal{\text{由积分中值定理}}f(x).\end{aligned}$$

例 6-22　例 6-20 中 X 的概率密度函数为

$$f(x)=\begin{cases}2x, & 0<x\leqslant 1;\\ 0, & 其他.\end{cases}$$

求随机变量 X 的分布函数；通过分布函数分别求 $P\left\{X\leqslant\frac{1}{2}\right\}$，$P\left\{X\leqslant\frac{1}{3}\right\}$ 和 $P\left\{\frac{1}{3}<X\leqslant\frac{1}{2}\right\}$ 的概率.

解：因为 $F(x)=\int_{-\infty}^{x}f(t)\,\mathrm{d}t$，所以

当 $x\leqslant 0$ 时，$F(x)=0$；

当 $0<x<1$ 时，$F(x)=\int_{0}^{x}2t\,\mathrm{d}t=x^2$；

当 $x\geqslant 1$ 时，$F(x)=\int_{-\infty}^{0}0\,\mathrm{d}t+\int_{0}^{1}2t\,\mathrm{d}t+\int_{1}^{x}0\,\mathrm{d}t=1.$

由上述求解归纳分布函数如下：

$$F(x)=\begin{cases}0, & 当\ x\leqslant 0;\\ x^2, & 当\ 0<x<1;\\ 1, & 当\ 1\leqslant x.\end{cases}$$

其图形如图 6-6 所示.

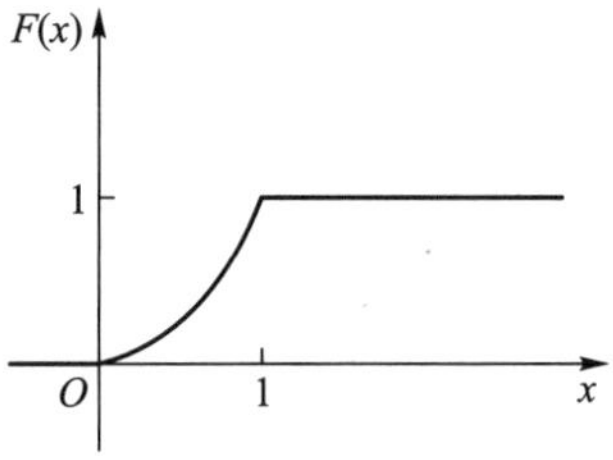

图 6-6

$$P\left\{X\leqslant\frac{1}{2}\right\}=F\left(\frac{1}{2}\right)=\frac{1}{2^2};$$

$$P\left\{X\leqslant\frac{1}{3}\right\}=F\left(\frac{1}{3}\right)=\frac{1}{3^2};$$

$$P\left\{\frac{1}{3}<X\leqslant\frac{1}{2}\right\}=F\left(\frac{1}{2}\right)-F\left(\frac{1}{3}\right)=\frac{1}{2^2}-\frac{1}{3^2}=\frac{1}{4}-\frac{1}{9}=\frac{5}{36}.$$

由分布函数定义 6-10,分布函数具有以下性质:

(1) $0\leqslant F(x)\leqslant 1$;

(2) $\lim\limits_{x\to-\infty}F(x)=0,\ \lim\limits_{x\to+\infty}F(x)=1$;

(3) 当 $x_1<x_2$ 时,有 $F(x_1)\leqslant F(x_2)$;

(4) 对于任意实数 $x_1,x_2(x_1<x_2)$,有

$$P\{x_1<X\leqslant x_2\}=P\{X\leqslant x_2\}-P\{X\leqslant x_1\}=F(x_2)-F(x_1);$$

(5) 对于离散型随机变量,$F(x)$ 是右连续,即 $\lim\limits_{x\to x_0^+}F(x)=F(x_0)$;对于连续型随机变量,$F(x)$ 是连续的,即

$$\lim_{x\to x_0}F(x)=F(x_0).$$

四、六种常见的随机变量分布

一般来说,常见的随机变量分为离散型和连续型,相应的分布也分为离散型随机变量分布和连续型随机变量分布.我们先叙述常见的离散型随机变量分布,它们是两点分布、二项分布、泊松分布;然后叙述常见的连续型随机变量分布,它们是均匀分布、指数分布和正态分布.

1. 两点分布

若一次试验只有两种结果(A 或 $\overline{A}$),如药品经检验只有"合格"与"不合格";又如新生的婴儿只有"男性"与"女性"等.把结果 A 与 1 对应,结果 $\overline{A}$ 对应 0,则可定义两点分布.

定义 6-11 若随机变量 X 的分布为

$$P\{X=1\}=p,\quad P\{X=0\}=1-p,$$

则称 X 服从以 $p(0<p<1)$ 为参数的**两点分布**(**two-point distribution**),或 0-1 分布.

2. 二项分布

二项分布与伯努利试验紧密相关.如果随机试验满足下面三个条件,称该试验为 n 重伯努利试验:

(1) 试验在相同条件下重复 n 次;

(2) 每次试验只有两个结果——A 或 $\overline{A}$,每次试验两种结果的概率分别是 $P(A)=p,P(\overline{A})=1-p\ (0<p<1)$;

(3) 在 n 重试验中,各次试验结果互不影响.

重复 n 次抛掷一枚硬币;对 n 个病人进行治疗,某药治某病分治愈或不治愈两种结果.这些试验均属于 n 重伯努利试验.怎样求 n 重伯努利试验的概率? 譬如:求在 3 次重复试验中事件 A 恰好出现 2 次的概率.

用 A_i $(i=1,2,3)$ 表示事件 A 在第 i 次试验发生;用 $\overline{A}_i$ $(i=1,2,3)$ 表示事件 A 在第 i 次试验中不发生.那么 3 次试验 A 出现 2 次的结果共 C_3^2 个,即

$$A_1A_2\overline{A}_3,\quad A_1\overline{A}_2A_3,\quad \overline{A}_1A_2A_3.$$

所求概率用 $P_3(2)$ 表示,由于在 C_3^2 个结果中任何两个结果都是互不相容的,且各次试验相互独立.根据概率加法定理和事件独立性,即由公式(6-2)、公式(6-3)得

$$\begin{aligned}P_3(2)&=P\{A_1A_2\overline{A}_3\cup A_1\overline{A}_2A_3\cup\overline{A}_1A_2A_3\}\\&=P\{A_1A_2\overline{A}_3\}+P\{A_1\overline{A}_2A_3\}+P\{\overline{A}_1A_2A_3\}\\&=P(A_1)P(A_2)P(\overline{A}_3)+P(A_1)P(\overline{A}_2)P(A_3)+P(\overline{A}_1)P(A_2)P(A_3)\\&=3p^2(1-p)^{3-2}=\mathrm{C}_3^2p^2q^{3-2}.\end{aligned}$$

这就是要求的概率(其中 $q=1-p$).3 次重复试验,事件 A 可能出现 0 次,1 次,2 次,3 次.相应地概率为

$$P_3(k)=\mathrm{C}_3^kp^kq^{3-k}\quad(k=0,1,2,3).$$

推广成 n 次重复试验,事件 A 出现 k 次的概率为

$$P_n(k)=\mathrm{C}_n^kp^kq^{n-k}\quad(k=0,1,\cdots,n).\qquad(6-9)$$

定义 6-12 若随机变量 X 的概率分布为

$$P_n(k)=\mathrm{C}_n^kp^kq^{n-k}\quad(k=0,1,\cdots,n),$$

则称 X 服从参数为 $n,p(0<p<1,q=1-p)$ 的**二项分布(binomial distribution)**,记作 $X\sim B(n,p)$.也可用分布列形式表示二项分布.

例 6-23 100 L 经消毒的自来水中,只能含有 10 个大肠杆菌,今从中取出 1 L 水进行检验,问在这 1 L 水中检出 2 个大肠杆菌的概率是多少? 如果真的检查出有 2 个大肠杆菌,问这水是否合格?

解:因为,每个大肠杆菌只有落入或不落入被抽取的这 1 L 水中,即两种结果.每个大肠杆菌落入(A)或不落入$(\overline{A})$这 1 L 水中是彼此相互独立,且 $P(A)=\dfrac{1}{100}=0.01$, $P(\overline{A})=0.99$,所以这 10 个大肠杆菌是否落入抽检的这 1 L 水中可以看作是做了 10 次独立重复试验.设落入抽检1 L水中的大肠杆菌数为随机变量,故所求概率

$$P_{10}(2)=\mathrm{C}_{10}^2(0.01)^2(0.99)^{10-2}=0.004\,2.$$

这一概率很小,小概率事件在一次试验中很难发生.如果仅做一次试验,在抽检的 1 L 水中就发现 2 个大肠杆菌,则在很大程度上认为这水是不合格的.

例 6-24 据报道,有 10%的人对某药有肠道反应.为考核该药疗效,现任选 5 人用此药,试求:(1) 有肠道反应的人数的概率分布;(2) 不多于 2 人有肠道反应的概率;(3) 有人有肠道反应的概率.

解:设某人服用药后有肠道反应事件为 A,则 $P(A)=0.1$,$P(\overline{A})=0.9$. 记 5 人中有肠道反应人数为随机变量 X,因此,

(1) $X\sim B(5,0.1)$，即 $P\{X=k\}=P_5(k)=C_5^k\times0.1^k\times0.9^{5-k}\quad(k=0,1,2,\cdots,5)$；

(2) $P\{X\leqslant2\}=\sum\limits_{k=0}^{2}P_5(k)=0.590\ 49+0.328\ 05+0.072\ 90=0.991\ 44$；

(3) $P\{X\geqslant1\}=1-P_5(0)=1-0.590\ 49=0.409\ 51$.

3. 泊松分布

定义 6-13 若随机变量 X 的概率分布为

$$P\{X=k\}=\frac{\lambda^k}{k!}e^{-\lambda}\quad(k=0,1,2,\cdots),\tag{6-10}$$

则称 X 服从参数为 $\lambda(\lambda>0)$ 的**泊松分布**(**Poisson distribution**)，记作 $X\sim P(\lambda)$.

人们发现许多稀疏现象，如稀有元素含量、低发病的发病人数、单位时间内交换台呼叫的次数等均服从泊松分布.

法国数学家泊松证明了泊松定理：当 $n\to\infty$，$p\to0$，$np\to\lambda$ 时二项分布的极限分布恰为泊松分布.正是这个定理，保证了 n 充分大、p 很小时，二项分布近似等于泊松分布，即

$$P_n(k)=C_n^kp^kq^{n-k}\approx\frac{\lambda^k}{k!}e^{-\lambda}\quad(\lambda=np).$$

很明显：如果 n ($n>50$) 很大、p ($p<0.05$) 较小，计算二项分布很麻烦，但是有了以上近似式，用泊松分布代替二项分布计算 $P\{X=k\}$ 则要容易很多.

例 6-25 用车运送 500 件针剂药品，在运输途中药品受损坏的概率为 0.002：(1) 求运输途中少于 3 件药品损坏的概率；(2) 求运输途中多于 3 件药品损坏的概率；(3) 求运输途中恰有 2 件药品损坏的概率.

解：设药品在运输途中损坏的件数为随机变量 X，$X\sim B(500,0.002)$.由于 $n=500$ 相当大，$p=0.002$ 相当小，所以可用泊松分布近似计算.取 $\lambda=np=1$，计算时，查附表 1，所求概率是

(1) $P\{X<3\}\approx\sum\limits_{k=0}^{2}\frac{1^k}{k!}e^{-1}=0.367\ 879+0.367\ 879+0.183\ 940=0.919\ 698$；

(2) $P\{X>3\}=1-P\{X\leqslant3\}\approx1-\sum\limits_{k=0}^{3}\frac{1^k}{k!}e^{-1}=0.018\ 989$；

(3) $P_{500}(2)\approx\frac{1^2}{2!}e^{-1}=0.183\ 940$.

4. 均匀分布

定义 6-14 设随机变量 X 在区间 $[a,b]$ 上取值，其概率密度函数为

$$f(x)=\begin{cases}\dfrac{1}{b-a}, & 当\ a\leqslant x\leqslant b;\\ 0, & x<a\ 或\ x>b.\end{cases}$$

则 X 服从区间 $[a,b]$ 上的**均匀分布**(**uniform distribution**).

任意取 x 和 Δx，使 $a\leqslant x<x+\Delta x\leqslant b$ 成立，在 $[x,x+\Delta x)$ 上的概率等于 $\frac{\Delta x}{b-a}$ (因为密度函数曲线下的面积就是概率). 显然子区间 $[x,x+\Delta x)$ 上的概率与位置 x 无关，仅依赖子区间的长度 Δx；另外，固定子区间长度 Δx，则说明 X 落在区间 $[a,b]$ 中任意等长的子区间内的概率相等.

由式(6-8)，可得均匀分布的分布函数

$$F(x)=\begin{cases}0, & \text{当 } x<a;\\ \dfrac{x-a}{b-a}, & \text{当 } a\leqslant x\leqslant b;\\ 1, & \text{当 } x>b.\end{cases} \tag{6-11}$$

均匀分布的概率密度函数 $f(x)$、分布函数 $F(x)$ 的图形分别见图 6-7(a)和图 6-7(b).

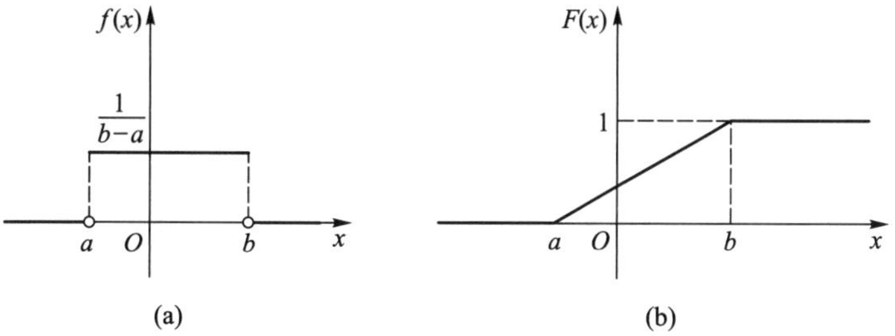

图 6-7

5. 指数分布

定义 6-15　如果随机变量 X 的概率密度函数为

$$f(x)=\begin{cases}\lambda e^{-\lambda x}, & x\geqslant 0;\\ 0, & x<0\end{cases}\quad (\lambda>0),$$

则称 X 服从参数为 λ 的**指数分布**(**exponential distribution**).

根据概率分布函数定义及式(6-8):

$$F(x)=\int_{-\infty}^{x}0\,dx=0,\quad x<0;$$

$$F(x)=\int_{-\infty}^{0}0\,dx+\int_{0}^{x}\lambda e^{-\lambda x}\,dx=1-e^{-\lambda x},\quad x\geqslant 0.$$

故指数分布的概率分布函数为

$$F(x)=\begin{cases}1-e^{-\lambda x}, & x\geqslant 0;\\ 0, & x<0\end{cases}\quad (\lambda>0). \tag{6-12}$$

例 6-26　某些生化制品中的有效成分如活性酶,其含量会随时间而衰减. 当有效成分的含量降至实验室要求的有效剂量以下时,该制品便被视为失效. 制品能维持其有效剂量的时间为该制品的有效期,它显然是随机变量,记为 ξ.多数情况下,可以认为 ξ 服从指数分布. 设它的概率密度函数为

$$f(x)=\begin{cases}0, & x<0;\\ \lambda e^{-\lambda x}, & x\geqslant 0\end{cases}\quad (x \text{ 的单位为月}).$$

(1) 若从一批产品中抽出样品,测得有 50%的样品有效期大于 34 个月,求参数 λ 的值;

(2) 若一件产品出厂 12 个月后还有效,再过 12 个月后它还有效的概率有多大?

(3) 若说明书上标定的有效期 t 内有 70%的产品未失效,此有效期 t 为多长时间?

解:已知指数分布的分布函数为:$F(t)=P\{\xi<t\}=1-e^{-\lambda t}$,$\lambda>0$,则有

(1) 由 $P\{\xi>34\}=1-F(34)=e^{-34\lambda}=0.5$,解出 $\lambda=-\dfrac{1}{34}\ln\left(\dfrac{1}{2}\right)=\ln\dfrac{2}{34}\approx 0.02$;

（2）$P\{\xi>24|\xi>12\}=\dfrac{P\{\xi>24\}}{P\{\xi>12\}}=\dfrac{e^{-0.02\times24}}{e^{-0.02\times12}}=e^{-0.02\times12}=P\{\xi\geqslant12\}=e^{-0.24}=0.787$；

（3）所求 t 满足 $P\{\xi>t\}\geqslant0.7$，即 $P\{\xi>t\}=e^{-0.02t}\geqslant0.7$，解出 $t<17.83$（月），约一年半.

指数分布常见于寿命问题中，如产品的无故障运行期、癌症患者术后存活期、短期记忆的持续期、克隆体的生理年龄演变等，是**生存分析**（**survival analysis**）的重要研究对象.

6. 正态分布

（1）正态分布定义

定义 6-16 设随机变量 X 的概率密度函数为

$$f(x)=\frac{1}{\sigma\sqrt{2\pi}}e^{-\frac{(x-\mu)^2}{2\sigma^2}},\quad -\infty<x<+\infty.$$

则称 X 服从参数为 $\mu,\sigma(\sigma>0)$ 的**正态分布**（**normal distribution**）或**高斯**（**Gauss**）**分布**，记 $X\sim N(\mu,\sigma^2)$.

在生物医学中所遇到的随机变量，很多都是服从或近似服从正态分布，例如某一年龄的身高、体重、舒张压、红细胞数、胆固醇含量、成人血浆中 α-球蛋白的含量均服从正态分布，所以正态分布在数学和医学的理论与应用中占有重要的地位.

当 $x=\mu$ 时，密度函数 $f(x)$ 取到最大值 $f(\mu)=\dfrac{1}{\sigma\sqrt{2\pi}}$；密度函数关于直线 $x=\mu$ 对称，并在 $x=\mu\pm\sigma$ 处各有一个拐点；当 x 趋于正负无穷时，曲线以 x 轴为渐近线，其密度函数图形见图 6-8（a）. 显然正态分布的分布函数是 $F(x)=\dfrac{1}{\sigma\sqrt{2\pi}}\int_{-\infty}^{x}e^{-\frac{(t-\mu)^2}{2\sigma^2}}dt$，其图形见图 6-8（b）.

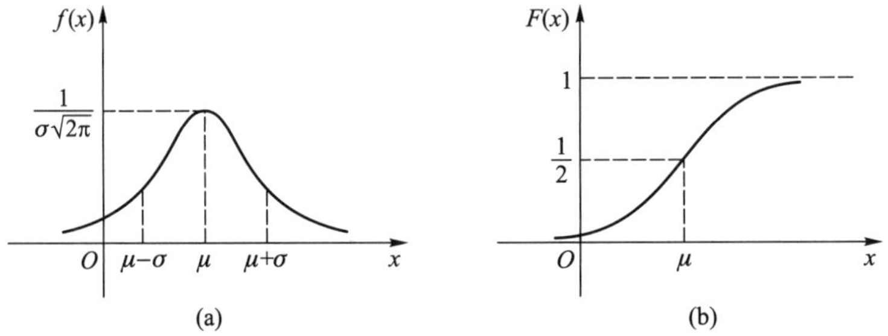

图 6-8

参数 $\mu=0,\sigma=1$ 的正态分布，即 $X\sim N(0,1^2)$，称为**标准正态分布**（**standard normal distribution**），标准正态分布的密度函数记为

$$\varphi(x)=\frac{1}{\sqrt{2\pi}}e^{-\frac{x^2}{2}},\quad -\infty<x<+\infty;$$

分布函数记为

$$\Phi(x)=P\{X\leqslant x\}=\frac{1}{\sqrt{2\pi}}\int_{-\infty}^{x}e^{-\frac{t^2}{2}}dt. \qquad (6-13)$$

（2）正态分布的性质

如果固定 σ，当 μ 从 μ_1 变到 $\mu_2(\mu_2>\mu_1)$，密度函数 $f(x)$ 曲线沿 x 轴平移，但不改变图形的形

状(见图 6-9(a)).如果固定 μ,改变 σ,当 σ 越小,则 $f(x)$ 在 $x=\mu$ 的取值越大(保持曲线 $f(x)$ 下的面积为 1),图形变得越尖峭;相反,让 σ 变得越大,则 $f(x)$ 在 $x=\mu$ 的取值越小,图形的起伏变得越平缓(见图 6-9(b)).

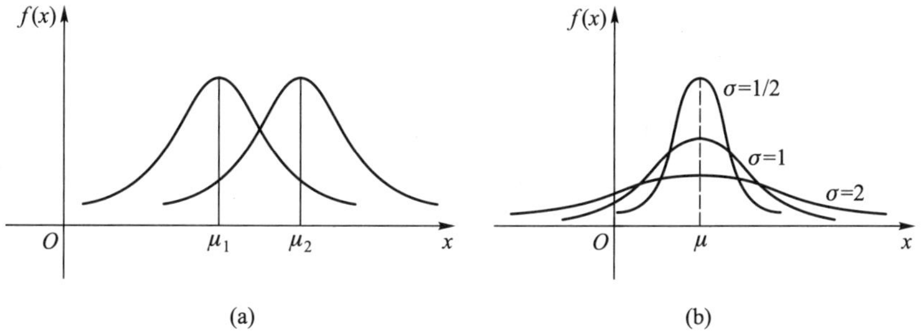

图 6-9

概率密度函数 $f(x)$ 的曲线关于 $x=\mu$ 对称.这表示对任意 $h>0$ 有 $P\{\mu-h<X\leqslant\mu\}=P\{\mu<X\leqslant\mu+h\}$(见图 6-10(a)).由于标准正态分布的密度函数(见图 6-10(b))是偶函数,在 $(-\infty,-x)$ 和 $(x,+\infty)$ 两个区间上,密度函数曲线下的面积相等(概率相等),所以有

$$\Phi(-x)=1-\Phi(x).$$

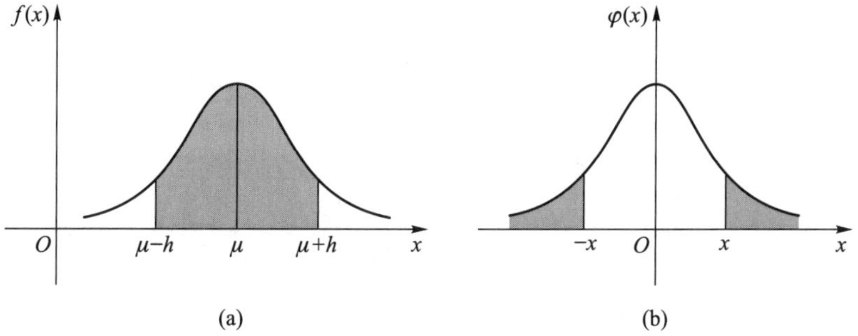

图 6-10

一般正态分布函数通过变量代换可转化成标准正态分布函数,即

$$F(x)=\frac{1}{\sigma\sqrt{2\pi}}\int_{-\infty}^{x}\mathrm{e}^{-\frac{(t-\mu)^2}{2\sigma^2}}\mathrm{d}t\xlongequal[\sigma\mathrm{d}y=\mathrm{d}t]{y=\frac{t-\mu}{\sigma}}\frac{1}{\sqrt{2\pi}}\int_{-\infty}^{\frac{x-\mu}{\sigma}}\mathrm{e}^{-\frac{y^2}{2}}\mathrm{d}y=\Phi\left(\frac{x-\mu}{\sigma}\right). \tag{6-14}$$

因此,若 $X\sim N(\mu,\sigma^2)$,则

$$P\{x_1<X\leqslant x_2\}=\Phi\left(\frac{x_2-\mu}{\sigma}\right)-\Phi\left(\frac{x_1-\mu}{\sigma}\right).$$

例 6-27 设 $X\sim N(\mu,\sigma^2)$,试求 $P\{|X-\mu|<\sigma\}$,$P\{|X-\mu|<2\sigma\}$,$P\{|X-\mu|<3\sigma\}$.

解: $P\{|X-\mu|<\sigma\}=P\{\mu-\sigma<X<\mu+\sigma\}=\Phi\left(\frac{\mu+\sigma-\mu}{\sigma}\right)-\Phi\left(\frac{\mu-\sigma-\mu}{\sigma}\right)$

$$=\Phi(1)-\Phi(-1)=\Phi(1)-(1-\Phi(1))=2\Phi(1)-1$$

$$=2\times0.841\,3-1=0.682\,6.$$

其中,查附表 2 知 $\Phi(1)=0.841\,3$,同理 $P\{|X-\mu|<2\sigma\}=0.954\,4$,$P\{|X-\mu|<3\sigma\}=0.997\,4$.

由例 6-27 知,随机变量 X 落在区间 $(\mu-3\sigma,\mu+3\sigma)$ 内的概率大于 99%,而落在此区间外的事件几乎不可能发生，这就是工业质量检查所用的 3σ 原则.

例 6-28 设 $X\sim N(\mu,\sigma^2)$，当 $\alpha=0.05$ 时，试确定 c，使 $P\left\{\left|\frac{X-\mu}{\sigma}\right|<c\right\}=1-\alpha$ 成立.

解：$P\left\{\left|\frac{X-\mu}{\sigma}\right|<c\right\}=P\{\mu-c\sigma<X<\mu+c\sigma\}=\Phi\left(\frac{\mu+c\sigma-\mu}{\sigma}\right)-\Phi\left(\frac{\mu-c\sigma-\mu}{\sigma}\right)$

$$=\Phi(c)-\Phi(-c)=2\Phi(c)-1.$$

由题意要求 $2\Phi(c)-1=1-0.05$，即 $\Phi(c)=0.975$，查附表 2 标准正态分布表得 $c=1.96$.

例 6-29 学生 A 参加 SAT(Scholastic Aptitude Test)中的数学部分考试，得分 700 分.SAT 的分数 X 服从正态分布 $N(500,100^2)$；学生 B 参加 ACTP(American College Testing Program)考得 24 分，而 ACTP 的分数 Y 服从正态分布 $N(18,6^2)$，试问谁考得更好？

解：参加 SAT 考试得分在 700 分以上的可能性为

$$P\{X\geqslant 700\}=1-P\{X<700\}=1-P\left\{\frac{X-500}{100}<\frac{700-500}{100}\right\}$$
$$=1-\Phi(2)=1-0.977\,2=0.022\,8.$$

参加 ACTP 考试得分在 24 分以上的概率

$$P\{Y\geqslant 24\}=1-P\{Y<24\}=1-P\left\{\frac{Y-18}{6}<\frac{24-18}{6}\right\}$$
$$=1-\Phi(1)=1-0.841\,3=0.158\,7.$$

显然，学生 A 的成绩更好.假若都是有 1 000 人参加考试，学生 A 属于名列前茅的 23 名之内，而学生 B 还没有进入前 158 名.

思考与讨论

1. 概率为 1 的事件是必然事件吗？概率为 0 的事件是否肯定不会发生？
2. 将一颗质地均匀的骰子掷 n 次，设所得 n 个点数的最大值为 X，写出 X 的分布列.

第四节 随机变量的数字特征

前面我们已经知道概率分布、概率密度函数、分布函数都是刻画随机变量取某些值的概率.然而，在许多实际问题中，不需要知道这些概率函数，只需要知道随机变量的某些数字特征就行了.例如，需要知道某年级考试的“平均成绩”以及“某些成绩对平均成绩的分散程度”.所谓的随机变量的数字特征，就是刻画随机变量分布的某些特征的数量指标，常用的数字特征有数学期望、方差、标准差、变异系数等，下面分别介绍.

一、随机变量的数学期望及其性质

1. 数学期望的概念

先看实例，某班 40 人，其身高为随机变量 X(单位:m)，X 的分布情况如下：

X	1.55	1.60	1.70	1.80	1.85
人数	7	10	12	6	5

则，平均身高 $=\frac{1}{40}(1.55\times7+1.60\times10+1.70\times12+1.80\times6+1.85\times5)$

$$=1.55\times\frac{7}{40}+1.60\times\frac{10}{40}+1.70\times\frac{12}{40}+1.80\times\frac{6}{40}+1.85\times\frac{5}{40}$$

$$=x_1\frac{m_1}{N}+x_2\frac{m_2}{N}+x_3\frac{m_3}{N}+x_4\frac{m_4}{N}+x_5\frac{m_5}{N}$$

$$\approx 1.682\,5(\mathrm{m}).$$

由概率的统计定义，N 足够大时，频率 $\frac{m_i}{N}$ 近似等于概率 p_i.所以，当 N 足够大时，随机变量的平均取值为 $\sum x_ip_i$.因此，给出离散随机变量的数学期望定义如下.

定义 6-17　设 X 是离散型随机变量，其值取 $x_1,x_2,\cdots$，对应的概率为 $p_1,p_2,\cdots$.如果级数

$$\sum_{i=1}^{\infty}x_ip_i$$

绝对收敛，则把 $\sum\limits_{i=1}^{\infty}x_ip_i$ 称为 X 的**数学期望**(**discrete mathematical expectation**)，记作 $E(X)$.

设连续型随机变量 X 的密度函数为 $f(x)$，当 Δx_i 取适当的小，(x_i,x_{i+1}) 上的近似概率 $f(x_i)\Delta x_i$ 类似离散型随机变量中的 p_i，仿离散型随机变量的数学期望并取极限：

$$\lim_{\Delta x_i\to0}\sum_{i=1}^{\infty}x_if(x_i)\Delta x_i=\int_{-\infty}^{+\infty}xf(x)\,\mathrm{d}x,$$

则表达了连续型随机变量的平均取值.

定义 6-18　设 X 为连续型随机变量，概率密度函数为 $f(x)$，如果积分

$$\int_{-\infty}^{+\infty}xf(x)\,\mathrm{d}x$$

绝对收敛，则把这个积分值 $\int_{-\infty}^{+\infty}xf(x)\,\mathrm{d}x$ 称为 X 的**数学期望**(**continuous mathematical expectation**)，记为 $E(X)$.

2. 六个常用分布的数学期望

(1) 两点分布的数学期望

因为两点分布的概率分布为

x_i	1	0
p_i	p	$1-p$

故由数学期望的定义知 $E(X)=1\times p+0(1-p)=p$.

(2) 二项分布的数学期望

$$E(X)=\sum_{k=0}^{n}kP_n(k)=\sum_{k=0}^{n}k\cdot \mathrm{C}_n^kp^kq^{n-k}=\sum_{k=0}^{n}k\cdot\frac{n!}{k!\,(n-k)!}p^kq^{n-k}$$

$$=\sum_{k=0}^{n}\frac{np(n-1)!}{(k-1)!\,[(n-1)-(k-1)]!}p^{k-1}q^{(n-1)-(k-1)}$$

$$\xlongequal{令\ l=k-1}np\sum_{l=0}^{n-1}\frac{(n-1)!}{l!\,[(n-1)-l]!}p^lq^{(n-1)-l}$$

$$=np(p+q)^{n-1}=np.$$

(3) 泊松分布的数学期望

设离散型随机变量 $X\sim P(\lambda)$,则

$$
\begin{aligned}
E(X)&=\sum_{k=0}^{\infty}kP\{X=k\}=\sum_{k=0}^{\infty}k\frac{\lambda^{k}}{k!}\mathrm{e}^{-\lambda}\\
&=\lambda\mathrm{e}^{-\lambda}\sum_{k=1}^{\infty}\frac{\lambda^{k-1}}{(k-1)!}=\lambda\mathrm{e}^{-\lambda}\mathrm{e}^{\lambda}\\
&=\lambda.
\end{aligned}
$$

(4) 均匀分布的数学期望

由均匀分布密度函数定义和数学期望的定义有

$$
\begin{aligned}
E(X)&=\int_{-\infty}^{+\infty}xf(x)\,\mathrm{d}x=\int_{-\infty}^{a}0\,\mathrm{d}x+\int_{a}^{b}\frac{x}{b-a}\mathrm{d}x+\int_{b}^{+\infty}x\cdot 0\,\mathrm{d}x\\
&=\int_{a}^{b}x\frac{1}{b-a}\mathrm{d}x=\frac{1}{b-a}\frac{x^{2}}{2}\bigg|_{a}^{b}\\
&=\frac{b+a}{2}.
\end{aligned}
$$

(5) 指数分布的数学期望

由指数分布的密度函数定义和数学期望的定义有

$$
\begin{aligned}
E(X)&=\int_{-\infty}^{+\infty}xf(x)\,\mathrm{d}x=\int_{0}^{+\infty}x\lambda\mathrm{e}^{-\lambda x}\,\mathrm{d}x\\
&=-x\mathrm{e}^{-\lambda x}\Big|_{0}^{+\infty}+\int_{0}^{+\infty}\mathrm{e}^{-\lambda x}\mathrm{d}x\\
&=\frac{1}{\lambda}.
\end{aligned}
$$

(6) 正态分布的数学期望

由正态分布的密度函数定义和数学期望的定义有

$$
\begin{aligned}
E(X)&=\int_{-\infty}^{+\infty}xf(x)\,\mathrm{d}x=\int_{-\infty}^{+\infty}x\frac{1}{\sigma\sqrt{2\pi}}\mathrm{e}^{-\frac{(x-\mu)^{2}}{2\sigma^{2}}}\mathrm{d}x\\
&\xlongequal{\text{令}\frac{x-\mu}{\sigma}=t}\int_{-\infty}^{+\infty}(\mu+\sigma t)\frac{1}{\sqrt{2\pi}}\mathrm{e}^{-\frac{t^{2}}{2}}\mathrm{d}t\\
&=\mu\int_{-\infty}^{+\infty}\frac{1}{\sqrt{2\pi}}\mathrm{e}^{-\frac{t^{2}}{2}}\mathrm{d}t+\sigma\int_{-\infty}^{+\infty}t\cdot\frac{1}{\sqrt{2\pi}}\mathrm{e}^{-\frac{t^{2}}{2}}\mathrm{d}t\\
&=\mu\cdot 1+0=\mu.
\end{aligned}
$$

3. 数学期望的性质

设 X,Y 分别是随机变量,a,b,c 均是常数,由数学期望定义容易得出下列数学期望性质:

(1) $E(c)=c$;

(2) $E(aX)=aE(X)$;

(3) $E(X+b)=E(X)+b$;

(4) $E(X\pm Y)=E(X)\pm E(Y)$;

(5) 若 X 与 Y 相互独立,则 $E(XY)=E(X)\cdot E(Y)$.

这些性质都可以推广到多个随机变量的情形.

例 6-30　某种病毒性传染病可通过验血检查.某单位为职工进行普查,共有 1 000 人需要验血.假设一般人群中该病的阳性者比例为 $p=0.1$,医务人员把 4 个职工分为一组,把 4 人的血液混合检查,如果混合血样是阴性的,4 个人平均每人化验 $\frac{1}{4}$ 次;如果混合血样是阳性的,则对 4 个人再逐个分别化验,这样 4 个人共做 5 次化验,相当平均每人化验 $1+\frac{1}{4}$ 次.假定不同人之间的反应是相互独立的,4 个人混合血样不影响阳性和阴性的判定.这种分组化验比以往每人化验 1 次可减少多少工作量?

解:因为 4 个人混合成的血样呈阴性反应的概率为 $(1-p)^4$;呈阳性反应的概率为 $1-(1-p)^4$.设平均每人化验次数为随机变量 X,则分布列为

X	$\frac{1}{4}$	$1+\frac{1}{4}$
p_i	0.9^4	$1-0.9^4$

其数学期望

$$E(X)=\frac{1}{4}\cdot 0.9^4+\left(1+\frac{1}{4}\right)(1-0.9^4)=1-0.9^4+\frac{1}{4}.$$

抽血化验 1 000 人平均化验次数为

$$1\,000\times\left(1-0.9^4+\frac{1}{4}\right)\approx 594.$$

相当于减少以往的工作量 40%以上.

在工程和医学应用评价中,如果从效益的角度看,数学期望越大的方案越好;如果从成本的角度上看,数学期望越小的方案越好.类似应用就不一一列举了.

二、随机变量的方差及其性质

1. 方差的概念

在许多实际问题中,除了考虑随机变量的数学期望外,还要研究随机变量以 $E(X)$ 为中心的离散程度,比如甲、乙两地人均收入虽然相同,但甲地居民贫富差距比乙地大;某人舒张压的均值虽属正常,但波动太大,表明此人处于病态.为了刻画随机变量 X 与数学期望的这种离散程度,现引入随机变量的方差定义.

定义 6-19　设随机变量 X 的数学期望为 $E(X)$,若 $E[X-E(X)]^2$ 存在,则称它为 X 的**方差**(**variance**),记为 $D(X)$.

这个定义对离散型和连续型随机变量都是统一的,但具体表达形式不同.离散型随机变量的方差

$$D(X)=\sum[x_i-E(X)]^2p_i,$$

$\sum$ 表示对所有的 i 项求和.而连续型随机变量的方差

$$D(X)=\int_{-\infty}^{+\infty}[x-E(X)]^2 f(x)\,\mathrm{d}x.$$

由于
$$\begin{aligned}D(X)&=E[X-E(X)]^2=E[X^2-2XE(X)+E^2(X)]\\&=E(X^2)-2E(X)\cdot E(X)+E^2(X)\\&=E(X^2)-[E(X)]^2,\end{aligned}$$

故对离散型和连续型随机变量计算方差有公式：

$$D(X)=E(X^2)-[E(X)]^2. \tag{6-15}$$

2. 方差的性质

(1) $D(c)=0$，即常数 c 的方差为 0；

(2) $D(cX)=c^2D(X)$；

(3) $D(X+b)=D(X)$；

(4) 若 X,Y 相互独立，则 $D(X+Y)=D(X)+D(Y)$.

证：(只证性质(4))

$$\begin{aligned}D(X+Y)&=E[(X+Y)-E(X+Y)]^2\\&=E[(X-E(X))+(Y-E(Y))]^2\\&=E[(X-E(X))^2+(Y-E(Y))^2+2(X-E(X))(Y-E(Y))]\\&=D(X)+D(Y)+2E[(X-E(X))(Y-E(Y))].\end{aligned}$$

由于 X,Y 相互独立，所以 $X-E(X)$ 与 $Y-E(Y)$ 也相互独立，由数学期望性质(5)有

$$\begin{aligned}E[(X-E(X))(Y-E(Y))]&=E[X-E(X)]E[Y-E(Y)]\\&=(E(X)-E(X))(E(Y)-E(Y))=0\times 0=0.\end{aligned}$$

故
$$D(X+Y)=D(X)+D(Y).$$

方差的这些性质对多个随机变量的情形仍成立.

3. 六个常用分布的方差

(1) 两点分布的方差

由两点分布列可知随机变量 X^2 也服从两点分布，所以 $E(X^2)=1^2\cdot p+0^2\cdot q=p$，而 $E(X)=p$，由公式(6-15)，

$$D(X)=E(X^2)-[E(X)]^2=p-p^2=pq.$$

(2) 二项分布的方差

若在一次试验中定义随机变量 $\xi_i=\begin{cases}1, & \text{当 } A \text{ 发生；}\\ 0, & \text{当 } \overline{A} \text{ 发生.}\end{cases}$ 再以 X 记 n 次试验中 A 出现的次数，则 X 是诸 $\xi_i(i=1,2,\cdots,n)$ 之和：

$$X=\xi_1+\xi_2+\cdots+\xi_n.$$

由于是独立重复试验，诸 ξ_i 两两相互独立. 由方差性质(4)和 $D(\xi_i)=pq$（见两点分布的方差），故

$$D(X)=D(\xi_1+\xi_2+\cdots+\xi_n)=D(\xi_1)+D(\xi_2)+\cdots+D(\xi_n)=npq.$$

所以，二项分布 $B(n,p)$ 的方差为 npq. 这里顺便指出：$n=1$ 时，二项分布就是两点分布.

(3) 泊松分布的方差

泊松分布的方差恰为泊松分布的数学期望 λ,证明略.

(4) 均匀分布的方差

已知均匀分布的数学期望 $E(X)=\frac{1}{2}(a+b)$,又因

$$E(X^2)=\int_{-\infty}^{+\infty}x^2f(x)\mathrm{d}x=\int_a^b x^2\frac{1}{b-a}\mathrm{d}x=\frac{b^3-a^3}{3(b-a)}=\frac{b^2+ab+a^2}{3},$$

所以

$$D(X)=E(X^2)-[E(X)]^2=\frac{b^2+ab+a^2}{3}-\frac{(a+b)^2}{2^2}=\frac{1}{12}(b-a)^2.$$

(5) 指函分布的方差

由于 $E(X)=\frac{1}{\lambda}$,故

$$E(X^2)=\int_{-\infty}^{+\infty}x^2f(x)\mathrm{d}x=\int_0^{+\infty}x^2\lambda\mathrm{e}^{-\lambda x}\mathrm{d}x=-x^2\mathrm{e}^{-\lambda x}\Big|_0^{+\infty}+\int_0^{+\infty}2x\mathrm{e}^{-\lambda x}\mathrm{d}x=\frac{2}{\lambda^2}.$$

于是

$$D(X)=E(X^2)-[E(X)]^2=\frac{2}{\lambda^2}-\frac{1}{\lambda^2}=\frac{1}{\lambda^2}.$$

(6) 正态分布的方差

由于 $E(X)=\mu$,故

$$\begin{aligned}D(X)&=\int_{-\infty}^{+\infty}(x-\mu)^2f(x)\mathrm{d}x\\&=\frac{1}{\sigma\sqrt{2\pi}}\int_{-\infty}^{+\infty}(x-\mu)^2\mathrm{e}^{-\frac{(x-\mu)^2}{2\sigma^2}}\mathrm{d}x\xlongequal{\text{令}\frac{x-\mu}{\sigma}=t}\frac{\sigma^2}{\sqrt{2\pi}}\int_{-\infty}^{+\infty}t^2\mathrm{e}^{-\frac{t^2}{2}}\mathrm{d}t\\&=\frac{\sigma^2}{\sqrt{2\pi}}\left(-t\mathrm{e}^{-\frac{t^2}{2}}\Big|_{-\infty}^{+\infty}+\int_{-\infty}^{+\infty}\mathrm{e}^{-\frac{t^2}{2}}\mathrm{d}t\right)\\&=\frac{\sigma^2}{\sqrt{2\pi}}(0+\sqrt{2\pi})\\&=\sigma^2.\end{aligned}$$

例 6-31 在同样的条件下,用两种方法测定某一容器内细菌个数(单位:万个)为随机变量,分别用 X_1,X_2 表示,由大量测定结果得到分布列如下表,试比较两种方法的精度.

细菌个数	48	49	50	51	52
方法 1 概率	0.1	0.1	0.6	0.1	0.1
方法 2 概率	0.2	0.2	0.2	0.2	0.2

解:容易计算出 $E(X_1)=E(X_2)=50$.比较两种方法的精度,实际上就是看哪一种方法测得的数据更集中于数学期望附近,即看哪一种数据的方差更小.

$$\begin{aligned}D(X_1)=&(48-50)^2\times0.1+(49-50)^2\times0.1+(50-50)^2\times0.6+(51-50)^2\times0.1+\\&(52-50)^2\times0.1=1;\end{aligned}$$

$$D(X_2)=(48-50)^2\times0.2+(49-50)^2\times0.2+(50-50)^2\times0.2+(51-50)^2\times0.2+(52-50)^2\times0.2=2.$$

显然 $D(X_1)<D(X_2)$，故方法 1 精度好于方法 2.

将六种常用分布及它们的数学期望和方差归纳总结成表 6-8.

表 6-8 随机变量的分布、数学期望和方差

分布名称	概率分布或密度函数	数学期望	方差
两点分布	$P\{X=1\}=p,P\{X=0\}=1-p$, $0<p<1$	p	$p(1-p)$
二项分布 $B(n,p)$	$P\{X=k\}=C_n^kp^k(1-p)^{n-k}$, $0<p<1,k=0,1,2,\cdots,n$	np	$np(1-p)$
泊松分布 $P(\lambda)$	$P(k)=\dfrac{\lambda^k}{k!}e^{-\lambda}$, $\lambda>0,k=0,1,2,\cdots$	λ	λ
均匀分布	$f(x)=\begin{cases}\dfrac{1}{b-a}, & a\leqslant x\leqslant b;\\ 0, & 其他\end{cases}$	$\dfrac{a+b}{2}$	$\dfrac{(b-a)^2}{12}$
指数分布	$f(x)=\begin{cases}\lambda e^{-\lambda x}, & x\geqslant0;\\ 0, & x<0\end{cases}\quad(\lambda>0)$	$\dfrac{1}{\lambda}$	$\dfrac{1}{\lambda^2}$
正态分布 $N(\mu,\sigma^2)$	$f(x)=\dfrac{1}{\sigma\sqrt{2\pi}}e^{-\frac{(x-\mu)^2}{2\sigma^2}}$, $-\infty<x<+\infty$	μ	σ^2

4. 标准差及变异系数

随机变量与数学期望都带有相同的量纲或单位.方差 $D(X)$ 的量纲是数学期望 $E(X)$ 量纲的平方，应用不方便，所以常采用方差的算术平方根 $\sqrt{D(X)}$ 来刻画随机变量 X 对数学期望 $E(X)$ 的分散程度，使量纲保持相同.

定义 6-20 设随机变量 X 的方差为 $D(X)$，则称 $\sqrt{D(X)}$ 为 X 的**标准差**(**standard deviation**)，记作 $\sigma(X)$.

标准差与数学期望的量纲或单位是一致的.但是，有时要对具有不同量纲的随机变量的分散程度进行比较，所以类似误差理论中把绝对误差与近似值之比称为相对误差一样，使其无量纲，既能描述随机变量的分散程度，又能比较不同量纲的随机变量的分散程度大小.

定义 6-21 设随机变量 X 的数学期望为 $E(X)$，标准差为 $\sqrt{D(X)}$，则称 $\dfrac{\sqrt{D(X)}}{E(X)}$ 为**变异系数**(**coefficient of variation**)，记为 $CV(X)$.$CV(X)=\sqrt{D(X)}/E(X)$ 也可以用百分数表示.

例 6-32 某地 20 岁男子，其身高均数(数学期望)为 166.06 cm，标准差为 4.95 cm；其体重均数为 53.72 kg，标准差为 4.96 kg.试问该地区 20 岁男子身高与体重的变异程度是否可认为相同？

解：该地 20 岁男子身高和体重都是随机变量，分别用 X_1,X_2 表示.

$$CV(X_1)=\frac{4.95}{166.06}\times100\%=2.98\%;$$

$$CV(X_2)=\frac{4.96}{53.72}\times 100\% = 9.23\%.$$

由此可见，该地 20 岁男子体重的变异度大于身高的变异度，或者说身高比体重均匀.

思考与讨论

是否任何随机变量都有数学期望与方差？柯西分布的概率密度函数为

$$f(x)=\frac{1}{\pi(1+x^2)},$$

讨论其 $E(X)$ 及 $D(X)$ 的情况.

第五节　大数定律和中心极限定理

大数定律和中心极限定理是数理统计、医学统计学、社会统计学的理论基石，并在工农业生产和科研中有广泛应用.

一、大数定律

概率论中用来阐明大量随机现象平均结果的稳定性的一系列定理统称为**大数定律**(**law of large numbers**).它是概率论和数理统计最基本最重要的核心定理.我们不加证明地把大数定律叙述如下：

定理 6-7(伯努利大数定理)　设 m 是 n 次独立重复试验中事件 A 发生的次数，p 是事件 A 在每次试验中发生的概率，则对任意 $\varepsilon>0$，有

$$\lim_{n\to\infty} P\left\{\left|\frac{m}{n}-p\right|<\varepsilon\right\}=1. \tag{6-16}$$

定理 6-8(切比雪夫大数定理)　设随机变量 $X_1,X_2,\cdots,X_n$ 相互独立且服从同一分布，它们具有相同的有限数学期望 μ 和方差 σ^2.作 n 个随机变量的算术平均数 $\overline{X}=\frac{1}{n}\sum_{k=1}^{n}X_k$，则对任意 $\varepsilon>0$，有

$$\lim_{n\to\infty} P\{|\overline{X}-\mu|<\varepsilon\}=1. \tag{6-17}$$

通过大量随机现象，我们不仅看到随机事件的频率具有稳定性，而且看到一般平均结果也具有稳定性.也就是说大量随机现象的平均结果实际上与每个随机现象的个别特征毫无关系.伯努利大数定律指出，n 充分大时，通过随机试验确定某事件发生的频率可作为该事件的相应概率的估计；切比雪夫大数定律指出，n 充分大时，经过算术平均以后得到的随机变量可作为数学期望的估计.

二、中心极限定理

中心极限定理(**central limit theorem**)有很多个，它们的差别仅是条件不完全相同，但结论一致.概率论中有关论证“随机变量的和的极限分布是正态分布”的那些定理通常叫做中心极限定理.它们在理论和应用上起到核心作用.下面，我们不加证明地叙述一个中心极限定理.

定理 6-9 设 $X_1,X_2,\cdots,X_n$ 是一列独立同分布的随机变量,则当 $n\to\infty$ 时,对任意 x 都有

$$\lim_{n\to\infty} P\left\{\frac{1}{\sigma\sqrt{n}}\sum_{k=1}^{n}(X_k-\mu)\leqslant x\right\}=\int_{-\infty}^{x}\frac{1}{\sqrt{2\pi}}\mathrm{e}^{-\frac{t^2}{2}}\mathrm{d}t, \tag{6-18}$$

其中 $\mu=E(X_k),\sigma=\sqrt{D(X_k)}>0,k=1,2,\cdots$.

定理 6-9 指出,n 充分大,随机变量 $\frac{1}{\sigma\sqrt{n}}\sum\limits_{k=1}^{n}(X_k-\mu)$ 即 $\frac{\sum\limits_{k=1}^{n}X_k-\mu n}{\sqrt{nD(X_k)}}$ 就近似服从标准正态分布 $N(0,1^2)$,从而 $\sum\limits_{k=1}^{n}X_k$ 近似服从正态分布.也可解释为:若被研究的随机变量可以表示为大量独立随机变量的和,其中每一个随机变量对于总和只起微小的作用,则可以认为这个随机变量实际上是近似服从正态分布的. 生物医学中很多随机变量均服从正态分布就是这个原因.

定理 6-10 设随机变量 $\xi\sim B(n,p)$ 其中 $0<p<1$,则对任意 x 恒有

$$\lim_{n\to\infty}P\left\{\frac{\xi-np}{\sqrt{npq}}\leqslant x\right\}=\int_{-\infty}^{x}\frac{1}{\sqrt{2\pi}}\mathrm{e}^{-\frac{t^2}{2}}\mathrm{d}t. \tag{6-19}$$

有了定理 6-10,当 n 较大时,有关二项分布的概率计算就转化为标准正态分布的分布函数的运算. 当二项分布的随机变量 ξ 取整值 k(即 $\xi=k$)时,应理解为一个相应的标准正态分布的随机变量在一个以 k 为中心、长度为 1 的区间$(k-1/2,k+1/2)$中取值, 即是

$$P\{\xi=k\}=P\left\{k-\frac{1}{2}<\xi<k+\frac{1}{2}\right\}=P\left\{\frac{k-\frac{1}{2}-np}{\sqrt{npq}}<\frac{\xi-np}{\sqrt{npq}}<\frac{k+\frac{1}{2}-np}{\sqrt{npq}}\right\}$$

$$\approx\Phi\left(\frac{k+\frac{1}{2}-np}{\sqrt{npq}}\right)-\Phi\left(\frac{k-\frac{1}{2}-np}{\sqrt{npq}}\right). \tag{6-20}$$

类似地,

$$P\{\xi\leqslant k\}=P\left\{\xi<k+\frac{1}{2}\right\}=P\left\{\frac{\xi-np}{\sqrt{npq}}<\frac{k+\frac{1}{2}-np}{\sqrt{npq}}\right\}\approx\Phi\left(\frac{k+\frac{1}{2}-np}{\sqrt{npq}}\right). \tag{6-21}$$

例 6-33 某种疾病的患病率为 $p=0.005$,现对 10 000 人进行普查,试求检查出的患者数在 45 人至 55 人之间的概率.

解:设患者数为 ξ,则 $\xi\sim B(10\,000,\ 0.005)$,且 $np=50,npq=49.75$,由中心极限定理有

$$P\{45\leqslant\xi\leqslant55\}=P\{\xi\leqslant55\}-P\{\xi\leqslant45-1\}\approx\Phi\left(\frac{55+1/2-50}{\sqrt{49.75}}\right)-\Phi\left(\frac{44+1/2-50}{\sqrt{49.75}}\right)$$

$$=\Phi(0.78)-\Phi(-0.78)=2\Phi(0.78)-1=2\times0.782\,3-1$$

$$=0.564\,6.$$

当 n 充分大时,二项分布也近似于泊松分布,因而泊松分布也同样能够用正态分布来近似.注意到泊松分布的方差也等于 λ, 根据公式(6-20)、(6-21),则分别有

$$P\{\xi=k\}\approx\Phi\left(\frac{k+\frac{1}{2}-\lambda}{\sqrt{\lambda}}\right)-\Phi\left(\frac{k-\frac{1}{2}-\lambda}{\sqrt{\lambda}}\right),$$

$$P\{\xi \leqslant k\} \approx \Phi\left(\frac{k+\dfrac{1}{2}-\lambda}{\sqrt{\lambda}}\right).$$

在本例中取 $\lambda=np=50$,就有

$$P\{45 \leqslant \xi \leqslant 55\}=P\{\xi \leqslant 55\}-P\{\xi \leqslant 44\}=\Phi\left(\frac{55+\dfrac{1}{2}-50}{\sqrt{50}}\right)-\Phi\left(\frac{44+\dfrac{1}{2}-50}{\sqrt{50}}\right)$$

$$=0.564\ 6.$$

例 6-34 旅客买一份旅行保险交保险费 20 元,如果在旅行中遇事故身亡,保险公司向家属赔付 20 万元. 设这一类伤亡事故的发生率为 $p=0.000\ 081$,假定这一年卖出了 100 万份保险,若不计保险公司的运营成本,求

(1) 保险公司亏本的概率;

(2) 保险公司赚到 500 万元的概率.

解:由题设条件,保险公司收入了 2 000 万元.假若发生赔付 ξ 人,则当 $\xi>100$ 时,保险公司亏本;当 $\xi<75$ 时保险公司至少赚到 500 万元. 这里 ξ 服从二项分布,取 $\lambda=np=81$,把 ξ 当作泊松分布用正态分布近似处理:

(1) 所求概率为

$$P\{\xi>100\}=1-P\{\xi \leqslant 100\}=1-\Phi\left(\frac{100+\dfrac{1}{2}-\lambda}{\sqrt{\lambda}}\right)$$

$$=1-\Phi\left(\frac{100+0.5-81}{\sqrt{81}}\right)$$

$$\approx 1-\Phi(2.17)=0.015.$$

(2) $P\{\xi \leqslant 75\}=\Phi\left(\dfrac{75+0.5-81}{\sqrt{81}}\right) \approx \Phi(-0.61)=1-\Phi(0.61)=1-0.729\ 1=0.270\ 9.$

思考与讨论

当 n 充分大时,二项分布在什么情况下近似于泊松分布?在什么情况下近似于正态分布?具体应用时应如何选取?

习题六

1. 设 A,B,C 表示三个不同的随机事件,将下列事件用 A,B,C 的运算表示出来:

(1) A 与 B 均发生而 C 不发生; (2) 至少一个事件发生;

(3) 恰有一个事件发生; (4) 不多于一个事件发生.

2. 测量收缩压可以分成三个简单事件,$A=\{$收缩压不高于 16 kPa(120 mmHg)$\}$,$B=\{$收缩压介于 16 kPa(120 mmHg)到 20 kPa(150 mmHg)之间$\}$,$C=\{$收缩压不低于 20 kPa(150 mmHg)$\}$,试问:

(1) 这些事件是否互不相容? (2) $\overline{A}$ 是什么事件? (3) AC 是什么事件?

3. 设 A,B,C 是三个不同的事件,试指出下列等式的含义:

(1) $ABC=A$； (2) $A\cup B\cup C=A$； (3) $A-B=A$； (4) $\overline{A}\cup B=B$.

4. 若事件 A 与 B 互不相容，试问事件 A 与 B 是否对立？反之如何？

5. 细菌在培养基里繁殖起来后，形成一些菌落.把培养基分成 20 格，每格中出现的菌落个数如下：

格子中菌落数:	0	1	2	3	4	5	6	7
这样的格子数:	3	6	5	4	1	0	1	0

以此为依据，格中菌落数分别为 0,1,2,3,4,5,6,7 的概率是多少？

6. 在 10 个病理切片中，有 3 个确诊为肝癌，现在随机抽取 4 个，试问：

(1) 恰有 2 个确诊为肝癌的概率. (2) 4 个全正常的概率.

7. 一批零件共 100 个，次品率为 10%，每次从中任取一个零件，

(1) 取出后不放回； (2) 取出后又放回，

分别求第 2 次才取得正品的概率.

8. 考试时，有 10 份编号为 $1,2,\cdots,10$ 的试卷供 20 名学生依次抽签选答.因为学生人数多于试卷份数，抽到的考签都立刻放回，然后下位同学接着抽签.试求下列事件的概率：

(1) 事件 A 是"1 号签被抽到过 3 次"； (2) 事件 B 是"1 号签第 3 次被抽到发生在第 15 次抽签时".

9. 若某个人群中患结核病的概率为 0.003，患沙眼的概率为 0.004，现从该人群中任意抽查 1 人，

(1) 此人既患结核病又患沙眼的概率为多少？

(2) 此人既不患结核病又不患沙眼的概率是多少？

10. 排列概率 $P(A)$，$P(AB)$，$P(A\cup B)$，$P(A)+P(B)$ 的大小次序.

11. 假设有甲、乙两批种子，发芽率分别为 0.8 和 0.7，在两批种子中各随机抽取 1 粒，试求：

(1) 两粒种子都能发芽的概率； (2) 至少有 1 粒能发芽的概率； (3) 恰好有 1 粒种子发芽的概率.

12. 某种疾病导致心肌受损害，若第一次患该病，则心肌受损害的概率为 0.3；第一次患病心肌未受损害而第二次再患该病时，心肌受损害的概率为 0.6.试求某人患病两次心肌未受损害的概率.

13. 假设某种眼疾病第一次致盲的概率为 0.4，如果初患未致盲，第二次重患致盲的概率是 0.8，某人患两次该眼病，问致盲的概率是多少？

14. 盒中放有 12 个乒乓球，其中 9 个是新的.第一次比赛时，从中任取 3 个来用，用后仍放回盒中；第二次比赛时，再从盒中任取 3 个，求第二次取出的乒乓球都是新乒乓球的概率.

15. 设某地区有甲、乙、丙三种慢性病，该地区老年人中有 20%患甲病，16%患乙病，14%患丙病，其中有 8%兼患甲和乙病，5%兼患甲和丙病，4%兼患乙和丙病，又有 2%兼患甲、乙、丙三种病，问老年人中有百分之几至少患有 1 种疾病.

16. 某地区居民的血型分布为：$P\{\text{A 型}\}=14.5\%$，$P\{\text{O 型}\}=50\%$，$P\{\text{B 型}\}=31.2\%$，$P\{\text{AB 型}\}=4.3\%$，今有一 A 型血型病人需要输血，试问当地居民任挑 1 人可给他输血的概率.

17. 某医院采用Ⅰ、Ⅱ、Ⅲ、Ⅳ四种方法医治某种癌症，在该癌症患者中采用 4 种方案的百分比分别为 0.1，0.2，0.25，0.45，其有效率分别为 0.97，0.95，0.94，0.9.试求：

(1) 到该院接受治疗的患者，治疗有效的概率为多少？

(2) 如果 1 名患者经治疗而好转，最有可能接受了哪种方案的治疗？

18. 假定用血清甲胎蛋白法诊断肝癌，用 C 表示被检验者患有肝癌这一件事，A 表示被检验者诊断为患有肝癌这一件事.又设在人群中 $P(C)=0.000\,4$，$P(A|C)=0.95$，$P(A|\overline{C})=0.10$，现在若有 1 人被此检验法诊断为患有肝癌，求此人真正患有肝癌的概率 $P(C|A)$.

19. 证明：若 $P(A|B)=P(A|\overline{B})$，则事件 A 与事件 B 是独立的.

20. A，B 是任意两事件，证明 $P(A\overline{B})=P(A)-P(AB)$.

21. 设 A，B 两射手，A 命中目标率为 0.8，B 命中目标率为 0.9，求两射手同时向同一目标射击，此目标被击中的概率是多少？

22. 假设给蛙每单位体重注射一定量的洋地黄，致死的概率为 0.4.现有人给 10 只蛙注射该剂量的洋地黄，求死亡数不多于 3 只的概率.

23. 一批零件的次品率为 10%，从中任取 4 个零件，出现次品数为离散型随机变量 X，它服从二项分布，试求概率分布、分布函数，并画出分布函数图形.

24. 把一个面积为 100 cm^2 的培养皿置于面积为 10 m^2 的某病室中，1 小时后取出，培养 24 小时，查得 5 个菌落.假若这 10 m^2 上共有细菌 1 000 个均匀地分布在地面上，那么在这个培养皿里发现 5 个细菌的概率有多大？发现不少于 5 个的概率有多大？

25. 若通过钡餐透视诊断消化性溃疡，对真正有溃疡而又能作出正确诊断的占 82%，实际上没有溃疡而诊断有溃疡的占 2%.设某地区溃疡发病率是 0.03，某人经钡餐透视后认为有溃疡，求他真正患有溃疡的概率.

26. 已知某种疾病的发病率为 0.001，某单位共 5 000 名工人，问该单位患这种疾病的人数超过 5 人的概率为多大？

27. 某一路公共汽车，严格按时间表运行，其中某一站汽车每隔 5 min 来一趟.试求乘客在车站等候时间小于 3 min 的概率.

28. 设连续型随机变量 X 的概率密度函数为

$$f(x)=\begin{cases}\dfrac{A}{\sqrt{1-x^2}}, & |x|<1;\\ 0, & |x|\geqslant 1.\end{cases}$$

试求：(1) 系数 A； (2) $P\left\{-\dfrac{1}{2}<X<\dfrac{1}{2}\right\}$； (3) 随机变量 X 的分布函数.

29. 设连续型随机变量 X 的分布函数为

$$F(x)=\begin{cases}0, & x<0;\\ Cx^2, & 0\leqslant x<1;\\ 1, & x\geqslant 1.\end{cases}$$

试求：(1) 系数 C； (2) X 落在区间 $(0.3,0.7)$ 内的概率； (3) X 的概率密度函数.

30. 测量一个目标的距离，测量误差服从 $N(0,2^2)$.现测量三次，其中至少一次误差没有超过 2 的概率是多少？

31. 正常人每毫升血液中白细胞数 X 服从正态分布 $N(7\,300,700^2)$，现抽检 5 名正常人，求：

(1) 5 人白细胞数都在 $(5\,000,9\,000)$ 内的概率； (2) 有 1 人白细胞数在 4 000 以下的概率.

32. 调查资料表明，某市 12 岁男孩身高 X(单位：cm) 服从正态分布 $N(143.1,5.97^2)$，求该市 12 岁男孩身高的 95% 正常值范围.

33. 美国的智商测试(Wecheler 成人智力标准)分年龄组进行设计.在 20~34 岁组，得分设计服从 $N(110,5^2)$.在 60~64 岁组，得分设计服从 $N(90,5^2)$.试说明：

(1) 30 岁的某女性参加测试得分 135 分，她的得分是否比平均值高出一个标准差.

(2) 该女性的母亲 60 岁，也参加测试得分 120 分，她们母女俩谁的成绩更好？

34. 设离散型随机变量 X 的分布列

x_k	-1	0	1/2	1	2
p_k	1/3	1/6	1/6	1/12	1/4

试求：(1) $E(X)$； (2) $E(-X+1)$； (3) $E(X^2)$.

35. 设连续型随机变量 X 的概率密度函数为

$$f(x)=\begin{cases}2(1-x), & 0<x<1;\\ 0, & \text{其他}.\end{cases}$$

试求:$E(X)$ 和 $D(X)$.

36. 设连续型随机变量 X 的分布函数为

$$F(x)=\begin{cases}0, & x<-2;\\ \dfrac{x}{4}+\dfrac{1}{2}, & -2\leqslant x\leqslant 2;\\ 1, & x>2.\end{cases}$$

试求 X 的概率密度函数、数学期望及方差.

37. 某医院总结随访的 374 例患某种恶性肿瘤患者手术后的生存情况.据分析,患者 5 年生存率 p 近似服从 $N(0.3,0.024^2)$,试求:

(1) 5 年生存率 $p>0.34$ 的概率有多大?

(2) 若 $p=0.35$,374 例患者中,预期有多少人手术后活到 5 年以上.

38. 某厂生产的大输液有 20%是澄透明不良品.今从其中随机抽取 5 瓶,设所得澄透明不良品的瓶数是随机变量 X,求 X 的概率分布、方差、标准差以及变异系数.

39. 在自动控制系统等实际问题中,常用数学期望都是 0、方差都是 σ^2 的相互独立随机变量 $X_1,X_2,\cdots,X_n$ 来代表随机干扰或噪声.设 $X=\dfrac{1}{n}(X_1+X_2+\cdots+X_n)$,试计算 $E(X)$ 和 $D(X)$.

40. 设随机变量 X 的密度函数 $f(x)=A\mathrm{e}^{-|x|}(-\infty<x<+\infty)$,试求:

(1) 常数 A; (2) $P\{0<X<1\}$; (3) $E(X)$ 和 $D(X)$; (4) $E\left(\dfrac{X+1}{2}\right)$,$D\left(\dfrac{X+3}{2}\right)$.

41. 调查某地健康妇女,获得红细胞的数学期望为 4.17($\times10^{12}$/L),标准差为 0.291($\times10^{12}$/L);血红蛋白的数学期望为 117.5 g/L,标准差为 10.2 g/L.试问该地健康妇女的红细胞数 X 和血红蛋白 Y 的变异系数,哪个较大?

42. 某超声诊断仪在医学成像过程中受到 30 个噪声源的干扰,假设这些噪声都是相互独立的随机变量,每个噪声的强度 V_k ($k=1,2,\cdots,30$)都是(0,10)上的均匀分布,记 $V=\sum\limits_{k=1}^{30}V_k$,求 $P\{V>165\}$ 的近似值.

43. 市民对预防某病毒的疫苗需求剂量是一个随机变量.设市民需要 0 剂、1 剂、2 剂的概率分别为 0.05,0.8,0.15.若某社区共有 400 名居民,各居民对疫苗的需求量相互独立,且服从同一分布.求(1) 该社区需求疫苗的剂量超过 450 剂的概率;(2) 需要疫苗的居民数不超过 340 名的概率.

第七章 线性代数基础

随着计算机技术的发展,线性代数在各个领域(包括现代医学)有着前所未有的广泛应用.

线性代数基础包括行列式、矩阵与线性方程组,其中矩阵理论贯穿全章.

第一节 行 列 式

一、行列式的概念和计算

行列式起源于求解方程个数与未知量个数相等的线性方程组.

例如用消元法解二元线性方程组

$$\begin{cases} a_{11}x_1 + a_{12}x_2 = b_1, \\ a_{21}x_1 + a_{22}x_2 = b_2. \end{cases}$$

当 $a_{11}a_{22}-a_{12}a_{21}\neq 0$ 时,可得

$$\begin{cases} x_1 = \dfrac{b_1a_{22} - a_{12}b_2}{a_{11}a_{22} - a_{12}a_{21}}, \\ x_2 = \dfrac{a_{11}b_2 - b_1a_{21}}{a_{11}a_{22} - a_{12}a_{21}}. \end{cases} \tag{7-1}$$

上述公式不易记忆,为此引进记号

$$D = \begin{vmatrix} a_{11} & a_{12} \\ a_{21} & a_{22} \end{vmatrix} = a_{11}a_{22} - a_{12}a_{21},$$

$\begin{vmatrix} a_{11} & a_{12} \\ a_{21} & a_{22} \end{vmatrix}$排成二(横)行、二(竖)列,故称为二阶行列式.

于是式(7-1)可表为

$$x_1 = \frac{\begin{vmatrix} b_1 & a_{12} \\ b_2 & a_{22} \end{vmatrix}}{\begin{vmatrix} a_{11} & a_{12} \\ a_{21} & a_{22} \end{vmatrix}}, \quad x_2 = \frac{\begin{vmatrix} a_{11} & b_1 \\ a_{21} & b_2 \end{vmatrix}}{\begin{vmatrix} a_{11} & a_{12} \\ a_{21} & a_{22} \end{vmatrix}}.$$

例 7-1 解二元一次方程组

$$\begin{cases} 2x_1 + 3x_2 = 9, \\ 4x_1 - 5x_2 = 7. \end{cases}$$

解：因为 $D=\begin{vmatrix}2&3\\4&-5\end{vmatrix}=-22\neq0$，所以

$$x_1=\frac{\begin{vmatrix}9&3\\7&-5\end{vmatrix}}{\begin{vmatrix}2&3\\4&-5\end{vmatrix}}=\frac{-66}{-22}=3,\quad x_2=\frac{\begin{vmatrix}2&9\\4&7\end{vmatrix}}{\begin{vmatrix}2&3\\4&-5\end{vmatrix}}=\frac{-22}{-22}=1.$$

对排成三行三列的式子引进记号

$$D=\begin{vmatrix}a_{11}&a_{12}&a_{13}\\a_{21}&a_{22}&a_{23}\\a_{31}&a_{32}&a_{33}\end{vmatrix}=a_{11}a_{22}a_{33}+a_{12}a_{23}a_{31}+a_{13}a_{21}a_{32}-a_{11}a_{23}a_{32}-a_{12}a_{21}a_{33}-a_{13}a_{22}a_{31},\tag{7-2}$$

并称为三阶行列式.

与二元线性方程组类似，可用消元法解三元线性方程组

$$\begin{cases}a_{11}x_1+a_{12}x_2+a_{13}x_3=b_1,\\a_{21}x_1+a_{22}x_2+a_{23}x_3=b_2,\\a_{31}x_1+a_{32}x_2+a_{33}x_3=b_3.\end{cases}$$

当系数行列式

$$D=\begin{vmatrix}a_{11}&a_{12}&a_{13}\\a_{21}&a_{22}&a_{23}\\a_{31}&a_{32}&a_{33}\end{vmatrix}\neq0$$

时，得

$$x_1=\frac{D_1}{D},\quad x_2=\frac{D_2}{D},\quad x_3=\frac{D_3}{D},$$

其中 $D_j(j=1,2,3)$ 是用常数项 b_1,b_2,b_3 替换 D 中的第 j 列所得到的三阶行列式，即

$$D_1=\begin{vmatrix}b_1&a_{12}&a_{13}\\b_2&a_{22}&a_{23}\\b_3&a_{32}&a_{33}\end{vmatrix},\quad D_2=\begin{vmatrix}a_{11}&b_1&a_{13}\\a_{21}&b_2&a_{23}\\a_{31}&b_3&a_{33}\end{vmatrix},\quad D_3=\begin{vmatrix}a_{11}&a_{12}&b_1\\a_{21}&a_{22}&b_2\\a_{31}&a_{32}&b_3\end{vmatrix}.$$

(7-2)式可按对角线法(沙路法)记忆，见图 7-1：

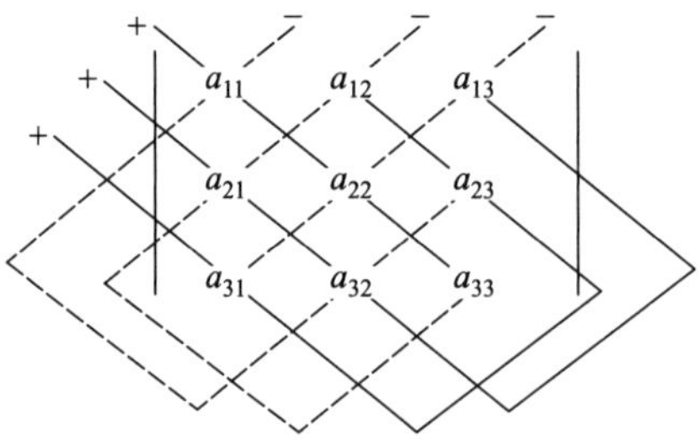

图 7-1

其中 a_{11},a_{22},a_{33} 所在的对角线称为主对角线，a_{13},a_{22},a_{31} 所在的对角线称为副对角线.

但是,对角线法不适用于 3 阶以上的行列式.为了对所有的 n 阶行列式统一地定义,在线性代数中常用逆序法和递归法两种定义,下面介绍递归法定义.

定义 7-1 由 n^2 个数 $a_{ij}(i,j=1,2,\cdots,n)$ 排列成 n 行 n 列,并左、右两边各加一竖线,即

$$D=\begin{vmatrix} a_{11} & a_{12} & \cdots & a_{1n} \\ a_{21} & a_{22} & \cdots & a_{2n} \\ \vdots & \vdots & & \vdots \\ a_{n1} & a_{n2} & \cdots & a_{nn} \end{vmatrix}$$

称为 n **阶行列式**(n-**order determinant**),n 阶行列式是一个由确定的运算关系所得到的数.

当 $n=1$ 时,

$$D=|a_{11}|=a_{11}.$$

当 $n\geqslant 2$ 时,
$$D=a_{11}A_{11}+a_{12}A_{12}+\cdots+a_{1n}A_{1n}=\sum_{j=1}^{n}a_{1j}A_{1j},$$

其中
$$A_{1j}=(-1)^{1+j}M_{1j}.$$

A_{1j}称为 a_{1j}的**代数余子式**(**algebraic complement**),M_{1j}为 a_{1j}的**余子式**(**complement minor**).M_{1j}是由 n 阶行列式 D 划去 a_{1j}所在的第 1 行第 j 列后留下的 $n-1$ 阶行列式.

例如,四阶行列式

$$D=\begin{vmatrix} 9 & 5 & 8 & 0 \\ 1 & 2 & 3 & 4 \\ -6 & 8 & 6 & 0 \\ 7 & 6 & 0 & 5 \end{vmatrix}$$

中,元素 a_{12}的余子式和代数余子式分别为

$$M_{12}=\begin{vmatrix} 1 & 3 & 4 \\ -6 & 6 & 0 \\ 7 & 0 & 5 \end{vmatrix};$$

$$A_{12}=(-1)^{1+2}M_{12}=-\begin{vmatrix} 1 & 3 & 4 \\ -6 & 6 & 0 \\ 7 & 0 & 5 \end{vmatrix}.$$

例 7-2 按递归定义 7-1 计算行列式

$$D=\begin{vmatrix} 4 & 2 & 3 \\ 1 & 0 & -5 \\ -1 & 2 & 0 \end{vmatrix}.$$

解:$$D\xlongequal{\text{按第 1 行展开}}4\cdot(-1)^{1+1}\begin{vmatrix} 0 & -5 \\ 2 & 0 \end{vmatrix}+2\cdot(-1)^{1+2}\begin{vmatrix} 1 & -5 \\ -1 & 0 \end{vmatrix}+3\cdot(-1)^{1+3}\begin{vmatrix} 1 & 0 \\ -1 & 2 \end{vmatrix}$$
$$=40+10+6=56.$$

主对角线以上(下)元素全为 0 的行列式称为下(上)三角形行列式.零元素集中的情况,通常将零元素省略不写.

例 7-3 验证下三角形行列式

$$D=\begin{vmatrix} a_{11} & & & \\ a_{21} & a_{22} & & \\ \vdots & \vdots & \ddots & \\ a_{n1} & a_{n2} & \cdots & a_{nn} \end{vmatrix}=a_{11}a_{22}\cdots a_{nn}.$$

解:$D \xlongequal{\text{按第 1 行展开}} a_{11}A_{11}+0=a_{11}(-1)^{1+1}\begin{vmatrix} a_{22} & & & \\ a_{32} & a_{33} & & \\ \vdots & \vdots & \ddots & \\ a_{n2} & a_{n3} & \cdots & a_{nn} \end{vmatrix}$

$$=a_{11}a_{22}\begin{vmatrix} a_{33} & & & \\ a_{43} & a_{44} & & \\ \vdots & \vdots & \ddots & \\ a_{n3} & a_{n4} & \cdots & a_{nn} \end{vmatrix}=\cdots=a_{11}a_{22}\cdots a_{nn}.$$

例 7-4 计算四阶行列式

$$D=\begin{vmatrix} & & & a_1 \\ & & a_2 & a_5 \\ & a_3 & a_6 & a_7 \\ a_4 & a_8 & a_9 & a_0 \end{vmatrix}.$$

解:$D \xlongequal{\text{按第 1 行展开}} a_1(-1)^{1+4}\begin{vmatrix} & & a_2 \\ & a_3 & a_6 \\ a_4 & a_8 & a_9 \end{vmatrix}=-a_1a_2(-1)^{1+3}\begin{vmatrix} & a_3 \\ a_4 & a_8 \end{vmatrix}=a_1a_2a_3a_4.$

注意:对角线法不适用于四阶行列式.

二、行列式的性质与计算

1. 行列式的性质

若 $D=\begin{vmatrix} a_{11} & a_{12} & \cdots & a_{1n} \\ a_{21} & a_{22} & \cdots & a_{2n} \\ \vdots & \vdots & & \vdots \\ a_{n1} & a_{n2} & \cdots & a_{nn} \end{vmatrix}$,$D^{\mathrm{T}}=\begin{vmatrix} a_{11} & a_{21} & \cdots & a_{n1} \\ a_{12} & a_{22} & \cdots & a_{n2} \\ \vdots & \vdots & & \vdots \\ a_{1n} & a_{2n} & \cdots & a_{nn} \end{vmatrix}$,则 D^{T} 称为 D 的转置行列式.

性质 1 转置行列式与原行列式相等.

由性质 1 可知,行列式对行成立的性质都适用于列.

例 7-5 计算上三角形行列式

$$D=\begin{vmatrix} a_{11} & a_{12} & \cdots & a_{1n} \\ & a_{22} & \cdots & a_{2n} \\ & & \ddots & \vdots \\ & & & a_{nn} \end{vmatrix}.$$

解:由性质 1 可知 $D=D^{\mathrm{T}}$,而 D^{T} 为下三角形行列式,由例 7-3 可得 $D=a_{11}a_{22}\cdots a_{nn}$.

性质 2 行列式的两行(列)互换,则行列式反号.

性质 3 行列式一行(列)的公因子可以提出来,即

$$\begin{vmatrix} a_{11} & a_{12} & \cdots & a_{1n} \\ \vdots & \vdots & & \vdots \\ \lambda a_{k1} & \lambda a_{k2} & \cdots & \lambda a_{kn} \\ \vdots & \vdots & & \vdots \\ a_{n1} & a_{n2} & \cdots & a_{nn} \end{vmatrix} = \lambda \begin{vmatrix} a_{11} & a_{12} & \cdots & a_{1n} \\ \vdots & \vdots & & \vdots \\ a_{k1} & a_{k2} & \cdots & a_{kn} \\ \vdots & \vdots & & \vdots \\ a_{n1} & a_{n2} & \cdots & a_{nn} \end{vmatrix}.$$

例 7-6 计算五阶反称行列式 D(D 中元素满足 $a_{ij}=-a_{ji}(i,j=1,2,3,4,5)$):

$$D=\begin{vmatrix} 0 & a_1 & a_2 & a_3 & a_4 \\ -a_1 & 0 & a_5 & a_6 & a_7 \\ -a_2 & -a_5 & 0 & a_8 & a_9 \\ -a_3 & -a_6 & -a_8 & 0 & a_0 \\ -a_4 & -a_7 & -a_9 & -a_0 & 0 \end{vmatrix}.$$

解:因为

$$D \xlongequal{\text{性质 1}} \begin{vmatrix} 0 & -a_1 & -a_2 & -a_3 & -a_4 \\ a_1 & 0 & -a_5 & -a_6 & -a_7 \\ a_2 & a_5 & 0 & -a_8 & -a_9 \\ a_3 & a_6 & a_8 & 0 & -a_0 \\ a_4 & a_7 & a_9 & a_0 & 0 \end{vmatrix}$$

$$\xlongequal{\text{性质 3}} (-1)^5 \begin{vmatrix} 0 & a_1 & a_2 & a_3 & a_4 \\ -a_1 & 0 & a_5 & a_6 & a_7 \\ -a_2 & -a_5 & 0 & a_8 & a_9 \\ -a_3 & -a_6 & -a_8 & 0 & a_0 \\ -a_4 & -a_7 & -a_9 & -a_0 & 0 \end{vmatrix} = -D,$$

所以 $D=0$.

类似地,可证明任何奇数阶反称行列式等于零.

性质 4 一行(列)元素全为零的行列式,其值为零.

性质 5 两行(列)完全相同的行列式,其值为零.

证:把这两行(列)互换,由性质 2,有 $D=-D$,故 $D=0$.

性质 6 两行(列)元素对应成比例的行列式,其值为零.

性质 7 若行列式的某行(列)所有元素都是两数之和,则该行列式等于两个同阶行列式之

和,即

$$\begin{vmatrix} a_{11} & a_{12} & \cdots & a_{1n} \\ \vdots & \vdots & & \vdots \\ a_{k1}+b_{k1} & a_{k2}+b_{k2} & \cdots & a_{kn}+b_{kn} \\ \vdots & \vdots & & \vdots \\ a_{n1} & a_{n2} & \cdots & a_{nn} \end{vmatrix}$$

$$= \begin{vmatrix} a_{11} & a_{12} & \cdots & a_{1n} \\ \vdots & \vdots & & \vdots \\ a_{k1} & a_{k2} & \cdots & a_{kn} \\ \vdots & \vdots & & \vdots \\ a_{n1} & a_{n2} & \cdots & a_{nn} \end{vmatrix} + \begin{vmatrix} a_{11} & a_{12} & \cdots & a_{1n} \\ \vdots & \vdots & & \vdots \\ b_{k1} & b_{k2} & \cdots & b_{kn} \\ \vdots & \vdots & & \vdots \\ a_{n1} & a_{n2} & \cdots & a_{nn} \end{vmatrix}.$$

性质 8 把行列式某行(列)乘同一常数 λ 后加到另一行(列)上去,行列式的值不变.

证:

$$\begin{vmatrix} a_{11} & a_{12} & \cdots & a_{1n} \\ \vdots & \vdots & & \vdots \\ a_{i1}+\lambda a_{j1} & a_{i2}+\lambda a_{j2} & \cdots & a_{in}+\lambda a_{jn} \\ \vdots & \vdots & & \vdots \\ a_{j1} & a_{j2} & \cdots & a_{jn} \\ \vdots & \vdots & & \vdots \\ a_{n1} & a_{n2} & \cdots & a_{nn} \end{vmatrix}$$

$$\xlongequal{\text{性质 7}} \begin{vmatrix} a_{11} & a_{12} & \cdots & a_{1n} \\ \vdots & \vdots & & \vdots \\ a_{i1} & a_{i2} & \cdots & a_{in} \\ \vdots & \vdots & & \vdots \\ a_{j1} & a_{j2} & \cdots & a_{jn} \\ \vdots & \vdots & & \vdots \\ a_{n1} & a_{n2} & \cdots & a_{nn} \end{vmatrix} + \begin{vmatrix} a_{11} & a_{12} & \cdots & a_{1n} \\ \vdots & \vdots & & \vdots \\ \lambda a_{j1} & \lambda a_{j2} & \cdots & \lambda a_{jn} \\ \vdots & \vdots & & \vdots \\ a_{j1} & a_{j2} & \cdots & a_{jn} \\ \vdots & \vdots & & \vdots \\ a_{n1} & a_{n2} & \cdots & a_{nn} \end{vmatrix} \xlongequal{\text{性质 6}} \begin{vmatrix} a_{11} & a_{12} & \cdots & a_{1n} \\ \vdots & \vdots & & \vdots \\ a_{i1} & a_{i2} & \cdots & a_{in} \\ \vdots & \vdots & & \vdots \\ a_{j1} & a_{j2} & \cdots & a_{jn} \\ \vdots & \vdots & & \vdots \\ a_{n1} & a_{n2} & \cdots & a_{nn} \end{vmatrix}.$$

2. 行列式的计算

定理 7-1 n 阶行列式可以按第 i 行展开

$$D = a_{i1}A_{i1} + a_{i2}A_{i2} + \cdots + a_{in}A_{in} \quad (i = 1,2,\cdots,n);$$

也可以按第 j 列展开

$$D = a_{1j}A_{1j} + a_{2j}A_{2j} + \cdots + a_{nj}A_{nj} \quad (j = 1,2,\cdots,n).$$

计算行列式有两种基本方法:

(1) 按行(列)展开.

(2) 化为上(下)三角形行列式.

例 7-7 计算

$$D=\begin{vmatrix}1&2&3&2\\-2&-4&-6&0\\5&8&2&0\\7&9&0&5\end{vmatrix}.$$

解:注意到第 4 列有两个零元素,可按第 4 列展开

$$D\xlongequal{\text{按第 4 列展开}}2(-1)^{1+4}\begin{vmatrix}-2&-4&-6\\5&8&2\\7&9&0\end{vmatrix}+5(-1)^{4+4}\begin{vmatrix}1&2&3\\-2&-4&-6\\5&8&2\end{vmatrix}$$

$$\xlongequal{\text{第 1 个行列式按第 3 列展开}}-2\left[-6(-1)^{1+3}\begin{vmatrix}5&8\\7&9\end{vmatrix}+2(-1)^{2+3}\begin{vmatrix}-2&-4\\7&9\end{vmatrix}\right]+0$$

$$=-2(66-20)$$

$$=-92.$$

下面引入记号:r_i 表示第 i 行,c_i 表示第 i 列,$r_i\leftrightarrow r_j$ 表示交换 i, j 行,$c_i\leftrightarrow c_j$ 表示交换 i, j 列,$r_i+\lambda r_j$表示第 j 行乘数 λ 后加到第 i 行上去,$c_i+\lambda c_j$ 表示第 j 列乘数 λ 后加到第 i 列上去.

例 7-8 计算

$$D=\begin{vmatrix}1&2&0&3\\-1&-2&4&2\\1&5&2&3\\-2&2&3&1\end{vmatrix}.$$

解:$$D\xlongequal[r_4+2r_1]{r_2+r_1,\ r_3+(-1)r_1}\begin{vmatrix}1&2&0&3\\0&0&4&5\\0&3&2&0\\0&6&3&7\end{vmatrix}\xlongequal{\text{按第 1 列展开}}1\cdot(-1)^{1+1}\begin{vmatrix}0&4&5\\3&2&0\\6&3&7\end{vmatrix}$$

$$\xlongequal{r_3+(-2)r_2}\begin{vmatrix}0&4&5\\3&2&0\\0&-1&7\end{vmatrix}=3\cdot(-1)^{2+1}\begin{vmatrix}4&5\\-1&7\end{vmatrix}=-99.$$

例 7-9 计算

(1) $D_4=\begin{vmatrix}1&1&1&1\\-1&-4&1&1\\-1&-1&-4&1\\-1&-1&-1&4\end{vmatrix}$; (2) $D_n=\begin{vmatrix}x&a&a&\cdots&a\\a&x&a&\cdots&a\\a&a&x&\cdots&a\\\vdots&\vdots&\vdots&&\vdots\\a&a&a&\cdots&x\end{vmatrix}$.

(1) **解**:化为上三角形行列式

$$D_4\xlongequal{r_2+r_1,\ r_3+r_1,\ r_4+r_1}\begin{vmatrix}1&1&1&1\\0&-3&2&2\\0&0&-3&2\\0&0&0&-3\end{vmatrix}=1\cdot(-3)^3=-27.$$

（2）**解法 1：**

$$D_n \xlongequal[i=2,3,\cdots,n]{r_i+(-1)r_1} \begin{vmatrix} x & a & a & \cdots & a \\ a-x & x-a & 0 & \cdots & 0 \\ a-x & 0 & x-a & \cdots & 0 \\ \vdots & \vdots & \vdots & & \vdots \\ a-x & 0 & 0 & \cdots & x-a \end{vmatrix}$$

$$\xlongequal{c_1+\sum_{i=2}^{n}c_i} \begin{vmatrix} x+(n-1)a & a & a & \cdots & a \\ 0 & x-a & 0 & \cdots & 0 \\ 0 & 0 & x-a & \cdots & 0 \\ \vdots & \vdots & \vdots & & \vdots \\ 0 & 0 & 0 & \cdots & x-a \end{vmatrix}$$

$$=[x+(n-1)a](x-a)^{n-1}.$$

解法 2：

$$D_n \xlongequal{c_1+\sum_{i=2}^{n}c_i} [x+(n-1)a]\begin{vmatrix} 1 & a & a & \cdots & a \\ 1 & x & a & \cdots & a \\ 1 & a & x & \cdots & a \\ \vdots & \vdots & \vdots & & \vdots \\ 1 & a & a & \cdots & x \end{vmatrix}$$

$$\xlongequal[i=2,3,\cdots,n]{r_i+(-1)r_1} [x+(n-1)a]\begin{vmatrix} 1 & a & a & \cdots & a \\ & x-a & 0 & \cdots & 0 \\ & & x-a & \cdots & 0 \\ & & & \ddots & \vdots \\ & & & & x-a \end{vmatrix}$$

$$=[x+(n-1)a](x-a)^{n-1}.$$

例 7-10 证明范德蒙德(Vandermonde)行列式

$$V_n=\begin{vmatrix} 1 & 1 & 1 & \cdots & 1 \\ x_1 & x_2 & x_3 & \cdots & x_n \\ x_1^2 & x_2^2 & x_3^2 & \cdots & x_n^2 \\ \vdots & \vdots & \vdots & & \vdots \\ x_1^{n-1} & x_2^{n-1} & x_3^{n-1} & \cdots & x_n^{n-1} \end{vmatrix}=\prod_{1\leqslant j<i\leqslant n}(x_i-x_j).$$

其中$\prod$是连乘号，$\prod\limits_{1\leqslant j<i\leqslant n}(x_i-x_j)$ 表示下列各行的乘积

$$\begin{aligned} (x_2-x_1)(x_3-x_1)(x_4-x_1)\cdots(x_n-x_1) \\ (x_3-x_2)(x_4-x_2)\cdots(x_n-x_2) \\ (x_4-x_3)\cdots(x_n-x_3) \\ \cdots \\ (x_n-x_{n-1}). \end{aligned}$$

证：用数学归纳法证明. 当 $n=2$ 时，

$$V_2 = \begin{vmatrix} 1 & 1 \\ x_1 & x_2 \end{vmatrix} = x_2 - x_1 = \prod_{1 \leqslant j < i \leqslant 2} (x_i - x_j),$$

结论成立.

设结论对 $n-1$ 阶范德蒙德行列式成立,下面证明对 n 阶范德蒙德行列式结论也成立.

在 V_n 中从末行起,每项减去其前一行的 x_1 倍,得

$$V_n = \begin{vmatrix} 1 & 1 & 1 & \cdots & 1 \\ 0 & x_2 - x_1 & x_3 - x_1 & \cdots & x_n - x_1 \\ 0 & x_2(x_2 - x_1) & x_3(x_3 - x_1) & \cdots & x_n(x_n - x_1) \\ \vdots & \vdots & \vdots & & \vdots \\ 0 & x_2^{n-2}(x_2 - x_1) & x_3^{n-2}(x_3 - x_1) & \cdots & x_n^{n-2}(x_n - x_1) \end{vmatrix}$$

$$\xlongequal[\text{提出各列公因子}]{\text{按第 1 列展开}} (x_2 - x_1)(x_3 - x_1)\cdots(x_n - x_1) \begin{vmatrix} 1 & 1 & \cdots & 1 \\ x_2 & x_3 & \cdots & x_n \\ x_2^2 & x_3^2 & \cdots & x_n^2 \\ \vdots & \vdots & & \vdots \\ x_2^{n-2} & x_3^{n-2} & \cdots & x_n^{n-2} \end{vmatrix}$$

$$\xlongequal{\text{由归纳假设}} (x_2 - x_1)(x_3 - x_1)\cdots(x_n - x_1) \prod_{2 \leqslant j < i \leqslant n} (x_i - x_j) = \prod_{1 \leqslant j < i \leqslant n} (x_i - x_j).$$

定理 7-2 行列式中任一行(列)的元素与另外一行(列)的对应元素的代数余子式乘积之和等于零,即

$$a_{i1}A_{j1} + a_{i2}A_{j2} + \cdots + a_{in}A_{jn} = 0 \quad (i \neq j),$$

或

$$a_{1i}A_{1j} + a_{2i}A_{2j} + \cdots + a_{ni}A_{nj} = 0 \quad (i \neq j).$$

综合定理 7-1 和定理 7-2,可得代数余子式的重要性质:

$$\sum_{k=1}^{n} a_{ik}A_{jk} = \begin{cases} D, & i = j, \\ 0, & i \neq j, \end{cases}$$

或

$$\sum_{k=1}^{n} a_{ki}A_{kj} = \begin{cases} D, & i = j, \\ 0, & i \neq j. \end{cases}$$

思考与讨论

当我们按定义 7-1 将 n 阶行列式 D 展开时,如果对其各子式递归展开下去,直至每一项里不再含任何一阶以上的行列式而只是 n 个数的乘积,试问这时 n 阶行列式最终化成多少项的代数和形式.

第二节 矩 阵

一、矩阵的概念

例 7-11 某中学 1 238 名学生身高与体重的统计表如下:

人数		体重/kg				
		40	50	60	70	80
身高/m	1.4	20	16	4	2	0
	1.5	80	100	80	20	10
	1.6	30	120	150	120	30
	1.7	15	30	120	150	120
	1.8	0	1	2	8	10

反映身高与体重关系时,可将以上表格写成一个 5 行 5 列的矩形数表

$$\begin{pmatrix} 20 & 16 & 4 & 2 & 0 \\ 80 & 100 & 80 & 20 & 10 \\ 30 & 120 & 150 & 120 & 30 \\ 15 & 30 & 120 & 150 & 120 \\ 0 & 1 & 2 & 8 & 10 \end{pmatrix}.$$

如果只反映身高 1.4 m 与体重的关系,则可表为 1 行 5 列的数表

$$(20 \quad 16 \quad 4 \quad 2 \quad 0);$$

如果只反映体重 50 kg 与身高的关系,可表为 5 行 1 列的数表

$$\begin{pmatrix} 16 \\ 100 \\ 120 \\ 30 \\ 1 \end{pmatrix}.$$

定义 7-2 由 $m\times n$ 个数排列成 m 行 n 列并括以方括弧(或圆括弧)的数表

$$\boldsymbol{A}=\begin{pmatrix} a_{11} & a_{12} & \cdots & a_{1n} \\ a_{21} & a_{22} & \cdots & a_{2n} \\ \vdots & \vdots & & \vdots \\ a_{m1} & a_{m2} & \cdots & a_{mn} \end{pmatrix}$$

称为 $m\times n$ **矩阵(matrix)**,通常用大写字母 $\boldsymbol{A}$ 或 $\boldsymbol{A}_{m\times n}$ 表示,有时也记作 $\boldsymbol{A}=(a_{ij})$ 或 $\boldsymbol{A}=(a_{ij})_{m\times n}$,其中 a_{ij} 称为矩阵第 i 行第 j 列元素.

当 $m=n$ 时,称 $\boldsymbol{A}$ 为 n 阶方阵.

只有一行的矩阵

$$\boldsymbol{A}=(a_1, a_2, \cdots, a_n)$$

叫做行矩阵(行向量).

只有一列的矩阵

$$\boldsymbol{A}=\begin{pmatrix} a_1 \\ a_2 \\ \vdots \\ a_n \end{pmatrix}$$

叫做列矩阵(列向量).

若两个矩阵行数相等、列数也相等,则称它们为同型矩阵.

如果 $\boldsymbol{A}=(a_{ij})$ 与 $\boldsymbol{B}=(b_{ij})$ 是同型矩阵,并且它们的对应元素相等,即

$$a_{ij}=b_{ij}\quad(i=1,2,\cdots,m;\ j=1,2,\cdots,n),$$

那么称矩阵 $\boldsymbol{A}$ 与 $\boldsymbol{B}$ 相等,记作 $\boldsymbol{A}=\boldsymbol{B}$.

$m\times n$ 个元素全为零的矩阵称为零矩阵,记作 $\boldsymbol{O}_{m\times n}$,简记为 $\boldsymbol{O}$.注意不同型的零矩阵是不同的.

形如

$$\begin{pmatrix} a_{11} & a_{12} & \cdots & a_{1n} \\ 0 & a_{22} & \cdots & a_{2n} \\ \vdots & \vdots & & \vdots \\ 0 & 0 & \cdots & a_{nn} \end{pmatrix} \quad 或 \quad \begin{pmatrix} a_{11} & 0 & \cdots & 0 \\ a_{21} & a_{22} & \cdots & 0 \\ \vdots & \vdots & & \vdots \\ a_{n1} & a_{n2} & \cdots & a_{nn} \end{pmatrix}$$

的方阵分别称为上三角形矩阵或下三角形矩阵.可简记为

$$\begin{pmatrix} a_{11} & a_{12} & \cdots & a_{1n} \\ & a_{22} & \cdots & a_{2n} \\ & & \ddots & \vdots \\ & & & a_{nn} \end{pmatrix} \quad 或 \quad \begin{pmatrix} a_{11} & & & \\ a_{21} & a_{22} & & \\ \vdots & \vdots & \ddots & \\ a_{n1} & a_{n2} & \cdots & a_{nn} \end{pmatrix}.$$

注意:矩阵和行列式是两个完全不同的概念,行列式是一个数值,而矩阵是一张数表.

二、矩阵的运算

1. 矩阵的加法和数乘

定义 7-3 设 $\boldsymbol{A}=(a_{ij})$,$\boldsymbol{B}=(b_{ij})$ 都是 $m\times n$ 矩阵,对应位置元素相加得到的 m 行 n 列矩阵,称为矩阵 $\boldsymbol{A}$ 与 $\boldsymbol{B}$ 之和,记作 $\boldsymbol{A}+\boldsymbol{B}$,即

$$\boldsymbol{A}+\boldsymbol{B}=\begin{pmatrix} a_{11}+b_{11} & a_{12}+b_{12} & \cdots & a_{1n}+b_{1n} \\ a_{21}+b_{21} & a_{22}+b_{22} & \cdots & a_{2n}+b_{2n} \\ \vdots & \vdots & & \vdots \\ a_{m1}+b_{m1} & a_{m2}+b_{m2} & \cdots & a_{mn}+b_{mn} \end{pmatrix}.$$

定义 7-4 以数 λ 乘矩阵 $\boldsymbol{A}$ 的每一个元素所得到的矩阵,称为数 λ 与矩阵 $\boldsymbol{A}_{m\times n}$ 的积,记作 $\lambda\boldsymbol{A}$ 或 $\boldsymbol{A}\lambda$,即

$$\lambda\boldsymbol{A}=\boldsymbol{A}\lambda=\begin{pmatrix} \lambda a_{11} & \lambda a_{12} & \cdots & \lambda a_{1n} \\ \lambda a_{21} & \lambda a_{22} & \cdots & \lambda a_{2n} \\ \vdots & \vdots & & \vdots \\ \lambda a_{m1} & \lambda a_{m2} & \cdots & \lambda a_{mn} \end{pmatrix}.$$

对于任意矩阵 $\boldsymbol{A}=(a_{ij})$,存在矩阵 $-\boldsymbol{A}=(-a_{ij})$,$-\boldsymbol{A}$ 称为 $\boldsymbol{A}$ 的负矩阵,显然有

$$\boldsymbol{A}+(-\boldsymbol{A})=\boldsymbol{O}.$$

因此,规定矩阵的减法为

$$\boldsymbol{A}-\boldsymbol{B}=\boldsymbol{A}+(-\boldsymbol{B}).$$

例 7-12 已知

$$A=\begin{pmatrix}0&1\\1&2\\2&3\end{pmatrix},\quad B=\begin{pmatrix}-1&1\\-1&0\\0&2\end{pmatrix},$$

求 $2A-3B$.

解:$2A-3B=2\begin{pmatrix}0&1\\1&2\\2&3\end{pmatrix}-3\begin{pmatrix}-1&1\\-1&0\\0&2\end{pmatrix}=\begin{pmatrix}0&2\\2&4\\4&6\end{pmatrix}+\begin{pmatrix}3&-3\\3&0\\0&-6\end{pmatrix}=\begin{pmatrix}3&-1\\5&4\\4&0\end{pmatrix}$.

矩阵的加法与数乘满足以下性质(k,λ 为实数):

(1) $A+B=B+A$;

(2) $(A+B)+C=A+(B+C)$;

(3) $k(\lambda A)=k\lambda A$;

(4) $k(A+B)=kA+kB$;

(5) $(k+\lambda)A=kA+\lambda A$.

例 7-13 已知

$$A=\begin{pmatrix}2&0\\4&1\\5&3\end{pmatrix},\quad B=\begin{pmatrix}0&4\\2&3\\3&1\end{pmatrix},$$

求满足方程 $3A-2X=B$ 中的 X.

解:

$$X=\frac{1}{2}(3A-B)=\frac{1}{2}\begin{pmatrix}3\times2-0&3\times0-4\\3\times4-2&3\times1-3\\3\times5-3&3\times3-1\end{pmatrix}=\begin{pmatrix}3&-2\\5&0\\6&4\end{pmatrix}.$$

注意:矩阵的数乘不同于行列式的数乘,矩阵的数乘是数乘矩阵所有元素,行列式的数乘是数乘行列式的某行(列)(仅此一行或一列)的每一元素.

2. 矩阵的乘法

例 7-14 用矩阵 A 表示治疗急性肾衰竭实验研究中所用动物数,B 表示每只动物所用静脉滴液中两种药物的含量,

$$A=\begin{pmatrix}10&7&4\\9&8&5\end{pmatrix}\begin{matrix}\text{处理组}\\\text{对照组}\end{matrix}\ (\text{列:白鼠、家兔、狗}),\quad B=\begin{pmatrix}1&0.01\\2&0.02\\5&0.1\end{pmatrix}\begin{matrix}\text{白鼠}\\\text{家兔}\\\text{狗}\end{matrix}\ (\text{列:甘露醇/g、双氢麦角碱/mg}),$$

规定

$$C=\begin{pmatrix}10\times1+7\times2+4\times5&10\times0.01+7\times0.02+4\times0.1\\9\times1+8\times2+5\times5&9\times0.01+8\times0.02+5\times0.1\end{pmatrix}$$

(列:甘露醇总用量/g、双氢麦角碱总用量/mg)

$$=\begin{pmatrix}44&0.64\\50&0.75\end{pmatrix}\begin{matrix}\text{处理组}\\\text{对照组}\end{matrix}.$$

这里称 C 为 A 与 B 的乘积.因此对矩阵乘法定义如下:

定义 7-5 设 $\boldsymbol{A}=(a_{ij})$ 是 $m\times s$ 矩阵，$\boldsymbol{B}=(b_{ij})$ 是 $s\times n$ 矩阵，则矩阵 $\boldsymbol{A}$ 与 $\boldsymbol{B}$ 的乘积 $\boldsymbol{C}=(c_{ij})$ 是 $m\times n$ 矩阵，其中

$$c_{ij}=a_{i1}b_{1j}+a_{i2}b_{2j}+\cdots+a_{is}b_{sj}\quad(i=1,2,\cdots,m;\ j=1,2,\cdots,n).$$

注意：只有当左边矩阵 $\boldsymbol{A}$ 的列数等于右边矩阵 $\boldsymbol{B}$ 的行数时，$\boldsymbol{A}$ 与 $\boldsymbol{B}$ 才能相乘得 $\boldsymbol{AB}$.

例 7-15 已知

$$\boldsymbol{A}=\begin{pmatrix}0&2&1\\3&0&1\end{pmatrix},\quad \boldsymbol{B}=\begin{pmatrix}2&0\\4&1\\3&5\end{pmatrix},$$

求 $\boldsymbol{AB}$ 和 $\boldsymbol{BA}$.

解：

$$\boldsymbol{AB}=\begin{pmatrix}0&2&1\\3&0&1\end{pmatrix}\begin{pmatrix}2&0\\4&1\\3&5\end{pmatrix}=\begin{pmatrix}11&7\\9&5\end{pmatrix},$$

$$\boldsymbol{BA}=\begin{pmatrix}2&0\\4&1\\3&5\end{pmatrix}\begin{pmatrix}0&2&1\\3&0&1\end{pmatrix}=\begin{pmatrix}0&4&2\\3&8&5\\15&6&8\end{pmatrix}.$$

注意：$\boldsymbol{AB}\neq\boldsymbol{BA}$，可见矩阵乘法不满足交换律.

例 7-16 设

$$\boldsymbol{A}=\begin{pmatrix}2&1\\-8&-4\end{pmatrix},\quad \boldsymbol{B}=\begin{pmatrix}1&-3\\-2&6\end{pmatrix},$$

则

$$\boldsymbol{AB}=\begin{pmatrix}0&0\\0&0\end{pmatrix}.$$

例 7-16 注意：由 $\boldsymbol{AB}=\boldsymbol{O}$，不能得出 $\boldsymbol{A}=\boldsymbol{O}$ 或 $\boldsymbol{B}=\boldsymbol{O}$ 的结论.

例 7-17 设

$$\boldsymbol{A}=\begin{pmatrix}1&2&3\\0&1&2\end{pmatrix},\quad \boldsymbol{B}=\begin{pmatrix}7\\4\\1\end{pmatrix},\quad \boldsymbol{C}=\begin{pmatrix}8\\2\\2\end{pmatrix},$$

则

$$\boldsymbol{AB}=\boldsymbol{AC}=\begin{pmatrix}18\\6\end{pmatrix},$$

但 $\boldsymbol{B}\neq\boldsymbol{C}$.

可见矩阵乘法不满足消去律，即一般情况下，当 $\boldsymbol{AB}=\boldsymbol{AC}$ 时，不能消去 $\boldsymbol{A}$ 得到 $\boldsymbol{B}=\boldsymbol{C}$.

例 7-18 设矩阵

$$\boldsymbol{A}=\begin{pmatrix}a_{11}&a_{12}&\cdots&a_{1n}\\a_{21}&a_{22}&\cdots&a_{2n}\\\vdots&\vdots&&\vdots\\a_{m1}&a_{m2}&\cdots&a_{mn}\end{pmatrix},\quad \boldsymbol{X}=\begin{pmatrix}x_1\\x_2\\\vdots\\x_n\end{pmatrix},\quad \boldsymbol{B}=\begin{pmatrix}b_1\\b_2\\\vdots\\b_m\end{pmatrix},$$

则线性方程组

$$\begin{cases} a_{11}x_1+a_{12}x_2+\cdots+a_{1n}x_n=b_1, \\ a_{21}x_1+a_{22}x_2+\cdots+a_{2n}x_n=b_2, \\ \cdots\cdots\cdots\cdots \\ a_{m1}x_1+a_{m2}x_2+\cdots+a_{mn}x_n=b_m \end{cases}$$

可以简洁地表示成矩阵等式

$$\boldsymbol{AX}=\boldsymbol{B},$$

其中称矩阵 $\boldsymbol{A}$ 为线性方程组的系数矩阵，$\boldsymbol{X}$ 为未知数向量，$\boldsymbol{B}$ 为常数项向量.

矩阵的乘法满足结合律和分配律（k 为实数）：

(1) $(\boldsymbol{AB})\boldsymbol{C}=\boldsymbol{A}(\boldsymbol{BC})$;

(2) $(k\boldsymbol{A})\boldsymbol{B}=\boldsymbol{A}(k\boldsymbol{B})=k(\boldsymbol{AB})$;

(3) $\boldsymbol{A}(\boldsymbol{B}+\boldsymbol{C})=\boldsymbol{AB}+\boldsymbol{AC}$;

(4) $(\boldsymbol{A}+\boldsymbol{B})\boldsymbol{C}=\boldsymbol{AC}+\boldsymbol{BC}$.

定义 7-6 设 $\boldsymbol{A}$ 是 n 阶方阵，k 个 $\boldsymbol{A}$ 的连乘积称为 $\boldsymbol{A}$ 的 k 次幂，记作 $\boldsymbol{A}^k$，即

$$\boldsymbol{A}^k=\underbrace{\boldsymbol{AA}\cdots\boldsymbol{A}}_{k个}.$$

由定义 7-6 可以证明：当 k,l 为任意非负整数时

$$\boldsymbol{A}^k\boldsymbol{A}^l=\boldsymbol{A}^{k+l};$$

$$(\boldsymbol{A}^k)^l=\boldsymbol{A}^{kl}.$$

由于矩阵乘法不满足交换律，因此一般地

$$(\boldsymbol{AB})^k\neq\boldsymbol{A}^k\boldsymbol{B}^k.$$

例 7-19 四个城市间的直达航班如图 7-2 所示，规定

$$a_{ij}=\begin{cases}1, & 若城市 i 到城市 j 有直达航班, \\ 0, & 若城市 i 到城市 j 没有直达航班.\end{cases}$$

则

$$\boldsymbol{A}=\begin{pmatrix}0&1&1&0\\1&0&0&0\\1&1&0&1\\1&1&0&0\end{pmatrix}$$

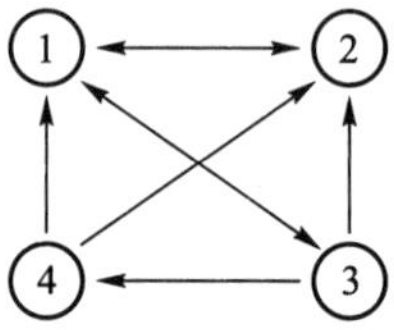

图 7-2

表示了四城市间的单向航线情况，如城市 1 有直达航班到城市 2 与城市 3.

如果要了解从城市 i 经一次中转到城市 j 的单向航线数，可由 $\boldsymbol{A}^2$ 得出，即

$$\boldsymbol{A}^2=\begin{pmatrix}0&1&1&0\\1&0&0&0\\1&1&0&1\\1&1&0&0\end{pmatrix}\begin{pmatrix}0&1&1&0\\1&0&0&0\\1&1&0&1\\1&1&0&0\end{pmatrix}=\begin{pmatrix}2&1&0&1\\0&1&1&0\\2&2&1&0\\1&1&1&0\end{pmatrix}.$$

记 $\boldsymbol{A}^2=(b_{ij})$，例如 $b_{32}=2$，表示从城市 3 经一次中转而到达城市 2 的航线数为 2（③→①→②，③→④→②）.

n 阶方阵

$$A = \operatorname{diag}(\lambda_1,\lambda_2,\cdots,\lambda_n) = \begin{pmatrix} \lambda_1 & & & \\ & \lambda_2 & & \\ & & \ddots & \\ & & & \lambda_n \end{pmatrix}$$

叫做**对角矩阵**(**diagonal matrix**),其特点是:不在主对角线(即从左上角到右下角的直线)上的元素都是 0.

n 阶方阵

$$I_n = \begin{pmatrix} 1 & & & \\ & 1 & & \\ & & \ddots & \\ & & & 1 \end{pmatrix}$$

叫做 n 阶**单位方阵**(**unit matrix**),其特点是:主对角元素都是 1,其余元素全为 0.

单位矩阵 I 是一种特殊的重要矩阵,在矩阵乘法中,I 起着数乘中类似于 1 的作用,即对任意矩阵 A,总有

$$IA = A \quad 和 \quad AI = A.$$

例 7-20 试证

$$\begin{pmatrix} 1 & 0 \\ \lambda & 1 \end{pmatrix}^n = \begin{pmatrix} 1 & 0 \\ n\lambda & 1 \end{pmatrix} \quad (n\ 为正整数).$$

证:用数学归纳法,当 $n=1$ 时,

$$\begin{pmatrix} 1 & 0 \\ \lambda & 1 \end{pmatrix}^1 = \begin{pmatrix} 1 & 0 \\ 1\lambda & 1 \end{pmatrix},$$

结论成立.假设 $n=k$ 时等式成立,即

$$\begin{pmatrix} 1 & 0 \\ \lambda & 1 \end{pmatrix}^k = \begin{pmatrix} 1 & 0 \\ k\lambda & 1 \end{pmatrix}.$$

下面证明 $n=k+1$ 时结论也成立,即

$$\begin{pmatrix} 1 & 0 \\ \lambda & 1 \end{pmatrix}^{k+1} = \begin{pmatrix} 1 & 0 \\ \lambda & 1 \end{pmatrix}^k \begin{pmatrix} 1 & 0 \\ \lambda & 1 \end{pmatrix} \xlongequal{由归纳假设} \begin{pmatrix} 1 & 0 \\ k\lambda & 1 \end{pmatrix} \begin{pmatrix} 1 & 0 \\ \lambda & 1 \end{pmatrix} = \begin{pmatrix} 1 & 0 \\ (k+1)\lambda & 1 \end{pmatrix},$$

故

$$\begin{pmatrix} 1 & 0 \\ \lambda & 1 \end{pmatrix}^n = \begin{pmatrix} 1 & 0 \\ n\lambda & 1 \end{pmatrix}.$$

3. 矩阵的转置

定义 7-7 把 $m\times n$ 矩阵 A 的行换成同序数的列得到的 $n\times m$ 矩阵,称为 A 的**转置矩阵**(**transposed matrix**),记作 A^{T}.

例如矩阵

$$A = \begin{pmatrix} 1 & 0 \\ 2 & 4 \\ 3 & 5 \end{pmatrix}$$

的转置矩阵为

$$A^{\mathrm{T}}=\begin{pmatrix}1&2&3\\0&4&5\end{pmatrix}.$$

矩阵的转置满足如下的运算规律(k 为实数):

(1) $(A^{\mathrm{T}})^{\mathrm{T}}=A$;

(2) $(A+B)^{\mathrm{T}}=A^{\mathrm{T}}+B^{\mathrm{T}}$;

(3) $(kA)^{\mathrm{T}}=kA^{\mathrm{T}}$;

(4) $(AB)^{\mathrm{T}}=B^{\mathrm{T}}A^{\mathrm{T}}$.

例 7-21 设 $A=\begin{pmatrix}0&2&1\\3&0&1\end{pmatrix}$,$B=\begin{pmatrix}2&0\\4&1\\3&5\end{pmatrix}$,求 $(AB)^{\mathrm{T}}$.

解法 1:因为 $AB=\begin{pmatrix}0&2&1\\3&0&1\end{pmatrix}\begin{pmatrix}2&0\\4&1\\3&5\end{pmatrix}=\begin{pmatrix}11&7\\9&5\end{pmatrix}$,

所以

$$(AB)^{\mathrm{T}}=\begin{pmatrix}11&9\\7&5\end{pmatrix}.$$

解法 2:$(AB)^{\mathrm{T}}=B^{\mathrm{T}}A^{\mathrm{T}}=\begin{pmatrix}2&4&3\\0&1&5\end{pmatrix}\begin{pmatrix}0&3\\2&0\\1&1\end{pmatrix}=\begin{pmatrix}11&9\\7&5\end{pmatrix}$.

例 7-22 证明 $(ABC)^{\mathrm{T}}=C^{\mathrm{T}}B^{\mathrm{T}}A^{\mathrm{T}}$.

证:$(ABC)^{\mathrm{T}}=[(AB)C]^{\mathrm{T}}=C^{\mathrm{T}}(AB)^{\mathrm{T}}=C^{\mathrm{T}}B^{\mathrm{T}}A^{\mathrm{T}}$.

定义 7-8 设 A 为 n 阶方阵,如果

$$A^{\mathrm{T}}=A,$$

则称 A 为**对称矩阵(symmetric matrix)**;如果

$$AA^{\mathrm{T}}=A^{\mathrm{T}}A=I,$$

则称 A 为**正交矩阵(orthogonal matrix)**.

利用例 7-11 的统计数据,将每行人数最多的元素权重定为 1,其余依比例定为 0.8,0.2,0.1 和 0,则身高与体重的模糊关系可用以下矩阵表示:

$$\begin{pmatrix}1&0.8&0.2&0.1&0\\0.8&1&0.8&0.2&0.1\\0.2&0.8&1&0.8&0.2\\0.1&0.2&0.8&1&0.8\\0&0.1&0.2&0.8&1\end{pmatrix},$$

显然该矩阵为对称矩阵;而

$$\begin{pmatrix}1&0\\0&-1\end{pmatrix},\quad\begin{pmatrix}\cos\theta&\sin\theta\\-\sin\theta&\cos\theta\end{pmatrix},\quad\begin{pmatrix}0&0&-1\\0&-1&0\\-1&0&0\end{pmatrix}$$

均为正交矩阵.其中

$$\begin{pmatrix}1 & 0\\0 & -1\end{pmatrix},\quad\begin{pmatrix}0 & 0 & -1\\0 & -1 & 0\\-1 & 0 & 0\end{pmatrix}$$

既是对称矩阵,又是正交矩阵.

定理 7-3 $\boldsymbol{A}\boldsymbol{A}^{\mathrm{T}}=\boldsymbol{I}$ 的充要条件是

$$\sum_{k=1}^{n}a_{ik}a_{jk}=\begin{cases}1, & i=j,\\0, & i\neq j.\end{cases}$$

由定理 7-3 可知,如果 $\boldsymbol{A}$ 是正交矩阵,则一定满足:

(1) 任意一行(列)元素的平方和为 1;

(2) 任意不同的两行(列)对应元素乘积之和为 0.

4. 方阵的行列式

定义 7-9 由 n 阶方阵 $\boldsymbol{A}$ 的元素所构成的行列式(各元素的位置不变),称为方阵 $\boldsymbol{A}$ 的行列式,记作 $|\boldsymbol{A}|$ 或 $\det\boldsymbol{A}$.

方阵的行列式与前面所讲的 n 阶行列式一样,都是一个确定的数值.设 $\boldsymbol{A},\boldsymbol{B}$ 为 n 阶方阵,λ 为实数,方阵的行列式满足下述运算规律:

(1) $\det\boldsymbol{A}^{\mathrm{T}}=\det\boldsymbol{A}$;

(2) $\det(\lambda\boldsymbol{A})=\lambda^{n}\det\boldsymbol{A}$;

(3) $\det(\boldsymbol{A}\boldsymbol{B})=\det\boldsymbol{A}\cdot\det\boldsymbol{B}$.

对于 n 阶方阵 $\boldsymbol{A},\boldsymbol{B}$,一般来说 $\boldsymbol{A}\boldsymbol{B}\neq\boldsymbol{B}\boldsymbol{A}$,但是必有

$$|\boldsymbol{A}\boldsymbol{B}|=|\boldsymbol{B}\boldsymbol{A}|.$$

例 7-23 设 $\boldsymbol{A}=\begin{pmatrix}1 & 2 & 3\\0 & 4 & 5\\0 & 0 & 2\end{pmatrix}$,$\boldsymbol{B}=\begin{pmatrix}0 & 0 & 1\\0 & 6 & 2\\1 & 4 & 3\end{pmatrix}$,求 $|\boldsymbol{A}\boldsymbol{B}|$ 的值.

解法 1:$|\boldsymbol{A}\boldsymbol{B}|=|\boldsymbol{A}|\,|\boldsymbol{B}|=\begin{vmatrix}1 & 2 & 3\\0 & 4 & 5\\0 & 0 & 2\end{vmatrix}\begin{vmatrix}0 & 0 & 1\\0 & 6 & 2\\1 & 4 & 3\end{vmatrix}=8\times(-6)=-48.$

解法 2(较繁):

$$\boldsymbol{A}\boldsymbol{B}=\begin{pmatrix}1 & 2 & 3\\0 & 4 & 5\\0 & 0 & 2\end{pmatrix}\begin{pmatrix}0 & 0 & 1\\0 & 6 & 2\\1 & 4 & 3\end{pmatrix}=\begin{pmatrix}3 & 24 & 14\\5 & 44 & 23\\2 & 8 & 6\end{pmatrix},$$

$$|\boldsymbol{A}\boldsymbol{B}|=\begin{vmatrix}3 & 24 & 14\\5 & 44 & 23\\2 & 8 & 6\end{vmatrix}=-48.$$

三、矩阵的逆

在数的运算中,当数 $a\neq0$ 时,

$$a\cdot a^{-1}=a^{-1}\cdot a=1.$$

其中 $a^{-1}=\dfrac{1}{a}$ 称为 a 的逆(倒数),这启示我们引入逆矩阵的概念.

定义 7-10 对于 n 阶方阵 A,如果有一个同阶方阵 $\boldsymbol{B}$,使 $\boldsymbol{AB}=\boldsymbol{BA}=\boldsymbol{I}$,则称方阵 $\boldsymbol{A}$ 为可逆的,称 $\boldsymbol{B}$ 为 $\boldsymbol{A}$ 的**逆矩阵**(**inverse matrix**),记作 $\boldsymbol{A}^{-1}$.

定理 7-4 若方阵 $\boldsymbol{A}$ 可逆,则 $\boldsymbol{A}$ 的逆矩阵是唯一的.

证:设 $\boldsymbol{B},\boldsymbol{C}$ 都是 $\boldsymbol{A}$ 的逆矩阵,则

$$\boldsymbol{B}=\boldsymbol{BI}=\boldsymbol{B}(\boldsymbol{AC})=(\boldsymbol{BA})\boldsymbol{C}=\boldsymbol{IC}=\boldsymbol{C}.$$

故 $\boldsymbol{A}$ 的逆矩阵是唯一的.

定义 7-11 对于 n 阶方阵

$$\boldsymbol{A}=\begin{pmatrix} a_{11} & a_{12} & \cdots & a_{1n} \\ a_{21} & a_{22} & \cdots & a_{2n} \\ \vdots & \vdots & & \vdots \\ a_{n1} & a_{n2} & \cdots & a_{nn} \end{pmatrix},$$

称 n 阶方阵

$$\boldsymbol{A}^*=\begin{pmatrix} A_{11} & A_{21} & \cdots & A_{n1} \\ A_{12} & A_{22} & \cdots & A_{n2} \\ \vdots & \vdots & & \vdots \\ A_{1n} & A_{2n} & \cdots & A_{nn} \end{pmatrix}$$

为 $\boldsymbol{A}$ 的伴随矩阵,其中 A_{ij}是行列式 $|\boldsymbol{A}|$ 中各元素 a_{ij}的代数余子式.

例 7-24 设

$$\boldsymbol{A}=\begin{pmatrix} 1 & 2 & 3 \\ 0 & 1 & 2 \\ -1 & -2 & 0 \end{pmatrix},$$

求 $\boldsymbol{A}^*$.

解:$A_{11}=\begin{vmatrix} 1 & 2 \\ -2 & 0 \end{vmatrix}=4,\quad A_{12}=(-1)^{1+2}\begin{vmatrix} 0 & 2 \\ -1 & 0 \end{vmatrix}=-2,\quad A_{13}=\begin{vmatrix} 0 & 1 \\ -1 & -2 \end{vmatrix}=1,$

$A_{21}=(-1)^{2+1}\begin{vmatrix} 2 & 3 \\ -2 & 0 \end{vmatrix}=-6,\quad A_{22}=\begin{vmatrix} 1 & 3 \\ -1 & 0 \end{vmatrix}=3,\quad A_{23}=(-1)^{2+3}\begin{vmatrix} 1 & 2 \\ -1 & -2 \end{vmatrix}=0,$

$A_{31}=\begin{vmatrix} 2 & 3 \\ 1 & 2 \end{vmatrix}=1,\quad A_{32}=(-1)^{3+2}\begin{vmatrix} 1 & 3 \\ 0 & 2 \end{vmatrix}=-2,\quad A_{33}=\begin{vmatrix} 1 & 2 \\ 0 & 1 \end{vmatrix}=1.$

所以

$$\boldsymbol{A}^*=\begin{pmatrix} 4 & -6 & 1 \\ -2 & 3 & -2 \\ 1 & 0 & 1 \end{pmatrix}.$$

注意:在 $\boldsymbol{A}^*$ 中 A_{ij}不是位于第 i 行第 j 列,而是在第 j 行第 i 列,即关于主对角线对称的位置.

定理 7-5 方阵 $\boldsymbol{A}$ 可逆的充分必要条件是 $|\boldsymbol{A}|\neq 0$,且

$$\boldsymbol{A}^{-1}=\frac{1}{|\boldsymbol{A}|}\boldsymbol{A}^*.$$

例 7-25 设

$$\boldsymbol{A}=\begin{pmatrix} 1 & 2 & 3 \\ 0 & 1 & 2 \\ -1 & -2 & 0 \end{pmatrix},$$

判别 $\boldsymbol{A}$ 是否可逆？若可逆，求 $\boldsymbol{A}^{-1}$.

解：
$$|\boldsymbol{A}|=\begin{vmatrix}1&2&3\\0&1&2\\-1&-2&0\end{vmatrix}=3\neq 0,$$

故 $\boldsymbol{A}$ 可逆.

在例 7-24 已算出 $\boldsymbol{A}^*$，由定理 7-5 有

$$\boldsymbol{A}^{-1}=\frac{1}{3}\begin{pmatrix}4&-6&1\\-2&3&-2\\1&0&1\end{pmatrix}=\begin{pmatrix}\frac{4}{3}&-2&\frac{1}{3}\\-\frac{2}{3}&1&-\frac{2}{3}\\\frac{1}{3}&0&\frac{1}{3}\end{pmatrix}.$$

可以验证

$$\begin{pmatrix}1&2&3\\0&1&2\\-1&-2&0\end{pmatrix}\begin{pmatrix}\frac{4}{3}&-2&\frac{1}{3}\\-\frac{2}{3}&1&-\frac{2}{3}\\\frac{1}{3}&0&\frac{1}{3}\end{pmatrix}=\begin{pmatrix}\frac{4}{3}&-2&\frac{1}{3}\\-\frac{2}{3}&1&-\frac{2}{3}\\\frac{1}{3}&0&\frac{1}{3}\end{pmatrix}\begin{pmatrix}1&2&3\\0&1&2\\-1&-2&0\end{pmatrix}$$
$$=\begin{pmatrix}1&0&0\\0&1&0\\0&0&1\end{pmatrix}.$$

例 7-26 设

$$\boldsymbol{A}=\begin{pmatrix}a_{11}&a_{12}\\a_{21}&a_{22}\end{pmatrix},$$

且 $|\boldsymbol{A}|\neq 0$，则

$$\boldsymbol{A}^{-1}=\frac{1}{|\boldsymbol{A}|}\boldsymbol{A}^*=\frac{1}{|\boldsymbol{A}|}\begin{pmatrix}a_{22}&-a_{12}\\-a_{21}&a_{11}\end{pmatrix}.$$

如 $\boldsymbol{A}=\begin{pmatrix}\cos\theta&\sin\theta\\-\sin\theta&\cos\theta\end{pmatrix}$，则 $\boldsymbol{A}^{-1}=\begin{pmatrix}\cos\theta&-\sin\theta\\\sin\theta&\cos\theta\end{pmatrix}$.

例 7-27 设 $\boldsymbol{A}$ 为对角矩阵，即

$$\boldsymbol{A}=\begin{pmatrix}a_1&&\\&a_2&\\&&a_3\end{pmatrix},$$

$\boldsymbol{A}$ 是否可逆？若可逆，求出 $\boldsymbol{A}^{-1}$.

解：当 a_1,a_2,a_3 均不为零时，$|\boldsymbol{A}|=a_1a_2a_3\neq 0$，$\boldsymbol{A}$ 可逆.

$$\boldsymbol{A}^*=\begin{pmatrix}a_2a_3&&\\&a_1a_3&\\&&a_1a_2\end{pmatrix},$$

所以
$$A^{-1}=\frac{1}{a_1a_2a_3}A^*=\begin{pmatrix}\frac{1}{a_1}&&\\&\frac{1}{a_2}&\\&&\frac{1}{a_3}\end{pmatrix}.$$

可见对角矩阵的逆矩阵也为对角矩阵，上述结果对 n 阶对角矩阵均成立.

定理 7-6 若 $AB=I$（或 $BA=I$），则 $B=A^{-1}$.

证： $|A||B|=|I|=1$，故 $|A|\neq 0$. 因 A^{-1} 存在，所以
$$B=IB=(A^{-1}A)B=A^{-1}(AB)=A^{-1}I=A^{-1}.$$

可逆矩阵有以下性质：

设同阶矩阵 A,B 皆可逆，数 $k\neq 0$，则

(1) $(A^{-1})^{-1}=A$.

(2) $(kA)^{-1}=\frac{1}{k}A^{-1}$.

(3) $(AB)^{-1}=B^{-1}A^{-1}$.

(4) $(A^{\mathrm{T}})^{-1}=(A^{-1})^{\mathrm{T}}$.

(5) $|A^{-1}|=|A|^{-1}$.

下面只给出公式(5)的证明.

证： 设 A 可逆，则存在 A^{-1}，使 $AA^{-1}=I$. 因为
$$|A||A^{-1}|=|AA^{-1}|=|I|=1,$$
所以
$$|A^{-1}|=\frac{1}{|A|}=|A|^{-1}.$$

可以用逆矩阵定义正交矩阵：若 $A^{-1}=A^{\mathrm{T}}$，则称 A 为正交矩阵.

例 7-28 设
$$A=\begin{pmatrix}1&2&3\\0&1&2\\-1&-2&0\end{pmatrix},\quad B=\begin{pmatrix}3&9\\0&6\\6&3\end{pmatrix},$$
求矩阵 X，使其满足 $AX=B$.

解： 因为 $|A|\neq 0$，则
$$X=A^{-1}AX=A^{-1}B.$$
由例 7-25 有
$$A^{-1}=\begin{pmatrix}\frac{4}{3}&-2&\frac{1}{3}\\-\frac{2}{3}&1&-\frac{2}{3}\\\frac{1}{3}&0&\frac{1}{3}\end{pmatrix},$$

所以
$$X=\begin{pmatrix}\frac{4}{3} & -2 & \frac{1}{3}\\ -\frac{2}{3} & 1 & -\frac{2}{3}\\ \frac{1}{3} & 0 & \frac{1}{3}\end{pmatrix}\begin{pmatrix}3 & 9\\ 0 & 6\\ 6 & 3\end{pmatrix}=\begin{pmatrix}6 & 1\\ -6 & -2\\ 3 & 4\end{pmatrix}.$$

即 $x_1=6, x_2=-6, x_3=3$ 是方程组

$$\begin{cases}x_1+2x_2+3x_3=3,\\ \quad\quad x_2+2x_3=0,\\ -x_1-2x_2\quad\quad=6\end{cases}$$

的解，而 $x_1=1, x_2=-2, x_3=4$ 是方程组

$$\begin{cases}x_1+2x_2+3x_3=9,\\ \quad\quad x_2+2x_3=6,\\ -x_1-2x_2\quad\quad=3\end{cases}$$

的解.

例 7-28 中求线性方程组的解法称为逆矩阵法.

四、矩阵的初等变换

在用消元法解线性方程组时，要使用以下三种运算：

（1）互换两个方程的位置；

（2）用一个非零数乘某个方程；

（3）把某个方程的倍数加到另一个方程上.

这三种运算称为线性方程组的初等变换，可以验证线性方程组的初等变换是同解变换.如果用矩阵来表示线性方程组的上述三种初等变换，就有矩阵的三种初等变换.

定义 7-12　矩阵的初等行变换有以下三种：

（1）互换两行（互换 i, j 两行，记作 $r_i\leftrightarrow r_j$）；

（2）用非零数乘某一行（第 i 行乘 $k\neq 0$，记作 $r_i\times k$）；

（3）把某一行的倍数加到另一行（第 j 行的 k 倍加到第 i 行，记作 r_i+kr_j）.

把定义中的"行"（r）换成"列"（c）即得矩阵的初等列变换.

矩阵的初等行变换和初等列变换统称**初等变换**（**elementary transformation**）.

定义 7-13　若矩阵 $\boldsymbol{A}$ 经过有限次初等变换变成矩阵 $\boldsymbol{B}$，则称矩阵 $\boldsymbol{A}$ 与矩阵 $\boldsymbol{B}$ **等价**（**equivalence**），记作 $\boldsymbol{A}\sim\boldsymbol{B}$.

定理 7-7　若 $\boldsymbol{A}\sim\boldsymbol{B}$，则 $|\boldsymbol{A}|\neq 0\Leftrightarrow|\boldsymbol{B}|\neq 0$.

符号 $\Leftrightarrow$ 表示充分必要条件.

例 7-29　设

$$\boldsymbol{A}=\begin{pmatrix}-2 & 1 & 0\\ 1 & -2 & 1\\ 0 & 1 & -2\end{pmatrix},$$

用初等行变换将 $\boldsymbol{A}$ 变成上三角形矩阵 $\boldsymbol{B}$，由此判别 $\boldsymbol{A}$ 是否可逆.

解：

$$A=\begin{pmatrix}-2&1&0\\1&-2&1\\0&1&-2\end{pmatrix}\xrightarrow{r_1\leftrightarrow r_2}\begin{pmatrix}1&-2&1\\-2&1&0\\0&1&-2\end{pmatrix}\xrightarrow{r_2+2r_1}\begin{pmatrix}1&-2&1\\0&-3&2\\0&1&-2\end{pmatrix}$$

$$\xrightarrow{r_2\leftrightarrow r_3}\begin{pmatrix}1&-2&1\\0&1&-2\\0&-3&2\end{pmatrix}\xrightarrow{r_3+3r_2}\begin{pmatrix}1&-2&1\\0&1&-2\\0&0&-4\end{pmatrix}=B.$$

因为 $|B|=-4\neq 0$,由定理 7-7 可知 $|A|\neq 0$,故 A 可逆.

定理 7-8 设 n 阶方阵 A 可逆,作 $n\times 2n$ 矩阵 $(A\,\vdots\,I)$,对 $(A\,\vdots\,I)$ 作初等行变换,当左边的 A 变为 I 时,右边的 I 就变为 A^{-1},即

$$(A\,\vdots\,I)\xrightarrow{\text{初等行变换}}(I\,\vdots\,A^{-1}).$$

例 7-30 用初等行变换求例 7-25 中

$$A=\begin{pmatrix}1&2&3\\0&1&2\\-1&-2&0\end{pmatrix}$$

的逆矩阵.

解：

$$(A\,\vdots\,I)=\left(\begin{array}{ccc:ccc}1&2&3&1&0&0\\0&1&2&0&1&0\\-1&-2&0&0&0&1\end{array}\right)\xrightarrow{r_3+r_1}\left(\begin{array}{ccc:ccc}1&2&3&1&0&0\\0&1&2&0&1&0\\0&0&3&1&0&1\end{array}\right)$$

$$\xrightarrow{r_1+(-2)r_2}\left(\begin{array}{ccc:ccc}1&0&-1&1&-2&0\\0&1&2&0&1&0\\0&0&3&1&0&1\end{array}\right)\xrightarrow{r_3\times\frac{1}{3}}\left(\begin{array}{ccc:ccc}1&0&-1&1&-2&0\\0&1&2&0&1&0\\0&0&1&\frac{1}{3}&0&\frac{1}{3}\end{array}\right)$$

$$\xrightarrow[r_2+(-2)r_3]{r_1+r_3}\left(\begin{array}{ccc:ccc}1&0&0&\frac{4}{3}&-2&\frac{1}{3}\\0&1&0&-\frac{2}{3}&1&-\frac{2}{3}\\0&0&1&\frac{1}{3}&0&\frac{1}{3}\end{array}\right).$$

$$A^{-1}=\begin{pmatrix}\frac{4}{3}&-2&\frac{1}{3}\\-\frac{2}{3}&1&-\frac{2}{3}\\\frac{1}{3}&0&\frac{1}{3}\end{pmatrix}.$$

实际上,不管 A 是否可逆,均可用上述方法尝试着求 A^{-1}.当左边的 A 在初等行变换中出现零行(该行元素全为零)时,由定理 7-7 可得 $|A|=0$,故知 A^{-1}不存在.如

$$A=\begin{pmatrix}1&2&3\\0&1&2\\1&3&5\end{pmatrix},$$

$$(A\ \vdots\ I)=\left(\begin{array}{ccc:ccc}1&2&3&1&0&0\\0&1&2&0&1&0\\1&3&5&0&0&1\end{array}\right)\xrightarrow{r_3-r_1-r_2}\left(\begin{array}{ccc:ccc}1&2&3&1&0&0\\0&1&2&0&1&0\\0&0&0&-1&-1&1\end{array}\right),$$

知 A 不可逆.

注意:用初等行变换求逆矩阵时,必须始终作行变换,而不能作任何列变换.同样也可用初等列变换求逆矩阵,即

$$\begin{pmatrix}A\\ \hdashline I\end{pmatrix}_{2n\times n}\xrightarrow{\text{初等列变换}}\begin{pmatrix}I\\ \hdashline A^{-1}\end{pmatrix}_{2n\times n}.$$

定义 7-14 在 $m\times n$ 矩阵 A 中,任意 k 行 k 列($k\leqslant\min\{m,n\}$)交点处的元素,按原次序组成的 k 阶行列式,称为 A 的 k 阶子式.若子式的值不为零,则称为非零子式.

例如

$$A=\begin{pmatrix}1&2&3&4\\0&1&2&3\\0&0&1&2\end{pmatrix}$$

的第一、三行与第二、三列交点处的元素组成一个 2 阶子式

$$\begin{vmatrix}2&3\\0&1\end{vmatrix}.$$

定义 7-15 矩阵 A 中非零子式的最高阶数 r 称为 A 的**秩**(**rank**),记为 $R(A)=r$.即 A 至少有一个 r 阶非零子式,而所有 $r+1$ 阶子式都为零.

定理 7-9 矩阵经过初等变换,其秩不变,即若 $A\sim B$,则 $R(A)=R(B)$.

定义 7-16 称满足下列条件的矩阵为**行阶梯矩阵**(**row step matrix**):

(1) 若有零行,则零行全部位于非零行的下方;

(2) 各非零行的左起首位非零元素的列序数由上至下严格递增(即各非零行的首位非零元素必在上一行的首位非零元素的右下位置).

显然,对角线上元素非零的上三角形矩阵是行阶梯矩阵.

行阶梯矩阵如果还满足:

(1) 非零行的首非零元为 1;

(2) 首非零元所在的列的其他元素均为 0,则称为行最简阶梯矩阵.

定理 7-10 矩阵 A 经过初等变换化为行阶梯矩阵,则行阶梯矩阵中非零行的行数 r 就是矩阵的秩.

例 7-31 求

$$A=\begin{pmatrix}1&2&3&4\\0&1&2&3\\1&3&5&7\end{pmatrix}$$

的秩.

解法 1:因 A 的一个子式

$$\begin{vmatrix} 1 & 2 \\ 0 & 1 \end{vmatrix} = 1 \neq 0 ,$$

而 $\boldsymbol{A}$ 的所有(4 个)3 阶子式都为零.故

$$R(\boldsymbol{A}) = 2.$$

解法 2:

$$\boldsymbol{A} = \begin{pmatrix} 1 & 2 & 3 & 4 \\ 0 & 1 & 2 & 3 \\ 1 & 3 & 5 & 7 \end{pmatrix} \xrightarrow{r_3 + (-1)r_1} \begin{pmatrix} 1 & 2 & 3 & 4 \\ 0 & 1 & 2 & 3 \\ 0 & 1 & 2 & 3 \end{pmatrix} \xrightarrow{r_3 + (-1)r_2} \begin{pmatrix} 1 & 2 & 3 & 4 \\ 0 & 1 & 2 & 3 \\ 0 & 0 & 0 & 0 \end{pmatrix}.$$

行阶梯阵有 2 个非零行,所以

$$R(\boldsymbol{A}) = 2.$$

初等变换除了用于求逆矩阵和求矩阵的秩之外,还可直接用于求解线性方程组.

例 7-32　用初等行变换重新求例 7-28 中线性方程组的解.

解:仿初等变换求逆的原理,有

$$(\boldsymbol{A} \mid \boldsymbol{B}) \xrightarrow{\text{初等行变换}} (\boldsymbol{I} \mid \boldsymbol{A}^{-1}\boldsymbol{B}) = (\boldsymbol{I} \mid \boldsymbol{X})$$

于是

$$\left(\begin{array}{ccc|cc} 1 & 2 & 3 & 3 & 9 \\ 0 & 1 & 2 & 0 & 6 \\ -1 & -2 & 0 & 6 & 3 \end{array}\right) \xrightarrow{r_3 + r_1} \left(\begin{array}{ccc|cc} 1 & 2 & 3 & 3 & 9 \\ 0 & 1 & 2 & 0 & 6 \\ 0 & 0 & 3 & 9 & 12 \end{array}\right)$$

$$\xrightarrow[r_2 - 2r_3]{\substack{r_1 - r_3 \\ r_3 \times \frac{1}{3}}} \left(\begin{array}{ccc|cc} 1 & 2 & 0 & -6 & -3 \\ 0 & 1 & 0 & -6 & -2 \\ 0 & 0 & 1 & 3 & 4 \end{array}\right) \xrightarrow{r_1 - 2r_2} \left(\begin{array}{ccc|cc} 1 & 0 & 0 & 6 & 1 \\ 0 & 1 & 0 & -6 & -2 \\ 0 & 0 & 1 & 3 & 4 \end{array}\right).$$

所以

$$\boldsymbol{X} = \begin{pmatrix} 6 & 1 \\ -6 & -2 \\ 3 & 4 \end{pmatrix}.$$

定义 7-17　对 n 阶方阵 $\boldsymbol{A}$,当 $R(\boldsymbol{A}) = n$ 时,称 $\boldsymbol{A}$ 为满秩矩阵.

矩阵的秩具有如下性质:

定理 7-11

(1) $R(\boldsymbol{A}+\boldsymbol{B}) \leqslant R(\boldsymbol{A})+R(\boldsymbol{B})$,

$R(\boldsymbol{AB}) \leqslant \min\{R(\boldsymbol{A}), R(\boldsymbol{B})\}$,

$R(\boldsymbol{A}^{\mathrm{T}}) = R(\boldsymbol{A})$.

(2) 若 $\boldsymbol{A}$ 满秩,$\boldsymbol{B}$ 为任何矩阵,则 $R(\boldsymbol{B}) = R(\boldsymbol{AB}) = R(\boldsymbol{BA})$.

(3) 矩阵 $\boldsymbol{A}$ 满秩 $\Leftrightarrow \boldsymbol{A}_{n\times n} \sim \boldsymbol{I}_n \Leftrightarrow |\boldsymbol{A}| \neq 0 \Leftrightarrow \boldsymbol{A}$ 可逆.

思考与讨论

1. 举例说明下列命题是错误的:

(1) 若 $\boldsymbol{A}^2 = \boldsymbol{A}$,则 $\boldsymbol{A} = \boldsymbol{O}$ 或 $\boldsymbol{A} = \boldsymbol{I}$;

(2) 若 $\boldsymbol{A}^2=\boldsymbol{O}$,则 $\boldsymbol{A}=\boldsymbol{O}$;

(3) 若 $\boldsymbol{AX}=\boldsymbol{AY}$ 且 $\boldsymbol{A}\neq\boldsymbol{O}$,则 $\boldsymbol{X}=\boldsymbol{Y}$;

(4) 若 $\boldsymbol{A}\neq\boldsymbol{O}$,则 $|\boldsymbol{A}|\neq 0$.

2. $\boldsymbol{A}$ 为 n 阶可逆矩阵,$\boldsymbol{I}$ 为 n 阶单位矩阵.若 $\boldsymbol{A}^2=2\boldsymbol{I}$,试证:$\boldsymbol{A}-\boldsymbol{I},\boldsymbol{A}+\boldsymbol{I}$ 均为可逆矩阵.

第三节 向 量

定义 7-18 n 个数 $a_1,a_2,\cdots,a_n$ 构成的有序数组 $\boldsymbol{\alpha}=(a_1,a_2,\cdots,a_n)$ 称为 n 维向量.第 i 个数 a_i 称为向量 $\boldsymbol{\alpha}$ 的第 i 个分量(或坐标).

分量全为实数的向量称为实向量.

本书仅讨论实向量.

向量写作一行$(a_1,a_2,\cdots,a_n)$称为行向量,向量写作一列$\begin{pmatrix}a_1\\a_2\\\vdots\\a_m\end{pmatrix}$称为列向量.

实际上,行向量就是 $1\times n$ 矩阵,列向量就是 $m\times 1$ 矩阵,因此向量的运算规则与本章第二节中矩阵的运算规则相同.

向量的概念是从实际问题中抽象出来的,比如方程

$$a_1x_1+a_2x_2+\cdots+a_nx_n=b,$$

起决定作用的是其系数及常数项,这是一个有序数组,可以用 $n+1$ 维向量$(a_1,a_2,\cdots,a_n,b)$来表示.

要研究导弹飞行状态,可用导弹质量 m、空中坐标(x,y,z)和速度分量(v_x,v_y,v_z)等 7 个分量构成一个 7 维向量(m,x,y,z,v_x,v_y,v_z)来表示,实际上每个分量都有特定含义.

定义 7-19 对于向量 $\boldsymbol{\alpha},\boldsymbol{\alpha}_1,\boldsymbol{\alpha}_2,\cdots,\boldsymbol{\alpha}_m$,若有一组数 $k_1,k_2,\cdots,k_m$,使

$$\boldsymbol{\alpha}=k_1\boldsymbol{\alpha}_1+k_2\boldsymbol{\alpha}_2+\cdots+k_m\boldsymbol{\alpha}_m,$$

则称 $\boldsymbol{\alpha}$ 是 $\boldsymbol{\alpha}_1,\boldsymbol{\alpha}_2,\cdots,\boldsymbol{\alpha}_m$ 的线性组合,或称 $\boldsymbol{\alpha}$ 可由 $\boldsymbol{\alpha}_1,\boldsymbol{\alpha}_2,\cdots,\boldsymbol{\alpha}_m$ 线性表出.

例 7-33 任意三维向量$\begin{pmatrix}x\\y\\z\end{pmatrix}$均是向量 $\boldsymbol{\varepsilon}_1=\begin{pmatrix}1\\0\\0\end{pmatrix}$,$\boldsymbol{\varepsilon}_2=\begin{pmatrix}0\\1\\0\end{pmatrix}$和 $\boldsymbol{\varepsilon}_3=\begin{pmatrix}0\\0\\1\end{pmatrix}$的线性组合.事实上

$$\begin{pmatrix}x\\y\\z\end{pmatrix}=x\begin{pmatrix}1\\0\\0\end{pmatrix}+y\begin{pmatrix}0\\1\\0\end{pmatrix}+z\begin{pmatrix}0\\0\\1\end{pmatrix}=x\boldsymbol{\varepsilon}_1+y\boldsymbol{\varepsilon}_2+z\boldsymbol{\varepsilon}_3.$$

上述 $\boldsymbol{\varepsilon}_1,\boldsymbol{\varepsilon}_2,\boldsymbol{\varepsilon}_3$ 称为 3 维单位向量组,类似地有 n 维单位向量组.

定义 7-20 对于向量组 $\boldsymbol{\alpha}_1,\boldsymbol{\alpha}_2,\cdots,\boldsymbol{\alpha}_m$,如果有不全为零的数 $k_1,k_2,\cdots,k_m$,使

$$k_1\boldsymbol{\alpha}_1+k_2\boldsymbol{\alpha}_2+\cdots+k_m\boldsymbol{\alpha}_m=\boldsymbol{0},$$

则称 $\boldsymbol{\alpha}_1,\boldsymbol{\alpha}_2,\cdots,\boldsymbol{\alpha}_m$ 线性相关;否则,称 $\boldsymbol{\alpha}_1,\boldsymbol{\alpha}_2,\cdots,\boldsymbol{\alpha}_m$ 线性无关.上式等号右边的 $\boldsymbol{0}$ 实际上是零向量,即分量全为 0 的向量.在不致引起混淆的情况下,我们对零向量既可记为 $\boldsymbol{O}$,也可记为 $\boldsymbol{0}$.

定义 7-21(线性无关的等价定义) 对于向量组 $\boldsymbol{\alpha}_1,\boldsymbol{\alpha}_2,\cdots,\boldsymbol{\alpha}_m$,如果

$$k_1\boldsymbol{\alpha}_1 + k_2\boldsymbol{\alpha}_2 + \cdots + k_m\boldsymbol{\alpha}_m = \mathbf{0},$$

就必有 $k_1 = k_2 = \cdots = k_m = 0$,则称向量组线性无关.

在证明一个向量组线性无关时,常用定义 7-21.

当 $m=1$,一个向量 $\boldsymbol{\alpha}$ 只要不是零向量,仅当

$$0 \cdot \boldsymbol{\alpha} = \mathbf{0},$$

因而线性无关;如果 $\boldsymbol{\alpha}$ 是零向量,因有

$$1 \cdot \boldsymbol{\alpha} = \mathbf{0},$$

因而线性相关.

当 $m=2$,$k_1\boldsymbol{\alpha}_1 + k_2\boldsymbol{\alpha}_2 = \mathbf{0}$,如果 $k_1 \neq 0$,则

$$\boldsymbol{\alpha}_1 = -\frac{k_2}{k_1}\boldsymbol{\alpha}_2,$$

即 $\boldsymbol{\alpha}_1, \boldsymbol{\alpha}_2$ 成比例时线性相关.其几何意义是两向量共线.

3 个向量线性相关的几何意义是三向量共面.

定义 7-22 若向量组 A 中的部分向量组 A_0 满足:

(1) A_0 线性无关;

(2) A 中的任意一个向量均可由 A_0 线性表出,

则称部分向量组 A_0 是向量组 A 的最大线性无关向量组(简称最大无关组),最大无关组所含向量个数 r 称为向量组 A 的秩.

$m \times n$ 矩阵 $\boldsymbol{A}$ 可以看作为由 m 个行向量构成的向量组;也可以看作为由 n 个列向量构成的向量组,若将这两个向量组的秩分别记为 r_1, r_2,则 $R(\boldsymbol{A}) = r = r_1 = r_2$.

定理 7-12 向量组所含向量的个数为 m,向量组的秩为 r,当 $r=m$ 时,向量组线性无关;$r<m$ 时向量组线性相关.

例 7-34 设

$$\boldsymbol{\alpha}_1 = \begin{pmatrix} 1 \\ 2 \\ 3 \end{pmatrix}, \quad \boldsymbol{\alpha}_2 = \begin{pmatrix} 0 \\ 1 \\ 2 \end{pmatrix}, \quad \boldsymbol{\alpha}_3 = \begin{pmatrix} 1 \\ 3 \\ 5 \end{pmatrix},$$

判别向量组 $\boldsymbol{\alpha}_1, \boldsymbol{\alpha}_2, \boldsymbol{\alpha}_3$ 的线性相关性.

解法 1:易见

$$\boldsymbol{\alpha}_1 + \boldsymbol{\alpha}_2 = \begin{pmatrix} 1 \\ 2 \\ 3 \end{pmatrix} + \begin{pmatrix} 0 \\ 1 \\ 2 \end{pmatrix} = \begin{pmatrix} 1 \\ 3 \\ 5 \end{pmatrix} = \boldsymbol{\alpha}_3.$$

即存在不全为零的数 1,1,-1 使

$$1 \cdot \boldsymbol{\alpha}_1 + 1 \cdot \boldsymbol{\alpha}_2 + (-1)\boldsymbol{\alpha}_3 = \mathbf{0}.$$

故 $\boldsymbol{\alpha}_1, \boldsymbol{\alpha}_2, \boldsymbol{\alpha}_3$ 线性相关.

解法 2:

$$\begin{pmatrix} 1 & 0 & 1 \\ 2 & 1 & 3 \\ 3 & 2 & 5 \end{pmatrix} \to \begin{pmatrix} 1 & 0 & 1 \\ 0 & 1 & 1 \\ 0 & 2 & 2 \end{pmatrix} \to \begin{pmatrix} 1 & 0 & 1 \\ 0 & 1 & 1 \\ 0 & 0 & 0 \end{pmatrix}.$$

因为 $r = 2 < 3 = m$,所以 $\boldsymbol{\alpha}_1, \boldsymbol{\alpha}_2, \boldsymbol{\alpha}_3$ 线性相关.

解法 3:因为由 3 个 3 维向量组成的行列式

$$\begin{vmatrix} 1 & 0 & 1 \\ 2 & 1 & 3 \\ 3 & 2 & 5 \end{vmatrix} = 0,$$

所以 $\boldsymbol{\alpha}_1,\boldsymbol{\alpha}_2,\boldsymbol{\alpha}_3$ 线性相关.

例 7-35 证明 3 维单位向量组

$$\boldsymbol{\varepsilon}_1 = \boldsymbol{i} = \begin{pmatrix} 1 \\ 0 \\ 0 \end{pmatrix}, \quad \boldsymbol{\varepsilon}_2 = \boldsymbol{j} = \begin{pmatrix} 0 \\ 1 \\ 0 \end{pmatrix}, \quad \boldsymbol{\varepsilon}_3 = \boldsymbol{k} = \begin{pmatrix} 0 \\ 0 \\ 1 \end{pmatrix}$$

线性无关.

证法 1:由
$$k_1\boldsymbol{\varepsilon}_1+k_2\boldsymbol{\varepsilon}_2+k_3\boldsymbol{\varepsilon}_3=\boldsymbol{0},$$

即
$$\begin{pmatrix} k_1 \\ 0 \\ 0 \end{pmatrix} + \begin{pmatrix} 0 \\ k_2 \\ 0 \end{pmatrix} + \begin{pmatrix} 0 \\ 0 \\ k_3 \end{pmatrix} = \begin{pmatrix} k_1 \\ k_2 \\ k_3 \end{pmatrix} = \begin{pmatrix} 0 \\ 0 \\ 0 \end{pmatrix},$$

得
$$k_1 = k_2 = k_3 = 0.$$

所以 $\boldsymbol{\varepsilon}_1,\boldsymbol{\varepsilon}_2,\boldsymbol{\varepsilon}_3$ 线性无关.

证法 2:由

$$\begin{pmatrix} 1 & 0 & 0 \\ 0 & 1 & 0 \\ 0 & 0 & 1 \end{pmatrix}$$

可知 $r=3=m$,所以 $\boldsymbol{\varepsilon}_1,\boldsymbol{\varepsilon}_2,\boldsymbol{\varepsilon}_3$ 线性无关.

同理可证 n 维单位向量组 $\boldsymbol{\varepsilon}_1,\boldsymbol{\varepsilon}_2,\cdots,\boldsymbol{\varepsilon}_n$线性无关.

例 7-36 包含零向量的任何向量组线性相关.

证:对于向量组 $\boldsymbol{\alpha}_1,\boldsymbol{\alpha}_2,\cdots,\boldsymbol{\alpha}_m$,不妨设 $\boldsymbol{\alpha}_1=\boldsymbol{0}$,于是存在不全为零的数 1, 0,⋯, 0,使

$$1\cdot\boldsymbol{\alpha}_1 + 0\cdot\boldsymbol{\alpha}_2 + \cdots + 0\cdot\boldsymbol{\alpha}_m = \boldsymbol{0},$$

故 $\boldsymbol{\alpha}_1,\boldsymbol{\alpha}_2,\cdots,\boldsymbol{\alpha}_m$ 线性相关.

可以证明,构成行阶梯阵的列向量组中,每行首个非零元素所在列的列向量就构成最大线性无关组.

例 7-37 设

$$\boldsymbol{\alpha}_1 = \begin{pmatrix} 1 \\ -1 \\ 2 \\ 4 \end{pmatrix}, \quad \boldsymbol{\alpha}_2 = \begin{pmatrix} 0 \\ 3 \\ 1 \\ 2 \end{pmatrix}, \quad \boldsymbol{\alpha}_3 = \begin{pmatrix} 3 \\ 0 \\ 7 \\ 14 \end{pmatrix}, \quad \boldsymbol{\alpha}_4 = \begin{pmatrix} 2 \\ 1 \\ 5 \\ 6 \end{pmatrix}, \quad \boldsymbol{\alpha}_5 = \begin{pmatrix} 1 \\ -1 \\ 2 \\ 0 \end{pmatrix},$$

求上述向量组的一个最大无关组,并将其余向量用最大无关组线性表出.

解:因为

$$(\boldsymbol{\alpha}_1,\boldsymbol{\alpha}_2,\boldsymbol{\alpha}_3,\boldsymbol{\alpha}_4,\boldsymbol{\alpha}_5) = \begin{pmatrix} 1 & 0 & 3 & 2 & 1 \\ -1 & 3 & 0 & 1 & -1 \\ 2 & 1 & 7 & 5 & 2 \\ 4 & 2 & 14 & 6 & 0 \end{pmatrix} \xrightarrow{\text{初等行变换}} \begin{pmatrix} 1 & 0 & 3 & 2 & 1 \\ 0 & 1 & 1 & 1 & 0 \\ 0 & 0 & 0 & 1 & 1 \\ 0 & 0 & 0 & 0 & 0 \end{pmatrix}, \quad (7-3)$$

所以

$$\boldsymbol{\alpha}_1=\begin{pmatrix}1\\-1\\2\\4\end{pmatrix},\boldsymbol{\alpha}_2=\begin{pmatrix}0\\3\\1\\2\end{pmatrix},\boldsymbol{\alpha}_4=\begin{pmatrix}2\\1\\5\\6\end{pmatrix}$$

为一个最大无关组.

设 $\boldsymbol{\alpha}_3=\lambda_1\boldsymbol{\alpha}_1+\lambda_2\boldsymbol{\alpha}_2+\lambda_4\boldsymbol{\alpha}_4$,即

$$\begin{pmatrix}3\\0\\7\\14\end{pmatrix}=\begin{pmatrix}1&0&2\\-1&3&1\\2&1&5\\4&2&6\end{pmatrix}\begin{pmatrix}\lambda_1\\\lambda_2\\\lambda_4\end{pmatrix},$$

并由此解得
$$\lambda_1=3,\quad \lambda_2=1,\quad \lambda_4=0.$$

故
$$\boldsymbol{\alpha}_3=3\boldsymbol{\alpha}_1+\boldsymbol{\alpha}_2.$$

同理可得
$$\boldsymbol{\alpha}_5=-\boldsymbol{\alpha}_1-\boldsymbol{\alpha}_2+\boldsymbol{\alpha}_4.$$

若对(7-3)式再进行初等行变换,可得如下行最简阶梯矩阵 $\boldsymbol{B}$:

$$\begin{pmatrix}1&0&3&2&1\\0&1&1&1&0\\0&0&0&1&1\\0&0&0&0&0\end{pmatrix}\xrightarrow[r_1-2r_3]{r_2-r_3}\begin{pmatrix}1&0&3&0&-1\\0&1&1&0&-1\\0&0&0&1&1\\0&0&0&0&0\end{pmatrix}=(\boldsymbol{\beta}_1,\boldsymbol{\beta}_2,\boldsymbol{\beta}_3,\boldsymbol{\beta}_4,\boldsymbol{\beta}_5)=\boldsymbol{B},$$

有

$$\boldsymbol{\beta}_3=3\boldsymbol{\beta}_1+\boldsymbol{\beta}_2,\boldsymbol{\beta}_5=-\boldsymbol{\beta}_1-\boldsymbol{\beta}_2+\boldsymbol{\beta}_4.$$

由 $\boldsymbol{A}\sim\boldsymbol{B}$ 也可推得

$$\boldsymbol{\alpha}_3=3\boldsymbol{\alpha}_1+\boldsymbol{\alpha}_2,\boldsymbol{\alpha}_5=-\boldsymbol{\alpha}_1-\boldsymbol{\alpha}_2+\boldsymbol{\alpha}_4.$$

思考与讨论

设 n 维向量组所含向量的个数为 m.当 $m>n$ 时,该向量组是否肯定线性相关?当 $m<n$ 时,该向量组是否肯定线性无关?

第四节 线性方程组

定理 7-13(克拉默法则) 含有 n 个未知数 n 个方程的线性方程组

$$\begin{cases}a_{11}x_1+a_{12}x_2+\cdots+a_{1n}x_n=b_1,\\a_{21}x_1+a_{22}x_2+\cdots+a_{2n}x_n=b_2,\\\cdots\cdots\cdots\cdots\\a_{n1}x_1+a_{n2}x_2+\cdots+a_{nn}x_n=b_n,\end{cases}$$

若系数行列式 $D\neq 0$,则有唯一解

$$x_1=\frac{D_1}{D},\quad x_2=\frac{D_2}{D},\quad \cdots,\quad x_n=\frac{D_n}{D},$$

其中

$$D_1=\begin{vmatrix} b_1 & a_{12} & \cdots & a_{1n}\\ b_2 & a_{22} & \cdots & a_{2n}\\ \vdots & \vdots & & \vdots\\ b_n & a_{n2} & \cdots & a_{nn}\end{vmatrix},\quad D_2=\begin{vmatrix} a_{11} & b_1 & \cdots & a_{1n}\\ a_{21} & b_2 & \cdots & a_{2n}\\ \vdots & \vdots & & \vdots\\ a_{n1} & b_n & \cdots & a_{nn}\end{vmatrix},\quad \cdots,D_n=\begin{vmatrix} a_{11} & a_{12} & \cdots & b_1\\ a_{21} & a_{22} & \cdots & b_2\\ \vdots & \vdots & & \vdots\\ a_{n1} & a_{n2} & \cdots & b_n\end{vmatrix}.$$

例 7-38　解线性方程组

$$\begin{cases} x_1+x_2+\ x_3+x_4=2,\\ x_1-x_2+2x_3+x_4=1,\\ 4x_1+x_2+2x_3\qquad =5,\\ 5x_1\qquad +4x_3+2x_4=9.\end{cases}$$

解法 1:(克拉默法则)

$$D=\begin{vmatrix}1&1&1&1\\1&-1&2&1\\4&1&2&0\\5&0&4&2\end{vmatrix}\xlongequal[r_3-r_1]{r_2+r_1}\begin{vmatrix}1&1&1&1\\2&0&3&2\\3&0&1&-1\\5&0&4&2\end{vmatrix}=(-1)^{1+2}\begin{vmatrix}2&3&2\\3&1&-1\\5&4&2\end{vmatrix}$$

$$\xlongequal[c_3+c_2]{c_1+(-3)c_2}-\begin{vmatrix}-7&3&5\\0&1&0\\-7&4&6\end{vmatrix}=-\begin{vmatrix}-7&5\\-7&6\end{vmatrix}=7\neq 0.$$

$$D_1=\begin{vmatrix}2&1&1&1\\1&-1&2&1\\5&1&2&0\\9&0&4&2\end{vmatrix}=21,\quad D_2=\begin{vmatrix}1&2&1&1\\1&1&2&1\\4&5&2&0\\5&9&4&2\end{vmatrix}=-7,$$

$$D_3=\begin{vmatrix}1&1&2&1\\1&-1&1&1\\4&1&5&0\\5&0&9&2\end{vmatrix}=-21,\quad D_4=\begin{vmatrix}1&1&1&2\\1&-1&2&1\\4&1&2&5\\5&0&4&9\end{vmatrix}=21.$$

故

$$x_1=\frac{D_1}{D}=3,\quad x_2=\frac{D_2}{D}=-1,\quad x_3=\frac{D_3}{D}=-3,\quad x_4=\frac{D_4}{D}=3.$$

解法 2:(逆矩阵法)

$$A=\begin{pmatrix}1&1&1&1\\1&-1&2&1\\4&1&2&0\\5&0&4&2\end{pmatrix},\quad A^{-1}=\frac{1}{7}\begin{pmatrix}-4&-6&-2&5\\6&2&3&-4\\5&11&6&-8\\0&-7&-7&7\end{pmatrix},$$

$$X=\begin{pmatrix}x_1\\x_2\\x_3\\x_4\end{pmatrix}=A^{-1}b=\frac{1}{7}\begin{pmatrix}-4&-6&-2&5\\6&2&3&-4\\5&11&6&-8\\0&-7&-7&7\end{pmatrix}\begin{pmatrix}2\\1\\5\\9\end{pmatrix}=\begin{pmatrix}3\\-1\\-3\\3\end{pmatrix}.$$

上述克拉默法则、逆矩阵法只适用于求变量个数与方程个数相等的线性方程组，且需满足系数行列式 $|A|\neq 0$ 的条件.在实际中，常会遇到不满足上述条件的线性方程组.下面简要介绍有关线性方程组求解的最基本知识.

从现在起，我们将 n 元线性方程组

$$\begin{cases}a_{11}x_1+a_{12}x_2+\cdots+a_{1n}x_n=b_1,\\a_{21}x_1+a_{22}x_2+\cdots+a_{2n}x_n=b_2,\\\cdots\cdots\cdots\cdots\\a_{m1}x_1+a_{m2}x_2+\cdots+a_{mn}x_n=b_m\end{cases}\tag{7-4}$$

记为

$$AX=B,\tag{7-5}$$

其中 A 为 $m\times n$ 矩阵，X 为 $n\times 1$ 矩阵，B 为 $m\times 1$ 矩阵.

当方程组(7-4)中的常数项 $b_1,b_2,\cdots,b_m$ 全为零时，则方程组(7-4)化为

$$AX=0.\tag{7-6}$$

方程组(7-6)称为**齐次线性方程组**；当 $B\neq 0$ 时，方程组(7-5)称为**非齐次线性方程组**.

定理 7-14 (1) 当 $R(A)=n$ 时，齐次线性方程组(7-6)只有唯一的零解；

(2) 当 $R(A)<n$ 时，齐次线性方程组(7-6)除具有零解外，还具有无穷多个非零解.

定理 7-14 的(1)是很明显的：当 $R(A)=n$ 时，A 为 n 阶方阵，且 $|A|\neq 0$.根据定理7-5，A^{-1} 存在.因此方程组(7-6)只能有唯一解

$$X=A^{-1}0=0.$$

例 7-39 当 a 为何值时，齐次线性方程组

$$\begin{cases}x_1-x_2+2x_3=0,\\x_1-2x_2-x_3=0,\\2x_1-3x_2+x_3=0,\\-2x_1+2x_2+ax_3=0\end{cases}$$

有非零解？当有非零解时，求它的解.

解：

$$A=\begin{pmatrix}1&-1&2\\1&-2&-1\\2&-3&1\\-2&2&a\end{pmatrix}\xrightarrow[r_4+2r_1]{\substack{r_2-r_1\\r_3-2r_1}}\begin{pmatrix}1&-1&2\\0&-1&-3\\0&-1&-3\\0&0&a+4\end{pmatrix}$$

$$\xrightarrow[r_3\leftrightarrow r_4]{\substack{r_3-r_2\\ r_2\times(-1)}}\begin{pmatrix}1&-1&2\\0&1&3\\0&0&a+4\\0&0&0\end{pmatrix}\xrightarrow{r_1+r_2}\begin{pmatrix}1&0&5\\0&1&3\\0&0&a+4\\0&0&0\end{pmatrix}.$$

当 $a=-4$ 时,$R(\boldsymbol{A})=2<n=3$,齐次线性方程组有非零解,并且从行阶梯形矩阵知齐次线性方程组的解为

$$\begin{cases}x_1=-5x_3,\\x_2=-3x_3,\end{cases}$$

其中 x_3 为自由元,取 x_3 为不等于零的任意数,即可得到不同的非零解.

注意:用消元法解线性方程组时,只能对矩阵作初等行变换,而不得作列变换.

定义 7-23　$m\times(n+1)$ 阶矩阵 $(\boldsymbol{A}\vdots\boldsymbol{B})$ 称为非齐次线性方程组 $\boldsymbol{AX}=\boldsymbol{B}$ 的**增广矩阵**(**augmented matrix**).

例 7-40　探讨下列方程组的解:

(1) $\begin{cases}x_1-x_2=2,\\x_1-x_2=1,\end{cases}$　$\boldsymbol{A}=\begin{pmatrix}1&-1\\1&-1\end{pmatrix},(\boldsymbol{A}\vdots\boldsymbol{B})=\left(\begin{array}{cc:c}1&-1&2\\1&-1&1\end{array}\right)$;

(2) $\begin{cases}x_1-x_2=2,\\2x_1-2x_2=4,\end{cases}$　$\boldsymbol{A}=\begin{pmatrix}1&-1\\2&-2\end{pmatrix},(\boldsymbol{A}\vdots\boldsymbol{B})=\left(\begin{array}{cc:c}1&-1&2\\2&-2&4\end{array}\right)$;

(3) $\begin{cases}x_1-x_2=2,\\x_1+x_2=4,\end{cases}$　$\boldsymbol{A}=\begin{pmatrix}1&-1\\1&1\end{pmatrix},(\boldsymbol{A}\vdots\boldsymbol{B})=\left(\begin{array}{cc:c}1&-1&2\\1&1&4\end{array}\right)$.

解:方程组(1)中的两个方程相互矛盾,故方程组(1)无解.方程组(1)中的两个方程,等号左边是同一个表达式,而等号右边却有两个不同的结果,这反映了系数矩阵的秩与增广矩阵的秩不相等,即

$$\boldsymbol{A}\xrightarrow{r_2-r_1}\begin{pmatrix}1&-1\\0&0\end{pmatrix},\ (\boldsymbol{A}\vdots\boldsymbol{B})\xrightarrow{r_2-r_1}\left(\begin{array}{cc:c}1&-1&2\\0&0&-1\end{array}\right),$$

$$R(\boldsymbol{A})=1\neq R(\boldsymbol{A}\vdots\boldsymbol{B})=2.$$

方程组(2)中实际上只有一个有效方程,设 x_2 为自由元,则方程组(2)有无穷多解 $x_1=2+x_2$.

方程组(2)虽有解,但方程组(2)中有效方程的个数少于未知量的个数,系数矩阵的秩虽然与增广矩阵的秩相等,但小于未知量的个数,即

$$\boldsymbol{A}\xrightarrow{r_2-2r_1}\begin{pmatrix}1&-1\\0&0\end{pmatrix},(\boldsymbol{A}\vdots\boldsymbol{B})\xrightarrow{r_2-2r_1}\left(\begin{array}{cc:c}1&-1&2\\0&0&0\end{array}\right),$$

$$R(\boldsymbol{A})=1=R(\boldsymbol{A}\vdots\boldsymbol{B})<\text{未知量个数}.$$

对于方程组(3),有

$$(\boldsymbol{A}\vdots\boldsymbol{B})\xrightarrow{r_2-r_1}\left(\begin{array}{cc:c}1&-1&2\\0&2&2\end{array}\right)\xrightarrow{r_2\times\frac{1}{2}}\left(\begin{array}{cc:c}1&-1&2\\0&1&1\end{array}\right)\xrightarrow{r_1+r_2}\left(\begin{array}{cc:c}1&0&3\\0&1&1\end{array}\right).$$

即通过初等行变换,方程组(3)化为

$$\boldsymbol{IX}=\begin{pmatrix}3\\1\end{pmatrix},\quad 即\begin{cases}x_1=3,\\x_2=1.\end{cases}$$

表明方程组(3)仅有唯一解.注意:在方程组(3)中,

$$R(\boldsymbol{A})=R(\boldsymbol{A}\,\vdots\,\boldsymbol{B})=2=\text{未知量个数}.$$

像例 7-40 这样的讨论可以推演到由 n 个未知量($n>2$)、m 个方程组成的线性方程组.

定理 7-15 (1) 当 $R(\boldsymbol{A})\neq R(\boldsymbol{A}\,\vdots\,\boldsymbol{B})$时,非齐次线性方程组 $\boldsymbol{AX}=\boldsymbol{B}$ 无解;

(2) 当 $R(\boldsymbol{A})=R(\boldsymbol{A}\,\vdots\,\boldsymbol{B})=n$ 时,非齐次线性方程组 $\boldsymbol{AX}=\boldsymbol{B}$ 有唯一解 $\boldsymbol{X}=\boldsymbol{A}^{-1}\boldsymbol{B}$;当$R(\boldsymbol{A})=R(\boldsymbol{A}\,\vdots\,\boldsymbol{B})<n$时,非齐次线性方程组 $\boldsymbol{AX}=\boldsymbol{B}$ 有无穷多解.

例 7-41 当 λ,μ 为何值时,非齐次线性方程组

$$\begin{cases} x_1 \qquad\ + 2x_3 = -1, \\ -x_1 + x_2 - 3x_3 = 2, \\ 2x_1 - x_2 + \lambda x_3 = \mu \end{cases}$$

无解?有唯一解?有无穷多解?

$$(\boldsymbol{A}\,\vdots\,\boldsymbol{B}) \xrightarrow[r_3-2r_1]{r_2+r_1} \begin{pmatrix} 1 & 0 & 2 & -1 \\ 0 & 1 & -1 & 1 \\ 0 & -1 & \lambda-4 & \mu+2 \end{pmatrix} \xrightarrow{r_3+r_2} \begin{pmatrix} 1 & 0 & 2 & -1 \\ 0 & 1 & -1 & 1 \\ 0 & 0 & \lambda-5 & \mu+3 \end{pmatrix},$$

$$R(\boldsymbol{A})=\begin{cases} 2, & \text{当 } \lambda=5 \text{ 时}, \\ 3, & \text{当 } \lambda\neq 5 \text{ 时}. \end{cases}$$

当 $\lambda\neq5$ 时,$R(\boldsymbol{A})=R(\boldsymbol{A}\,\vdots\,\boldsymbol{B})=3$,有唯一解;

当 $\lambda=5$,且 $\mu\neq-3$ 时,$R(\boldsymbol{A})=2\neq R(\boldsymbol{A}\,\vdots\,\boldsymbol{B})=3$,无解;

当 $\lambda=5$,且 $\mu=-3$ 时,$R(\boldsymbol{A})=R(\boldsymbol{A}\,\vdots\,\boldsymbol{B})=2<3$,有无穷多解.

定理 7-16 若 $\boldsymbol{X}_1,\boldsymbol{X}_2,\cdots,\boldsymbol{X}_p$ 是 $\boldsymbol{AX}=\boldsymbol{0}$ 的 p 个解,则 $k_1\boldsymbol{X}_1+k_2\boldsymbol{X}_2+\cdots+k_p\boldsymbol{X}_p$($k_i$ 为任意常数,$i=1,2,\cdots,p$)也是 $\boldsymbol{AX}=\boldsymbol{0}$ 的解.

定义 7-24 设 $\boldsymbol{X}_1,\boldsymbol{X}_2,\cdots,\boldsymbol{X}_p$ 是 $\boldsymbol{AX}=\boldsymbol{0}$ 的解,如果

(1) $\boldsymbol{X}_1,\boldsymbol{X}_2,\cdots,\boldsymbol{X}_p$ 线性无关;

(2) $\boldsymbol{AX}=\boldsymbol{0}$ 的任一个解都可由 $\boldsymbol{X}_1,\boldsymbol{X}_2,\cdots,\boldsymbol{X}_p$ 线性表出,则称 $\boldsymbol{X}_1,\boldsymbol{X}_2,\cdots,\boldsymbol{X}_p$ 是 $\boldsymbol{AX}=\boldsymbol{0}$ 的一个**基础解系**.

定理 7-17 设 $\boldsymbol{A}$ 为 $m\times n$ 矩阵,$R(\boldsymbol{A})=r<n$,则齐次线性方程组 $\boldsymbol{AX}=\boldsymbol{0}$ 存在基础解系,且基础解系含 $n-r$ 个解.若 $\boldsymbol{X}_1,\boldsymbol{X}_2,\cdots,\boldsymbol{X}_{n-r}$为基础解系,则

$$\boldsymbol{X}_0=k_1\boldsymbol{X}_1+k_2\boldsymbol{X}_2+\cdots+k_{n-r}\boldsymbol{X}_{n-r} \quad (\text{其中 } k_1,k_2,\cdots,k_{n-r} \text{ 为任意实数})$$

为 $\boldsymbol{AX}=\boldsymbol{0}$ 的全部解.上式称为 $\boldsymbol{AX}=\boldsymbol{0}$ 的**通解**.

例 7-42 求齐次线性方程组

$$\begin{cases} x_1 + x_2 - 2x_3 - x_4 + x_5 = 0, \\ 3x_1 - x_2 + x_3 + 4x_4 + 3x_5 = 0, \\ x_1 + 5x_2 - 9x_3 - 8x_4 + x_5 = 0 \end{cases}$$

的通解.

解法 1:

$$\boldsymbol{A}=\begin{pmatrix} 1 & 1 & -2 & -1 & 1 \\ 3 & -1 & 1 & 4 & 3 \\ 1 & 5 & -9 & -8 & 1 \end{pmatrix} \xrightarrow[r_3-r_1]{r_2-3r_1} \begin{pmatrix} 1 & 1 & -2 & -1 & 1 \\ 0 & -4 & 7 & 7 & 0 \\ 0 & 4 & -7 & -7 & 0 \end{pmatrix}$$

$$\xrightarrow[r_2\times\left(-\frac{1}{4}\right)]{r_3+r_2}\begin{pmatrix}1&1&-2&-1&1\\0&1&-\frac{7}{4}&-\frac{7}{4}&0\\0&0&0&0&0\end{pmatrix}\xrightarrow{r_1-r_2}\begin{pmatrix}1&0&-\frac{1}{4}&\frac{3}{4}&1\\0&1&-\frac{7}{4}&-\frac{7}{4}&0\\0&0&0&0&0\end{pmatrix}.$$

齐次方程组的通解为

$$\begin{cases}x_1=\frac{1}{4}x_3-\frac{3}{4}x_4-x_5,\\x_2=\frac{7}{4}x_3+\frac{7}{4}x_4,\end{cases}$$

其中 x_3,x_4,x_5 为自由元.

令 $x_3=k_1,x_4=k_2,x_5=k_3$,则通解又可表示为

$$X_0=\begin{pmatrix}x_1\\x_2\\x_3\\x_4\\x_5\end{pmatrix}=\begin{pmatrix}\frac{1}{4}k_1-\frac{3}{4}k_2-k_3\\\frac{7}{4}k_1+\frac{7}{4}k_2\\k_1\\k_2\\k_3\end{pmatrix}=k_1\begin{pmatrix}\frac{1}{4}\\\frac{7}{4}\\1\\0\\0\end{pmatrix}+k_2\begin{pmatrix}-\frac{3}{4}\\\frac{7}{4}\\0\\1\\0\end{pmatrix}+k_3\begin{pmatrix}-1\\0\\0\\0\\1\end{pmatrix}.$$

解法 2:经初等行变换

$$A\longrightarrow\begin{pmatrix}1&0&-\frac{1}{4}&\frac{3}{4}&1\\0&1&-\frac{7}{4}&-\frac{7}{4}&0\\0&0&0&0&0\end{pmatrix},$$

取 x_3,x_4,x_5 为自由元.令 $x_3=1,x_4=0,x_5=0$,由 A 经初等行变换后的阶梯矩阵得解向量

$$X_1=\begin{pmatrix}\frac{1}{4}\\\frac{7}{4}\\1\\0\\0\end{pmatrix};$$

令 $x_3=0,x_4=1,x_5=0$,由行阶梯矩阵得解向量

$$X_2=\begin{pmatrix}-\frac{3}{4}\\\frac{7}{4}\\0\\1\\0\end{pmatrix};$$

令 $x_3=0,x_4=0,x_5=1$,由行阶梯矩阵得解向量

$$X_3=\begin{pmatrix}-1\\0\\0\\0\\1\end{pmatrix}.$$

X_1,X_2,X_3 为基础解系,故齐次线性方程组的通解为 $X_0=k_1X_1+k_2X_2+k_3X_3$,其中 k_1,k_2,k_3 为任意常数.

定理 7-18 若非齐次线性方程组 $AX=B$ 有无穷多解,则其通解为

$$X=\widetilde{X}+X_0,$$

其中 $\widetilde{X}$ 是 $AX=B$ 的一个特解,$X_0=k_1X_1+k_2X_2+\cdots+k_{n-r}X_{n-r}$ 是 $AX=0$ 的通解.

例 7-43 求非齐次线性方程组

$$\begin{cases}x_1+x_2-2x_3-x_4+x_5=4,\\3x_1-x_2+x_3+4x_4+3x_5=16,\\x_1+5x_2-9x_3-8x_4+x_5=0\end{cases}$$

的通解.

解:

$$(A\,\vdots\,B)\longrightarrow\left(\begin{array}{ccccc:c}1&0&-\frac{1}{4}&\frac{3}{4}&1&5\\0&1&-\frac{7}{4}&-\frac{7}{4}&0&-1\\0&0&0&0&0&0\end{array}\right)$$

取 x_3,x_4,x_5 为自由元.

令 $x_3=x_4=x_5=0$,由以上行阶梯矩阵得非齐次线性方程组的特解

$$\widetilde{X}=\begin{pmatrix}5\\-1\\0\\0\\0\end{pmatrix}.$$

又由例 7-42 得齐次线性方程组通解

$$X_0=k_1\begin{pmatrix}\frac{1}{4}\\\frac{7}{4}\\1\\0\\0\end{pmatrix}+k_2\begin{pmatrix}-\frac{3}{4}\\\frac{7}{4}\\0\\1\\0\end{pmatrix}+k_3\begin{pmatrix}-1\\0\\0\\0\\1\end{pmatrix}.$$

于是非齐次线性方程组的通解为

$$X=\widetilde{X}+X_0=\begin{pmatrix}5\\-1\\0\\0\\0\end{pmatrix}+k_1\begin{pmatrix}\frac{1}{4}\\\frac{7}{4}\\1\\0\\0\end{pmatrix}+k_2\begin{pmatrix}-\frac{3}{4}\\\frac{7}{4}\\0\\1\\0\end{pmatrix}+k_3\begin{pmatrix}-1\\0\\0\\0\\1\end{pmatrix}.$$

思考与讨论

设系数矩阵 A 为 $m\times n$ 矩阵，$m>n$，线性方程组 $AX=B$ 的解会是什么样的情况？

第五节 矩阵的特征值与特征向量

矩阵的特征值、特征向量是反映矩阵重要特性的量，在许多学科中有着广泛的应用.医学上的**莱斯利**（**Leslie**）人口模型，医学统计中的多变量分析等，都用到矩阵的特征值和特征向量.

定义 7-25 设 A 为 n 阶方阵，若存在数 λ 和非零 n 维列向量 X 使得

$$AX=\lambda X,$$

则称 λ 是矩阵 A 的**特征值**（**eigenvalue**），X 是 A 的属于（对应）λ 的**特征向量**（**eigenvector**）.

由定义

$$AX=\lambda X,$$

移项得

$$(\lambda I-A)X=\mathbf{0}.$$

这是齐次线性方程组，它有非零解的充分必要条件是系数行列式

$$|\lambda I-A|=\begin{vmatrix}\lambda-a_{11} & -a_{12} & \cdots & -a_{1n}\\ -a_{21} & \lambda-a_{22} & \cdots & -a_{2n}\\ \vdots & \vdots & & \vdots\\ -a_{n1} & -a_{n2} & \cdots & \lambda-a_{nn}\end{vmatrix}=0.$$

$|\lambda I-A|$ 称为矩阵 A 的**特征多项式**，$\lambda I-A$ 称为 A 的**特征矩阵**，$|\lambda I-A|=0$ 称为 A 的**特征方程**.

显然，n 阶方阵 A 的特征多项式是 λ 的 n 次多项式，A 的特征值就是其特征多项式的根，特征向量就是齐次线性方程组 $(\lambda I-A)X=\mathbf{0}$ 的非零解向量.

例 7-44 求矩阵

$$A=\begin{pmatrix}3 & -1 & 0\\ 4 & -2 & 0\\ -1 & 1 & 2\end{pmatrix}$$

的特征值和特征向量.

解：矩阵 A 的特征方程为

$$|\lambda I-A|=\begin{vmatrix}\lambda-3 & 1 & 0\\ -4 & \lambda+2 & 0\\ 1 & -1 & \lambda-2\end{vmatrix}=0,$$

化简得

$$(\lambda-2)\begin{vmatrix}\lambda-3 & 1\\ -4 & \lambda+2\end{vmatrix}=(\lambda-2)[(\lambda-3)(\lambda+2)+4]=(\lambda-2)^2(\lambda+1)=0.$$

$\boldsymbol{A}$ 的特征值为 $\lambda_1=\lambda_2=2$(二重根),$\lambda_3=-1$.

当 $\lambda_1=\lambda_2=2$ 时,解齐次线性方程组$(2\boldsymbol{I}-\boldsymbol{A})\boldsymbol{X}=\boldsymbol{0}$.

由

$$2\boldsymbol{I}-\boldsymbol{A}=\begin{pmatrix}2-3 & 1 & 0\\ -4 & 2+2 & 0\\ 1 & -1 & 2-2\end{pmatrix}=\begin{pmatrix}-1 & 1 & 0\\ -4 & 4 & 0\\ 1 & -1 & 0\end{pmatrix}\to\begin{pmatrix}1 & -1 & 0\\ 0 & 0 & 0\\ 0 & 0 & 0\end{pmatrix},$$

取 x_2,x_3 为自由元.令 $x_2=1,x_3=0$,代入 $x_1-x_2+0x_3=0$,得

$$\boldsymbol{X}_1=\begin{pmatrix}1\\1\\0\end{pmatrix};$$

令 $x_2=0,x_3=1$,代入 $x_1-x_2+0x_3=0$,得

$$\boldsymbol{X}_2=\begin{pmatrix}0\\0\\1\end{pmatrix}.$$

$\boldsymbol{X}_1,\boldsymbol{X}_2$ 是$(2\boldsymbol{I}-\boldsymbol{A})\boldsymbol{X}=\boldsymbol{0}$ 的基础解系,所以

$$k_1\boldsymbol{X}_1+k_2\boldsymbol{X}_2=k_1\begin{pmatrix}1\\1\\0\end{pmatrix}+k_2\begin{pmatrix}0\\0\\1\end{pmatrix}\quad(k_1,k_2\text{ 是不全为零的任意常数})$$

是矩阵 $\boldsymbol{A}$ 属于二重特征值 $\lambda_1=\lambda_2=2$ 的全部特征向量.

当 $\lambda_3=-1$ 时,解齐次线性方程$(-\boldsymbol{I}-\boldsymbol{A})\boldsymbol{X}=\boldsymbol{0}$,由

$$-\boldsymbol{I}-\boldsymbol{A}=\begin{pmatrix}-1-3 & 1 & 0\\ -4 & -1+2 & 0\\ 1 & -1 & -1-2\end{pmatrix}=\begin{pmatrix}-4 & 1 & 0\\ -4 & 1 & 0\\ 1 & -1 & -3\end{pmatrix}$$

$$\to\begin{pmatrix}1 & -1 & -3\\ -4 & 1 & 0\\ 0 & 0 & 0\end{pmatrix}\to\begin{pmatrix}1 & -1 & -3\\ 0 & -3 & -12\\ 0 & 0 & 0\end{pmatrix}\to\begin{pmatrix}1 & 0 & 1\\ 0 & 1 & 4\\ 0 & 0 & 0\end{pmatrix}.$$

取 x_3 为自由元.令 $x_3=1$,得

$$\boldsymbol{X}_3=\begin{pmatrix}-1\\-4\\1\end{pmatrix}.$$

所以

$$k_3\boldsymbol{X}_3=k_3\begin{pmatrix}-1\\-4\\1\end{pmatrix}\quad(k_3\neq 0)$$

是矩阵 $\boldsymbol{A}$ 属于 $\lambda_3=-1$ 的全部特征向量.

定理 7-19 n 阶矩阵 $\boldsymbol{A}$ 互不相同的特征值 $\lambda_1,\lambda_2,\cdots,\lambda_m$ 对应的特征向量 $\boldsymbol{X}_1,\boldsymbol{X}_2,\cdots,\boldsymbol{X}_m$ 线性无关.

设 $\boldsymbol{A}=(a_{ij})_{n\times n}$,则特征多项式

$$|\lambda\boldsymbol{I}-\boldsymbol{A}|=\lambda^n-(a_{11}+a_{22}+\cdots+a_{nn})\lambda^{n-1}+\cdots+(-1)^n|\boldsymbol{A}|.$$

由多项式根和系数的关系,有如下定理:

定理 7-20 设 n 阶矩阵 $\boldsymbol{A}=(a_{ij})_{n\times n}$的 n 个特征值为 $\lambda_1,\lambda_2,\cdots,\lambda_n$,则

(1) $\sum\limits_{i=1}^{n}\lambda_i=\sum\limits_{i=1}^{n}a_{ii}=\mathrm{tr}(\boldsymbol{A})$,

其中 $\mathrm{tr}(\boldsymbol{A})$称为方阵 $\boldsymbol{A}$ 的迹;

(2) $\prod\limits_{i=1}^{n}\lambda_i=|\boldsymbol{A}|$.

例 7-45 已知 $\boldsymbol{A}=\begin{pmatrix}1&a&0\\-2&b&0\\0&0&3\end{pmatrix}$的特征值为 $\lambda_1=\lambda_2=3,\lambda_3=0$,求 a,b 的值.

解:由 $\sum\limits_{i=1}^{n}\lambda_i=\sum\limits_{i=1}^{n}a_{ii}$,即 $3+3+0=1+b+3$,得 $b=2$;由 $|\boldsymbol{A}|=\prod\limits_{i=1}^{n}\lambda_i$,即 $3\begin{vmatrix}1&a\\-2&b\end{vmatrix}=3\cdot3\cdot0=0$,得 $a=-1$.

习题七

1. 计算下列行列式:

(1) $\begin{vmatrix}3&1&1&1\\1&3&1&1\\1&1&3&1\\1&1&1&3\end{vmatrix}$; (2) $\begin{vmatrix}3&5&2&-1&0\\7&1&5&2&2\\-2&0&1&3&0\\-4&0&4&-1&0\\2&0&5&3&0\end{vmatrix}$; (3) $\begin{vmatrix}0&-1&2&-3&4\\1&0&-5&6&7\\-2&5&0&8&9\\3&-6&-8&0&-10\\-4&-7&-9&10&0\end{vmatrix}$;

(4) $\begin{vmatrix}0&0&0&a\\0&0&a&b\\0&a&b&c\\a&b&c&d\end{vmatrix}$; (5) $\begin{vmatrix}x&a&a&a&a\\a&x&a&a&a\\a&a&x&a&a\\a&a&a&x&a\\a&a&a&a&x\end{vmatrix}$; (6) $\begin{vmatrix}1+x&1&1&1\\1&1-x&1&1\\1&1&1+y&1\\1&1&1&1-y\end{vmatrix}$.

2. 计算 n 阶行列式:

(1) $\begin{vmatrix}0&1&0&\cdots&0\\0&0&2&\cdots&0\\\vdots&\vdots&\vdots&&\vdots\\0&0&0&\cdots&n-1\\n&0&0&\cdots&0\end{vmatrix}$; (2) $\begin{vmatrix}x&y&0&\cdots&0&0\\0&x&y&\cdots&0&0\\\vdots&\vdots&\vdots&&\vdots&\vdots\\0&0&0&\cdots&x&y\\y&0&0&\cdots&0&x\end{vmatrix}$.

3. 解方程

$$\begin{vmatrix} 1 & 1 & 1 & \cdots & 1 \\ 1 & 1-x & 1 & \cdots & 1 \\ 1 & 1 & 2-x & \cdots & 1 \\ \vdots & \vdots & \vdots & & \vdots \\ 1 & 1 & 1 & \cdots & n-1-x \end{vmatrix} = 0.$$

4. 证明

$$\begin{vmatrix} x & -1 & 0 & \cdots & 0 & 0 \\ 0 & x & -1 & \cdots & 0 & 0 \\ \vdots & \vdots & \vdots & & \vdots & \vdots \\ 0 & 0 & 0 & \cdots & x & -1 \\ a_n & a_{n-1} & a_{n-2} & \cdots & a_2 & x+a_1 \end{vmatrix} = x^n + a_1x^{n-1} + \cdots + a_{n-1}x + a_n \quad (n \geqslant 2).$$

5. 设 $\boldsymbol{A}=\begin{pmatrix} 1 & -2 \\ 3 & 0 \end{pmatrix}$, $\boldsymbol{B}=\begin{pmatrix} 1 & -1 \\ 3 & 2 \end{pmatrix}$, $\boldsymbol{C}=\begin{pmatrix} 5 & 0 \\ 4 & -2 \end{pmatrix}$.

求:(1) $\boldsymbol{A}+\boldsymbol{B}$; (2) $\boldsymbol{A}-2\boldsymbol{B}+3\boldsymbol{C}$; (3) $\boldsymbol{AB}$.

验证:(4) $\boldsymbol{AB}-\boldsymbol{BA}\neq\boldsymbol{O}$; (5) $(\boldsymbol{AB})\boldsymbol{C}-\boldsymbol{A}(\boldsymbol{BC})=\boldsymbol{O}$; (6) $(\boldsymbol{AB})^{\mathrm{T}}-\boldsymbol{B}^{\mathrm{T}}\boldsymbol{A}^{\mathrm{T}}=\boldsymbol{O}$.

6. 计算:

(1) $\begin{pmatrix} 1 \\ -1 \\ -1 \end{pmatrix}(2,3,-1)$; (2) $(2,3,-1)\begin{pmatrix} 1 \\ -1 \\ -1 \end{pmatrix}$; (3) $\begin{pmatrix} 1 & 0 \\ 2 & 1 \end{pmatrix}^8$;

(4) 已知 $\boldsymbol{B}=\begin{pmatrix} 0 & 0 & 1 \\ 0 & 2 & 2 \\ 3 & 3 & 3 \end{pmatrix}$, $\boldsymbol{AB}=\begin{pmatrix} 4 & 0 & 0 \\ 5 & 5 & 0 \\ 6 & 6 & 6 \end{pmatrix}$, 求 $|\boldsymbol{A}|$.

7. 已知 $\boldsymbol{A}=\begin{pmatrix} 0 & 1 & 2 \\ -3 & 4 & 0 \\ -1 & 3 & -2 \end{pmatrix}$, $\boldsymbol{B}=\begin{pmatrix} 4 & -1 & 2 \\ -1 & -4 & 0 \\ 1 & 5 & -2 \end{pmatrix}$, 求 $\boldsymbol{X},\boldsymbol{Y}$, 使 $\begin{cases} \boldsymbol{X}+\boldsymbol{Y}=\boldsymbol{A}, \\ 3\boldsymbol{X}-\boldsymbol{Y}=\boldsymbol{B}. \end{cases}$

8. 举反例说明下列命题是错误的:

(1) 若 $\boldsymbol{AB}=\boldsymbol{O}$, 则 $\boldsymbol{A}=\boldsymbol{O}$ 或 $\boldsymbol{B}=\boldsymbol{O}$.

(2) 若 $\boldsymbol{A}^3=\boldsymbol{A}^2$, 则 $\boldsymbol{A}=\boldsymbol{O}$ 或 $\boldsymbol{A}=\boldsymbol{I}$.

9. 通过伴随矩阵求下列矩阵的逆矩阵:

(1) $\begin{pmatrix} 2 & 3 \\ 5 & 8 \end{pmatrix}$; (2) $\begin{pmatrix} \cos\theta & -\sin\theta \\ \sin\theta & \cos\theta \end{pmatrix}$; (3) $\begin{pmatrix} 2 & 0 & 0 \\ 0 & 3 & 0 \\ 0 & 0 & 4 \end{pmatrix}$;

(4) $\begin{pmatrix} 1 & 2 & -3 \\ 0 & 1 & 2 \\ 0 & 0 & 1 \end{pmatrix}$; (5) $\begin{pmatrix} 2 & 3 & -1 \\ 1 & 2 & 0 \\ -1 & 2 & -2 \end{pmatrix}$.

10. 解下列矩阵方程:

(1) $\begin{pmatrix} 2 & 1 \\ 1 & 2 \end{pmatrix}\begin{pmatrix} x_{11} & x_{12} \\ x_{21} & x_{22} \end{pmatrix}=\begin{pmatrix} 2 & 1 \\ 4 & -1 \end{pmatrix}$; (2) $\begin{pmatrix} x_{11} & x_{12} \\ x_{21} & x_{22} \end{pmatrix}\begin{pmatrix} 2 & 1 \\ 1 & 2 \end{pmatrix}=\begin{pmatrix} 2 & 1 \\ 4 & -1 \end{pmatrix}$;

(3) $\begin{pmatrix} 2 & 3 \\ 5 & 8 \end{pmatrix}\begin{pmatrix} x_{11} & x_{12} \\ x_{21} & x_{22} \end{pmatrix}\begin{pmatrix} 1 & -2 \\ 2 & -3 \end{pmatrix}=\begin{pmatrix} 1 & 2 \\ 0 & 3 \end{pmatrix}$; (4) $\begin{pmatrix} 1 & 2 & -3 \\ 0 & 1 & 2 \\ 0 & 0 & 1 \end{pmatrix}\begin{pmatrix} x_{11} & x_{12} \\ x_{21} & x_{22} \\ x_{31} & x_{32} \end{pmatrix}=\begin{pmatrix} 3 & 4 \\ 2 & 2 \\ 1 & 0 \end{pmatrix}$.

11. 设 $A=\begin{pmatrix}0&0&1\\0&2&3\\-4&5&6\end{pmatrix}$，求 $(A^*)^{-1}$.

12. 用初等行变换求第 9 题(1)(3)(4)的矩阵的逆矩阵.

13. 求下列矩阵的秩：

(1) $\begin{pmatrix}1&2&-3\\0&1&2\\0&0&1\end{pmatrix}$； (2) $\begin{pmatrix}1&0&0\\0&0&1\\0&1&0\end{pmatrix}$； (3) $\begin{pmatrix}1&2&4\\1&3&6\\2&5&10\\3&8&16\end{pmatrix}$.

14. 用初等行变换解第 10 题(1)(4).

提示：(1) 由 $A^{-1}(A \vdots B)=(I \vdots A^{-1}B)$，可得 $\left(\begin{array}{cc:cc}2&1&2&1\\1&2&4&-1\end{array}\right)\xrightarrow{\text{初等行变换}}(I \vdots X)$.

15. 判别下列向量组的线性相关性：

(1) $\boldsymbol{\alpha}_1=\begin{pmatrix}1\\0\\1\end{pmatrix}$，$\boldsymbol{\alpha}_2=\begin{pmatrix}0\\2\\3\end{pmatrix}$，$\boldsymbol{\alpha}_3=\begin{pmatrix}-1\\2\\2\end{pmatrix}$；

(2) $\boldsymbol{\alpha}_1=\begin{pmatrix}1\\1\\1\\1\end{pmatrix}$，$\boldsymbol{\alpha}_2=\begin{pmatrix}0\\1\\1\\1\end{pmatrix}$，$\boldsymbol{\alpha}_3=\begin{pmatrix}0\\0\\1\\1\end{pmatrix}$；

(3) $\boldsymbol{\alpha}_1=\begin{pmatrix}1\\2\\3\end{pmatrix}$，$\boldsymbol{\alpha}_2=\begin{pmatrix}0\\1\\2\end{pmatrix}$，$\boldsymbol{\alpha}_3=\begin{pmatrix}0\\0\\1\end{pmatrix}$，$\boldsymbol{\alpha}_4=\begin{pmatrix}1\\-1\\1\end{pmatrix}$；

(4) $\boldsymbol{\alpha}_1=\begin{pmatrix}1\\-2\\4\\-8\end{pmatrix}$，$\boldsymbol{\alpha}_2=\begin{pmatrix}1\\3\\9\\27\end{pmatrix}$，$\boldsymbol{\alpha}_3=\begin{pmatrix}1\\4\\16\\64\end{pmatrix}$，$\boldsymbol{\alpha}_4=\begin{pmatrix}1\\-1\\1\\-1\end{pmatrix}$.

16. 求下列向量组的秩及其一个最大无关组，并用最大无关组将其余向量线性表出：

(1) $\boldsymbol{\alpha}_1=\begin{pmatrix}1\\0\\1\end{pmatrix}$，$\boldsymbol{\alpha}_2=\begin{pmatrix}0\\2\\3\end{pmatrix}$，$\boldsymbol{\alpha}_3=\begin{pmatrix}-1\\2\\2\end{pmatrix}$；

(2) $\boldsymbol{\alpha}_1=\begin{pmatrix}1\\2\\3\end{pmatrix}$，$\boldsymbol{\alpha}_2=\begin{pmatrix}0\\1\\2\end{pmatrix}$，$\boldsymbol{\alpha}_3=\begin{pmatrix}0\\0\\1\end{pmatrix}$，$\boldsymbol{\alpha}_4=\begin{pmatrix}1\\-1\\1\end{pmatrix}$；

(3) $\boldsymbol{\alpha}_1=\begin{pmatrix}1\\1\\1\\1\end{pmatrix}$，$\boldsymbol{\alpha}_2=\begin{pmatrix}1\\1\\1\\0\end{pmatrix}$，$\boldsymbol{\alpha}_3=\begin{pmatrix}1\\1\\0\\0\end{pmatrix}$，$\boldsymbol{\alpha}_4=\begin{pmatrix}1\\0\\0\\0\end{pmatrix}$，$\boldsymbol{\alpha}_5=\begin{pmatrix}0\\2\\0\\1\end{pmatrix}$；

(4) $\boldsymbol{\alpha}_1=\begin{pmatrix}1\\-1\\2\\4\end{pmatrix}$，$\boldsymbol{\alpha}_2=\begin{pmatrix}0\\3\\1\\2\end{pmatrix}$，$\boldsymbol{\alpha}_3=\begin{pmatrix}3\\0\\7\\14\end{pmatrix}$，$\boldsymbol{\alpha}_4=\begin{pmatrix}2\\1\\5\\6\end{pmatrix}$，$\boldsymbol{\alpha}_5=\begin{pmatrix}1\\-1\\2\\0\end{pmatrix}$.

17. 证明：如果向量组 $\boldsymbol{\alpha}_1,\boldsymbol{\alpha}_2,\boldsymbol{\alpha}_3$ 线性无关，则向量组 $2\boldsymbol{\alpha}_1+\boldsymbol{\alpha}_2,\boldsymbol{\alpha}_2+5\boldsymbol{\alpha}_3,4\boldsymbol{\alpha}_3+3\boldsymbol{\alpha}_1$ 也线性无关.

18. 用克拉默法则解线性方程组：

(1) $\begin{cases} x_1+4x_2-2x_3=-8, \\ 2x_1-3x_2+x_3=10, \\ 3x_1+2x_2-x_3=1; \end{cases}$　　(2) $\begin{cases} x_2+x_3+x_4+x_5=1, \\ x_1+x_3+x_4+x_5=2, \\ x_1+x_2+x_4+x_5=3, \\ x_1+x_2+x_3+x_5=4, \\ x_1+x_2+x_3+x_4=6. \end{cases}$

19. 求下列线性方程组的解：

(1) $\begin{cases} x_1-x_2-x_3+x_4=0, \\ x_1-x_2-2x_4=0, \\ x_1-x_2+x_3-5x_4=0; \end{cases}$　　(2) $\begin{cases} x_1-x_2-x_3+x_4=1, \\ x_1-x_2-2x_4=2, \\ x_1-x_2+x_3-5x_4=3; \end{cases}$

(3) $\begin{cases} x_1+2x_2+x_3+x_4=6, \\ 2x_1+4x_2-x_4=-4, \\ -x_1-2x_2+x_3+2x_4=10, \\ x_1+2x_2-3x_3+x_4=-2. \end{cases}$

20. 问 a,b 为何值时，线性方程组 $\begin{pmatrix} 1 & 1 & 1 & 1 \\ 0 & 1 & 2 & 2 \\ 0 & -1 & a-3 & -2 \\ 3 & 2 & 1 & a \end{pmatrix}\begin{pmatrix} x_1 \\ x_2 \\ x_3 \\ x_4 \end{pmatrix}=\begin{pmatrix} 0 \\ 1 \\ b \\ -1 \end{pmatrix}$

(1) 无解？ (2) 有唯一解？ (3) 有无穷多解？并求出有无穷多解时的通解.

21. 求下列矩阵的特征值和特征向量：

(1) $\begin{pmatrix} 1 & 3 \\ 4 & 2 \end{pmatrix}$；　(2) $\begin{pmatrix} 1 & -1 \\ 1 & 2 \end{pmatrix}$；　(3) $\begin{pmatrix} 1 & 2 & 3 & 4 \\ 0 & 1 & 2 & 3 \\ 0 & 0 & 1 & 2 \\ 0 & 0 & 0 & 1 \end{pmatrix}$；　(4) $\begin{pmatrix} 2 & 0 & 2 \\ 1 & 1 & 1 \\ 1 & -1 & 3 \end{pmatrix}$.

部分习题参考答案

习题一

1. 略.

2. $y(℃)=-\frac{160}{9}+\frac{5}{9}x(℉)$；当 $x=77$ 时，$y=25$.

3. 约 24 m/s.

4. (1) $(-\infty,-1)\cup(1,+\infty)$；　(2) $(2,4]$；　(3) $(-\infty,0)\cup(0,+\infty)$；　(4) $[1/2,1)$.

5. $\left[-\frac{1}{2},0\right]$.

6. $[1-3g(x)]/2$.

7. $\psi[g(x)]$.

8. (1) 奇；　(2) 偶；　(3) 奇；　(4) 奇.

9. (1) $y=\ln\arctan x$；　(2) $y=\sin(x\sqrt{1+2e^{-x}})$；　(3) $y=\sqrt[3]{x-\lg x}$；　(4) $y=e^{1-2x+\sin(1-2x)}$；

(5) $y=\cos(2x-1)$；　(6) $y=\left[1-\sqrt{1+(1-x)^2}\right]^3$；　(7) $y=a^{\sin x}$；　(8) $y=\sqrt{\sin e^{-\frac{1}{x}}}$.

10. $W_2(t)=\frac{e^{3.205}}{1+2e^{-1.008t}}$.

11. (1) $R[a(v)]=\begin{cases}\frac{3v^n}{v^n+2}, & 0\leqslant v\leqslant 1;\\ 0, & v>1.\end{cases}$　(2) $U_g[B_g(I)]=\begin{cases}0, & I>5.2;\\ 2(6-I), & I\leqslant 5.2.\end{cases}$

12. $Q_H=(33-T)\sqrt{1+\left(\frac{1-0.115H}{0.099H}\right)^{\frac{1}{5}}}\exp\left[0.01(33-T)\sqrt{\frac{(1-0.115H)^{\frac{1}{5}}}{(0.099H)^{\frac{1}{5}}+(1-0.115H)^{\frac{1}{5}}}}\right]$.

13. $x=\arcsin\ln y$.

14. (1) $y=\sqrt{u}, u=v^3, v=\sin w, w=x-1$；　(2) $y=\arctan u, u=\sqrt{v}, v=\ln w, w=r^3, r=e^x-\sin s, s=e^t, t=-x$；

(3) $y=u^3, u=\ln v, v=\sin r, r=w-\frac{\pi}{4}, w=2^z, z=\sqrt{x}$；　(4) $y=\arccos u, u=v^{-2}, v=1+x/2$.

15. $f(x)=x(x-1)+1$.

16. $\varphi(x)=e^x-1$.

17. $\varphi(x)=\ln^2\left(\frac{1+x}{x}\right)$.

18. $f[g(x)]=g[f(x)]=1$.

19. $f[\varphi(x)]=\begin{cases}e^{x^2}, & x<-1;\\ 2x^2, & -1\leqslant x\leqslant 0;\\ 2\sin x, & x>0.\end{cases}$

20. $Q(x)=\sum_{i=1}^{n}(x_i-x)^2$.

21. $W(t)=\dfrac{341.5\exp[k(t-1.66)]}{1+\exp[k(t-1.66)]}$.

22. $B=A/\alpha$.

23. (1) 1;　(2) 1;　(3) 1;　(4) $\dfrac{1}{2}$.

24. (1) 1/6;　(2) 2;　(3) 0;　(4) 0;　(5) 4/3;　(6) 0;　(7) $-2\sqrt{2}$;　(8) 0;
(9) -1;　(10) $-1/4$.

25. (1) 2/3;　(2) 8;　(3) $-3/2$;　(4) 1;　(5) 1/2;　(6) 1/2;　(7) 1;　(8) e^{-2};
(9) 1;　(10) 1/e;　(11) 2;　(12) e^x;　(13) e^3;　(14) 1.

26. $b=-7$.

27. $a=4$,极限值 = 1/4.

28. $A\cos b$.

29. (1) 无穷大;　(2) 无穷大;　(3) 无穷小;　(4) 无穷小;　(5) 无穷小;　(6) 无穷小.

30. (1) 等价无穷小;　(2) 等价无穷小;　(3) 高阶(2 阶)无穷小;　(4) 同阶无穷小.

31. $a=2$.

32. (1) $a=1$;　(2) $a=2$;　(3) $a>0$;　(4) 在 $x=0$ 连续.

33. 连续区间略.(1) $x=0$ 是可去间断点,$x=\dfrac{\pi}{4}\pm k\dfrac{\pi}{2}(k=0,1,2,\cdots)$ 为无穷间断点;
(2) $x=1$ 是可去间断点,$x=2$ 为无穷间断点;
(3) $x=0$ 是无穷间断点;　(4) $x=1$ 是无穷间断点;
(5) $x=0$ 是可去间断点;　(6) $x=1$ 是第一类间断点.

34. 取 $F(x)=f(x)-x$,验证 $F(x)$ 合于零点定理的条件.

35. 反设 $f(x)$ 可变号,导出与已知条件矛盾的结论.

36. 取 $F(x)=f(x+a)-f(x)$,验证 $F(x)$ 合于零点定理的条件.

37. 证略 . $x_0=1.146\ 193$.

38. 证略 . $x_1=-0.766\ 665$ 和 $x_2=2$.

39. $D_{ss}=\dfrac{D_0 e^{-kt}}{1-e^{-k\tau}}$.

40. $V=\pi h^2\left(r-\dfrac{1}{3}h\right)$,$0\leqslant h\leqslant 2r$.

41. $V=x(a-2x)^2$,$0<x<a/2$.

42. 设 x 是两个光源之间距亮度为 1 个单位光源的距离($0<x<100$),比例系数取为 1,则 $I=\dfrac{1}{x^2}+\dfrac{8}{(100-x)^2}$.

43. (1) $l=\dfrac{a}{\sin\theta}$;　(2) $P(\theta)=k\dfrac{a}{\sin\theta}(1+\theta)$.

习题二

1. $\dfrac{\Delta R}{\Delta S}=\dfrac{\sqrt[3]{(8+\Delta S)}-2}{\Delta S}$, 0.082 988 5, 0.083 298 63, 0.083 333.

2. 证略.

3. (1) 2;　(2) $-\dfrac{1}{(1+x)^2}$;　(3) $-\dfrac{1}{2}$;　(4) $2-3u^2$.

4. (1) $3a$;　(2) $2a$;　(3) $2x_0f'(x_0^2)$;　(4) a.

5. -3.

6. (1) $y=2-x, y=x$;　(2) $x_0=-1, y_0=-1$，切线方程：$y=-2-x$，法线方程：$y=x$.

7. (1) $f'(x)$ 在 $x=0$ 存在且连续，$f'(0)=\dfrac{\pi}{2}$;　(2) $a=\dfrac{e}{2}, b=e$ 时，$f'(x)$ 在 $x=1$ 处存在且连续.

8. $\exp[f'(x_0)/f(x_0)]$.

9. $\exp[f'(a)/f(a)]$

10. $f'(t)=\lambda[F'(t)E(t)+F(t)E'(t)]$.

11. $m'(t)=\dfrac{M'(t)F(t)-M(t)F'(t)}{[M(t)+F(t)]^2}$,　$I_s'(t)=\dfrac{M'(t)F(t)-M(t)F'(t)}{[F(t)]^2}$.

12. (1) $\dfrac{x^4+8x^3+x^2-2x-4}{x^2(x+4)^2}$;　(2) $x^2 3^x(3\log_3 x+x\log_3 x\ln 3+1/\ln 3)$;

(3) $\dfrac{(\sin x+x\cos x)(1+\tan x)-x\sin x\sec^2 x}{(1+\tan x)^2}$;　(4) $\cos x-x\sin x+\dfrac{x\cos x-\sin x}{x^2}$;

(5) $-\dfrac{(x+\sqrt{1-x^2})(1+x^2)+2x^2\sqrt{1-x^2}(\arccos x-\ln x)}{x\sqrt{1-x^2}(1+x^2)^2}$;　(6) $\dfrac{\ln x+2}{2\sqrt{x}}-\dfrac{1}{x^2(1+x^2)}+\dfrac{2\arctan x}{x^3}$;

(7) $\tan x+x\sec^2 x-e^x\dfrac{(\arcsin x+1/\sqrt{1-x^2})\ln x-\arcsin x/x}{(\ln x)^2}$;

(8) $-2\left[\dfrac{1}{x(1+\ln x)^2}+\dfrac{1}{(\sin x-\cos x)^2}\right]$;　(9) $30x(3x^2+1)^4$;

(10) $\dfrac{2\cos \ln^2 x\ln x}{x}-\dfrac{2x}{(1+x^4)\arctan x^2}$;　(11) $-\dfrac{2\pi^x\ln \pi}{\sin 2\pi^x}$;

(12) $-\dfrac{1}{2\sqrt{x^3}}\sec[x(1+e^x)]+\dfrac{1}{\sqrt{x}}\sec[x(1+e^x)]\tan[x(1+e^x)]\cdot[(1+e^x)+xe^x]$;

(13) $-\dfrac{1}{2\sqrt{x}(1+x)}$;　(14) $e^{\sqrt{x}}\dfrac{\cos x^2-4x^{\frac{3}{2}}\sin x^2}{2\sqrt{x\ln x}}-\dfrac{e^{\sqrt{x}}\cos x^2}{2x\sqrt{\ln^3 x}}$;

(15) $\dfrac{3\ln^2(3x)}{x}$;　(16) $e^{\sin x}(\cos^2 x-2\sin x)\cos x$;

(17) $\dfrac{3x}{\sqrt{3x^2+1}}$;　(18) $\dfrac{1}{2\sqrt{x+\sqrt{x+\sqrt{x}}}}\left[1+\dfrac{1}{2\sqrt{x+\sqrt{x}}}\left(1+\dfrac{1}{2\sqrt{x}}\right)\right]$;

(19) $\dfrac{1}{\ln\ln(1-x)}\dfrac{1}{\ln(1-x)}\dfrac{-1}{1-x}$;

(20) $\dfrac{1}{1+\left(\arctan\dfrac{1}{1+x}\right)^2}\dfrac{1}{1+\left(\dfrac{1}{1+x}\right)^2}\dfrac{-1}{(1+x)^2}$;　(21) $\dfrac{1}{\sin x}+\dfrac{\sec^2\ln(2x)}{x}$;

(22) $\dfrac{1}{3}\sqrt[3]{x\sin x\sqrt{e^x\sqrt{1+x^2}}}\left[\dfrac{1}{x}+\cot x+\dfrac{1}{2}+\dfrac{x}{2(1+x^2)}\right]$;

(23) $(3x)^{\sqrt{\sin x}}\left[\dfrac{\cos x\ln(3x)}{2\sqrt{\sin x}}+\dfrac{\sqrt{\sin x}}{x}\right]$;　(24) $\sec^2 e^{-x^2/2}(e^{-x^2/2})(-x)$;

(25) $-2xe^{x^2}e^{-e^{x^2}}$;　(26) $x(x^x)^x(2\ln x+1)+x^{x^x}x^{x-1}[1+x(1+\ln x)\ln x]$;

(27) $\left(\dfrac{e^x\cos x}{1+\ln x}\right)^{\frac{e^x\cos x}{1+\ln x}}\left(1+\ln\dfrac{e^x\cos x}{1+\ln x}\right)e^x\dfrac{x(\cos x-\sin x)(1+\ln x)-\cos x}{x(1+\ln x)^2}$;

(28) $\left(\frac{1-x}{1+x}+\frac{1}{4}\sqrt{\frac{1-x}{1+x}}-2\sec^2\frac{1+x}{1-x}\right)\left(\frac{1}{1-x}\right)^2$.

13. 1.

14. (1) $y'=\frac{y-e^{x+y}}{e^{x+y}-x}$; (2) $y'=-\csc^2(x+y)$; (3) $y'=\frac{3y-x^2}{y^2-3x}$; (4) $y'=\frac{y(e^{xy}-e^x)-e^y}{x(e^y-e^{xy})+e^x}$.

15. 证略.

16. $\frac{dy}{dx}=\frac{2t-t^4}{1-2t^3}$.

17. 证略.

18. (1) $\frac{dr}{dl}=\frac{dr/dt}{dl/dt}=-\frac{1}{2}(1+e^{-b/t})^{-3\alpha/2}$; (2) $\frac{dS}{dt}=\frac{2\pi k^2 b\alpha e^{-b/t}}{t^2}(1+e^{-b/t})^{-(1+\alpha)}\left[\frac{1}{2}(1+e^{-b/t})^{3\alpha/2}-1\right]$.

19. (1) $y''=1/x$; (2) $y''=x^{n-2}e^{-x}[x^2-2nx+n(n-1)]$;

(3) $y''=x^x\left[(1+\ln x)^2+\frac{1}{x}\right]$; (4) $y''=2\frac{x^2+y^2}{(x-y)^3}$.

20. 证略.

21. (1) $dy=(1+x^2)^{-3/2}dx$; (2) $dy=\frac{\pi^{\arctan\sqrt{x}}\ln\pi dx}{2(1+x)\sqrt{x}}$;

(3) $dy=x^2 2^x(3+x\ln 2)dx$; (4) $dy=\frac{-2x dx}{1+x^4}$; (5) $dy=dx$; (6) -0.015.

22. (1) $-e^{-x^2}$; (2) $\sin^2 t$ 或 $-\cos^2 t$; (3) $\tan x$; (4) $\frac{1}{2}\arctan\frac{z}{2}$;

(5) $\ln\varphi(x)$; (6) $[\varphi(u)]^4$.

23. (1) $T'_u=\dfrac{\frac{33-T}{2\sqrt{1+u}}\left[1+\frac{0.01(33-T)}{\sqrt{u(1+u)}}\right]}{\sqrt{1+u}+0.01(33-T)\sqrt{u}}$; (2) $\Delta T\approx dT=1.06$.

24. (3)满足.

25. 提示:(1) 取 $f(x)=\sin x$; (2) 取 $f(x)=\sqrt{1+x^2}$. (3) $|f(x)|=|f(x)-f(0)|$.

26. 设 $f(x)=\sqrt{1+x}-\sqrt{1-x}$.

27. (1) 2; (2) $54\sqrt{3}$; (3) $+\infty$; (4) $\frac{1}{2}$; (5) e^2; (6) 0; (7) e^{-1}; (8) 0; (9) 1;

(10) 1; (11) e; (12) 1.

28. 1.

29. 提示:$f(1)<0$,$f(2)>0$,且当 $x>0$ 时 $f''(x)>0$.

30. (1) $a=2$; (2) $a=-2/3, b=-1/6$; (3) $a=b=1$; (4) $a=-3/2, b=9/2$;

(5) $a=-1, b=0, c=3, d=0$.

31. 以下各小题皆按从左到右的顺序叙述函数曲线的关键特征,图略.

(1) $f(x)$是凹函数,垂直渐近线为 $x=0$,在$(0,1/2)$内单调减少,极小值为 $f(1/2)=1/2+\ln 2$,在$(1/2,+\infty)$内单调增加;

(2) $f(x)$是凹函数,在$(-\infty,2)$内单调增加,在 $x=2$ 处导数不存在,极大值为 $f(2)=1$,在$(2,+\infty)$内单调减少;

(3) 在$(0,1)$内凸,单调减少,在 $x=1$ 处导数不存在,$x=1$ 为垂直渐近线,在$(1,e)$内凹,单调减少,$f(e)=e$ 为极小值,在(e,e^2)内凹,单调增加,$x=e^2$ 是拐点,在$(e^2,+\infty)$内凸,单调增加;

(4) $f(x)$是奇函数,在右半平面上,在$(0,1/\ln 2)$内凸,单调增加,极大值为 $f(1/\ln 2)$,在$(1/\ln 2, 2/\ln 2)$内凸,单调减少,$x=2/\ln 2$ 是拐点,在$(2/\ln 2,+\infty)$内凹,单调减少,$y=0$ 为水平渐近线;

(5) 在$(-\infty,-3)$内凸，单调减少，$x=-3$是拐点；在$(-3,-2)$内凹，单调减少，$f(-2)$为极小值；在$(-2,0)$内凹，单调增加；在$x=0$处导数不存在，$x=0$为垂直渐近线；在$(0,+\infty)$内凹，单调减少，$y=-2$为水平渐近线；

(6) 在$(-\infty,\ln 1.5)$内凸，单调增加，$f(\ln 1.5)$为极大值，在$(\ln 1.5,2\ln 1.5)$内凸，单调减少，$x=2\ln 1.5$是拐点，在$(2\ln 1.5,+\infty)$内凹，单调减少，$y=0$为水平渐近线；

(7) $y=x+\pi$为斜渐近线，在$(-\infty,-1)$内凸，单调增加，$f(-1)$为极大值，在$(-1,0)$内凸，单调减少，$x=0$是拐点，在$(0,1)$内凹，单调减少，$f(1)$为极小值，在$(1,+\infty)$内凹，单调增加；$y=x-\pi$为斜渐近线；

(8) 在$(-\infty,-1)$内凸，单调增加，$x=-1$是拐点，在$(-1,1)$内凹，单调增加，在$x=1$处导数不存在，$x=1$为垂直渐近线，在$(1,5)$内凹，单调减少，$f(5)$为极小值，在$(5,+\infty)$内凹，单调增加.

32. $A''(15)=0$且$A'(15)=$最大值，当$t=\dfrac{\ln(0.206/0.011)}{0.206-0.011}\approx 15.025$时，$P(t)=$最大值.

33. $v_J'=\dfrac{v}{1+J}\dfrac{Bv^4-AL^2(1+J)^2}{3Bv^4-AL^2J(1+J)}$.

34. $x_0=\dfrac{200}{3}$.

35. $\dfrac{S}{V}=3$.

36. $r:l=1:2$.

37. $\theta_0\approx 50^\circ$ $\left(\text{或}\ \theta_0=\dfrac{\pi}{4}\right)$.

38. 证略. $\theta\approx 0.860\ 33\approx 49^\circ 18'49''$.

39. $x_0=\bar{x}=\dfrac{1}{n}\sum\limits_{i=1}^{n}x_i$.

习题三

1. $f(x)=-\cos x+2$.

2. 略.

3. $f(x)=x^3+1$.

4. (1) $\dfrac{2}{5}x^{\frac{5}{2}}+x+c$; (2) $\dfrac{8}{15}x^{\frac{15}{8}}+c$; (3) $\dfrac{3}{2}x^{\frac{2}{3}}-\dfrac{6}{5}x^{\frac{5}{3}}+\dfrac{3}{8}x^{\frac{8}{3}}+c$;

(4) $\tan x-x+\sin x-e^x+c$; (5) $\dfrac{1}{\ln 3}3^{x+2}+c$; (6) $\dfrac{1}{3}x^3+\dfrac{3}{2}x^2+9x+c$;

(7) $\dfrac{1}{2\ln 2}2^{2x}+\dfrac{2}{\ln 6}6^x+\dfrac{1}{2\ln 3}3^{2x}+c$; (8) $e^x-\dfrac{1}{2}x^2+c$; (9) $-\dfrac{1}{x}+\arctan x+c$;

(10) $\arcsin x+c$; (11) $\ln|x|-\dfrac{1}{4x^4}+c$; (12) $-2\cot x+x+c$;

(13) $\sin x+\cos x+c$; (14) $x-\dfrac{1}{2}\tan x+c$; (15) $\dfrac{1}{2}(x-\sin x)+c$;

(16) $-4\cot x+c$; (17) $x-\cos x+c$; (18) $\tan x+\sec x+c$.

5. (1) $\dfrac{3}{4}(x^2+1)^{\frac{4}{3}}+c$; (2) $-\dfrac{1}{2}\sin(1-2x)+c$; (3) $-\dfrac{1}{3}(\arccos x)^3+c$;

(4) $\dfrac{1}{2}\arcsin\dfrac{x^2}{2}+c$; (5) $\dfrac{1}{3}\left[(x+1)^{\frac{3}{2}}-(x-1)^{\frac{3}{2}}\right]+c$; (6) $x-\ln(1+e^x)+c$;

(7) $e^{e^x}+c$; (8) $-\dfrac{1}{x\sin x}+c$; (9) $\ln|\ln\sin x|+c$;

(10) $\frac{1}{6}\ln\frac{x^6}{1+x^6}+c$;　(11) $\frac{1}{3}\sec^3x-\sec x+c$;　(12) $\frac{2}{7}\cos^{\frac{7}{2}}x-\frac{2}{3}\cos^{\frac{3}{2}}x+c$;

(13) $x+\ln|\sin x-\cos x|+c$;　(14) $\frac{1}{2}\arctan\frac{\tan x}{2}+c$;　(15) $(\arctan\sqrt{x})^2+c$;

(16) $2\arcsin\sqrt{x}+c$ 或 $\arcsin(2x-1)+c$;　(17) $2\arctan\sqrt{\frac{1-x}{1+x}}+\ln\frac{1-\sqrt{1-x^2}}{|x|}+c$;

(18) $\frac{1}{5}(4-x^2)^{\frac{5}{2}}-\frac{4}{3}(4-x^2)^{\frac{3}{2}}+c$;　(19) $\sqrt{1+x^2}-\ln(1+\sqrt{1+x^2})+c$;

(20) $\frac{6}{7}(1-x)^{\frac{7}{3}}-\frac{3}{4}(1-x)^{\frac{4}{3}}-\frac{3}{10}(1-x)^{\frac{10}{3}}+c$;　(21) $2\sqrt{x}-4\sqrt[4]{x}+4\ln(\sqrt[4]{x}+1)+c$;

(22) $\frac{x}{4\sqrt{4+x^2}}+c$;　(23) $\frac{1-3x}{6\sqrt{9x^2-6x-1}}+c$;

(24) $\frac{1}{6}(2x+1)^{\frac{3}{2}}+\frac{3}{2}(2x+1)^{\frac{1}{2}}+c$;　(25) $\sqrt{x^2-2x-3}+2\ln|x-1+\sqrt{x^2-2x-3}|+c$;

(26) $-\ln|1+\sqrt{4-x^2}|+c$;　(27) $\frac{1}{3}(2-x^2)^{\frac{3}{2}}-2\sqrt{2-x^2}+c$;

(28) $\frac{1}{2}(\arcsin x-x\sqrt{1-x^2})+c$;　(29) $\arccos\frac{1}{x}+c$ 或 $\arctan\sqrt{x^2-1}+c$;　(30) $\frac{1}{3}[x^3-(x^2-1)^{\frac{3}{2}}]+c$.

6. (1) $-(x+1)e^{-x}+c$;　(2) $\frac{1}{4}(\sin x\cos x-x\cos 2x)+c$;　(3) $-\frac{1}{x}(\ln x+1)+c$;

(4) $\frac{1}{3}x^3\operatorname{arccot} x+\frac{1}{6}x^2-\frac{1}{6}\ln(1+x^2)+c$;　(5) $x\ln|x+\sqrt{1+x^2}|-\sqrt{1+x^2}+c$;

(6) $x\tan x-\frac{1}{2}x^2+\ln|\cos x|+c$;　(7) $x-\sqrt{1-x^2}\arcsin x+c$;

(8) $x-\frac{1+e^x}{e^x}\ln(1+e^x)+c$;　(9) $\tan x(\ln\cos x+1)-x+c$;

(10) $-\frac{1}{2}x\csc^2x-\frac{1}{2}\cot x+c$;　(11) $\frac{x}{2}(\cos\ln x+\sin\ln x)+c$;

(12) $2(x-2)\sqrt{1+e^x}-4\ln(\sqrt{1+e^x}-1)+2x+c$;　(13) $(x^2-6)\cos x-4x\sin x+c$;

(14) $f(x)=\frac{1+x}{2}e^x+x+c$;　(15) $f(x)=(x-1)e^x+\frac{x^2}{2}+c$.

7. (1) 正确;　(2) 不正确.

8. (1) $\int_0^1 x\mathrm{d}x \geqslant \int_0^1 x^3\mathrm{d}x$;　(2) $\int_0^1 x\mathrm{d}x \leqslant \int_0^1 \sqrt{x}\mathrm{d}x$;　(3) $\int_0^1 e^x\mathrm{d}x \geqslant \int_0^1 (1+x)\mathrm{d}x$.

9. (1) $6\leqslant \int_1^4 (1+x^2)\mathrm{d}x \leqslant 51$;　(2) $\frac{\pi^2}{4}\leqslant \int_0^{\frac{\pi}{2}}(x+2\cos x)\mathrm{d}x \leqslant \frac{\pi}{12}(\pi+6\sqrt{3})$.

10. $f'(x)=-\int_0^{x^2}\cos t^2\mathrm{d}t-2x^2\cos x^4$,　$f''(x)=-6x\cos x^4+8x^5\sin x^4$.

11. $F(x)$在$\left(0,\frac{1}{4}\right]$上单调递减,$F(x)$在$\left[\frac{1}{4},+\infty\right)$上单调递增.

12. (1) $f(2)=\sqrt[3]{36}$;　(2) $f(2)=\frac{3\sqrt{2}}{2}+1$.

13. 极小值$f(0)=0$;拐点为$\left(-\frac{\sqrt{2}}{2},\frac{1-e^{-\frac{1}{2}}}{2}\right)$和$\left(\frac{\sqrt{2}}{2},\frac{1-e^{-\frac{1}{2}}}{2}\right)$.

14. (1) $\frac{1}{3}$; (2) $\frac{1}{2}$; (3) $a=4,b=1$.

15. (1) 1; (2) $2-\frac{\pi}{2}$; (3) 1; (4) $\frac{1}{4}\ln\frac{32}{17}$;

(5) $2(\sqrt{2}-1)$; (6) $\frac{10}{27}$; (7) $\sqrt{2}-\frac{2\sqrt{3}}{3}$; (8) $\ln(2+\sqrt{3})-\frac{\sqrt{3}}{2}$;

(9) $\frac{8}{15}$; (10) $2-\frac{\pi}{2}$; (11) $\arctan \mathrm{e}-\frac{\pi}{4}$; (12) 0;

(13) $\frac{\pi}{2}$; (14) $1-\frac{2}{\mathrm{e}}$; (15) $\frac{\pi}{12}+\frac{\sqrt{3}}{2}-1$; (16) $2\left(1-\frac{1}{\mathrm{e}}\right)$;

(17) π^2; (18) $\frac{\sqrt{2}+\ln(1+\sqrt{2})}{2}$; (19) $\frac{4\pi}{3}-\sqrt{3}$; (20) $4\sin 1$.

16. $F(x)-F\left(\frac{1}{x}\right)=0$.

17. $f(x)=3x^2-\frac{2}{3}x$.

18. $f(x)=(2x+3)\mathrm{e}^{-x}-4$.

19. (1) $\frac{1}{3}$; (2) $\frac{\pi}{3}$; (3) $\frac{1}{2}$; (4) $\frac{1}{2}$; (5) 2; (6) 发散; (7) 发散; (8) $\frac{\pi}{3}$; (9) 2.

20. $\frac{2\sqrt{2}}{3}$.

21. $\frac{7}{6}$.

22. $\frac{64}{3}$.

23. $\frac{\mathrm{e}}{2}-1$.

24. $\frac{16}{15}\pi$.

25. $\frac{\pi}{2}$.

26. $160\pi^2$.

27. $V_x=\frac{48}{5}\pi, V_y=\frac{24}{5}\pi$.

28. 约 65.63.

29. 1.08.

30. 约 0.038.

习题四

1. A 在 yOz 面上;B 在 xOy 面上;C 在 y 轴上;D 在 z 轴上.

2. xOy 面上垂足的坐标:$(a,b,0)$; yOz 面上垂足的坐标:$(0,b,c)$;
zOx 面上垂足的坐标:$(a,0,c)$; x 轴上垂足的坐标:$(a,0,0)$;
y 轴上垂足的坐标:$(0,b,0)$; z 轴上垂足的坐标:$(0,0,c)$.

3. 到原点的距离: $\sqrt{x_0^2+y_0^2+z_0^2}$;

到各坐标轴的距离：$\sqrt{y_0^2+z_0^2}$，$\sqrt{x_0^2+z_0^2}$，$\sqrt{x_0^2+y_0^2}$；

到各坐标面的距离：$|z_0|$，$|x_0|$，$|y_0|$.

4. 动点的轨迹方程为：$8x^2+8y^2+8z^2-54x-36y+90z+342=0$.

5. (1) $D=\{(x,y)\mid -3\leqslant x\leqslant 7,-2\leqslant y\leqslant 2\}$；(2) $D=\{(x,y)\mid x^2+y^2<1\}$；

(3) $D=\{(x,y)\mid y>x,x^2+y^2<1\}$；(4) $D=\{(x,y)\mid x>0,0\leqslant y<x^2\}$；

(5) $D=\{(x,y,z)\mid 1<x^2+y^2+z^2\leqslant 4\}$.

6. $f(1,0)=a$，$f(0,0)=a$，$f(0,1)=b$.

7. (1) 2；(2) -4；(3) 0；(4) 1.

8. 提示：令 $P(x,y)$ 沿 $y=kx$ 趋近 $(0,0)$.

9. (1) $(0,0)$；(2) $y^2=2x$ 上的所有点；(3) $x^2+y^2+z^2=1$ 上的所有点；(4) $(0,0)$.

10. (1) $\dfrac{\partial z}{\partial x}=yx^{y-1}$，$\dfrac{\partial z}{\partial y}=x^y\ln x$；(2) $\dfrac{\partial z}{\partial x}=\dfrac{y}{x^2+y^2}$，$\dfrac{\partial z}{\partial y}=-\dfrac{x}{x^2+y^2}$；

(3) $\dfrac{\partial z}{\partial x}=e^{xy}[y\sin(x+y)+\cos(x+y)]$，$\dfrac{\partial z}{\partial y}=e^{xy}[x\sin(x+y)+\cos(x+y)]$；

(4) $\dfrac{\partial z}{\partial x}=-\dfrac{x}{\sqrt{R^2-x^2-2y^2}}$，$\dfrac{\partial z}{\partial y}=-\dfrac{2y}{\sqrt{R^2-x^2-2y^2}}$；

(5) $\dfrac{\partial z}{\partial x}=-\dfrac{y}{x^2\sin\dfrac{y}{x}\cos\dfrac{y}{x}}$，$\dfrac{\partial z}{\partial y}=\dfrac{1}{x\sin\dfrac{y}{x}\cos\dfrac{y}{x}}$；

(6) $\dfrac{\partial z}{\partial x}=-\sin[2(x-3y)]$，$\dfrac{\partial z}{\partial y}=3\sin[2(x-3y)]$；

(7) $\dfrac{\partial u}{\partial x}=\dfrac{z}{y}\left(\dfrac{x}{y}\right)^{z-1}$，$\dfrac{\partial u}{\partial y}=-\dfrac{xz}{y^2}\left(\dfrac{x}{y}\right)^{z-1}$，$\dfrac{\partial u}{\partial z}=\left(\dfrac{x}{y}\right)^{z}\ln\dfrac{x}{y}$；

(8) $\dfrac{\partial z}{\partial x}=2xf'(x^2-y^2)$，$\dfrac{\partial z}{\partial y}=-2yf'(x^2-y^2)$.

11. (1) $f'_x(1,1)=-\dfrac{1}{2\sqrt{2}}$，$f'_y(1,2)=-\dfrac{1}{6\sqrt{3}}$；(2) $f'_x(4,9)=\dfrac{1}{32}$，$f'_y(4,9)=\dfrac{1}{24}$；

(3) $f'_x(0,0)=0$，$f'_y(0,0)=0$.

12. (1) $\dfrac{\partial^2 z}{\partial x^2}=6x+2y^2$，$\dfrac{\partial^2 z}{\partial x\partial y}=4xy$，$\dfrac{\partial^2 z}{\partial y\partial x}=4xy$，$\dfrac{\partial^2 z}{\partial y^2}=6y+2x^2$；

(2) $\dfrac{\partial^2 z}{\partial x^2}=-y^2\csc^2(xy)$，$\dfrac{\partial^2 z}{\partial x\partial y}=\cot(xy)-xy\csc^2(xy)$，$\dfrac{\partial^2 z}{\partial y\partial x}=\cot(xy)-xy\csc^2(xy)$，

$\dfrac{\partial^2 z}{\partial y^2}=-x^2\csc^2(xy)$；

(3) $\dfrac{\partial^2 z}{\partial x^2}=2e^{x^2+y^2}(1+2x^2)-e^x$，$\dfrac{\partial^2 z}{\partial x\partial y}=4xye^{x^2+y^2}$，$\dfrac{\partial^2 z}{\partial y\partial x}=4xye^{x^2+y^2}$，$\dfrac{\partial^2 z}{\partial y^2}=2e^{x^2+y^2}(1+2y^2)$；

(4) $\dfrac{\partial^2 u}{\partial x^2}=\dfrac{\partial^2 u}{\partial y^2}=\dfrac{\partial^2 u}{\partial z^2}=0$，$\dfrac{\partial^2 u}{\partial x\partial y}=\dfrac{\partial^2 u}{\partial y\partial x}=\dfrac{\partial^2 u}{\partial y\partial z}=\dfrac{\partial^2 u}{\partial z\partial y}=\dfrac{\partial^2 u}{\partial x\partial z}=\dfrac{\partial^2 u}{\partial z\partial x}=1$.

13. $\dfrac{\partial^3 z}{\partial x\partial y^2}=\dfrac{-2x(x^2-3y^2)}{(x^2+y^2)^3}$.

14. (1) $dz=\dfrac{1}{x}e^{\frac{y}{x}}\left(-\dfrac{y}{x}dx+dy\right)$；(2) $dz=\dfrac{y(ydx-xdy)}{(x^2+y^2)^{\frac{3}{2}}}$；

(3) $dz=[\sin(x^2+y^2)+2x^2\cos(x^2+y^2)]dx+2xy\cos(x^2+y^2)dy$；

(4) $dz=[y\sin x+(xy+2)\cos x]dx+x\sin x dy$;

(5) $dz=\frac{2}{x^2+y^2}(xdx+ydy)$;　　(6) $dz=f'(\sin x-\sin y)\cdot(\cos xdx-\cos ydy)$.

15. $dz\big|_{(1,1)}=\frac{2}{\sin 2}(-dx+dy)$.

16. (1) $\frac{\partial z}{\partial x}=(x+y)(3x-y),\frac{\partial z}{\partial y}=(x+y)(x-3y)$;　　(2) $\frac{\partial z}{\partial x}=0,\frac{\partial z}{\partial y}=-1$;

(3) $\frac{\partial z}{\partial x}=2xf'_u+ye^{xy}f'_v,\frac{\partial z}{\partial y}=-2yf'_u+xe^{xy}f'_v$;　　(4) $\frac{dz}{dt}=e^{\sin t-2t^3}(\cos t-6t^2)$;

(5) $\frac{dz}{dt}=\frac{3(1-4t^2)}{\sqrt{1-(3t-4t^3)^2}}$;　　(6) $\frac{\partial z}{\partial x}=2xf'_1+yf'_2,\frac{\partial^2 z}{\partial x\partial y}=2x^2f''_{12}+f'_2+xyf''_{22}$.

17. $dz=\left(2xyf'_1+\frac{1}{x}f'_2\right)dx+\left(x^2f'_1+\frac{1}{y}f'_2\right)dy$.

18. (1) $\frac{dy}{dx}=\frac{x+y}{x-y}$;　　(2) $\frac{\partial z}{\partial x}=-\frac{z}{x+2z-e^z},\frac{\partial z}{\partial y}=-\frac{2y}{x+2z-e^z}$;

(3) $\frac{\partial z}{\partial x}=\frac{3yz-2x}{2z-3xy},\frac{\partial z}{\partial y}=\frac{3xz-2y}{2z-3xy}$;

(4) $\frac{\partial z}{\partial x}\bigg|_{\substack{x=0\\y=0}}=\frac{1}{5},\frac{\partial z}{\partial y}\bigg|_{\substack{x=0\\y=0}}=-\frac{1}{5}$;　　(5) $\frac{\partial^2 z}{\partial x^2}=\frac{2xy^3z}{(xy-z^2)^3},\frac{\partial^2 z}{\partial y^2}=\frac{2x^3yz}{(xy-z^2)^3}$.

19. 极小值 $f(1,1)=-5$.

20. 极大值点$\left(\frac{1}{3},\frac{1}{3}\right)$,极大值为 $f\left(\frac{1}{3},\frac{1}{3}\right)=\frac{1}{27}$.

21. 极小值 $f\left(\frac{1}{2},-1\right)=-\frac{e}{2}$.

22. $(0,0)$不是极值点,$(1,1)$是极小值点,极小值 $f(1,1)=-1$.

23. 极小值 $f\left(\frac{3}{2},\frac{3}{2}\right)=\frac{11}{2}$.

24. 在$\left(-\frac{2}{\sqrt5},-\frac{1}{\sqrt5}\right)$取得最小值 $z=1-\sqrt5$,在$\left(\frac{2}{\sqrt5},\frac{1}{\sqrt5}\right)$取得最大值 $z=1+\sqrt5$.

25. 当长、宽、高都是$\frac{2a}{\sqrt3}$时有最大体积.

26. 当长、宽都为 $\sqrt[3]{2V}$,高为$\frac{\sqrt[3]{2V}}{2}$时表面积最小.

27. 原点到点$\left(\frac{1}{2},-\frac{1}{2},0\right)$或$\left(-\frac{1}{2},\frac{1}{2},0\right)$均得到最短距离$\frac{\sqrt2}{2}$.

28. 最佳直线为:$y=-0.542\,8x+5.147\,6$.

29. (1) $\iint\limits_D(x+y)^2d\sigma>\iint\limits_D(x+y)^3d\sigma$;　　(2) $\iint\limits_D(x+y)^2d\sigma<\iint\limits_D(x+y)^3d\sigma$.

30. (1) $36\pi\leqslant\iint\limits_D(4x^2+y^2+9)d\sigma\leqslant100\pi$;　　(2) $-8\leqslant\iint\limits_D[x(1+y)-(x^2+y^2)]d\sigma\leqslant\frac{2}{3}$.

31. (1) $\int_0^1dy\int_{e^y}^{e}f(x,y)dx$;　　(2) $\int_0^{\pi}dx\int_0^{\sin x}f(x,y)dy$;

(3) $\int_0^4dx\int_{\frac{x}{2}}^{\sqrt x}f(x,y)dy$;　　(4) $\int_{-2}^{1}dx\int_x^{2-x^2}f(x,y)dy$.

32. (1) e^{-1}; (2) $\frac{13}{6}$; (3) $\frac{252}{5}$; (4) -2.

33. (1) $\frac{1-\cos 1}{6}$; (2) $\frac{\sqrt{2}-1}{3}$.

34. (1) $\frac{\pi}{2}(2\ln 2-1)$; (2) $-6\pi^2$; (3) $2\pi(\sqrt{2}-1)$; (4) $\frac{32}{9}a^3$; (5) $\frac{41}{2}\pi$; (6) $\frac{1}{15}$.

35. (1) $\frac{11}{6}$; (2) $\frac{32a^3}{3}\left(\frac{\pi}{2}-\frac{2}{3}\right)$.

36. (1) $\frac{14}{15}$; (2) $\frac{1}{21}$.

37. (1) $\left(\frac{12-\pi^2}{3(4-\pi)},\frac{\pi}{6(4-\pi)}\right)$; (2) $\left(\frac{2}{5},0\right)$.

38. $\frac{ab^3}{3}$.

习题五

1. (2) 3 阶常系数非齐次线性; (3) 1 阶常系数非齐次;
   (4) 2 阶非齐次线性; (5) 2 阶常系数非齐次线性;
   (6) 2 阶常系数齐次线性; (7) 2 阶常系数齐次线性;
   (8) 2 阶常系数非齐次; (9) 1 阶非齐次;
   (10) 1 阶齐次; (11) 2 阶常系数齐次线性.

2. (1) 是; (2) 是; (3) 是; (4) 否; (5) 否; (6) 是.

3. (1) $y=\frac{5}{9}x^3-\frac{1}{3}x^2+\frac{1}{3}x+c$; (2) $y=ce^{\frac{1}{2}x^2}$;

   (3) $y=\frac{1}{c+\ln|1+a-x|}$; (4) $y=\sin(\ln|x|+c)$ 以及 $y=\pm1$;

   (5) 通解满足 $\sin^2x+\sin^2y=c$; (6) $y=c\left|\frac{x-4}{x}\right|^{-\frac{1}{4}}$;

   (7) $y=\ln[c(e^x+1)+1]$; (8) $y=c-\frac{1+\ln x}{x}$;

   (9) $y=xe^{cx}$; (10) 通解满足 $\frac{x}{y}+2\ln y-\ln x=c$;

   (11) 通解满足 $\sin\frac{y}{x}=cx$; (12) 通解满足 $(x-y)^2+2x=c$;

   (13) 通解满足 $\ln\sqrt{y^2-2xy+2x^2}-2\arctan\left(\frac{y}{x}-1\right)=c$.

4. (1) $y=[(x+1)\sin x+\cos x+c](x+1)^2$; (2) $xy=\frac{1}{4}y^4+c$;

   (3) $y\cos x=x+c$; (4) $y(x^2+1)=\frac{4}{3}x^3+c$.

5. (1) $y=\frac{1}{4}e^{2x}+c_1x+c_2$; (2) $y=\frac{1}{4}e^{2x}+\cos x+\frac{1}{2}x^2+c_1x+c_2$;

   (3) $y=\frac{1}{3}x^3+c_1x^2+c_2$; (4) $y=\frac{1}{2}e^x-c_1e^{-x}+c_2$;

(5) $y=c$ 和 $y=\dfrac{c_1c_2e^{c_2x}}{1-c_1e^{c_2x}}\left(或\ \dfrac{y}{y+c_2}=c_1e^{c_2x}\right)$；　(6) $y=c_1e^{\frac{x}{c_2}}+c_2\left(或\ y=c_1e^{c_2x}+\dfrac{1}{c_2}\right)$ 和 $y=c$；

(7) $y=c_1e^x-\dfrac{1}{2}x^2+c_2x+c_3$.

6. (1) $y=e^{1-e^{-ax}}$；　(2) $y=(x-1)e^{-\sin x}$；

(3) $y=x^2-x+xe^{1-x}$；　(4) $y=\sin x$.

7. (1) $y=c_1e^{-\frac{1}{2}x}+c_2e^{-2x}$；　(2) $y=c_1e^{-\frac{5}{2}x}+c_2xe^{-\frac{5}{2}x}$；

(3) $y=e^{3x}(c_1\cos 2x+c_2\sin 2x)$；　(4) $y=\dfrac{5}{4}-\dfrac{1}{4}e^{-4x}$；

(5) $y=e^x\left(\cos 3x+\dfrac{1}{3}\sin 3x\right)$；　(6) $y=(1+x)e^{\frac{4}{3}x}$；

(7) $y=e^x+c_1e^{2x}+c_2e^{3x}$；　(8) $y=\dfrac{3}{4}+\dfrac{9}{8}x+\dfrac{3}{4}x^2+\dfrac{1}{4}x^3+c_1e^{2x}+c_2xe^{2x}$.

8. $\dfrac{1}{\sqrt{32}}M_0$.

习题六

1. (1) $AB\overline{C}$ 或 $AB-ABC$；　(2) $A\cup B\cup C$；　(3) $A\overline{B}\,\overline{C}\cup\overline{A}B\overline{C}\cup\overline{A}\,\overline{B}C$；

(4) $\overline{A}\,\overline{B}\,\overline{C}\cup A\overline{B}\,\overline{C}\cup\overline{A}B\overline{C}\cup\overline{A}\,\overline{B}C$.

2. (1) 互不相容；　(2) $\overline{A}=B\cup C$；　(3) 不可能事件.

3. (1) $A\subset B$ 且 $A\subset C$；　(2) $B\subset A$ 且 $C\subset A$；　(3) $AB=\varnothing$；　(4) $\overline{A}\subset B$ 且 $A\cup B=\Omega$.

4. A 与 B 不一定是对立事件；反之，若 A,B 对立，则 A 与 B 互不相容.

5. $\dfrac{3}{20}$，$\dfrac{6}{20}$，$\dfrac{5}{20}$，$\dfrac{4}{20}$，$\dfrac{1}{20}$，0，$\dfrac{1}{20}$，0.

6. (1) $\dfrac{3}{10}$；　(2) $\dfrac{1}{6}$.

7. (1) $\dfrac{1}{11}$；　(2) 0.09.

8. (1) $C_{20}^3\cdot 9^{17}/10^{20}$；　(2) $C_{14}^2\cdot 9^{12}/10^{15}$.

9. (1) 12×10^{-6}；　(2) 0.993 012.

10. $P(AB)\leqslant P(A)\leqslant P(A\cup B)\leqslant P(A)+P(B)$.

11. (1) 0.56；　(2) 0.94；　(3) 0.38.

12. 0.28.

13. 0.88.

14. 0.146.

15. 0.35.

16. 64.5%.

17. (1) 0.927；　(2) 方案Ⅳ.

18. 0.003 8.

19~20. 略.

21. 0.98.

22. 0.382.

23.

X	0	1	2	3	4
p	0.656 1	0.291 6	0.048 6	0.003 6	0.000 1

$$F(x)=\begin{cases}0, & x<0;\\ 0.656\,1, & 0\leqslant x<1;\\ 0.947\,7, & 1\leqslant x<2;\\ 0.996\,3, & 2\leqslant x<3;\\ 0.999\,9, & 3\leqslant x<4;\\ 1, & x\geqslant 4.\end{cases}$$

24. 0.003 1； 0.003 7.

25. 0.559 1.

26. 0.384.

27. 0.6.

28. (1) $\frac{1}{\pi}$； (2) $\frac{1}{3}$；

(3) 当 $x<-1$ 时，$F(x)=0$；当 $-1\leqslant x\leqslant 1$ 时，$F(x)=\frac{1}{2}+\frac{1}{\pi}\arcsin x$；当 $x>1$ 时，$F(x)=1$.

29. (1) 1； (2) 0.4； (3) 当 $0\leqslant x\leqslant 1$ 时，$f(x)=2x$；其他情况，$f(x)=0$.

30. 0.968.

31. (1) 0.96； (2) 6.15×10^{-6}.

32. 131.4 至 154.8 之间.

33. (1) 高出一个标准差； (2) 母亲的成绩更好.

34. (1) $\frac{1}{3}$； (2) $\frac{2}{3}$； (3) $\frac{35}{24}$.

35. $\frac{1}{3},\frac{1}{18}$.

36. 概率密度函数 $f(x)=\begin{cases}\frac{1}{4}, & -2<x\leqslant 2;\\ 0, & 其他.\end{cases}$ $E(X)=0, D(X)=\frac{4}{3}$.

37. (1) 0.048 46； (2) 预期有 131 人.

38. $P\{X=k\}=C_5^k\cdot 0.2^k\cdot 0.8^{5-k}, k=0,1,2,3,4,5$； $D(X)=0.8$ ； $\sqrt{D(X)}=0.894$；$CV(X)=0.894$.

39. $0,\frac{\sigma^2}{\pi}$.

40. (1) $\frac{1}{2}$； (2) $\frac{1}{2}\left(1-\frac{1}{e}\right)$ ； (3) 0,2； (4) $\frac{1}{2},\frac{1}{2}$.

41. 血红蛋白变异系数较大.

42. 0.171.

43. (1) 0.125； (2) 近似于 0.

习题七

1. (1) 48； (2) −1 080； (3) 0； (4) a^4； (5) $(x+4a)(x-a)^4$； (6) x^2y^2.

2. (1) $(-1)^{n+1}n!$； (2) $x^n+(-1)^{n+1}y^n$.

3. $x=0,1,2,\cdots,n-2$.

4. 提示：用数学归纳法.

5. (1) $\begin{pmatrix}2&-3\\6&2\end{pmatrix}$； (2) $\begin{pmatrix}14&0\\9&-10\end{pmatrix}$； (3) $\begin{pmatrix}-5&-5\\3&-3\end{pmatrix}$； (4) 略； (5) 略； (6) 略.

6. (1) $\begin{pmatrix}2&3&-1\\-2&-3&1\\-2&-3&1\end{pmatrix}$； (2) 0； (3) $\begin{pmatrix}1&0\\16&1\end{pmatrix}$； (4) -20.

7. $\boldsymbol{X}=\begin{pmatrix}1&0&1\\-1&0&0\\0&2&-1\end{pmatrix}$； $\boldsymbol{Y}=\begin{pmatrix}-1&1&1\\-2&4&0\\-1&1&-1\end{pmatrix}$.

8. (1) 例如 $\boldsymbol{A}=\begin{pmatrix}1&1\\-3&-3\end{pmatrix}$, $\boldsymbol{B}=\begin{pmatrix}2&-2\\-2&2\end{pmatrix}$； (2) 例如 $\boldsymbol{A}=\begin{pmatrix}1&0\\0&0\end{pmatrix}$.

9. (1) $\begin{pmatrix}8&-3\\-5&2\end{pmatrix}$； (2) $\begin{pmatrix}\cos\theta&\sin\theta\\-\sin\theta&\cos\theta\end{pmatrix}$； (3) $\begin{pmatrix}\frac{1}{2}&0&0\\0&\frac{1}{3}&0\\0&0&\frac{1}{4}\end{pmatrix}$；

(4) $\begin{pmatrix}1&-2&7\\0&1&-2\\0&0&1\end{pmatrix}$； (5) $\frac{1}{6}\begin{pmatrix}4&-4&-2\\-2&5&1\\-4&7&-1\end{pmatrix}$.

10. (1) $\begin{pmatrix}0&1\\2&-1\end{pmatrix}$； (2) $\begin{pmatrix}1&0\\3&-2\end{pmatrix}$； (3) $\begin{pmatrix}-38&23\\23&-14\end{pmatrix}$； (4) $\begin{pmatrix}6&0\\0&2\\1&0\end{pmatrix}$.

11. $\begin{pmatrix}0&0&\frac{1}{8}\\0&\frac{1}{4}&\frac{3}{8}\\-\frac{1}{2}&\frac{5}{8}&\frac{3}{4}\end{pmatrix}$.

12. (1) $\begin{pmatrix}8&-3\\-5&2\end{pmatrix}$； (3) $\begin{pmatrix}\frac{1}{2}&0&0\\0&\frac{1}{3}&0\\0&0&\frac{1}{4}\end{pmatrix}$； (4) $\begin{pmatrix}1&-2&7\\0&1&-2\\0&0&1\end{pmatrix}$.

13. (1) 3； (2) 3； (3) 2.

14. (1) $\begin{pmatrix}0&1\\2&-1\end{pmatrix}$； (4) $\begin{pmatrix}6&0\\0&2\\1&0\end{pmatrix}$.

15. (1) 线性相关； (2) 线性无关； (3) 线性相关； (4) 线性无关.

16. (1) 最大无关组为$\{\boldsymbol{\alpha}_1,\boldsymbol{\alpha}_2\}$且$\boldsymbol{\alpha}_3=-\boldsymbol{\alpha}_1+\boldsymbol{\alpha}_2$；

(2) 最大无关组为$\{\boldsymbol{\alpha}_1,\boldsymbol{\alpha}_2,\boldsymbol{\alpha}_3\}$, $\boldsymbol{\alpha}_4=\boldsymbol{\alpha}_1-3\boldsymbol{\alpha}_2+4\boldsymbol{\alpha}_3$；

(3) 最大无关组为$\{\boldsymbol{\alpha}_1,\boldsymbol{\alpha}_2,\boldsymbol{\alpha}_3,\boldsymbol{\alpha}_4\}$, $\boldsymbol{\alpha}_5=\boldsymbol{\alpha}_1-\boldsymbol{\alpha}_2+2\boldsymbol{\alpha}_3-2\boldsymbol{\alpha}_4$；

(4) 最大无关组为$\{\boldsymbol{\alpha}_1,\boldsymbol{\alpha}_2,\boldsymbol{\alpha}_4\}$,$\boldsymbol{\alpha}_3=3\boldsymbol{\alpha}_1+\boldsymbol{\alpha}_2$,$\boldsymbol{\alpha}_5=-\boldsymbol{\alpha}_1-\boldsymbol{\alpha}_2+\boldsymbol{\alpha}_4$.

17. 略.

18. (1) $x_1=2,x_2=-1,x_3=3$; (2) $x_1=3,x_2=2,x_3=1$, $x_4=0,x_5=-2$.

19. (1) $\begin{cases}x_1=x_2+2x_4,\\x_2=x_2,\\x_3=3x_4,\\x_4=x_4,\end{cases}$ 即 $\begin{pmatrix}x_1\\x_2\\x_3\\x_4\end{pmatrix}=k_1\begin{pmatrix}1\\1\\0\\0\end{pmatrix}+k_2\begin{pmatrix}2\\0\\3\\1\end{pmatrix}$($k_1,k_2$ 为任意常数);

(2) $\begin{pmatrix}x_1\\x_2\\x_3\\x_4\end{pmatrix}=k_1\begin{pmatrix}1\\1\\0\\0\end{pmatrix}+k_2\begin{pmatrix}2\\0\\3\\1\end{pmatrix}+\begin{pmatrix}2\\0\\1\\0\end{pmatrix}$($k_1,k_2$ 为任意常数); (3) $\begin{pmatrix}x_1\\x_2\\x_3\\x_4\end{pmatrix}=k\begin{pmatrix}-2\\1\\0\\0\end{pmatrix}+\begin{pmatrix}0\\0\\2\\4\end{pmatrix}$($k$ 为任意常数).

20. (1) 当 $a=1$ 而 $b\neq-1$ 时,方程组无解;

(2) 当 $a\neq1$ 时,方程组有唯一解;

(3) 当 $a=1$ 且 $b=-1$ 时,方程组有无穷多解.

$$\boldsymbol{X}=\begin{pmatrix}-1\\1\\0\\0\end{pmatrix}+k_1\begin{pmatrix}1\\-2\\1\\0\end{pmatrix}+k_2\begin{pmatrix}1\\-2\\0\\1\end{pmatrix}\quad(k_1,k_2\text{ 为任意常数}).$$

21. (1) $\begin{cases}\lambda_1=5\text{ 时},k_1\boldsymbol{X}_1=k_1\begin{pmatrix}3\\4\end{pmatrix}\quad(k_1\neq0);\\\lambda_2=-2\text{ 时},k_2\boldsymbol{X}_2=k_2\begin{pmatrix}-1\\1\end{pmatrix}\quad(k_2\neq0).\end{cases}$

(2) 在实数范围内没有特征值.

(3) $\lambda=1$ 时,$k\boldsymbol{X}=k\begin{pmatrix}1\\0\\0\\0\end{pmatrix}$ $(k\neq0)$.

(4) $\lambda_1=2$ 时,$k_1\boldsymbol{X}_1=k_1\begin{pmatrix}1\\1\\0\end{pmatrix}$ $(k_1\neq0)$;

$\lambda_2=2+\sqrt{2}$ 时,$k_2\boldsymbol{X}_2=k_2\begin{pmatrix}\sqrt{2}\\1\\1\end{pmatrix}$ $(k_2\neq0)$;

$\lambda_3=2-\sqrt{2}$ 时,$k_3\boldsymbol{X}_3=k_3\begin{pmatrix}-\sqrt{2}\\1\\1\end{pmatrix}$ $(k_3\neq0)$.

附表 1　泊松分布表

$$P\{\xi=k\}=\frac{\lambda^k}{k!}e^{-\lambda}$$

k	λ							
	0. 1	0. 2	0. 3	0. 4	0. 5	0. 6	0. 7	0. 8
0	0. 904 837	0. 818 731	0. 740 818	0. 670 320	0. 606 531	0. 548 812	0. 496 585	0. 449 329
1	0. 090 484	0. 163 746	0. 222 245	0. 268 128	0. 303 265	0. 329 287	0. 347 610	0. 359 463
2	0. 004 524	0. 016 375	0. 033 337	0. 053 626	0. 075 816	0. 098 786	0. 121 663	0. 143 785
3	0. 000 151	0. 001 092	0. 003 334	0. 007 150	0. 012 636	0. 019 757	0. 028 388	0. 038 343
4	0. 000 004	0. 000 055	0. 000 250	0. 000 715	0. 001 580	0. 002 964	0. 004 968	0. 007 669
5	—	0. 000 002	0. 000 015	0. 000 057	0. 000 158	0. 000 356	0. 000 696	0. 001 227
6	—	—	0. 000 001	0. 000 004	0. 000 013	0. 000 036	0. 000 081	0. 000 164
7	—	—	—	—	0. 000 001	0. 000 003	0. 000 008	0. 000 019
8	—	—	—	—	—	—	0. 000 001	0. 000 002

k	λ							
	0. 9	1. 0	1. 5	2. 0	2. 5	3. 0	3. 5	4. 0
0	0. 406 570	0. 367 879	0. 223 130	0. 135 335	0. 082 085	0. 049 787	0. 030 197	0. 018 316
1	0. 365 913	0. 367 879	0. 334 695	0. 270 671	0. 205 212	0. 149 361	0. 105 691	0. 073 263
2	0. 164 661	0. 183 940	0. 251 021	0. 270 671	0. 256 516	0. 224 042	0. 184 959	0. 146 525
3	0. 049 398	0. 061 313	0. 125 511	0. 180 447	0. 213 763	0. 224 042	0. 215 785	0. 195 367
4	0. 011 115	0. 015 328	0. 047 067	0. 090 224	0. 133 602	0. 168 031	0. 188 812	0. 195 367
5	0. 002 001	0. 003 066	0. 014 120	0. 036 089	0. 066 801	0. 100 819	0. 132 169	0. 156 293
6	0. 000 300	0. 000 511	0. 003 530	0. 012 030	0. 027 834	0. 050 409	0. 077 098	0. 104 196
7	0. 000 039	0. 000 073	0. 000 756	0. 003 437	0. 009 941	0. 021 604	0. 038 549	0. 059 540
8	0. 000 004	0. 000 009	0. 000 142	0. 000 859	0. 003 106	0. 008 102	0. 016 865	0. 029 770
9	—	0. 000 001	0. 000 024	0. 000 191	0. 000 863	0. 002 701	0. 006 559	0. 013 231
10	—	—	0. 000 004	0. 000 038	0. 000 216	0. 000 810	0. 002 296	0. 005 292
11	—	—	—	0. 000 007	0. 000 049	0. 000 221	0. 000 730	0. 001 925
12	—	—	—	0. 000 001	0. 000 010	0. 000 055	0. 000 213	0. 000 642
13	—	—	—	—	0. 000 002	0. 000 013	0. 000 057	0. 000 197
14	—	—	—	—	—	0. 000 003	0. 000 014	0. 000 056
15	—	—	—	—	—	0. 000 001	0. 000 003	0. 000 015
16	—	—	—	—	—	—	0. 000 001	0. 000 004
17	—	—	—	—	—	—	—	0. 000 001

附表 2　标准正态分布表

$$\Phi(x) = \int_{-\infty}^{x} \frac{1}{\sqrt{2\pi}} e^{-t^2/2} dt$$

x	0.00	0.01	0.02	0.03	0.04	0.05	0.06	0.07	0.08	0.09
0.0	0.500 0	0.504 0	0.508 0	0.512 0	0.516 0	0.519 9	0.523 9	0.527 9	0.531 9	0.535 9
0.1	0.539 8	0.543 8	0.547 8	0.551 7	0.555 7	0.559 6	0.563 6	0.567 5	0.571 4	0.575 3
0.2	0.579 3	0.583 2	0.587 1	0.591 0	0.594 8	0.598 7	0.602 6	0.606 4	0.610 3	0.614 1
0.3	0.617 9	0.621 7	0.625 5	0.629 3	0.633 1	0.636 8	0.640 6	0.644 3	0.648 0	0.651 7
0.4	0.655 4	0.659 1	0.662 8	0.666 4	0.670 0	0.673 6	0.677 2	0.680 8	0.684 4	0.687 9
0.5	0.691 5	0.695 0	0.698 5	0.701 9	0.705 4	0.708 8	0.712 3	0.715 7	0.719 0	0.722 4
0.6	0.725 7	0.729 1	0.732 4	0.735 7	0.738 9	0.742 2	0.745 4	0.748 6	0.751 7	0.754 9
0.7	0.758 0	0.761 1	0.764 2	0.767 3	0.770 4	0.773 4	0.776 4	0.779 4	0.782 3	0.785 2
0.8	0.788 1	0.791 0	0.793 9	0.796 7	0.799 5	0.802 3	0.805 1	0.807 8	0.810 6	0.813 3
0.9	0.815 9	0.818 6	0.821 2	0.823 8	0.826 4	0.828 9	0.831 5	0.834 0	0.836 5	0.838 9
1.0	0.841 3	0.843 8	0.846 1	0.848 5	0.850 8	0.853 1	0.855 4	0.857 7	0.859 9	0.862 1
1.1	0.864 3	0.866 5	0.868 6	0.870 8	0.872 9	0.874 9	0.877 0	0.879 0	0.881 0	0.883 0
1.2	0.884 9	0.886 9	0.888 8	0.890 7	0.892 5	0.894 4	0.896 2	0.898 0	0.899 7	0.901 5
1.3	0.903 2	0.904 9	0.906 6	0.908 2	0.909 9	0.911 5	0.913 1	0.914 7	0.916 2	0.917 7
1.4	0.919 2	0.920 7	0.922 2	0.923 6	0.925 1	0.926 5	0.927 8	0.929 2	0.930 6	0.931 9
1.5	0.933 2	0.934 5	0.935 7	0.937 0	0.938 2	0.939 4	0.940 6	0.941 8	0.942 9	0.944 1
1.6	0.945 2	0.946 3	0.947 4	0.948 4	0.949 5	0.950 5	0.951 5	0.952 5	0.953 5	0.954 5
1.7	0.955 4	0.956 4	0.957 3	0.958 2	0.959 1	0.959 9	0.960 8	0.961 6	0.962 5	0.963 3
1.8	0.964 1	0.964 9	0.965 6	0.966 4	0.967 1	0.967 8	0.968 6	0.969 3	0.969 9	0.970 6
1.9	0.971 3	0.971 9	0.972 6	0.973 2	0.973 8	0.974 4	0.975 0	0.975 6	0.976 1	0.976 7
2.0	0.977 2	0.977 8	0.978 3	0.978 8	0.979 3	0.979 8	0.980 3	0.980 8	0.981 2	0.981 7
2.1	0.982 1	0.982 6	0.983 0	0.983 4	0.983 8	0.984 2	0.984 6	0.985 0	0.985 4	0.985 7
2.2	0.986 1	0.986 4	0.986 8	0.987 1	0.987 5	0.987 8	0.988 1	0.988 4	0.988 7	0.989 0
2.3	0.989 3	0.989 6	0.989 8	0.990 1	0.990 4	0.990 6	0.990 9	0.991 1	0.991 3	0.991 6
2.4	0.991 8	0.992 0	0.992 2	0.992 5	0.992 7	0.992 9	0.993 1	0.993 2	0.993 4	0.993 6
2.5	0.993 8	0.994 0	0.994 1	0.994 3	0.994 5	0.994 6	0.994 8	0.994 9	0.995 1	0.995 2
2.6	0.995 3	0.995 5	0.995 6	0.995 7	0.995 9	0.996 0	0.996 1	0.996 2	0.996 3	0.996 4
2.7	0.996 5	0.996 6	0.996 7	0.996 8	0.996 9	0.997 0	0.997 1	0.997 2	0.997 3	0.997 4
2.8	0.997 4	0.997 5	0.997 6	0.997 7	0.997 7	0.997 8	0.997 9	0.997 9	0.998 0	0.998 1
2.9	0.998 1	0.998 2	0.998 2	0.998 3	0.998 4	0.998 4	0.998 5	0.998 5	0.998 6	0.998 6
3.0	0.998 7	0.998 7	0.998 7	0.998 8	0.998 8	0.998 9	0.998 9	0.998 9	0.999 0	0.999 0
3.1	0.999 0	0.999 1	0.999 1	0.999 1	0.999 2	0.999 2	0.999 2	0.999 2	0.999 3	0.999 3
3.2	0.999 3	0.999 3	0.999 4	0.999 4	0.999 4	0.999 4	0.999 4	0.999 5	0.999 5	0.999 5
3.3	0.999 5	0.999 5	0.999 5	0.999 6	0.999 6	0.999 6	0.999 6	0.999 6	0.999 6	0.999 7
3.4	0.999 7	0.999 7	0.999 7	0.999 7	0.999 7	0.999 7	0.999 7	0.999 7	0.999 7	0.999 8